# 实用耳鼻喉头颈外科护理手册

SHIYONG ERBIHOU TOUJING WAIKE HULI SHOUCE

张淑彩　李素敏　郭敏楠　主编

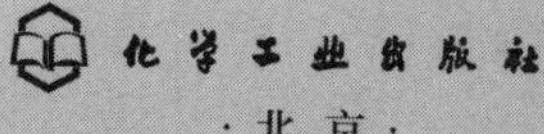


·北京·

本书详细介绍了耳鼻喉头颈外科的护理管理、疾病护理、常用护理技术、耳科护理技术、鼻科护理技术、咽喉头颈外科护理技术，并介绍了耳鼻喉头颈外科常用药物及常用的护理操作。本书内容丰富，理论与实践相结合，注重临床实用性。可供护理管理、护理教学和护士继续教育用书。

图书在版编目（CIP）数据

实用耳鼻喉头颈外科护理手册 / 张淑彩，李素敏，郭敏楠主编．—北京：化学工业出版社，2019.6

ISBN 978-7-122-34155-6

Ⅰ.①实…　Ⅱ.①张…②李…③郭…　Ⅲ.①耳鼻咽喉病－护理－手册②头部－疾病－护理－手册③颈－疾病－护理－手册　Ⅳ.① R473.76-62

中国版本图书馆 CIP 数据核字（2019）第 053956 号

责任编辑：赵兰江　　装帧设计：张　辉
责任校对：宋　玮

出版发行：化学工业出版社
（北京市东城区青年湖南街13号　邮政编码100011）
印　　装：三河市延风印装有限公司
710mm×1000mm　1/32　印张18　字数469千字
2019年7月北京第1版第1次印刷

购书咨询：010-64518888　　售后服务：010-64518899
网　　址：http://www.cip.com.cn
凡购买本书，如有缺损质量问题，本社销售中心负责调换。

定　　价：78.00元

# 编写人员名单


**主　编**　张淑彩　李素敏　郭敏楠

**副主编**　徐　静　任慧芳　高玉斌　魏英粉　朱小洁　王彦红

**编　者**　李海平　陈新霞　郭　静　吴　瑶　范卫红　路娟华　高艳平　方晶晶　张　娟　侯　静　杨　静　佟　金　许　静　赵　芳　王晓丽　陈晓青　刘海蛟　李效静　朱英敏　闫琳琳　盖玉青　贾春丽　刘丹丹　赵　祎　雷子暄　康月霞

# 前言

# PREFACE

耳鼻喉头颈外科是由耳鼻喉科逐渐发展而来。随着耳鼻喉科学所涉及的基础理论和诊疗技术的迅速发展，以及临床相关知识的不断推新，其护理知识与要求也应随之相应地提高和完善。为了促进广大耳鼻喉科医务人员在临床工作中更好地认识、了解耳鼻喉科疾病，普及和更新临床及护理知识，从而满足耳鼻喉科专业人员以及广大基层医务工作者的需要，我们组织了相关专业的专家学者，在参阅国内外相关护理研究的基础上，结合我们的护理经验编写此书。

本书共20章，详细介绍了耳鼻喉头颈外科的护理管理、常用的护理技术、常见疾病的护理措施，并介绍了耳鼻喉头颈外科常用治疗药物及监护设备的使用方法。本书内容丰富，理论与实践相结合，注重临床实用性和可操作性。可供临床护理人员、护理专业学生及临床医师参考阅读，也可作为护理管理、护理教学和护士继续教育用书。

本书编写过程中，得到了多位同道的支持和关怀，他们在繁忙的医疗、教学和科研工作之余参与撰写，在此表示衷心的感谢。

由于编写时间仓促，专业水平有限，书中存在的不妥和纰漏之处，敬请读者和同道批评指正。

**编者**

**2019年2月**

# 目　录

## 第一篇　耳鼻喉头颈外科的组织与管理

# 第二篇　护理技术

# 第三篇　疾病护理

# 第四篇　常用药物

# 第五篇　操作篇

# 第一篇
# 耳鼻喉头颈外科的组织与管理

# 第一章 护理管理岗位职责

## 第一节 护理管理岗位职责

### 一、科护士长岗位职责

① 在护理部主任领导下工作，全面负责本科室护理管理和业务技术管理工作。

② 按照护理部的统一部署和要求，制订科室护理工作计划、工作制度、工作流程，并不断改善。

③ 协助科主任做好科室管理，协调上下级、医、护、患及与其他科室的关系，保证本科室护理工作最佳运转。

④ 监督指导本科护理员工的工作，进行绩效评估，向护理部提交员工奖金发放、人员选聘、员工轮岗意见。

⑤ 对危重、疑难患者依据病情需要，按护理程序实施计划护理，调度指导护士分工，积极组织并参加抢救工作。

⑥ 按分级护理要求组织、检查、指导护士对患者实施整体护理。

⑦ 对复杂的专科护理技术操作进行指导，组织教学，必要时亲自操作。

⑧ 参加科主任查房及疑难病历讨论，定期组织护理查房和护理教学查房。

⑨ 组织各级护理人员的学习和培训考核工作。

⑩ 根据护理人员的特点进行多层次定向培养，充分发挥其优势和潜能。

⑪ 开展护理科研和护理新业务、新技术，指导下级护士撰写护理论文，总结经验，改进工作。

⑫ 以临床护理为重点，深入病房，了解站护士长的工作能力、工作态度，检查护理质量，并给予指导协助，提出改进意见。

⑬ 及时传达上级指示，反映科室意见，处理科室出现的问题。

⑭ 核实分析差错、纠纷和事故，按照程序向护理部主任汇报，并提出改进建议。

⑮ 受理患者投诉，按照规定向客服部门和法务部门提出支持申请。

⑯ 不断开发科研课题，并领导科室内护理员工有针对性地开展科研，不断提高区域内学科相关护理科研地位。

## 二、站护士长岗位职责

① 在科护士长的领导下，全面负责病区管理工作。

② 按照整体护理思想，以护理程序为依据指导护理工作。

③ 能胜任组内各岗位工作。

④ 按照科护士长的统一部署和要求，制订科室护理工作计划、工作制度、工作流程，监督落实，评估效果，并不断改善。

⑤ 协助科护士长、病区医师做好科室管理，协调上下级、医、护、患及与其他病区的关系，保证病区护理工作最佳运转。

⑥ 监督指导本病区护理员工的工作，进行绩效评估，向护理部提交员工奖金发放、人员选聘、员工轮岗意见。

⑦ 对危重，疑难患者依据病情需要，按护理程序实施计划护理，调度指导护士分工，积极组织并参加抢救工作。

⑧ 根据患者病情及需要，合理安排工作及班次。

⑨ 检查危重患者及手术患者的护理计划实施情况，并审改护理记录。

⑩ 经常与医师分析病房患者的病情，根据患者的需要对治疗方案提出建议。

⑪ 参加主管医师查房，全面了解病情及治疗方案。

⑫ 组织护理查房和业务学习。

⑬ 安排指导带教护士实习，对进修护士进行有关护理程序

知识和技能实施的培训。

⑭ 检查并记录护士对患者及家属的宣教内容，及时评价宣教工作的落实情况及效果。

⑮ 负责申领、保管病区内医疗器械、物品、表格等，负责病区的库房管理。

⑯ 指导下级护士专科护理操作。

⑰ 了解国内本专业护理进展，总结临床护理经验，改进工作。

⑱ 定期征询患者及家属的意见。

⑲ 不断开发科研课题，并领导病区内护理员工有针对性地开展科研，完成领导交给的科研指标。

## 第二节　护理技术职称岗位职责

### 一、主管护师岗位职责

（1）服从科护士长及站护士长的工作安排，能胜任科内各个岗位的工作。

（2）团结协作，具有奉献精神，不计较个人得失，集体利益放在首位。

（3）具有健康的心理状态，良好的素质修养，具有适应当前护理观念改变的能力。

（4）加强自身理论水平的学习，具有较丰富的人文科学知识和扎实的专业理论知识。

（5）参与科内科研计划，确立护理科研课题，并组织实施，每年至少 1 篇护理科研论文发表在国家级刊物上。

（6）能胜任实习、见习学生、大专自考学生的带教工作，每年在科内讲课 2 次。讲课内容如下。

① 科研教学。

② 各亚科新技术、新业务。

③ 急重症患者的抢救指导。

（7）在完成本职工作的同时，能对本组护理质量进行把关，起到监控作用。

（8）具有扎实的整体化护理知识，能指导整体化护理病历的书写，检查整体化护理工作的完成情况。

（9）具有扎实的健康宣教方面的知识，能制订亚科健康宣教的具体内容，并指导健康宣教的实施，检查健康宣教的到位情况。

（10）具有一定的护理管理水平。

① 能够针对本组具体工作制订和完善各项规章制度及岗位责任制，对本站提出建设性意见，护士长不在时能指导站内的全面工作。

② 对低年资护士的工作起到指导和监督作用，具有敏捷的思维，对急诊抢救等紧急情况，具有应变能力，并起指导作用。

③ 对本病房发生的护理差错、事故进行分析、鉴定，并提出防范措施。

（11）具有精湛的专科操作水平和扎实的专科理论知识。主管护师相关的各项考核标准如下。

① 专科技术操作。掌握各项操作的方法、目的、注意事项，并在实际操作中能够总结经验，发现问题，不断完善。

② 专科理论知识。掌握耳、鼻、咽、喉、头颈各部的基本解剖，并在实际中应用；掌握各亚科新技术、新业务的先进特点及护理配合；掌握各亚科疑难病及特色病种的临床症状，并掌握其护理要点；掌握各亚科特色手术的简单手术过程、手术适应证，并掌握其治疗原则。

（12）年度技术操作及理论知识水平考核均达到 90 分以上。

（13）全年度无投诉及批评意见。

## 二、护师岗位职责

（1）服从科护士长及站护士长工作安排，能胜任站内各个班次的工作。

（2）工作热情高，积极主动，责任心强，勇于创新。

（3）团结协作，维护集体利益，不计较个人得失。

（4）具有良好的心理状态，适应当前护理观念改革形式，具有较好的与患者沟通的能力。

（5）加强自身文化素质水平，不断学习，具有利用知识为患者提供服务的能力。

（6）参与科内科研课题的实施，每年至少完成1篇具有高水平的护理科研论文。

（7）能胜任实习、见习学生的带教工作，每年在科内讲课1次。讲课内容如下。

① 各亚科新开展手术的护理配合。

② 特殊病历的整体化护理查房。

（8）有一定的整体化护理知识，每年独立完成2份特殊的整体化护理病历，善于运用护理程序，系统地为患者解决健康问题。

（9）具有一定的健康宣教知识，掌握本科疾病的健康宣教内容，并能面对患者细致、有序、全面地进行讲解。

（10）能够准确及时地配合专科各种常见急重症抢救工作，并能对护士进行业务指导。

（11）具有扎实的专科技术操作水平和理论知识。以下是关于护师的各项考核标准：

① 专科技术操作。具有熟练的专科技术操作能力，熟悉各项操作的方法、目的、注意事项，能独立处理本专业常见的技术问题。

② 专科理论知识。熟悉耳、鼻、咽、喉、头颈各部的基本解剖；熟悉各亚科新技术、新业务的护理配合；熟悉各亚科疑难病及特色病种的临床症状，并掌握其护理要点；熟悉各亚科特色手术的简单手术过程，手术适应证，并掌握其治疗原则。

（12）年度技术操作考核达到95分以上，理论知识考核达到85分以上。

（13）全年度无投诉及批评意见。

## 三、护士岗位职责

（1）服从科护士长及站护士长的工作安排，在主管护师及护师指导下进行工作。

（2）严格遵守医院各项规章制度及科内各岗位职责。

（3）认真完成规定的护理任务，任劳任怨，从基础护理工作做起，虚心学习，不断提高。

（4）工作热情高，积极主动、认真、细致、周到。

（5）团结、协作，维护集体利益，不计较个人得失。

（6）具有健全的体格和心理状态，不断更新观念，适应现代护理理论的需要。

（7）仪态端庄，态度和蔼，微笑服务。

（8）善于交流，做好患者的心理护理，协调好护患及医护之间的关系。

（9）熟悉本科疾病的健康宣教内容，并能面对患者细致、有序、全面地进行讲解。

（10）具有一定的整体化护理知识，在主管护师及护师指导下，每 2 个月完成 1 份整体化护理病历。

（11）利用业余时间，不断加强理论方面学习，具有利用知识为患者提供服务的能力。

（12）按照等级护理的要求，勤巡视病房，利用护理程序，系统地为患者解决健康问题，提供生活援助。

（13）能独立完成各项专科技术操作，熟悉专科理论知识。以下是相关的各项考核标准：

① 专科技术操作。能独立完成专科各项技术操作，熟悉各项操作的方法、目的、注意事项。

② 专科理论知识。了解耳、鼻、咽、喉、头颈各部的基本解剖；了解各亚科新技术、新业务的护理配合；熟悉各亚科疑难病及特色病种的临床症状，并掌握其护理要点；了解各亚科特色手术的简单手术过程，手术适应证，并熟悉其治疗原则。

③ 年度技术操作考核达到 95 分以上，理论知识考核达到 85

分以上。

④ 全年度无投诉及批评意见。

⑤ 中专毕业工作3年以内的护士，每年写1份年终工作总结；中专毕业工作3年以上的护士每年完成1篇护理论文；大专、本科毕业工作1年以上的护士每年完成1篇护理论文。

## 四、培训护士岗位职责

（1）服从科护士长及站护士长的工作安排，在主管护师及护师指导下进行工作。

（2）严格遵守医院各项规章制度及科内各岗位职责。

（3）认真完成规定的护理任务，任劳任怨，从基础护理工作做起，虚心学习，不断提高。

（4）工作热情高，积极主动、认真、细致、周到。

（5）团结、协作，维护集体利益，不计较个人得失。

（6）具有健全的体格和心理状态，不断更新观念，适应现代护理理论的需要。

（7）仪态端庄，态度和蔼，微笑服务。

（8）善于交流，做好患者的心理护理，协调好护患及医护之间的关系。

（9）熟悉本组疾病的健康宣教内容，并能面对患者细致、有序、全面地进行讲解。

（10）利用业余时间，不断加强理论方面学习，具有利用知识为患者提供服务的能力。

（11）具有一定的整体化护理知识，能够在带教老师指导下，完成整体化护理病历的书写。

（12）经常巡视病房，了解患者的心理状况、病情和饮食情况，做好基础护理工作。严密观察、及时记录危重患者的病情变化，发现异常及时报告。

（13）认真执行规章制度和技术操作规程，严格执行查对制度和交接班制度，严防差错事故。

（14）患者入院 24 小时内能够在老师的指导下完成对患者的评估，并在评估的基础上遵照医嘱及护理常规实施护理、治疗，准确恰当地制订护理措施。

（15）按照等级护理的要求，勤巡视病房，利用护理程序，系统地为患者解决健康问题，提供生活援助。

（16）保持病室清洁整齐，严格执行消毒隔离制度。

（17）能在带教老师的指导下独立完成各项专科技术操作，熟悉专科理论知识。以下是相关的各项考核标准：

① 专科技术操作。能完成专科各项基本技术操作，熟悉各项操作的方法、目的、注意事项。

② 专科理论知识。了解耳鼻咽喉头颈外科的基础专科知识；基本熟悉耳鼻咽喉头颈外科的宣教内容。

③ 年度技术操作考核达到 95 分以上，理论知识考核达到 85 分以上。

④ 全年度无投诉及批评意见。

⑤ 中专毕业工作 3 年以内的护士，每年写 1 份年终工作总结；中专毕业工作 3 年以上的护士每年完成 1 篇护理论文；大专、本科毕业工作 1 年以上的护士每年完成 1 篇护理论文。

# 第二章 耳鼻喉头颈外科护理管理

## 第一节 门诊护理管理

### 一、诊室管理

① 开诊前检查并添补诊疗桌上的各种常用检查器械、药品和敷料，备好各种办公用品，并按固定位置放好。准备好洗手液、放置污染器械的消毒液和污敷料桶。

② 安排好患者的就诊次序，保证患者隐私权不受侵犯。对老弱、幼小患者安排优先就诊。

③ 对急重症患者如外伤、鼻出血、呼吸困难、耳源性并发症等应安排提前就诊或急诊，并密切配合医生做好抢救工作。

④ 对婴幼儿患者，检查时协助医生固定头部。

⑤ 做好抢救药品和器械的管理，保证处于备用状态，安全使用。

⑥ 乙醇灯内乙醇按时添加，注意安全，防止烫伤患者或工作人员。

⑦ 做好卫生管理，保持诊室清洁卫生。

### 二、治疗室的管理

① 做好治疗前的各种准备工作，包括各种无菌器械、敷料、药品等，各种治疗用品放置有序。

② 各种消毒液配制符合规定，定点放置，标记清晰。

③ 督促护士做好治疗过程中严格的消毒隔离工作，防止交叉感染。

④ 督促护士治疗操作严格按照规范流程进行，治疗前后做好患者的核对、解释和健康教育工作，发现疑问及时与医生联系。

⑤ 损伤性的检查应事先检查有无谈话签字单，治疗结果记录于病历卡并签名。

⑥ 治疗室内应配备抢救车、氧气、吸引器等急救物品，还要备一治疗床，以备治疗过程中患者发生意外时抢救之用。

## 第二节　隔音室护理管理

① 隔音室要有专职的技术人员和护士共同管理，保持室内整洁，空气清新，干燥防潮。

② 隔音室室内环境噪声的声压级应符合国家 GB 7583—87 的要求。

③ 检查所需器具和用品要放置有序，如音叉、纯音听力计、声导抗仪和监测记录单等。耳塞要一用一消毒。

④ 根据年龄的不同选择适合的测试方法，告知受试者测试的目的、过程及配合方法。必要时可遵医嘱给予婴幼儿适当的镇静药。

⑤ 测试前应清洁外耳道，调整耳机位置，保持外耳道通畅，并请受试者除去眼镜、头饰、耳饰及助听器等，并交给家属妥善保管。

⑥ 嘱受试者在测试时要尽量保持安静，避免身体移动，保持舒适的体位，不做发声、吞咽、擤鼻等动作。

⑦ 测试结束后，及时出具测试报告，并及时送交医生。

⑧ 各种测试仪器按要求定期校验，妥善维护，以确保测试的准确性。

## 第三节　内镜检查室护理管理

耳鼻喉科常用的内镜检查包括耳镜检查、鼻内镜检查、纤维鼻咽镜检查、纤维喉镜检查、直接喉镜检查等。内镜室应有专职护士或技术人员负责管理，并协助医生进行各项检查和诊疗操作。内镜有硬管和软管两种，均为贵重精密光学仪器，配有光源及摄、录像与监视系统，对仪器设备的妥善保管、正确使用和正确消毒十分重要。

1.妥善保管仪器设备

① 建立仪器档案。

② 制订使用、保管制度，并应专人保管。

③ 注意防尘、防潮、防霉。

④ 器材不用时应放回其原装盒内的海绵槽中，并通常把仪器设备按顺序置于专用柜内，以便于移动和操作。纤维内镜及光源导线内部系光导纤维，存放时应避免扭曲和过度弯折。光学仪器不得在日光下暴晒，也不能与挥发性或腐蚀性物质一起存放。

⑤ 定期检查、保养，及时维修，保持仪器功能良好。

2. 做好检查前准备

（1）受检者的准备 ①解释检查的目的、方法、过程和注意事项，尤其是局麻患者，要求检查过程全身放松，做深长而有规律的呼吸。②进行常规体检及完成必要的辅助检查，以查明有无施行内镜检查的适应证和禁忌证。③术前4小时禁食，以免术中呕吐。

（2）检查前必须认真准备和检查所需器械，尤其对于容易发生故障的器械，如照明装置、吸引器等更应重点检查。使用电器必须核对其规定电压与电源电压是否相符。

3. 正确使用仪器设备

① 内镜使用前应用无菌盐水彻底冲洗（管腔内需用注射器冲洗），以免残留有福尔马林等消毒药液刺激组织。

② 术中要严格遵守操作规程，动作应轻柔、细心，进镜时要避免粗暴推进以免损伤、出血和影响镜像。

③ 保持镜面干净和视野清晰，镜检时，可先在镜面涂防雾硅油或不时在温热的蒸馏水中加温；遇少量出血或有分泌物时应及时抽吸或冲洗干净；镜面沾有血污时应用蒸馏水或者乙醇棉球擦净。

④ 使用器械时轻拿轻放，持镜要稳，切忌碰撞、擦划。使用光源时，不要过分弯折导光线，以免折断导光纤维而造成视像模糊不清。

4. 消毒与灭菌

① 检查结束后，用清水将所有器械及其部件冲洗干净（尤其是各种内镜管腔及吸引管等需反复冲洗以保持通畅无阻）。

② 内镜最好选用环氧乙烷进行消毒灭菌，也可选用高效器械消毒液浸泡，管腔内应充满消毒液，不宜用高压蒸气或煮沸等热力灭菌法。

5. 检查室内应备有常用抢救药品

如肾上腺素、地塞米松及氧气等。

6. 做好卫生安全管理

保持室内整洁，通风良好，注意防潮，定期用紫外线消毒室内空气。

## 第四节　病房护理管理

耳鼻咽喉头颈外科病房护理管理的任务主要是协调护士、医生、辅助科室、工勤人员做好患者住院期间的各项治疗和护理工作，为住院患者提供安全、舒适、整洁、安静的治疗和休养环境，正确及时地为患者进行各种治疗，做好手术前后的各项护理工作，为患者提供住院期间的心理护理和各种健康教育，传播自我护理知识和技能，满足患者各种生理和心理的需要，及时观察治疗效果，病情变化，做好护理记录，为医生诊治提供准确信息，保证患者住院期间的安全，促进住院患者的康复。

耳鼻咽喉头颈外科病房应设置专门的检查室，作为检查患者和换药使用，检查室内应备好各种专科检查器械、敷料、药品、各种无菌包等，还要备好氧气、吸引器等抢救物品。病房还应设置专门的重症病房，设在离医护办公室最近的地方，将重危患者集中放置，专人看护，以利病情观察，遇突发抢救，便于联系及节省时间。

# 第三章　耳鼻喉头颈外科护理工作制度

## 第一节　查对制度

### 一、医嘱查对

① 护士处理医嘱后，必须经两人核对，方可执行。

② 护士在执行医嘱时，如遇有疑问的医嘱，必须询问清楚方可执行。

③ 医嘱处理后要各班查对，小夜班必须检查当日医嘱。

④ 转抄重新整理各种治疗单后，必须经第二人查对后方可执行。

⑤ 护士长每周应组织对本病房的医嘱进行总查对 1 次。

## 二、口服药、注射、输液药物查对制度

① 做到“三查”“七对”。“三查”操作前、操作中、操作后进行检查；“七对”：核对床号、姓名、药名、剂量、浓度、时间和用法，急诊室、注射室还应核对性别和年龄。

② 准备药物时必须检查药品是否变质，安瓿、针剂有无裂痕，瓶口有无松动，药液是否有浑浊、沉淀或絮状物；检查药品有效期及批号，如标签不清或不符合要求者，严禁使用。

③ 摆药后须经第二人核对后方可发出。

④ 用药前无论何种制剂和给药途径，均需常规询问患者过敏史和使用史。凡是药物过敏者，需在床头卡、一览表、体温单上用红笔注明，患者使用红色标识腕带。

⑤ 使用毒、麻、限、剧药时必须经两人核对，用后保留安瓿，凭麻醉处方及安瓿领药（处方上必须有患者身份证号和药物批号）。

⑥ 多种药物联合使用时，注意配伍禁忌。静脉滴注、注射用药时，一般不混合用药。需配合使用时，先查验配伍禁忌表，并注意观察患者用药后反应。

⑦ 密闭式输液，不允许去掉瓶口上的铝盖，溶液瓶上要注明患者床号、姓名、药名、剂量。不允许将待用液体挂在输液架上或放在患者床头桌上备用，以防意外。

⑧ 发药或注射时，如患者提出疑问，应立即停止使用，核查清楚后再执行。

⑨ 用药过程中，患者若有不适感，应立即停止使用，再行查对，并及时向医师报告。

## 三、输血查对制度

① 护士遵医嘱抽取血样时，严格查对化验单与患者姓名、标

本容器条码与化验单是否相符。为防止血样抽错，禁止同时采集两个或两个以上患者的血标本。

② 取血时，要与血库发血人员共同查对血袋外包装有无破损，血袋号、采血日期以及血液质量，查看所取血液有无凝血块、溶血、异物、产气、冰冻块等，还要共同查对取血证与化验单姓名是否相符，受血人与供血者的姓名、血型、交叉配血试验结果是否相符。

③ 输血前要进行“三查八对”方可输血，还应询问患者血型结果。

“三查”：血液质量、血液有效期、输血装置是否完好。

“八对”：姓名、床号、住院号、血袋号、血型、交叉配血试验结果、血液种类和剂量。

④ 输血完毕，将血袋号贴在输血记录单粘贴处，将血袋及时送回血库（不超过 24 小时）。

⑤ 输血过程中，责任护士每 15 分钟巡视并观察患者，询问患者主诉，如出现寒战、高热、腰痛等输血反应症状时应立即停止输血，并报告医师，同时护士为患者吸氧、保暖、监测生命体征，备好急救车等物品，遵医嘱给药实施抢救。血液、血袋（保持无菌状态）及输血器送有关科室检查。

## 第二节　标准预防防护制度

① 工作前穿工作服、戴帽子、口罩（完全覆盖鼻部和口腔）、戴防护眼镜和乳胶手套，必要时使用面部保护罩。

② 有可能发生血液、体液大面积飞溅或者有可能污染医务人员的身体时，应当穿戴具有防渗透性能的隔离衣或者围裙。

③ 操作前洗手、干手、护手、戴手套。手套疑有破损应及时更换；操作完毕脱去手套，立即洗手或手消毒。

④ 使用正确的洗手方法。

⑤ 操作者手部皮肤如有破损，清洁后立即用防水敷料包扎，

在进行有可能接触病人血液、体液的操作时，必须戴双层手套或防刺穿手套。

⑥ 操作过程严格执行无菌技术原则，避免交叉感染。

⑦ 遵守锐器管理原则，防止锐器伤。

⑧ 发生锐器伤，遵循“职业暴露处理程序”：急救，报告，紧急血液测试，跟进或预防用药。

⑨ 定期体检，做好个人免疫接种。

⑩ 常规的环境清洁与消毒，避免空气污染。

⑪ 按《医疗废物管理条例》处理医疗废物，特别是锐器及化学性液体，保持环境安全卫生。

## 第三节　病房危急重症管理制度

① 危重患者安全护理工作要责任到人，严格执行各级护理人员的岗位职责，责任制明确分工。

② 结合耳鼻咽喉头颈外科危重患者的疾病特点，制订详细的危重患者护理计划，认真填写各项不良事件的危险因素评估表，及时采取安全防范措施，以确保危重患者的生命安全。

③ 患者有危重病情应及时上报科护士长及护理部，科护士长巡视患者后下达护理安全指导意见，及时发现工作中的问题和不足，对出现的安全质量缺陷，站内进行分析，制订切实可行的改进措施并落实，确保危重患者的护理安全。

④ 危重患者的安全管理护士应落实到位，护士长定期组织检查危重患者的护理安全，发现安全隐患立即反馈，及时采取相应措施。

⑤ 具备一定资质及技术能力的护理人员负责危重患者的护理工作，以确保危重患者的护理安全。

⑥ 护理人员严格执行交接班制度、危重患者抢救制度与分级护理制度，按时巡视病房，密切观察危重患者的病情变化，确保患者的疾病安全。

⑦ 危重患者紧急抢救时，护士应沉着、冷静、熟练地应用紧急状况下的应急预案，确保患者安全。

## 第四节　消毒隔离制度

### 一、环境

① 每日定时湿式清扫 2 次，拖地 5 次，一桌一巾，擦浮土 1 次，用后先消毒后清洗，病室、治疗室、检查室、污物间墩布严禁混用。

② 每日固定时间做细致卫生，每个月要把玻璃、暖气、地边、床单位、家具、厕所、污物间门、墙壁等彻底清刷，消灭蚊、蝇、蟑螂、蚂蚁。

③ 卫生用具定期清洁消毒，纸篓每个月彻底刷洗 1 次，墩布每天用消毒液浸泡并悬挂晾干。

④ 房间每日通风 2 次，每次不少于 15 ～ 20 分钟。

⑤ 在进行任何医疗和护理活动时，需停止清扫。

⑥ 房间中不得摆放有盆土的鲜花。

⑦ 治疗室、检查室、注射室、手术室、取血室等均为无菌室，每日有清洁制度，保持无尘，每日紫外线空气消毒，用含氯消毒液浸泡的擦布清洁，每周 1 次大消毒，每个月空气培养 1 次符合标准。

⑧ 患者出院后，床单位需做终末消毒。

### 二、无菌物品

① 每件无菌物品需有消毒日期和消毒标志，每年 5 月 1 日至 9 月 30 日为 7 天过期，10 月 1 日至次年 4 月 30 日为 14 天过期。

② 凡无菌包装有破损、潮湿即视为污染。

③ 无菌治疗盘、无菌台使用期限为 4 小时，尽量减少暴露。

④ 无抗菌能力的液体，开启后需注明开启时间，24 小时后需更换。

⑤ 无菌干镊子罐每 4 小时更换 1 次，碘酊、乙醇容器，每周 2 次高压消毒，同时更换液体。

⑥ 严格区分无菌区和非无菌区。

⑦ 无菌物品使用后，需用高效消毒液浸泡然后清洗，一次性物品由指定科室回收。

## 三、患者卫生

① 患者需穿着患者服，注意饮食卫生。

② 遵守住院规则，告知家属不坐卧患者床，外来物品不置于患者床上，患者不得坐卧他人床，以防交叉感染。

③ 爱护公物、被服，注意保持清洁。被服每周更换 1 次，脏被服随时更换。脏衣物及被服应置于污衣车内。

④ 不得置便器于地面，用后及时消毒。

## 四、护理操作

① 护士着装应合乎规范。

② 各种护理、治疗应严格执行无菌技术操作规程。

③ 每次操作前后均须洗手或消毒液擦手，做到一人一消制。

④ 静脉取血、静脉输液、注射等做到一人一针一巾一带，止血棉球不得乱扔。

⑤ 各种引流瓶和输液装置 24 小时更换 1 次。

⑥ 准确配制各种消毒液。

⑦ 物品使用后，先消毒后清洗，一次性物品使用后，按规定进行毁形处理，由指定科室回收，如输血输液针头、注射器、引流管、气管插管、开口器、氧气鼻导管等。

⑧ 患者显露臀部时，需更换臀垫。

⑨ 着专用衣帽不得外出（如手术室）。

## 五、隔离制度

① 危重或有传染性疾病的患者应安置到小房间隔离，并设有标识。

② 死亡患者所用衣物及大单，均应先消毒后清洗或焚烧。

③ 严重感染物品及时焚烧。

④ 房间内所有物品专人专用，不得与其他患者混用。

⑤ 护理患者前后均用消毒液泡手，根据不同病种，执行相应的隔离制度。

⑥ 衣物消毒后再送洗。

⑦ 房间物品、墙壁、地面均用消毒液浸泡过的擦布、墩布擦拭。

## 六、麻醉恢复室（PACU）消毒隔离制度

① 麻醉恢复室的环境要求安静、整齐，清洁卫生。每日晨各区域擦拭清洁，保持无尘。

② 每日对药品、物品进行检查，保证在有效期内。

③ 无菌物品与非无菌物品分别放置，一次性消耗器材单独放置。

④ 每日清洁擦拭各种医疗仪器及各连接导线，保持清洁，每周清洗消毒血压袖带。

⑤ 一次性呼吸机管路、吸氧面罩用后毁形并按医用垃圾处理，锐器单独入利器盒内，利器盒开启使用后 48 小时内有效。

⑥ 吸氧所用湿化瓶一人一用，用后及时浸泡消毒，干法保存备用。吸氧导管一次性使用。

⑦ 注意做好手卫生，凡接触患者前后，进行无菌操作前要用皂液流水洗手，转送患者回到麻醉恢复室、接触可能污染的物品及处理污物后，应进行全面的清洁或消毒。

⑧ 医务人员进入麻醉恢复室时应着装整洁，一律穿工作服，戴工作帽，工作区域内不得进食和堆放私人用品，换拖鞋入内，其他人员未经同意不得进入麻醉恢复室。

⑨ 床单位随时保持干净整齐、无污迹、杂物，每位患者出室后立即更换床单位。

⑩ 特殊感染患者如转入恢复室应放置专用单独区域，接触

特殊感染患者前穿隔离衣，戴手套，并及时更换，做好个人防护，患者转出后及时更换床单位，并用含0.5‰含氯消毒液进行擦拭。转运车做同样处理。

⑪ 所有乙肝、HIV、梅毒等阳性及呼吸道感染患者的所有物品，均一次性使用。敷料及医疗废物应特殊标注“感染”字样。

⑫ 保持监护区内空气清新、洁净，每日定时通风2次，每次30分钟，患者全部转出后用紫外线照射每日1小时；每个月进行一次空气、物品表面、手、生物学监测。

⑬ 按消毒隔离常规做好患者的各项消毒隔离工作。

## 七、门诊消毒隔离制度

1.候诊区

（1）每日开诊前及诊疗结束后各开窗通风1次，每次至少15分钟。

（2）每日早、中、晚清扫地面并拖地。

（3）每日擦拭分诊台及候诊椅等物体表面。

2.诊室

（1）每日开诊前及诊疗结束后开窗通风1次，每次15分钟。

（2）每日早、中、晚清扫地面并拖地。

（3）每日卫生员用0.25‰含氯消毒液浸泡过的小毛巾擦拭诊桌、诊椅、治疗车、检查床、窗台等物体表面。

（4）被患者血液或体液污染的地面、检查床，用0.5‰含氯消毒液擦拭。

3.污物间

（1）抹布每日使用后用0.25‰含氯消毒液浸泡30分钟，清洗后悬挂晾干备用。

（2）墩布每日用0.5‰含氯消毒液浸泡30分钟后悬挂晾干备用。

（3）诊室、候诊区、生活区的抹布及拖布应有标记并分开使用。

4. 医疗护理技术操作

（1）医务人员在诊治传染病、性病患者时应穿隔离衣，戴手套、口罩、帽子，做好防护，并及时登记后转相应的传染病院。

（2）医务人员在诊治患者前后均应以流动水洗手。

（3）严格执行无菌技术操作规程，诊治时必须一人一单、一窥器、一手套，采集标本必须一人一部位、一棉签（或刮板）、一玻片（或试管）。

（4）正确配置消毒液。①浸泡器械浓度：0.5‰含氯消毒液；②擦拭血压计、听诊器浓度：0.25‰含氯消毒液；③浸泡墩布、小毛巾的浓度：0.25‰～0.5‰含氯消毒液；④消毒液每日更换，浸泡器械、物品至少30分钟。

（5）其他物品的消毒处理　宫颈治疗用的电刀、电熨头用2%戊二醛消毒液浸泡10小时后使用，使用前用生理盐水冲洗，每周更换戊二醛消毒液及容器并有登记。

（6）医疗废物的处理　窥器、检查垫、手套等医疗废物均放入黄色垃圾袋中并贴上感染性废物标识，由医务人员与医疗垃圾转送人员交接并登记。

## 八、供应室消毒隔离制度

① 严格执行消毒隔离制度，严格区分污染区、清洁区、无菌区。污染物品、清洁物品与灭菌后的物品必须严格按区域分别放置。

② 无菌区、清洁区、污染区工作人员严格执行各区域工作制度，各区域工作人员禁止随意进入其他工作区，避免造成污染。

③ 在污染区工作时必须按要求防护　戴口罩、帽子、手套，穿隔离衣，处理器械时必须戴防护镜或防护面罩，穿防水罩服、防护鞋。工作期间不得随意进入其他工作区，出污染区按要求依次脱去防护物品，洗手。

④ 各种医疗器械回收后及时浸泡于多酶液，按常规清洗，做到无污渍、无血迹、无锈，器械关节应活动自如。

⑤ 污染区每日要用含氯消毒液擦拭工作台、回收车及地面，含氯消毒液浓度为：500mg 有效氯 /1000ml 水（1000ml 水放 1 片消毒片，含有效氯 500mg）。每日用紫外线照射消毒 1 小时并记录。

⑥ 高压灭菌时，不得放置过满过挤的物品，容量不高于 90%，不低于 10%。每日必须做空锅 BD 检测试验，每锅要有登记制度，每周做生物检测 1 次。

⑦ 无菌室要有严格的无菌区制度，专人负责。保持清洁整齐，无菌物品按标识、日期有序放置，每日用紫外线照射消毒 1 小时，做好记录。每次照射前用 95% 乙醇擦拭灯管。

⑧ 无菌室每个月空气监测 1 次。无菌器械、物体表面及工作人员手部每个月细菌培养 1 次，并有记录。

⑨ 医用废弃物放入黄色医用垃圾袋内，利器放入利器盒（利器盒有效期为 48 小时），由专人收到指定地点并记录。

## 第五节 护士交接班制度

### 一、病房交接班制度

（1）病房护士实行三班轮流制值班，值班人员必须坚守工作岗位，履行职责，按照整体护理的要求，保证治疗和护理工作准确、及时、有效地进行。值班人员应严格遵照医嘱和护士长的安排进行工作，不得随意换班换岗，如遇特殊情况，须经护士长同意方可换班。

（2）值班者在交班前要完成本班各项工作，处理好用过的物品，写好护理记录单，不得提前写完，遇有特殊情况，必须详细记录，与接班者共同做好交接工作方可离去。

（3）日间班为夜间班做好用物准备。

（4）每班必须按时交接班，接班者提前 15 分钟到科室，衣帽整齐后方可接班。在接班者未接清楚之前，交班者不得离开岗位。

（5）交接班中如发现交班人员对患者人数、病情、治疗以及器械、物品交代不清时，应立即查问。接班时发现问题，由交班者负责，接班后发现问题，则应由接班者负责。

（6）护士长下班前，查看医嘱执行情况、危重患者的护理与抢救情况，并安排好护理工作。

（7）早晨集体交接班时，应严肃认真听取夜班交班报告。要求做到护理记录单上要写清，口头交班要讲清，患者床头要看清，交代清楚后方可下班。主班、小夜班、大夜班下班前均应进行床头、口头及书面交班。

（8）交班内容

① 交清患者总数，出入院、转入、转出、分娩、手术、死亡、病危、陪住人数。交清新入院、重危患者、抢救患者、手术前后患者或有特殊检查处置、病情变化及思想情绪波动的患者。

② 交清医嘱执行情况，重症护理记录，各种检查标本的采集，以及各种处置完成的情况，对尚未完成的工作，应向接班者交代清楚。

③ 共同查看昏迷、瘫痪等危重患者有无压疮，以及特护、一级护理患者的基础护理完成情况，各种导管固定和引流情况。

④ 交代毒、麻、限、剧药品及抢救物品、器械、仪器等的数量，交接班均应签全名。

⑤ 交接班者，共同巡视检查病房，是否达到清洁、整齐、安静的要求，以及各项制度的落实情况。

## 二、病房与手术室的交接制度

① 病房护士要认真核对手术患者腕带、床号、姓名、手术名称，患者各项术前准备是否完成。

② 病房护士携病历将患者送至手术室，与手术室护士再次核对腕带，病房、床号、姓名、手术名称、术前准备，并在手术交接单上签字。

③ 手术完毕后由手术室工作人员将患者送回术后病房，与

病房护士共同交接术中情况，检查患者神志、体表有无受压部位，管路是否畅通（包括静脉输液、尿管、镇痛泵、引流管等），测量生命体征，发现异常及时告知医师并处理，同时在交接单上签名。

## 三、手术室与病房交接制度

① 病房护士根据医嘱，核对患者姓名、床号、住院号、年龄、诊断、手术名称及术前用药，各种术前准备无误后，送入手术室。

② 手术室接诊护士根据手术告知单核对以上内容后，与病房护士共同在患者交接记录单上签名并安置患者在手术等候区候诊。巡回护士与接诊护士核对以上内容后，将患者接入指定手术间。

③ 患者接入指定手术间后与器械护士还要共同核对手术名称、部位、血型、药物过敏史，麻醉师再次核对以上内容后方可准备麻醉。

④ 术毕如需转运至恢复室患者需与麻醉医师、护士共同对患者情况进行交接，包括各种管路是否通畅、术中生命体征、尿量及皮肤情况。双方核对后在转运交接记录上签名。

⑤ 术毕患者直接转至病房，护士需与手术医师共同检查患者皮肤等情况，巡回护士需总结术中生命体征及尿量并在患者转运交接记录单上签名。

## 四、手术室工作人员间交班制度

① 每日晨 7:50 准时进行交接班，由夜班护士向全体护士交前 1 日急、重症及抢救工作情况，交当日特殊手术物品准备情况。接班人员未到岗交班人员不可离岗。

② 对特殊手术、敷料、器械、药品、手术病理标本进行交接。

③ 交手术室安全、借物、仪器设备破损、维修及能否正常使用情况。

④ 值班者必须按统一模式，使用医学术语填写交班本，字迹清晰，准确真实。

⑤ 护士长布置当天工作及传达有关上级通知及会议精神，根据护理部要求及科室计划进行晨间提问。

⑥ 参加交班的全体人员（包括夜班人员）着装符合要求，认真听取晨会的所有问题，以便进行工作。

⑦ 手术进行中器械护士严禁中途交接，巡回护士清点物品后方可进行交接，器械护士与交班者核对无误后交班者方可离去。

⑧ 如遇抢救患者实行床旁交班，药品核对后暂时封存，抢救完毕后对照记录单逐一核对，无误后方可将安瓿弃去。

### 五、急诊护士与急救中心人员、病房、手术室交接制度

① 由急救车转入的急诊患者，护士立即推车迎接，安置好患者卧位，询问病情，通知急诊医师，医护人员共同与急救中心人员交接患者的输液情况、生命体征、附带管路、外院的检查、化验、治疗等，双方共同签名。

② 危重患者经抢救治疗病情平稳后需收入院时，由急诊医护人员护送患者入病房，与病房医护人员交清患者病情及治疗情况。

③ 危重患者经抢救需急诊手术时，做好术前准备工作，由急诊医护人员护送患者入手术室，与手术室医护人员交清患者病情并签名。

## 第六节　护理安全管理制度

### 一、日常工作、生活安全管理制度

① 按医院规定不在科室内存放现金及贵重物品。

② 不允许在科室内使用电饭锅、吹风机、电水壶等电器，更不能使用明火。

③ 使用微波炉加热食物时应有人监管，以免发生意外。

④ 楼道、诊室地面保持无水迹，防止患者摔倒。

⑤ 对易燃、易爆、易损、贵重物品，加强管理，专人负责，

做到防火、防爆、防盗。

⑥ 值班人员要注意门、窗、水、电的安全。

⑦ 电源、水源、防火设备要定期检查，及时维修，以确保安全。

⑧ 发现火情及形迹可疑的人及时与保卫科取得联系。

## 二、医护人员手卫生制度

1. 手术室、消毒供应中心等重点部门应配备合格的非手触式水龙头、干手物品或者设施，避免二次污染。肥皂应保持清洁与干燥。盛放皂液的容器宜为一次性使用，重复使用的容器应每周清洁与消毒。皂液有浑浊或变色时及时更换，并清洁、消毒容器。禁止将皂液直接添加到未使用完的取液器中。

2. 洗手与卫生手消毒应遵循以下原则：①当手部有血液或其他体液等肉眼可见的污染时，应用肥皂（皂液）和流动水洗手。②手部无肉眼可见污染时，宜使用速干手消毒剂消毒双手代替洗手。

3. 在下列情况下，医务人员应根据洗手与卫生手消毒原则选择洗手或使用速干手消毒剂：①直接接触每个患者前后，从同一患者身体的污染部位移动到清洁部位时。②接触患者黏膜、破损皮肤或伤口前后，接触患者的血液、体液、分泌物、排泄物、伤口敷料等之后。③穿脱隔离衣前后，摘手套后。④进行无菌操作、接触清洁、无菌物品之前。⑤ 接触患者周围环境及物品后。⑥处理药物或配餐前。

4. 医务人员在下列情况时应先洗手，然后进行卫生手消毒：①接触患者的血液、体液和分泌物以及被传染性致病微生物污染的物品后。②直接为传染病患者进行检查、治疗、护理或处理传染患者污物之后。

*5. 洗手方法*

（1）在流动水下，使双手充分淋湿。

（2）取适量肥皂（皂液），均匀涂抹至整个手掌、手背、手指和指缝。

（3）认真揉搓双手至少15秒钟，应注意清洗双手所有皮肤，包括指背、指尖和指缝，具体揉搓步骤为（六步洗手法）：①掌心相对，手指并拢，相互揉搓。②手心对手背沿指缝相互揉搓，交换进行。③掌心相对，双手交叉指缝相互揉搓。④弯曲手指使关节在另一手掌心旋转揉搓，交换进行。⑤右手握住左手大拇指旋转揉搓，交换进行。⑥将五个手指尖并拢放在另一手掌心旋转揉搓，交换进行。⑦在流动水下彻底冲净双手，擦干，取适量护手液护肤。

6. 手消毒方法

①取适量的速干手消毒剂于掌心。②严格按照六步洗手法步骤进行揉搓。③揉搓时保证手消毒剂完全覆盖手部皮肤，直至手部干燥。

7. 外科手消毒应遵循以下原则

（1）先洗手，后消毒。

（2）不同患者手术之间、手套破损或手被污染时，应重新进行外科手消毒。

8. 外科手消毒的洗手方法与要求

（1）洗手之前应先摘除手部饰物，并修剪指甲，长度应不超过指尖。

（2）取适量的清洁剂清洗双手、前臂和上臂下1/3，并认真揉搓。清洁双手时，应注意清洁指甲下的污垢和手部皮肤的皱褶处。

（3）流动水冲洗双手、前臂和上臂下1/3。

（4）使用干手物品擦干双手、前臂和上臂下1/3。

9. 外科手消毒方法

（1）冲洗手消毒方法　取适量的手消毒剂涂抹至双手的每个部位、前臂和上臂下1/3，并认真揉搓2～6分钟，用流动水冲净双手、前臂和上臂下1/3，无菌巾彻底擦干。特殊情况水质达不到要求时，手术医师在戴手套前，应用醇类手消毒剂再消毒双手后戴手套。

（2）免冲洗手消毒方法　取适量的免冲洗手消毒剂涂抹至双手的每个部位、前臂和上臂下1/3，并认真揉搓直至消毒剂干燥。

10. 外科手消毒注意事项

（1）不应戴假指甲，保持指甲周围组织的清洁。

（2）在整个手消毒过程中应保持双手位于胸前并高于肘部，使水由手部流向肘部。

（3）洗手与消毒可使用海绵、其他揉搓用品或双手相互揉搓。

（4）术后摘除外科手套后，应用肥皂（皂液）清洁双手。

（5）用后的清洁指甲用具、揉搓用品如海绵、手刷等，应放到指定的容器中；揉搓用品应每人使用后消毒或者一次性使用；清洁指甲用品应每日清洁与消毒。

## 三、医护人员职业暴露处理及报告制度

（一）HIV暴露应急处理

① 保持镇静。

② 迅速、敏捷地按常规脱去手套。

③ 用肥皂液和流动水清洗污染的皮肤，用生理盐水冲洗黏膜。

④ 如有伤口，应当在伤口旁端轻轻挤压，尽可能挤出损伤处的血液，再用肥皂液和流动水进行冲洗；禁止进行伤口的局部挤压。

⑤ 受伤部位的伤口冲洗后，用消毒液如75%乙醇或者0.5%聚维酮碘进行消毒，并包扎伤口；被暴露的黏膜应当反复用生理盐水冲洗干净。

⑥ 尽早实施预防性用药。最好在4小时内实施，最迟不得超过24小时；即使超过24小时，也应当实施预防性用药。

⑦ 随访和咨询。在暴露后第6周、第12周及6个月，医疗卫生机构应当对暴露者进行艾滋病病毒抗体检测，对服用药物的毒性进行监控和处理，观察和记录艾滋病病毒感染的早期症状。

⑧ 登记和报告。

（二）锐器伤应急处理

① 保持镇静。

② 迅速、敏捷地按常规脱去手套。

③ 立即从近心端向远心端挤压受伤部位，同时以流动水冲洗。尽可能挤出损伤处的血液，再用肥皂液和流动水清洗周围的皮肤，用生理盐水清洁受伤部位。

④ 伤口冲洗后，用消毒液如75%乙醇或者0.5%聚维酮碘进行消毒，并包扎伤口。

⑤ 登记和报告。

（三）登记和报告制度

（1）登记内容　职业暴露发生的时间、地点及经过；暴露方暴露的具体部位及损伤程度；处理方法及处理经过。HIV暴露还需登记暴露源种类和含有艾滋病病毒的情况；是否实施预防性用药、首次用药时间、药物不良反应及用药的依从性情况；定期检测及随访情况。

（2）报告制度　发生职业暴露后立即报告科室负责人→医院感染科（或医务科）→HIV阳性职业暴露报区或市疾病控制中心（或卫生局）→省级疾病预防控制中心→中国疾病预防控制中心。

（四）血液及体液外溅的应急处理

（1）外溅物仅是少许点状飞溅，立即戴手套用75%乙醇纸巾擦拭，再用清水清洁、干燥；丢弃手套，洗手或手消毒。

（2）如果飞溅物较多，立即戴手套用吸水性能强的纸巾或一次性洁布擦拭外溅物后丢弃，再根据污染部位采用不同的消毒方法。

① 地面或设备表面　用浸满1000mg/L含氯消毒液的清洁布浸泡该区域3～10分钟，丢弃该清洁布，再用清水反复清洁、干燥；丢弃手套、帽子、口罩，更换工作服，洗手或手消毒。

② 裸露的皮肤　立即用1000mg/L含氯消毒液擦拭消毒，再用洗手液和清水反复清洗并干燥；丢弃手套、帽子、口罩，更换工作服，洗手或手消毒。

③ 工作服　立即脱下工作服，用1000mg/L（1%）的含氯消毒液浸泡3～10分钟，再用清洁剂及清水反复清洗并干燥。

## 四、化学消毒液监测制度

① 根据物品的性能及病原体的特性，选择合适的消毒剂。

② 严格掌握消毒剂的有效浓度、消毒时间和使用方法。

③ 需消毒的物品应洗净干燥，浸泡时打开轴节，将物品浸没于溶液里。

④ 消毒容器（或池）专用，有标签显示，消毒剂应定期更换，含氯消毒剂、过氧乙酸等易挥发的消毒剂应加盖，最好当天配制当天使用。

⑤ 各科室有专人（质控护士）负责化学消毒液监测工作，指导卫生员正确的消毒程序。

⑥ 质控护士每日使用前或必要时对有挥发性的消毒液的有效含量进行试纸测试并及时调整浓度，随时进行抽查；对较稳定的消毒剂，如2%戊二醛，每周监测浓度。

⑦ 质控护士须定时作好消毒液有效浓度登记。

⑧ 监控护士长定期对护理人员及卫生员的消毒环节进行考核，考核不合格者按奖罚制度处理。

## 五、诊疗室环境清洁、消毒常规

1.空气消毒

（1）通风　早上上班前、中午、下午下班后各通风0.5～1小时。

（2）消毒　方法一：紫外线消毒。每日下班后使用紫外线灯消毒1小时。方法二：空气动态消毒。采用多功能动态杀菌机进行空气动态消毒。

2.地面消毒

（1）当地面无明显污染时，采用湿式清扫，用清水或含清洁剂水拖地每天2次（早上、中午各1次）。

（2）有传染病流行时改为第一遍用250～500mg/L含氯消

毒液拖地，第二遍用清水拖地。

3. 物品表面消毒

医务人员手接触的地方用避污薄膜纸覆盖，薄膜有破损地方或没采用避污薄膜纸覆盖者用中效消毒液擦拭。每天下班后用 250 ～ 500mg/L 含氯消毒液擦拭，停留 10 ～ 30 分钟后用清水擦拭、清洁。

4. 注意事项

（1）诊室空气提倡通风换气。

（2）采用紫外线消毒要注意环境评估。使用注意事项：①室内保持清洁干燥，温度低于 20℃或高于 40℃，相对湿度大于 60% 时，应适当延长照射时间。②紫外线灯管距地面 2m，用于物体表面消毒时，灯管距物体表面不超过 1m。消毒时间从灯亮 5 分钟后开始计时，消毒时间为 0.5 ～ 1 小时。③紫外线灯累计使用时间不应超过 1000 小时，使用中强度不低于 70μW/cm$^2$，新灯强度不低于 90μW/cm$^2$。紫外线强度计至少一年标定 1 次。④消毒完毕，打开窗通风换气，方可入室。不得使紫外线光源照射到人，以免引起损伤。⑤紫外线灯管每周用 95% 乙醇棉球擦拭 1 次，如有灰尘、油污时，应随时擦拭。

（3）诊室地面不提倡常规使用化学性的消毒液拖地，遇有污染或传染病流行时，用有效氯或有效溴 500mg/L 消毒液拖地。

（4）治疗过程中所有接触到的设备或物体表面都应采用屏障防护技术（即覆盖防污膜）。

## 六、医疗废物内部分类、收集、处置、转运制度

① 各科室产生的医疗废物按医疗废物分类目录分类收集于指定的包装物或者容器内，盛装医疗废物达到包装物或者容器的 3/4 时，应当使用有效的封口方式，使包装物或者容器的封口紧实、严密。盛装医疗废物的每个包装物、容器外表面应当有警示标识，在每个包装物、容器上应系中文标签，中文标签

的内容包括：医疗废物产生单位、产生日期、类别及需要的特别说明等。

② 各科室每天定时（16:00-17:00）由产生地收集员将封扎后并挂上医疗废物类别标签（包装物无渗漏、无遗撒）医疗废物，送指定地点与暂存地收集员交接签收，做好交接记录（包括医疗废物的来源、种类、重量或者数量、交接时间、处理方法、最终去向以及经办人签名等项目），登记资料至少保存 3 年。运送人员在运送医疗废物时，应当防止造成包装物或容器破损和医疗废物的流失、泄漏和扩散，并防止医疗废物直接接触身体。

③ 各科室不得将生活垃圾混入医疗垃圾中，一旦混入一律作医疗废物处理，一并纳入科室医疗成本考核。

④ 收集员在接触医疗废物时应穿戴个人卫生防护用品。

⑤ 收集员将医疗废物送暂贮存地点时，应分类按指定地点存放，不得露天存放。

⑥ 收集员每 2 天与固体垃圾焚烧中心交接一次，并做好转移联单登记等手续。医疗废物暂时贮存时间不得超过 2 天。若中心未及时清运，应主动电话通知，并做好适时记录联系情况备案。

⑦ 收集员对医疗废物转运后暂时贮存地点的墙壁、地面、空气、用物等应立即进行消毒和清洁，并做好消毒登记。墙面和地面可用有效氯 500 ～ 1000mg/L 含氯消毒剂或 0.1% ～ 0.2% 过氧乙酸拖擦；空气消毒可用紫外线照射 1 小时或用过氧乙酸熏蒸，用量按 $1g/m^3$ 计算，熏蒸时间为 2 小时，防止蚊、蝇滋生。

⑧ 产生地收集员与暂时贮存地收集员相互尊重、相互配合、相互理解、相互监督。若有违反《条例》的事和行为将依法处理。

⑨ 医疗废物暂时贮存地点实行日报制度，工作人员应将每天产生的医疗废物情况以日报表的形式上报给监控部门。

# 第四章 住院患者治疗流程

## 一、新入院患者住院流程

① 医生根据患者病情及病房床位对需要住院治疗者开具住院证明，安排并通知新患者住院。

② 患者接到入院通知后，持住院证明、有效身份证件、押金及生活必需品到住院处办理入院手续。

③ 患者到接诊室领取病员服，进行卫生处置，由接诊人员送到病房。

④ 患者凭住院病历首页和门诊病历、医保患者带医保卡到病房护士站办理住院手续。

⑤ 患者及家属要保管好交费收据、医保卡，以备出院时使用。

## 二、病房接诊新患者流程

① 患者持住院病历首页及门诊病历到护士站时，责任护士起立，主动热情迎接患者，根据病房床位及患者情况安排床位并办理相应手续，通知主管医生新患者已入院。

② 责任护士为患者测体重、体温、脉搏、呼吸、血压并记录在体温单上。

③ 责任护士将患者带至病床前，将备用床改为暂空床，核对患者姓名，将床头卡插入床尾袋内；嘱病情轻的患者休息，将随身携带物品妥善放置；协助病重者舒适卧位，初步了解病情，简单查体；交接皮肤、输液及特殊用药。

④ 新患者如暂时不能安排床位时，须耐心向患者讲明原因并给予妥善安排。

⑤ 责任护士带患者（重患者为其直系亲属）熟悉病区环境及讲解病房规章制度，如住院期间患者不能擅自外出，病区内不准

吸烟、饮酒，听收音机要戴耳机，住院期间要穿病员服等；做好入院宣教，包括病房环境、作息时间、陪住制度、饮食制度、医生查房时间、呼叫器使用、物品保管、防火、防盗、责任护士及主管医生姓名等，责任护士应耐心回答患者及家属提出的问题。

⑥ 协助家属或患者整理用品，请家属协助将患者暂时不用或多余的物品带回，以保持病房内清洁整齐。

⑦ 责任护士对新患者进行入院评估，书写护理记录，实施健康指导。

⑧ 遵医嘱进行各种治疗。

## 三、患者转入流程

① 病房接到通知后，由责任护士根据患者情况准备床位。

② 患者转入后，责任护士接收病历，检查病历是否完整，同时通知本病房主管医生。

③ 责任护士送患者到床旁，协助患者安排好卧位。观察病情、生命体征、输液等；检查皮肤的情况并及时给予适当处理。

④ 责任护士与护送人员进行病情交接，了解患者当日治疗及用药情况；特殊问题做好双方确认；交接无异议后护送人员方可离去。

⑤ 协助患者整理物品，全面细致地记录护理病历。

⑥ 向患者和家属介绍本病房的相关规定、环境及主管医生和责任护士，以减轻患者紧张情绪，使患者更好地配合治疗和护理。

## 四、患者转出流程

① 病房主管医生根据患者病情变化确定转出患者并开转出医嘱。

② 责任护士协助医生通知患者及家属，并协助整理物品。

③ 责任护士将转出患者所有病历按转出要求书写、登记、整理。

④ 转出前，责任护士评估患者的病情现状、生命体征，完成相应的护理记录。

⑤ 责任护士整理患者的用药，及时办理退药。

⑥ 危重患者需由医生和护士同时护送，到转入病房后，由医生交代病情；责任护士交代患者皮肤、输液、用药及特殊的治疗护理，并转交护理记录，确认无误后方可离开。

## 五、手术前准备流程

（1）协助医生准确、及时地做好患者的全面检查　如血常规、尿常规、大便常规、出凝血时间、血型及肝、肾、心、肺功能等检查。

（2）心理护理　评估患者身心状况，减轻患者术前紧张、焦虑、恐惧等心理问题，增强患者参与治疗和护理的意识，建立面对事实、稳定乐观的心理状态，利于机体的康复。

（3）做好术前准备　如皮肤准备、交叉配血及药物过敏试验。

（4）保证休息　术前保证良好的睡眠，必要时术前晚应用镇静剂。

（5）术前宣教　责任护士详细交代术前注意事项，并班班交代。

（6）病情观察　监测生命体征，注意病情变化。

（7）术日晨准备　全身麻醉患者戴好写有患者信息（床号、姓名、住院号、诊断、手术名称）的腕带，嘱患者取下活动义齿、眼镜、发卡、手表、耳环、项链等，嘱患者勿化妆。术前半小时给予麻醉前用药。

（8）手术后用物准备　备好麻醉床、术后用物如全麻护理盘、氧气、负压吸引器及监护仪等。

## 六、送手术患者流程

① 责任护士做好术前准备，指导患者更换病员服、戴好写有患者信息（床号、姓名、住院号、诊断、手术名称）的腕带，摘掉发卡、义齿、眼镜、手表、耳环、项链、腕带等，嘱患者勿化妆。

② 术前半小时给予麻醉前用药。

③ 准备好带入手术室的用物，如病历、引流球、术中用的

药品等。

④ 责任护士与接患者人员一起核对床号、姓名后签字，协助患者上车，送至病房门口。

⑤ 准备好麻醉床、全麻护理盘、氧气、负压吸引器、监护仪等。

## 七、接手术患者流程

① 责任护士迅速迎接手术患者，与其他人员一起将患者安置床上，根据麻醉方式安排体位，认真与麻醉师、手术室护士交接班，了解手术名称、麻醉方式及术中情况。

② 测量体温、脉搏、呼吸及血压，观察意识状态、切口、引流、输液及皮肤情况，并认真记录于护理记录单上。

③ 应严密观察切口渗血及呼吸情况，及时吸出口、鼻腔内渗血、渗液，确保呼吸道通畅；观察渗液的性质和量并记录于护理记录单上。

④ 行皮瓣移植修复的患者，应严密观察皮瓣颜色、弹性、温度等血运情况并记录；需体位制动的患者，应告知患者及家属让患者平卧，切忌扭转头颈部。

⑤ 根据医嘱为患者输血、输液等。

⑥ 患者完全清醒前禁用或慎用热水袋，以防烫伤。

⑦ 根据医嘱为家属讲解术后注意事项。

⑧ 需体位制动的患者，注意皮肤护理，防止压疮发生。

## 八、调床工作流程

① 医生根据患者和病房床位的使用情况决定调床，开出调床医嘱并写于黑板上。

② 责任护士准备床单位。

③ 责任护士进行调床前检查，将患者床号、姓名、床头卡、护理及饮食标识调至所需床位，向患者及家属做好解释工作，征得患者同意。

④ 责任护士遵医嘱将患者调至所需床位后，将患者所有的

治疗单、服药单及护理单上床号更正。

⑤ 责任护士在微机上调床，并在一览表上更改床位，更换病历夹，并核对无误。

⑥ 责任护士全面负责患者调床前后过程中的护理安全及病情的观察。发现病情变化及时报告医生，给予应急处理。

### 九、办理患者出院流程

① 由主管医生根据患者病情决定其出院时间。

② 出院前 1 天由主管医生告知患者，并向患者交代病情及出院后应注意的问题，开出院医嘱及出院带药。

③ 病房责任护士见医嘱后办理相应出院手续。

④ 患者出院当日，责任护士再次核对医嘱，将患者一览表改为出院状态，通知患者家属到住院处办理出院手续。

⑤ 责任护士为患者做好出院指导。

⑥ 家属领取出院带药，再到住院处办理出院手续。

⑦ 家属持住院结算单回病房，责任护士帮助患者整理用品，恭送患者离开病房。

# 第五章 病历记录与书写规范

## 第一节 病历记录

（一）门诊病历

1. 一般资料

姓名、性别、年龄、婚姻、籍贯、职业、民族、住址、工作单位与电话、就诊日期，过敏药物名称、就诊日期和科别。

2. 完整门诊病史

初诊病史通常由主诉、现病史、既往史、检查、印象或诊断、处理（治疗过程、治疗计划和医嘱）、签名 7 部分构成。

（1）主诉　病人就诊时主要不适的症状，病人的最主要症状或体征（非病名）和发病期限。一般应包括：时间、症状、部位及疾病罹患程度。用患者的语言，简明扼要地记录。

（2）现病史　是病史的主要部分，按时间顺序记录本次患病病史，包括现在所患疾病的最初症状到就诊时为止，其发病的过程、相关阳性症状及有鉴别诊断价值的阴性症状。包括内容有①起病情况：起病日期、起病缓急、可能原因及诱因。②重要症状的系统描述：部位、性质、持续时间、程度、缓解方式及伴发症状等。③病情的发展及演变：起病后病情呈持续性间歇性发作、进行性加剧或逐渐好转。④诊疗经过：病人发病后接受检查与治疗的经过，包括检查时间、方法、结果及治疗时间、药名、剂量、疗程治疗效果，病名及药名记录时应加引号。⑤有意义的阴性病史：即有鉴别诊断意义的阴性病史。⑥一般状况：病后的精神状态、出汗、饮食、大小便、睡眠、体重改变及劳动力情况等。

（3）既往史　既往一般健康状况，患者与现有疾病的诊断和治疗有关的既往疾病史和治疗史；有无饮食、药物及其他过敏史，有无全身疾患及家庭或遗传性疾病均应记录。

（4）检查　以耳鼻咽喉专科检查为主。还包括实验室检查和特殊（影像学）检查：摘录以往和近期与本次就诊有关系的实验室检查和特殊（影像学）检查结果。如有全身性疾病时，应做必要的体检和记录，如血压、体温测量和记录等。

（5）诊断　按主次排列、完整全面作诊断。主诉疾患诊断要求名称正确，依据充足。诊断不明确时，应记录“印象”或“待诊”。

（6）处理　根据检查情况，按从主到次的原则，作出全面治疗设计。包括治疗过程、下一步治疗计划、进一步检查的项目、治疗用药、会诊申请或建议、医嘱。

（7）医师签名　医生应签全名，实习或进修医生还应请指导教师签名。

（二）复诊病历

一般复诊病史应写明：①上次治疗后至复诊时，患者的症状、体征、病情变化、治疗反应及疗效。②初诊时各项实验室或特殊检查结果是否有变化。③新出现的症状或体征。④补充诊断、修正诊断或维持原诊断。⑤进一步治疗的内容以及下次就诊计划。⑥处方记录。⑦医师签名。

（三）住院病历

1. 一般项目

姓名、性别、年龄、籍贯、民族、婚否、职业、入院日期、居住地址和电话、工作单位与电话。病例记录日期、时间。入院诊断。小儿患者应写明父母姓名、职业、工作单位及电话。

2. 病史

（1）主诉　病人就诊时的主要症状（体征）、部位和患病时间的概括，包括时间、性质、部位及程度等内容，应简略扼要，与诊断相呼应。不超过 20 个字，原则上不使用诊断性名词。

（2）现病史　围绕主诉详尽描述发病全过程，即发生、发展、演变和诊治情况。具体应包括：①患病日期、发病情况（症状特点、病因与诱因、病情的演变、伴随症状、与本病有鉴别意义的阴性症状）；②诊治经过（方法和疗效）；③目前主要症状和问题；④与本病有鉴别诊断的症状表现；⑤全身情况；发病后的精神、食欲、体重、睡眠及大小便有无异常等情况。

（3）既往史　过去的健康状况和曾患疾病。如急、慢性传染病史，药物不良反应及过敏史，重要药物应用史，手术和严重创伤史。

（4）月经及婚育史　月经史：初潮年龄、经期（d）/ 周期（d），末次月经时间（或绝经年龄）；婚姻史，婚龄、配偶状况等；生育史：按足月（产）早（产）流（产）存活子女数记录。

（5）家族史　特别应询问是否有与患者相同的疾病。

3. 体格检查

（1）生命体征和全身检查。

（2）耳鼻喉专科检查。

① 鼻部检查　外鼻无畸形，皮肤无红肿，双侧上颌窦、筛窦区、额窦底壁无红肿及压痛。鼻前庭无红肿，鼻毛无脱落。右侧鼻腔黏膜呈暗红色，下鼻甲充血肿胀，麻黄碱棉片收敛后明显缩小，中鼻道、嗅沟及总鼻道有少许脓液存留。左鼻腔为灰白色半透明新生物所充满，表面光滑，触之质地软、活动，无出血。鼻腔有黏脓性分泌物，无臭味，鼻中隔无偏曲。鼻咽镜见；黏膜慢性无充血，但光滑，两侧咽隐窝对称，无新生物。左侧后鼻孔处见灰白色新生物阻塞。

② 咽喉部检查　口咽部软腭、悬雍垂无畸形，运动正常。咽部黏膜稍红；扁桃体Ⅱ°突出，表面无分泌物。咽后壁黏膜稍充血，有少许淋巴滤泡增生。间接喉镜检查：见舌根淋巴组织增生，会厌、杓状隆突及杓间区无红肿，梨状窝无积液，两室带无肥厚。两声带表面光滑、无充血，运动好。

③ 耳部检查　耳郭及外耳道无异常。右鼓膜紧张部大穿孔，有少许黏脓性分泌物。左鼓膜紧张部边缘混浊，活动尚正常。乳突部无红肿、压痛、瘘管及瘢痕。

④ 听力检查　示传导性耳聋。

4. 实验室检查和特殊检查

实验室检查应记录与诊断有关的实验室检查结果；特殊检查记录X线检查、CT、MRI、心电图和超声波检查等结果。

5. 诊断

按主次列出各诊断，要求诊断用语应规范。

6. 签名

## 第二节　病历书写的重点要求

（一）病史

重点询问描述耳、鼻、咽、喉部的症状。

1. 耳部

常见的症状有耳痛、耳聋、耳漏、眩晕等。

（1）耳痛　部位、性质、程度（轻、中、重），耳痛加剧或减轻的因素。

（2）耳聋　起病方式，侧别，程度，发病后是减轻、加重还是波动性；耳聋与职业、环境、用药及其他诱因的关系。

（3）耳鸣　音调的高低及特点；持续性或间歇性；有无诱因，如使用过耳毒性药物，患有全身其他部位疾病等。

（4）耳漏　分泌物的量及性质（浆液性、黏液性、脓性、血性等），持续性或间歇性，有无臭味。

（5）眩晕　诱因，发作次数、持续时间、间隔时间，有无物体旋转或自身旋转感，旋转方向；有无倾倒感及倾倒的方向；是否伴恶心、呕吐；与体位的关系，有无意识丧失。

（6）面瘫　发病诱因，单侧或双侧，有无逐渐加重，有无反复发作，有无泪液减少，有无味觉改变，有无伴发耳痛、眩晕等。

（7）其他　病变为单侧或双侧。是否伴有耳后肿胀、面瘫、发热、头痛、嗜睡、失语、呕吐等症状。

2. 鼻部

常见的症状有鼻塞、鼻漏、嗅觉异常等。

（1）鼻塞　单侧或双侧，部分或完全阻塞，持续性、间歇性或交替性，是否逐渐加重等。

（2）鼻漏　量及性质（水样、黏液性、脓性、血性等），持续时间、有无臭味、有无痂皮。

（3）鼻出血　单侧或双侧，出血量，偶发或经常，排出途径（前鼻孔、后鼻孔），有关的诱因。

（4）嗅觉障碍　单侧或双侧，减退、丧失、异常，暂时性或永久性。

（5）头痛　部位、性质、程度，有无规律性，持续时间，与鼻部症状的关系。

（6）鼻腔感觉异常　是否干、痒、痛或者打喷嚏。

3. 咽部

常见的症状有咽痛、感觉、吞咽困难、发音障碍等。

（1）咽痛　程度，时间（发作呈间歇性或持续性，持续时间，末次发病时间），有无发热、寒战等全身症状。

（2）感觉　是否有疼痛、干燥、烧灼、异物感等；异常感觉的部位，存在的时间。

（3）吞咽障碍　程度，发病以来的进食情况，有无食物自鼻腔呛出。

（4）分泌物　量、性质、气味等。

（5）发音障碍　声音改变、语言不清、开放或闭塞性鼻音。

（6）其他　根据病变部位及范围，询问是否有张口呼吸、呼吸困难、听力障碍等。

4. 喉部

常见的症状有声音嘶哑、呼吸困难、吞咽困难等。

（1）声音嘶哑　诱因、程度、时间，间歇性或持续性，是否进行性加剧等。

（2）分泌物　有无咳嗽、多痰现象，痰液的性状、量、气味等。

（3）呼吸困难　程度、性质，是否伴有吸气性喘鸣，加重的因素，对睡眠等日常生活的影响。

（4）吞咽障碍　有无吞咽疼痛，发病以来进食情况。

5. 气管、支气管症状

有无异物吸入史，误吸时间，异物种类、形状；呼吸困难程度及性质，有无发绀、窒息现象；有无声音嘶哑、咳嗽、多痰、发热等伴随症状。

6. 食管症状

有无异物或化学物质误吞史，异物的性质、外形、大小，化学物质性质、浓度、数量，误吞时间，吞咽疼痛及吞咽困难的程度，有无发热、胸痛、呕血等症状。

（二）体格检查

一般体格检查同内科病历，耳鼻咽喉科的专科检查包括以下各项。

1. 耳部

（1）耳郭　有无红肿、外伤、畸形等，有无牵引痛，有无疱疹。

（2）外耳道　有无闭锁、狭窄、耵聍、分泌物（性质、量、色），有无红肿、疖、肿物等。

（3）乳突区　有无红肿、压痛、瘢痕、瘘管。

（4）鼓膜　色泽，有无充血、内陷、外突、肥厚、瘢痕、萎缩、穿孔（位置、大小、形状）。

（5）耳咽管　是否通畅等。

（6）听力检查　用音叉（包括骨气导比较试验、骨导偏向试验、骨导对比试验）、电测听、客观测听等。

（7）前庭功能检查　有内耳疾患者应检查。

（8）面神经功能检查　周围性面瘫患者应检查。神经功能HB 分级，泪液分泌试验、镫骨肌反射、味觉试验等定位检查，面神经电图、面肌电图等。

2. 鼻部

（1）外鼻　有无畸形、瘢痕、红肿、压痛，是否对称。

（2）鼻前庭　鼻毛分布，有无红肿、疖、糜烂、皲裂、结痂、压痛。

（3）鼻腔　是否通畅，黏膜颜色，鼻中隔有无偏曲、糜烂、穿孔，中下鼻甲的大小，中下鼻道有无分泌物（量、性质）；鼻出血者应记录鼻中隔有无血管扩张，具体出血部位及鼻腔后鼻孔填塞物等；鼻腔、鼻窦肿瘤者应说明肿块部位、颜色、大小、质地、活动度及邻近器官受累情况等。

（4）后鼻孔　鼻中隔、鼻甲后端、耳咽管口、耳咽管隆凸、鼻咽顶及咽隐窝的情况。

（5）嗅觉　正常、减低、丧失，两侧嗅觉有无区别，与鼻腔通气的关系，持续性或一过性嗅觉障碍。

3. 咽部

（1）鼻咽　检查鼻咽顶、咽鼓管隆突开口、咽隐窝、后鼻孔等情况，如有病变应对其位置、颜色、范围等作进一步描述。

（2）口咽　两侧是否对称，有无充血、水肿、溃疡，软腭运动情况，悬雍垂有无过长、过短、畸形，扁桃体大小，有无渗出物或伪膜、异物、肿物等；咽后壁淋巴滤泡有无增生。

（3）喉咽　梨状窝是否对称，有无积液、异物或新生物等。

4. 喉部

（1）会厌　形态、活动情况，有无红肿、囊肿、新生物。

（2）杓区　杓状软骨有无充血、肿胀，运动情况。

（3）室带　色泽，是否肥厚、对称，有无隆起饱满，有无肿物，发音时情况。

（4）声带　颜色、边缘状态，两侧运动是否对称，声带紧张度，有无充血、出血、息肉、小结、新生物（位置、大小、形状），声门闭合情况。

5. 颈部

外形有无改变，有无充血、肿胀，有无包块（包块的质地，大小，边界是否清楚，有无触痛，是否可以推动等）。

6. 颅神经功能

颅底疾病患者应查：

（1）三叉神经　面部感觉有无减退，角膜反射有无消失，咬肌是否有力，颞肌是否萎缩等。

（2）舌咽神经　咽部感觉有无减退等。

（3）迷走神经　悬雍垂是否居中，软腭有无麻痹，声带运动是否受限，有无旁正中位固定等。

（4）副神经　有无胸锁乳突肌和斜方肌萎缩，耸肩是否对称等。

（5）舌下神经　伸舌有无偏斜，有无舌肌萎缩等。

对鼻、咽、喉等处的新生物，鼓膜穿孔等体征除文字描述外最好有图像表示。

### （三）辅助检查

必要时进行相关的实验室检查、放射学检查（摄片、CT、MRI 等）、内镜检查、造影、组织活检等。

# 第二篇
# 护理技术

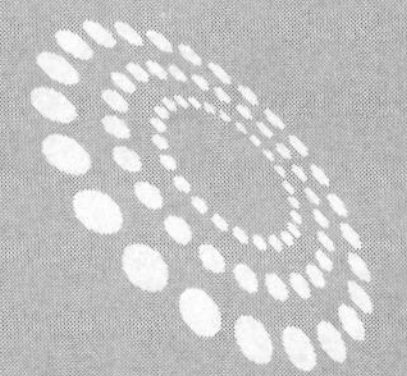

# 第六章 常用护理技术

## 第一节 气管切开术

气管切开术是一种切开颈段气管前壁并插入气管套管，使患者直接经套管呼吸和排痰的急救手术。颈段气管位于颈部正中，上接环状软骨，下至胸骨上窝，前覆有皮肤和筋膜，两侧胸骨舌骨肌及胸骨甲状肌的内缘在颈中线衔接，形成白色筋膜线。颈段气管共 7 ～ 8 个气管环，甲状腺峡部一般位于第 2 ～ 4 气管环。无名动脉、静脉位于 7 ～ 8 气管环前壁。气管后壁无软骨，与气管前壁相贴。一般在第 2 ～ 4 气管环处切开气管，避免切开第 1 环，以免损伤环状软骨而导致喉狭窄，亦不能低于第 5 环，以防发生大出血。

### 一、适应证

（1）喉阻塞　任何原因引起的Ⅲ～Ⅳ度喉阻塞，尤其是病因不能很快解除时。

（2）下呼吸道阻塞　如昏迷、脑病变、神经麻痹、呼吸道烧伤等引起喉肌麻痹，咳嗽反射消失，以致下呼吸道分泌物潴留，或呕吐物进入气管不能咳出而引起呼吸困难。

（3）呼吸功能不全需长期机械通气者。

（4）预防性气管切开　颈部外伤、头颈部大手术，为防止血液流入下呼吸道，减少感染，保持呼吸道通畅。

### 二、术前护理

① 严密观察患者呼吸困难及喉阻塞的程度，床旁备好氧气、吸引器、吸痰管、床头灯、气管切开包、适当型号的气管套管、

抢救用品等，如病情加剧，紧急情况下及时与医生联系行床旁气管切开术。

② 向患者说明手术的目的和必要性，术中可能出现的不适感以及如何配合，术后康复过程中需要注意的事项，解除患者和家属的紧张和恐惧。

③ 术前如病情许可需完善实验室常规检查，如血常规、尿常规、出凝血时间，必要时做好心电图、胸片等检查。喉阻塞患者如需做必要的特殊检查如胸片、CT 时，应有医务人员陪同。告知患者不可随意离开病房，以防发生意外。

④ 术前应禁食、禁水。

⑤ 如果时间允许，应为患者更换宽松的病号服。如果情况紧急，必须争分夺秒，立即行气管切开。

## 三、术后护理

（1）维持呼吸道通畅　室内保持适宜的温度和湿度，温度宜在 20 ～ 25℃，湿度在 60% ～ 70%。气管内分泌物黏稠者可用雾化吸入，一般使用生理盐水加糜蛋白酶或盐酸氨溴索（沐舒坦）。定时通过气管套管滴入湿化液，如 0.45% 氯化钠液，保持气道湿化。协助患者取平卧或半卧位，鼓励有效地咳嗽、咳痰，必要时吸痰。

（2）保持气管内套管通畅　气管切开后必须时刻保证气管内套管通畅，有分泌物咳出时及时用纱布擦净。成人一般每 4 ～ 6 小时清洗套管内管 1 次，清洗消毒后立即放回，内套管不宜脱离外套管时间过久，以防外套管被分泌物阻塞。如分泌物较多或小儿气管切开患者，要增加清洗次数，以防分泌物干痂附于管壁内影响呼吸。气管套管的内芯应放在床旁柜抽屉内随手可取之处，以备急用。

（3）预防感染

① 每天清洁消毒切口，更换气管垫，注意无菌操作。

② 进营养丰富的半流质饮食或软食，增加蛋白质、维生素

的摄入，增强机体抵抗力。

③ 按医嘱使用抗生素。

④ 密切观察体温变化、切口渗血、渗液情况，气管内分泌物的量及性质。

⑤ 鼓励患者经常翻身和下床活动，必要时帮助患者翻身拍背，预防肺部感染。

（4）再次发生呼吸困难的处理　气管切开后患者若再次发生呼吸困难，应考虑如下三种原因并做相应处理。

① 套管内管阻塞　拔出套管内管呼吸即改善，表明内套管阻塞，应予清洁后再放入。

② 套管外管或下呼吸道阻塞　拔出内套管后呼吸仍无改善者，可滴入湿化液并进行深部吸痰后，呼吸困难即可缓解。

③ 套管脱出　脱管的原因多见于套管缚带太松，或为活结易解开，套管太短或颈部粗肿，气管切口过低，皮下气肿及剧烈咳嗽、挣扎等，如脱管，应立刻通知医生并协助重新插入套管。

（5）预防脱管

① 气管外套管系带应打 3 个外科结，松紧以能容纳 1 个手指为宜。

② 经常检查系带松紧度和牢固性，告诉患者和家属不得随意解开或更换系带。

③ 注意调整系带松紧度，患者手术后 1 ～ 2 天可能有皮下气肿，待气肿消退后系带会变松，必须重新调整系紧。

④ 吸痰时动作要轻。

⑤ 告知患者剧咳时可用手轻轻抵住气管外套管翼部。

⑥ 气管内套管取放时，注意保护外套管，禁止单手取放，应一手抵住外套管翼部，一手取放内套管。

（6）并发症的观察和护理　气管切开术后常见的并发症包括皮下气肿、纵隔气肿、气胸、出血等，应注意观察患者的呼吸、血压、脉搏、心率以及缺氧症状有无改善，警惕纵隔气肿或气胸发生，并立即报告医生。观察皮下气肿的消退情况，正常情况下

1周左右可自然吸收。

（7）拔管及护理　喉阻塞及下呼吸道阻塞症状解除，呼吸恢复正常，可考虑拔管。①拔管前先要堵管24～48小时，如活动及睡眠时呼吸平稳，方可拔管。如堵管过程中患者出现呼吸困难，应立即拔除塞子。②拔管后不需缝合，用蝶形胶布拉拢创缘，数天后即可自愈。拔管后1～2天内仍需严密观察呼吸，叮嘱患者不要随意离开病房，并备好床旁紧急气管切开用品，以便患者再次发生呼吸困难时紧急使用。

## 四、健康教育

（1）对住院期间未能拔管而带着套管出院的患者，应教会患者或家属自我护理

① 消毒内套管、更换气管垫的方法。

② 室内温湿度的调节和湿化气道的方法。

③ 洗澡时防止水溅入气管，不得进行水上运动。

④ 外出时注意遮盖套管口，防止异物吸入。

⑤ 定期门诊随访，如发生气管外套管脱出或再次呼吸不畅，应立即到医院就诊。

（2）饮食指导　气管切开术后患者，通常无法正常进食，除了靠静脉补给营养外，也需要给予鼻饲来维持全身的营养状况。抬高患者体位30°～45°，时间为30～60分钟。鼻饲应以牛奶、稀面糊、果汁为最好，避免辛辣等刺激性食物。注意维生素的补充，提高患者的抵抗力。鼻饲量每次不应超过200ml，间隔时间不少于2小时，温度保持在38～40℃。推速应缓慢，同时观察患者的面色、呼吸。如果发现食物从气管咳出，应立即吸出气管内食物，减缓进食速度并检查是否出现气管食管瘘。喂食后1小时内不翻身、拍背、吸痰。

（3）更换气管垫的方法

① 患者取坐位或卧位，取下污染的气管垫，必要时吸痰。

② 用乙醇棉球擦拭切口周围渗血及痰液。

③ 将清洁气管垫（两侧均附有系带）置于气管外套管翼下，带子交叉系于颈后或颈侧，打活结。

④ 注意消毒切口或放入清洁气管垫时，动作幅度不要过大，以免将气管套管拉出，引起危险。带子打结勿太紧或太松，以能伸进一手指为宜。注意手术完成后，外套管带子系于颈后或颈侧，一定要打死结，以防带子松开套管脱落引起窒息，在更换气管垫时外套管的带子是不能解开的。

## 第二节　气管切开换药

气管切开是将颈段气管前壁切开，通过切口将气管套管插入气管，使患者直接经套管呼吸的人工气道。是抢救危重患者的急救技术，然而气管切开术经常出现皮下气肿和切口感染，故术后换药就显得尤为重要，可有效控制并发症的发生。

### 一、目的

① 观察伤口恢复情况。

② 清除造瘘口周围的分泌物，减少细菌及分泌物的刺激，促进创面愈合。

③ 保持伤口清洁干燥，使患者舒适。

### 二、护理评估

① 操作前告知患者气管切开术后换药的操作方法及注意事项，使患者具有充分思想准备，取得患者配合。

② 治疗前询问病史，并做好治疗记录。

### 三、用物准备

一次性无菌换药盘（内有弯盘 1 个、止血钳 1 把、枪状镊 1 把、剪口纱布 1 块、75% 乙醇棉块若干，生理盐水棉块 2 ～ 3 块）、治疗巾 1 块、胶布、医疗垃圾袋 1 个、快速手消毒液、84 消毒罐。

## 四、操作步骤

① 洗手、戴口罩。

② 用物备齐，按使用顺序放置，推车至患者床旁，做好解释工作，取得患者的配合。

③ 协助患者摆好正确体位（坐位或仰卧位），充分暴露颈部伤口，使颈部舒展便于操作。

④ 为患者吸净套管内分泌物，取出套管下污染的剪口纱布，观察分泌物的颜色、性质和量，放于医疗垃圾袋内。

⑤ 取下内套管置于 84 消毒罐（1000mg/L 含氯消毒液）中，浸泡 30 分钟后再清洗消毒。

⑥ 七步洗手法洗手。

⑦ 在患者颈肩下铺治疗巾，用止血钳夹取乙醇棉块由外向内依次消毒皮肤直至套管柄周围，消毒面积为切口周围 8 ～ 10cm。用止血钳夹取 1 块乙醇棉块消毒，由于接触患者的止血钳不能再夹取无菌棉块，然后使用枪状镊夹取无菌棉块，两者递接时不能接触，镊子在上，止血钳在下，避免污染。

⑧ 用无菌棉块消毒套管柄的下方。一块棉块不可反复擦拭消毒。观察棉块上分泌物的颜色、性质和量，直至擦干净为止。将擦拭过的污染棉球放入医疗垃圾袋内。

⑨ 用生理盐水棉块擦净套管柄上的分泌物。

⑩ 用枪状镊夹取清洁的剪口纱布垫于套管柄下，动作要轻柔，以免引起呛咳，并用胶布固定。

⑪ 调节套管系带松紧度，以伸进一手指为宜。

⑫ 观察套管内的分泌物，必要时为患者吸痰。

⑬ 整理用物，治疗巾置于车下，一次性物品、棉块、纱布等污物放在医用垃圾袋内。

⑭ 协助患者摆好体位，整理床单位。

⑮ 七步洗手法洗手。

## 五、注意事项

① 注意操作时要随时观察患者的病情变化，如有呛咳应暂停操作，协助吸痰。

② 观察污染纱布及伤口分泌物的颜色、性质，若有异常应及时送检做分泌物培养及药物敏感试验。

③ 铜绿假单胞菌感染伤口者最后给予换药，非一次性用物单独放置或处理。

④ 操作时注意给患者保暖。

# 第三节 消毒气管内套管

气管切开术是临床抢救危重患者的重要措施，为防止术后并发症的发生，避免交叉感染，消毒气管内套管十分关键。

## 一、目的

① 防止痰液黏稠堵塞套管引起呼吸不畅。

② 防止痰液积聚，引起感染。

## 二、用物准备

一次性无菌换药盘（内有弯盘 1 个、止血钳 1 把、枪状镊 1 把、剪口纱布1块、75% 乙醇棉块若干，生理盐水棉块 2 ～ 3 块）、治疗巾1块、胶布、医疗垃圾袋 1 个、快速手消毒液、84 消毒罐。

## 三、操作步骤

① 洗手、戴口罩。

② 戴手套摘下内套管，浸泡在 1000mg/L 的 84 消毒液罐内，喉癌与喉狭窄的套管要分开放置，浸泡 10 分钟。

③ 用清水及毛刷将套管内外刷洗干净。

④ 刷好后，浸泡在 4% 次氯酸钠消毒液中，10 ～ 15 分钟。

⑤ 更换手套。

⑥ 取出内管后，用生理盐水冲洗套管，弧度向下为患者佩

戴，固定内套管。

⑦ 摘手套、洗手。

### 四、注意事项

① 摘管时要一手按住外套管，一手顺其弧度取下内管。

② 戴管时要卡牢外套管，以免内管脱出。

③ 消毒内管时间不宜过长，否则外管内分泌物结痂，内管不易再放入。

④ 每天消毒内套管 2 次。堵管患者每天消毒内套管 1 次。痰液较多随时刷洗消毒。

## 第四节　经气管套管吸痰法

气管切开术是目前急救医疗中解除呼吸道梗阻，抢救危重患者生命的重要措施之一。气管套管吸痰是气管切开术患者应用的最基本的护理技术，如果吸痰操作不当可引起很多并发症，如缺氧、肺不张、肺内感染以及血流动力学异常等。

### 一、目的

① 观察分泌物性质，了解伤口恢复情况。

② 防止套管堵塞，保持清洁，防止感染。

### 二、护理评估

① 操作前告知患者经气管套管吸痰法的操作方法及注意事项，使患者具有充分思想准备，取得患者配合。

② 治疗前询问病史，并做好治疗记录。

### 三、用物准备

负压吸引装置一套、可调压吸痰管、手套及快速手消毒液。

### 四、操作步骤

① 洗手，戴口罩、手套。

② 患者取坐位或仰卧位。

③ 吸痰前先检查吸痰装置是否连接紧密、打开吸痰器开关阀。

④ 使用生理盐水冲洗吸痰管湿润管壁，同时确认吸痰压力是否适宜（常规为150mmHg）。

⑤ 用手拿住距离吸痰管前端5cm的地方，沿着套管壁弧度插入套管内，吸痰管插入深度以越过套管口为宜。

⑥ 用拇指压住吸痰管压力调节孔，开始吸痰，吸痰时在向上提拉的同时左右旋转吸痰管。

⑦ 每次吸痰时间不应超过15秒，吸痰不宜太频繁，以免刺激伤口。

⑧ 如痰液黏稠，可先为患者叩背，并加强套管内滴药（或生理盐水）；常规每4小时滴1次生理盐水。

⑨ 吸痰完毕后，拇指松开压力调节孔，迅速抽出吸痰管，用生理盐水冲洗连接管。

⑩ 关闭吸痰器的开关阀，摘手套，洗手。

### 五、注意事项

① 吸痰时注意吸痰管深度要适宜，勿持续吸引，吸引时间不应超过15秒。

② 观察痰的颜色、性质和量。

③ 吸痰不宜太频繁，以免刺激伤口，随时观察患者的病情变化。

④ 吸痰后要冲洗吸引管，吸痰管为一次性使用。

## 第五节　气管插管术

### 一、目的

① 解除喉阻塞，保证呼吸道通畅。

② 抽吸下呼吸道潴留的分泌物。

③ 建立人工气道，便于辅助或控制呼吸。

## 二、用物

（1）吸氧装置 吸氧管及面罩1套。

（2）吸痰装置 一次性吸痰管（长度比气管导管长4～5cm，直径小于导管内径的1/2），生理盐水，气管内滴药20ml注射器或微量泵及延长管。

（3）监护仪。

## 三、操作程序

① 先吸口咽部分，更换吸痰管，将其缓缓送至气管插管的远端和支气管内，以伸入气管导管下方1～2cm为宜。吸痰前后可吸引生理盐水，以冲洗管道，避免吸痰不畅，吸痰前可向插管内滴入生理盐水（或药液）3～5ml，叩背，使痰液化、松动，易于吸出，同时吸痰前应充分吸氧，观察血氧饱和度变化。

② 气管套囊定时放气、充气，气囊每次充气5ml，每4小时放气1次，5～10分钟后充气，以保证气囊压迫处气管黏膜的血供，防止黏膜受压，放气前应常规吸口咽分泌物。为了保证气道的湿化，可采用微量泵持续向气管插管内泵入生理盐水（或药液）的方法，6～10ml/小时。

③ 拔管前吸净口腔、鼻腔及气管内分泌物，必须放尽气囊内气体，拔管后将患者头偏向一侧，嘱其用力咳嗽并继续吸尽口内、咽腔分泌物，以防误入气管。

④ 导管留置时间不宜过长，超过72小时病情未见改善者，应考虑气管切开。

⑤ 操作过程中，注意观察血氧饱和度的变化，并严密观察面色、意识、心率、心律变化。

# 第六节 简易呼吸器辅助通气技术

## 一、定义

简易呼吸器又称复苏球，用于在紧急情况下维持和增加机体通气量，纠正威胁生命的低氧血症，具有使用方便、痛苦轻、并发症少、便于携带、有无氧源均可立即通气的特点，是危重患者抢救、转运及呼吸机的过渡性急救器械。

## 二、操作目的及意义

（1）促使心肺复苏。

（2）纠正各种中毒所致的呼吸抑制。

（3）纠正神经、肌肉疾病所致的呼吸肌麻痹。

（4）纠正各种电解质紊乱所致的呼吸抑制。

（5）用于各种大型的手术。

（6）配合氧疗做溶疗法。

（7）运送病员　适用于机械通气患者作特殊检查、进出手术室等情况。

（8）临时替代呼吸机　遇到呼吸机因障碍、停电等特殊情况时，可临时应用简易呼吸器替代。

## 三、操作步骤

1.评估

（1）患者的病情、呼吸状况。

（2）患者的意识状态、合作程度。

（3）患者的心理状态，对人工气道知识的了解情况，既往经历。

2.操作前准备

（1）患者准备　向患者解释操作目的和配合方法，患者知情同意。

（2）护士准备　着装规范、整洁，洗手，戴口罩。

（3）用物准备　简易呼吸器、氧源、消毒洗手液。

（4）环境准备　安静、整洁，室温适宜。

3.操作流程

（1）检查简易呼吸器状态完好，调整压力释放阀的位置，连接氧源。

（2）确认医师下达的医嘱并复诵。医师不在场，有复苏资质者应及时进入操作全程。

（3）患者去枕平卧，操作者站于床头。清除口腔内异物、义齿等，开放气道。

（4）简易呼吸器行人工呼吸。一手固定面罩，扣住口鼻，另一手规律性地挤压球体（储氧囊），将气体送入肺中。

（5）对于留置有人工气道患者，去除面罩，直接将出气口与人工气道相接，规律性地挤压球体（储氧囊），将气体送入肺中。

（6）监测患者病情变化，及时报告医师。

（7）操作后协助患者摆放舒适体位，处理用物，简易呼吸器消毒、保养，完善操作记录。

## 四、难点及重点

### 1. 简易呼吸器外观及各个部件功能介绍

（1）储气囊　储气囊容积为1800ml，单手挤压储气囊送气量400～600ml，双手挤压储气囊送气量800～1200ml。

（2）储氧袋容积　2600ml。

（3）压力释放阀　Lock锁一般处于开放、可活动状态；加压送气时，按下锁死Lock锁；给儿童送气时，提起锁死Lock锁。

### 2. 简易呼吸器功能检查

（1）检查单项唇瓣密闭性　将模肺连接到患者端的通气阀上，挤压和放松储气囊数次，使模肺充满气体。当挤压储气囊不再放松时，模肺内的压力保持不变，直至放松挤压。由此来检查给患者供气的单项唇瓣是否漏气。

（2）检查整个装置的密闭性　用拇指或手掌堵住患者端的通气阀，同时锁住压力释放阀（按下并转动转换钮将Lock指向患者端），然后用力挤压储气囊，以检查阀的安装是否正确及整个装置是否密闭。

（3）检查压力释放阀　打开压力释放阀（按下并转动转换钮将40cm$H_2O$指向患者端）并重复以上挤压步骤。患者端的排气阀在40cm$H_2O$时打开，以释放过多的压力。

3. 开放气道方法

（1）压额抬颏法　无颈椎损伤者适用。平卧位充分抬高下颌。

（2）双颊抬举法　颈椎损伤者适用。将双手按放在患者双颊，以示指和中指顶住下颌角，在将其上举的同时以手腕用力将头后仰。

4. 固定面罩手法

（1）将患者鼻、两侧嘴角进行连线，呈三角形，面罩与此三角形方向一致，尖端向上，紧密扣于患者面部，同时确保气道通畅，头部后仰位。

（2）EC 手法　单人操作简易呼吸器时，左手拇指和示指呈 C 形按住面罩的上、下各约 1/3 处，使面罩紧扣于患者口鼻；中指、无名指、小指勾住患者下颌，呈 E 形，将下颌向前上托起，用于保持气道打开。

5. 挤压储气囊手法

单手挤压时，应捏住储气囊中间部分，拇指和其他四指张开相对，用力均匀。待储气囊重新膨起后方可开始下一次挤压。有自主呼吸的患者应尽量在吸气时挤压储气囊。

6. 简易呼吸器的消毒与保养

（1）使用后消毒　充分拆解简易呼吸器前接头，清水清洁氧气面罩、前接头中可见污物，以 50% 健之素消毒液浸泡消毒。球体及储氧袋、氧气管用乙醇擦拭消毒。如遇特殊感染患者，可用环氧乙烷消毒。

（2）检查简易呼吸器处于完好备用状态，各部件齐全，无老化，连接紧密，无松动，各阀门功能完好，面罩气囊弹性适中，定点放置。

7. 正常换气状态的判断

① 随挤压和释放储气囊，患者胸部上下起伏。

② 挤压储气囊，单项唇瓣打开，患者胸廓抬起。

③ 放松储气囊，患者呼气，面罩内呈雾气状。

④ 与患者自主呼吸协调，单项唇瓣打开正常，无呼吸对抗产生的异响。

⑤ 患者发绀好转。

### 五、注意事项

① 根据患者颜面大小，选择适宜型号的面罩，成人一般选用 3 ～ 5 号。

② 为保证供氧浓度，接氧气时应使储气袋充满鼓起后再连接患者。急救时氧流量为 10L/ 分钟。氧气湿化瓶勿加水，以免湿化用水吹入储氧袋。

③ 每次使用前根据需要调节压力释放阀的位置。

④ 适当的呼吸频率。成人 12 ～ 15 次 / 分钟，小儿 14 ～ 20 次 / 分钟，心肺复苏时心外按压与人工呼吸比例为 30∶2。

⑤ 如在呼吸过程中阻力太大，应检查有无口咽异物或分泌物，并确保气道充分打开。

⑥ 密切注意患者自主呼吸、血氧饱和度及生命体征的变化。

⑦ 使用后对简易呼吸器进行消毒、保养，定点放置。

## 第七节　无创正压通气

### 一、定义

无创正压通气（NPPV）是指通过面（鼻）罩将呼吸机与患者相连，由呼吸机提供正压支持而完成通气辅助的人工通气方式，适用于各种系统疾病导致的轻中度慢性或急性呼吸衰竭。

### 二、操作目的及意义

① 改善肺通气和氧合，缓解症状。

② 减轻呼吸肌负荷。

③ 辅助患者从有创机械通气撤离。

④ 减少插管需要，避免气管插管相关并发症。

## 三、操作步骤

1. 评估

（1）评估患者的一般情况、生命体征、全身状况等，以判断患者是否符合使用无创正压通气的条件。

（2）评估患者是否存在 NPPV 的禁忌证，是否进行了必要的处理。

（3）评估患者的意识状态及合作能力。

（4）评估患者面、鼻部有无损伤、畸形。

（5）评估患者进食时间，是否存在胃潴留和误吸风险。

2. 操作前准备

（1）患者准备　向患者宣教治疗的作用和目的、连接和拆除的方法、呼吸配合方法、主动排痰和吐痰方法、治疗过程中可能出现的问题及相应措施，出现不适时及时通知医务人员。在吸氧状态下协助患者试佩戴面（鼻）罩，并指导其试验面（鼻）罩紧急拆除方法。

（2）护士准备　着装规范、整洁，洗手，戴口罩。

（3）用物准备　功能完好的无创呼吸机及通气管路、适合患者的面（鼻）罩、多功能监护仪（可测脉氧饱和度）、气道湿化液、简易呼吸器。

（4）环境准备　合理安排床旁空间，以保证治疗能顺利进行。

3. 操作流程

（1）试机　选择合适的呼吸机，连接好呼吸机管路（双人核对无误），推至床旁，连接电源、气源后试机，全面检查电源、气源、湿化器、呼吸机试运行状态，确保功能状态完好后湿化罐内添加无菌蒸馏水，待机备用。

（2）体位　调节患者至半卧位（35°～45°）。

（3）开机　启动呼吸机，打开湿化装置，合理设置初始无创正压通气模式和各项参数，再次执行使用前检查。

（4）适应性连接　通过通气管路将面（鼻）罩与呼吸机紧密连接，检查排气孔是否打开。将面罩与患者适应性连接，待患者适应 3 ～ 5 分钟后，妥善固定面罩，调节好头带松紧度（固定时避免压着眼镜和耳郭），以可通过 2 指为宜。

（5）治疗初始期观察　观察患者对 NPPV 的配合情况，检查漏气量和通气参数情况，听诊呼吸音，必要时调整固定带松紧度，再次告知患者呼吸配合方法。

（6）适应过程　配合医师根据患者的耐受和适应情况逐步增加辅助通气的压力和潮气量以达到缓解气促、减慢呼吸频率、增加潮气量和理想的人机同步性的目标。

（7）严密监护　基本监测应该包括生命体征、气促程度、呼吸音、血氧饱和度、通气参数（潮气量、通气频率、吸气压力、呼气压力、漏气量等）。

（8）疗效判断　NPPV 治疗 1 ～ 2 小时后，再次评估临床病情，行血气分析检查，评估疗效决定是否继续或终止无创正压通气。

（9）并发症和不良反应监测　治疗过程中监测 NPPV 并发症和不良反应，如口咽干燥、面罩压迫处皮肤损伤、恐惧（幽闭症）、胃胀气、误吸、漏气、排痰障碍等，及时给予相应处理。

（10）整理用物，洗手。

## 四、重点及难点

1. NPPV 的使用条件

① 较好的意识状态及自主呼吸能力。

② 良好的气道自我保护能力。

③ 血流动力学稳定。

④ 有良好的配合 NPPV 的能力。

2. 呼吸机使用人员及单位的基本要求

① 掌握呼吸系统解剖、呼吸生理、呼吸衰竭的病理生理变化。

② 掌握所用无创呼吸机的工作原理、性能特点及常用通气模式和参数的设定。

③ 掌握常用呼吸和循环监测指标的临床意义及判定方法。

④ 掌握所用呼吸机日常维护、消毒方法。

⑤ 能对所用呼吸机的工作状态进行判断并做出相应处理。

⑥ 具有监测生命体征和常用呼吸指标的条件。

⑦ 具有氧源及痰液吸引设备。

3. NPPV的禁忌证

① 意识障碍。

② 呼吸微弱或停止、心跳停止。

③ 无力清洁气道或具有较高的误吸风险。

④ 严重的脏器功能不全。

⑤ 未经引流的气胸或纵隔气肿。

⑥ 严重腹胀、肠梗阻。

⑦ 上气道或颌面部损伤、术后、畸形致上呼吸道梗阻。

⑧ 不能配合 NPPV 或面（鼻）罩不适。

⑨ 近期食管、胃肠道手术或出血等。

4. NPPV改有创机械通气的指征

① 出现意识障碍或意识障碍呈加重趋势。

② 不能清除呼吸道分泌物致病情恶化。

③ 无法耐受呼吸机连接方法致病情加重。

④ 血流动力学指标恶化。

⑤ 使用无创正压通气后呼吸功能无改善或加重。

## 五、注意事项

① NPPV 开始前，做好充分的告知和健康教育。

② 呼吸机连接患者前，应严格执行使用前检查。

③ 治疗期间，可根据患者病情间断暂停治疗，取下面（鼻）罩休息，采用其他吸氧方式，休息期间，鼓励患者饮水、咳痰。

④ 建立有效的沟通方式，满足患者需求，做好患者生活护理。

⑤ NPPV 治疗过程中应评估患者痰液潴留情况，鼓励患者及时咳痰，必要时经口吸痰清除分泌物。

⑥ 保持面（鼻）罩合适的松紧度，预防压迫皮肤损伤，必要时可给予减压敷料等保护。

⑦ 指导患者正确的呼吸配合方法，避免胃胀气，必要时给予胃肠减压。

⑧ NPPV 治疗期间谨慎使用镇静药物，禁忌使用肌松药物。

⑨ 治疗期间，指导患者尽量减少张口呼吸，以免引起口咽部干燥。

⑩ 避免饱餐后立即行无创正压通气，预防误吸。

⑪ 经常向湿化罐内添加无菌蒸馏水，保持气道湿化。

## 第八节 机械通气

### 一、定义

机械通气是利用机械装置来代替、控制或改变自主呼吸运动的一种呼吸支持方式，以维持气道通畅、改善通气和氧合、防止机体缺氧和二氧化碳蓄积，为使机体度过基础疾病所致的呼吸功能衰竭和治疗基础疾病创造条件；对某些特定疾病（如急性呼吸窘迫综合征）也可起到直接的治疗作用。

### 二、操作目的及意义

（1）纠正急性呼吸性酸中毒　通过改善肺泡通气使动脉血二氧化碳分压（$PaCO_2$）和 pH 值得以改善。通常应使 $PaCO_2$ 和 pH 值维持在正常水平；对于慢性呼吸衰竭急性加重（如慢性阻塞性肺疾病）者应达到缓解期水平；对存在气压伤较高风险患者，应适当控制气道压水平。

（2）纠正低氧血症　通过改善肺泡通气、提高吸入氧浓度（$FiO_2$）、增加肺容积和减少呼吸功消耗等以纠正低氧血症。改善氧合的基本目标是动脉血氧分压（$PaO_2$）＞60mmHg 或动脉血氧饱和度（$SaO_2$）＞90%。

（3）降低呼吸功消耗，缓解呼吸肌疲劳。

（4）防止肺不张。

（5）为安全使用镇静剂和肌松剂提供通气保障。

（6）稳定胸壁。

## 三、操作步骤

1.评估

（1）患者的病情、年龄、体位、意识状态、神志及合作程度。

（2）患者的生命体征以及是否存在呼吸困难等症状。

（3）监测患者的血氧饱和度，听诊双肺呼吸音，观察患者末梢皮肤黏膜的颜色。

（4）患者的人工气道情况，如气管插管的型号及深度、气管切开的型号，监测气囊压力在正常范围。

2.操作前准备

（1）患者准备　向患者及家属解释测量的目的、方法、注意事项及配合要点，取得患者及家属理解和配合，协助患者取舒适卧位。

（2）护士准备　着装规范、整洁，洗手，戴口罩。

（3）用物准备　呼吸机、呼吸机管路、模肺、听诊器、蒸馏水等。

（4）环境准备　安静、整洁，室温适宜。

3.操作流程

（1）连接气源　将呼吸机氧气及空气六棱接头分别连接相应气源接口。

（2）连接电源　将呼吸机和湿化器电源线插在电源插座上。

（3）管路安装

① 安装通气管路　先将湿化罐平推嵌入湿化器上，将湿化罐上游离的短连接管连接在呼吸机送气口滤器上，将呼气端滤器垂直平推嵌入呼吸机回气口凹槽内，拔下卡锁固定，将管路整体悬挂在支架上。

② 安装加温导线和温度探头　将湿化器上连接的加温导线嵌入加热导丝头端接口上，将湿化器上连接的温度探头 1 和温度探头 2 分别插入 Y 形接头上的插孔 1 和湿化罐上方管路接头上的插孔 2，安装完毕。

（4）其他类型通气管路的连接和安装

① 无加热导丝的呼吸机管路。当无使用加热导丝的条件时，可以用无加热导丝的通气管路替代，但气道湿化效果将变差。连接时将带加热导丝的连接管更换为中部带积水杯的连接管，封闭Y形接头上温度探头插孔即可。

② 一次性管路。吸气端与呼气端管路完全一致，无须区分，且其余部分已连接完好，只需正常连接湿化罐和滤器即可使用，无菌方式向加湿器内加入蒸馏水至黑色刻度线。

（5）检查通气管路　检查管路各部分是否连接紧密、对合良好，如连接管与积水杯之间、连接管与Y形接头之间、连接管与湿化罐之间、连接管与呼气端滤器之间、湿化罐金属底座与罐体之间以及呼气端滤器与滤器储水杯之间。检查吸气管路内加热导丝是否捋顺，有无打折、堆积等。

（6）打开呼吸机电源开关。

（7）Y形接头延长管连接模肺，设置通气模式和参数后试机（可使用系统默认设置）。

（8）如果监测潮气量与设置潮气量存在较大差异时（±10%），说明存在漏气，应再次检查呼吸机管路各部分是否连接紧密，管路是否存在小破损，积水杯、呼气端滤器及滤器储水杯是否安装正确。

（9）确认呼吸机正常运行，各项监测参数正常后，即可关机备用或者连接患者（备用状态时需用纱布包裹延长管末端游离接头，避免污染）。

（10）连接呼吸机与人工气道。

（11）观察患者两侧胸壁运动是否对称，听诊双肺呼吸音是否一致，检查通气效果；人工通气30分钟后遵医嘱做血气分析检查，根据结果调整通气参数。

## 四、重点及难点

（1）管路更换　现有证据提示，延长更换管路的时间并不增加呼吸机相关性肺炎（VAP）的发生率，但关于管路使用的安全时间尚无定论。呼吸机管路不必频繁更换，一旦污染则应及时更换。

（2）管路消毒　按消毒隔离原则送供应室进行热力消毒，一次性管路弃入医疗垃圾。

## 五、注意事项

① 每个班次重点交接患者使用呼吸机情况、人工气道的型号及深度，定时监测气囊压力。

② 呼吸机送气口和回气口有箭头标识气流方向，连接前仔细区分，勿混淆。

③ 湿化罐上分进气口和出气口（有箭头标识）。位于湿化罐顶部正中的为出气口，连接带加热导丝连接管；位于湿化罐顶部一侧的为进气口，连接呼吸机送气口。

④ 呼气管路和无加热导丝的吸气管路上一定要安装积水杯，用于收集管路中的冷凝水，并使通气时积水杯位置位于管路最低点。

⑤ Y 形接头前端需连接专用的延长管，不要用随意的连接管代替。

⑥ Y 形接头前端延长管与患者人工气道相连，应有一定的缓冲弧度，不可呈直线，防止患者躁动或活动头部时牵拉人工气道，造成呛咳或人工气道脱出。

⑦ 未确定立即使用时，封闭湿化罐注水口，不要打开湿化器开关　待确认使用后，连接普通输液器注入灭菌注射用水，打开湿化器开关，加水量不得超过最大水量线。

⑧ 呼吸机 Y 形接头处加温探头应放置在管路上方。

⑨ 呼吸机回气口处集水罐内的冷凝水及时倾倒，防止过满污染回路端呼吸过滤器。

⑩ 若患者监测自主潮气量与指令潮气量有明显差异，且与病情不符，应检查呼吸机管路是否连接紧密，必要时更换新管路，并观察患者潮气量变化。

# 第七章 耳科护理技术

## 第一节 外耳道清洗法

### 一、目的

① 清洗外耳道分泌物，明确鼓膜有无穿孔，协助诊断与治疗。

② 擦拭外耳道分泌物做细菌培养及药敏试验，辅助治疗。

### 二、用物

① 物品 卷棉子、耳镜、耳镊、耵聍钩。

② 药品 3% 过氧化氢溶液。

### 三、操作程序

① 外耳道清洗前，应向患者说明清洗的目的与注意事项。

② 协助患者取侧坐位，患耳朝向操作者。

③ 用细菌培养管中拭子蘸取外耳道分泌物送检。

④ 用耵聍钩、耳镊及卷棉子小心清除外耳道内的耵聍。

⑤ 向外耳道内滴入 3% 过氧化氢溶液 3 ～ 5 滴，待其起泡沫溢出，用卷棉子拭净。可疑鼓膜穿孔者可用手指按压耳屏数次，使过氧化氢溶液经鼓膜穿孔进入中耳，待泡沫溢出用卷棉子拭净，必要时重复操作。

### 四、注意事项

① 清洗前注意观察并记录外耳道分泌物的颜色、气味。

② 用卷棉子时动作要轻柔，不可损伤外耳道皮肤和鼓膜。

## 第二节　外耳道冲洗法

### 一、概述

外耳道起自耳甲腔的外耳门，止于鼓膜，长 2.5 ～ 3.5cm，由软骨部和骨部组成。外耳道深部有不易取出的微小异物或已软化的耵聍栓时，需行外耳道冲洗治疗。

### 二、目的

① 冲出阻塞外耳道的耵聍和表皮栓，保持外耳道清洁。

② 冲出外耳道小异物，如小珠、小虫等。

### 三、护理评估

① 操作前告知患者外耳道冲洗法的操作方法及注意事项，使患者具有充分思想准备，取得患者配合。

② 治疗前询问病史，并做好治疗记录。

### 四、用物准备

弯盘、治疗碗、装有细塑料管的橡皮球、温生理盐水、纱布、额镜、铁棉签。

### 五、操作步骤

① 患者取坐位，解释操作目的方法，取得配合。

② 嘱患者将弯盘置于患耳垂和下方，紧贴皮肤，头稍向患侧倾斜。

③ 左手向后上方牵拉耳郭（小儿向后下方），右手将吸满温生理盐水装有塑料管的橡皮球对准外耳道后上壁方向冲洗，使水沿外耳道后上壁进入耳道深部，借回流力量冲出耵聍或异物。

④ 用纱布擦干耳郭，用铁棉签擦净耳道内残留的水，额镜检查外耳道内是否清洁，如有残留耵聍，可再次冲洗至彻底冲净为止。

## 六、注意事项

① 冲洗液的温度应与体温相近，不可过热或过凉，过冷、过热均可引起眩晕。

② 冲洗器头宜放置在外耳道的外 1/3 处，对着外耳道后上壁注入时用力不可过猛，也不可将冲洗器头紧塞外耳道内，以致水不能流出而胀破鼓膜，更不能正对鼓膜冲击，以免损伤鼓膜。

③ 如为活的昆虫类异物，先用乙醇、油剂、乙醚滴耳，待其灭活后再冲洗。

④ 坚硬而嵌塞较紧的耵聍，先用 3% ～ 5% 碳酸氢钠溶液，以润化后再冲洗。

⑤ 外耳道深部不易取出的微小异物或耵聍栓需由专科医生诊疗后，由专科工作人员处理冲洗或取出，患者不能自行处理。

# 第三节　外耳道滴药法

## 一、概述

外耳道滴药法是为了使液体药液充分均匀地分布于外耳道及中耳皮肤黏膜，达到局部治疗目的。外耳道滴药法既可消毒、杀菌、镇痛、预防和控制感染，也可稀释软化分泌物，使之易于排出，对皮肤黏膜的愈合起到积极作用。

## 二、目的

① 软化耵聍。

② 治疗耳道及中耳疾病。

③ 清洁外耳道。

## 三、护理评估

① 操作前告知患者外耳道滴药法的操作方法及注意事项，使患者具有充分思想准备，取得患者配合。

② 治疗前询问病史，并做好治疗记录。

## 四、用物准备

滴耳液、消毒干棉球。

## 五、操作步骤

① 协助患者取侧卧或坐位，头侧向健侧，患耳向上。嘱患者不可转动头部。

② 用无菌棉签轻轻擦净外耳道分泌物，必要时用3%过氧化氢溶液反复清洗至清洁。

③ 轻轻将成人耳郭向后上方牵拉，小儿向后下方，将外耳道拉直。将滴耳液顺耳道后壁滴入2～3滴。滴管末端勿触及耳缘，以防污染。

④ 操作者用手指反复轻按耳屏几下，使药液流入耳道四壁及中耳腔内。

⑤ 保持体位3～4分钟后扶患者取舒适体位休息。

⑥ 用干棉球堵塞外耳道口，以免药液流出。

⑦ 观察患者反应及效果，并做好记录。

## 六、注意事项

① 滴药前，必须将外耳道脓液洗净。

② 药液温度以接近体温为宜，不宜太热或太凉，以免刺激迷路，引起眩晕、恶心、呕吐等不适感。

③ 如滴耵聍软化液，应事先告知患者滴入药液量要多，滴药后可能有耳塞、闷胀感，以免患者不安。

# 第四节　耳前瘘管切开引流术

## 一、目的

引流脓液，消除炎症，减轻症状。

## 二、用物准备

消毒换药碗、纱布、眼科无齿镊、橡皮引流条、11号尖头刀、安尔碘、棉签、3% 林可霉素药水、金霉素油膏、胶布。

## 三、操作步骤

① 核对病人姓名、部位。评估病人年龄，向病人解释操作目的和方法，取得配合。若为小儿，需向家长耐心解释，使其配合强行固定患儿头部。

② 病人取坐位，患耳正对操作者。

③ 用干棉签轻按脓肿处，了解其成熟度，同时定好切开位置。

④ 局部用棉签蘸安尔碘消毒。

⑤ 左手固定头部及患侧皮肤，右手持刀在脓肿波动感最明显的部位位置较低处进刀，切开脓肿囊壁，并向上做纵行切口约 1cm，使脓液流出。

⑥ 用棉签按压脓肿周围，排尽脓液。

⑦ 用 3% 林可霉素药水将伤口冲净，将引流条放入脓腔，涂金霉素油膏，用纱布包扎伤口。

⑧ 洗手。在病历卡上记录脓液性质和量。

## 四、注意事项

① 局部头发过长要剪去，以免污染伤口。

② 注意无菌操作。

③ 对于反复发作有瘢痕形成的病人应避开瘢痕处切开。

④ 嘱病人每天来换药。

⑤ 嘱病人洗头时不要将敷料污染或弄湿。

# 第五节　耳郭假性囊肿石膏固定法

## 一、目的

促进囊腔闭合，防止囊肿复发。

## 二、用物准备

安尔碘、棉签、5ml 空针、棉球、胶布、石膏粉及盛器、清水。

### 三、操作步骤

① 病人取坐位，解释操作目的和方法。

② 用安尔碘消毒囊肿皮肤，在囊肿最低处穿刺抽出囊肿内液体。进针点用棉球压迫止血后，用胶布封住。

③ 病人头部卧位，患耳朝上。用棉球塞住外耳道。

④ 将石膏粉调匀，涂于囊肿及耳郭周围固定耳郭。

⑤ 待石膏干燥后可坐起。

### 四、注意事项

① 上石膏时注意将头发分开。石膏湿度要适中，上石膏时动作要迅速。

② 告知病人 2 周后来院拆除石膏。在此期间如果耳部剧烈疼痛，立即来院就诊。

③ 嘱病人洗头时不要将石膏弄湿，睡觉时向健侧卧，不要碰撞石膏处。

## 第六节 鼓膜穿刺抽液法

### 一、目的

① 抽出鼓室内积液，减轻耳闷感，提高听力。

② 鼓室内注射药物，治疗梅尼埃病或突发性耳聋。

### 二、用物准备

1% ～ 2% 丁卡因溶液、苯扎溴铵酊溶液（新洁尔灭）、消毒纱布、2ml 空针、鼓膜穿刺针头、额镜、窥耳器、乙醇棉球。

### 三、操作步骤

① 向病人或家属解释操作的目的和方法，以及疼痛的可能程度，取得患者配合。

② 将丁卡因溶液、苯扎溴铵酊溶液适当加温。

③ 病人取坐位，头侧卧于桌面，患耳向上。

④ 向患耳内滴入丁卡因溶液 1 次，做表面麻醉 10 ～ 15 分钟。然后滴入苯扎溴铵酊溶液消毒鼓膜和外耳道，用纱布擦干外耳道口。

⑤ 病人坐起，患耳对操作者。

⑥ 操作者用乙醇棉球消毒窥耳器，并置入外耳道。

⑦ 连接空针与长针头，调整额镜聚光于外耳道。

⑧ 将长针头沿窥耳器底壁缓慢进入外耳道，刺入鼓膜紧张部的前下象限或后下象限，一手抽吸积液或注入药液。

⑨ 抽吸或注射完毕，缓慢将针头拔出，退出外耳道。

⑩ 用挤干的乙醇棉球放入外耳道口。

⑪ 洗手，记录治疗情况于病历卡上。

### 四、注意事项

① 注意滴入耳内溶液温度适宜。

② 刺入鼓膜深度不宜过深，穿刺点位置不能超过鼓膜后上象限和后下象限的交界处，针头与鼓膜垂直，不能向后上倾斜，以免损伤听小骨、蜗窗（圆窗）。

③ 操作时嘱病人头勿动，以免损伤中耳内其他结构。

④ 穿刺过程严格遵循无菌原则，防止感染。

⑤ 嘱病人 2 天后将棉球自行取出，1 周内不要洗头，以免脏水进入外耳道。

## 第七节　全耳再造术后引流

### 一、目的

① 及时将渗血、渗液吸出，防止术后感染。

② 保持注射器呈负压状态，使皮肤与软骨紧贴，保持塑形。

### 二、用物

无菌换药盘内备有止血钳 2 把、乙醇棉球，无菌药杯内备生理盐水20ml左右、污物盘1个、耳部负压吸引装置1个（自制方法：20ml注射器1个，在注射器的15ml刻度的针栓处用手术尖刀刻一针头大的小孔，再将针头从此孔穿过固定针栓，以保证负压。以下简称“注射器”）。

### 三、操作方法

① 用止血钳夹闭引流管，用乙醇棉球擦拭注射器与引流管相连接处。

② 取下注射器，将针管内渗血或渗液推出至污物盘内。

③ 用生理盐水反复冲洗针管，并保持针管的通畅。

④ 再用乙醇棉球擦拭注射器与引流管连接处，并将注射器与引流管接头连接紧密，松开止血钳，将针栓拉至15ml刻度，针头穿过小孔固定针栓，避免针栓向前滑行。

⑤ 负压装置用胶布固定于患者的头部。

### 四、注意事项

① 保持耳部负压吸引装置的通畅，若引流管堵塞，随时处理。

② 观察并记录渗液的量、性质及颜色。

③ 注射器每日冲洗4次，渗液较多时应随时冲洗。

## 第八节　耳部加压包扎法

### 一、概述

耳部加压包扎是耳部手术或外伤后为固定敷料、保护伤口，以利于局部的压迫止血，防止污染而采取的方法。

### 二、目的

① 耳部手术或外伤后用于固定敷料，保护手术切口，利于引流。

② 用于局部压迫止血。

## 三、护理评估

① 操作前告知患者耳部加压包扎法的操作方法及注意事项，使患者具有充分思想准备，取得患者配合。

② 治疗前询问病史，并做好治疗记录。

## 四、用物准备

绷带 1 卷、20cm 长纱条 1 根、胶布数条、纱布数块。

## 五、操作步骤

① 患者取坐位或卧位，解释操作目的和方法。

② 将纱条放于患者患侧额部（眉毛外侧），将敷料放在患耳伤口处，用胶布固定。

③ 将绷带先绕额部 2 周（包左耳向左绕，包右耳向右绕），然后由上至下包向患侧耳部，经后枕部绕到对侧耳郭上方，绕额部 1 周；再次由上至下包患耳重复上述动作至绷带包完，使敷料固定，患耳及敷料全部包住。

④ 用胶布固定绷带尾部。

⑤ 用纱条将绷带扎起，使额部绷带高于眼眶。

## 六、注意事项

① 包扎时应注意保持患耳正常解剖形态。

② 固定于额部的绷带不可太低，需高于眉毛，以免压迫眼球，影响视线。

③ 绷带的松紧应适度，太松会引起绷带和敷料的脱落，太紧会使患者感到头痛。

④ 单耳包扎时，绷带应高于健侧耳郭，避免压迫引起不适。

# 第九节　耳部手术备皮法

## 一、概述

耳部手术备皮是为了使术区的皮肤清洁，便于手术进行和预防伤口感染而采取的方法。

## 二、目的

① 适用于耳部各种手术前准备，使手术野清洁，有利于手术进行。

② 预防切口感染。

## 三、护理评估

① 操作前告知患者耳部手术备皮法的操作方法及注意事项，使患者具有充分的思想准备，取得患者配合。

② 操作前询问病史，并做好治疗记录。

## 四、用物准备

梳子、皮筋、发夹、凡士林、剪刀、一次性备皮刀。

## 五、操作步骤

① 向患者解释备皮的目的和重要性，以取得患者配合。

② 患者取坐位，男患者只要请理发师根据手术名称剃除耳郭周围头发，耳部手术剃除 5 ～ 6cm，侧颅底手术剃去 9 ～ 10cm；前颅底手术应将头发剃光。余头发均剃短，洗净头部或沐浴全身。

③ 女患者首先与男患者一样根据手术名称剃除耳郭周围头发，洗净头部或沐浴全身。将患者头发梳理整齐，沿患侧头发 2 ～ 3cm 处将头发分成两部分，健侧头发用发夹或皮筋固定好，将患侧头发均匀涂凡士林，从前部头发开始，将所有患侧头发梳成贴发三股辫，最后用皮筋扎紧。

④ 将露出的短小头发用凡士林粘在辫子上或用剪刀剪掉。

⑤ 将健侧头发梳理整齐，长发可用皮筋与辫子一起固定。

## 六、注意事项

① 发辫尽量编紧，防止松脱。

② 最后应将发夹取下，切忌将金属发夹留于头部。

③ 编完发辫后，嘱患者朝向健侧卧位，以免弄乱发辫。

# 第十节　外耳道异物取出术

## 一、适应证

各种外耳道异物。

## 二、禁忌证

外耳道皮肤因异物刺激出现明显的炎性反应、充血、肿胀甚至渗出物时，应先控制感染，待急性炎症消退后再行异物取出；如全身和局部进行有效消炎处理，炎症仍无缓解时，也可考虑行异物取出术，但术前术后均需用抗生素，以免炎症扩散。

## 三、手术器械

窥耳器 1 套，镊子 1 把，耵聍钩 1 套，耳用麦粒钳 1 把，冲洗器 1 套。

## 四、麻醉和体位

成人不用麻醉或在局麻下进行，若幼儿不能合作者可用全麻。成年病人或能配合的儿童取坐位，头部靠椅背，全麻及须行耳道切口者取平卧位，头偏向对侧。

## 五、手术方法

① 动物性异物如昆虫等，可于耳道内先滴入 1% 可卡因溶液或乙醚、油类溶液（如 4% 硼酸甘油），待小虫窒息后，再用镊子直接取出。或用耳道冲洗器以消毒水自耳道后上壁向深部冲洗，使液体在异物与鼓膜间产生一定压力，迫使异物冲出。

② 植物性异物如豆类、玉米等，可用精细的异物小钩子与耳道壁空隙内伸入到异物的后方将异物钩出，或用小麦粒钳抓住异物左右或上下二个方向取出。

③ 非生物性异物如珠子、小玻璃球等，选用适当异物形状的钳或钩取出。如异物过大，不能取出时，可做耳内切口取出。

④ 耵聍一般用耵聍钩取出。过硬的耵聍，可用 3% 碳酸氢钠注射液滴入，每日 4 ～ 5 次，3 天后待耵聍软化后，再用耵聍钩取出或以耳道冲洗器洗出。

以上异物经上述方法处理仍不能取出者，可做耳道切口取出。自外耳道上壁由内向外切，在耳轮角与耳屏间略向上延长，以扩大外耳道，便于取出异物。取出异物或耵聍后，须检查耳道及鼓膜，如有损伤，需加用抗生素，控制感染。

### 六、注意事项

① 冲洗时一定要将液体注向外耳道后上壁，以迫使异物冲出。如有中耳炎者不宜用此法。

② 用异物钳或异物钩时，自空隙处伸入，注意避免损伤耳道皮肤及鼓膜，并要当心勿使异物被推入深处。

③ 如外耳道已有炎症者，应先加处理。

## 第十一节　耳科手术护理常规

耳科手术主要包括耳前瘘管摘除术、乳突根治术、鼓膜修补术、鼓室成形术、人工镫骨入术、电子耳蜗植入术、颞骨切除术、面神经手术、侧颅底手术等。

### 一、术前护理常规

#### （一）心理护理

① 评估病人的心理状态，有针对性地向病人介绍手术的目的和意义，说明术中可能出现的情况，如何配合，术后的注意事项，使病人有充分的思想准备。

② 如果病人情绪不稳定，有明显的焦虑、恐惧等影响饮食和睡眠，应报告医生和上级专业人员，采取更进一步的情绪疏导和心理护理，必要时请心理医生或心理咨询师协助，适当使用镇静催眠药物，帮助病人摄入足量营养和保持足够睡眠，以利于手术安全和术后康复。

（二）耳部准备

① 对于慢性化脓性中耳炎耳内有脓的病人，入院后根据医嘱予 3% 过氧化氢溶液清洗外耳道脓液，并滴入抗生素滴耳液，每日 3 ～ 4 次，初步清洁耳道。

② 术前剃除患侧耳郭周围头发，一般为距发际 5 ～ 6cm，如果病人行侧颅底或前颅底手术，则备皮范围更大，如果病人行耳前瘘管切除术，则备皮范围可适当减小。清洁耳郭及周围皮肤，将女病人头发梳理整齐，术侧头发结成贴发三股辫，如为短发，可用凡士林将其粘于旁边，或用皮筋扎起，以免污染术野。需植皮取脂肪者，应根据医嘱备皮，备皮部位多为腹部或大腿。

（三）一般准备

① 术前检查各项检验报告是否齐全，检验结果是否正常，包括血尿常规、出凝血试验、肝肾功能、胸片、心电图等，了解病人是否有糖尿病、高血压、心脏病或其他全身疾病，有无手术禁忌证，及时与主管医生沟通，以保证手术安全。

② 各项必要的辅助检查要齐全，包括听功能、前庭功能、颞骨 CT 或 MRI、面神经功能检查等。

③ 根据病人的病情需要完成药物皮肤敏感试验。

④ 预计术中可能输血者，应做好定血型和交叉配血试验。

⑤ 术前一日沐浴、剪指（趾）甲，做好个人卫生工作。

⑥ 术前晚可根据医嘱服镇静剂，以便安静休息。

⑦ 术晨更衣，局部麻醉者不穿高领内衣，全身麻醉者病服贴身穿。取下所有贵重物品和首饰交于家属保管。活动性义齿要取下。不涂口红和指（趾）甲油。不戴角膜接触镜。

⑧ 按医嘱予术前用药，并做好宣教工作。

⑨ 局麻病人术晨可进少量干食。全麻者术前至少禁食 6 小时。

⑩ 术前有上呼吸道感染者，女病人月经来潮，暂缓手术。

⑪ 术前禁烟酒及刺激性食物。

## 二、术后护理常规

### （一）全麻病人

按全麻术后护理常规护理至病人清醒。

### （二）体位与活动

① 全麻清醒后，可选择平卧或健侧卧位或半卧位，临床上也有专家建议无需刻意采取健侧卧位，病人可以采取患侧卧位，利于引流。如无发热、头痛、眩晕等症状，次日可起床轻微活动。人工镫骨手术术后根据医嘱头部制动。

② 注意病人眩晕和头晕的区别，无眩晕的病人不建议长时间卧床，建议定时下床轻微活动，以促进血液循环和肠蠕动，增强食欲，利于康复。

### （三）病情观察

① 观察敷料的渗透情况及是否松脱，如渗血较多，及时通知医生，可更换外面敷料重新加压包扎。

② 观察有无面瘫、恶心呕吐、眩晕、平衡失调等并发症，进颅手术注意病人有无高热、嗜睡、神志不清、瞳孔异常变化、脑脊液耳漏等并发症发生。

### （四）饮食护理

如术后无恶心、呕吐，全麻清醒 3 小时后可进流质或半流质饮食，3 ～ 5 天视病情逐步改为普食，以高蛋白、高热量、富含维生素、清淡为宜。

### （五）预防感染

① 嘱病人防止感冒，教会其正确擤鼻方法，即单侧轻轻擤鼻，勿用力擤鼻，以免影响移植片，并利于中耳乳突腔愈合，按需要应用呋麻滴鼻液，保持咽鼓管通畅。

② 根据医嘱使用抗生素，预防感染，促进伤口愈合。

③ 术后 6 ～ 7 天拆线，2 周内逐渐抽出耳内纱条，拆线后外耳道内应放置挤干的乙醇棉球，保持耳内清洁并吸收耳内渗出液。嘱病人洗头洗澡时污水勿进入外耳道。

（六）心理护理

耳部手术病人因听力都有不同程度的损害，所以护士要注意与病人沟通的方式，如大声说话、语速减慢，必要时用图片、写字或用简单的手语。避免病人烦躁不安，情绪不稳。

（七）健康指导

① 嘱病人出院后定期随访，按医嘱用药，正确清洁外耳道。

② 根据病人病情需要教会病人或家属相关的自我保健知识和技能。

# 第八章　鼻科护理技术

## 第一节　鼻腔滴药法

### 一、目的

收缩或湿润鼻腔黏膜，用于检查或治疗鼻腔、鼻窦或中耳的疾病。

### 二、用物

滴鼻液、滴管或喷雾器、消毒棉球数个。

### 三、操作程序

（1）仪表端庄，衣帽整洁。

（2）根据医嘱及病情需要执行操作，进行查对。

（3）对初诊患者，需做好解释，说明鼻腔滴药的目的、方法和作用，以取得患者合作。

（4）体位　仰卧垂头位，适用于后组鼻窦炎患者。仰卧，肩下垫枕（或坐位，紧靠椅背），颈伸直，头后仰，颏尖朝上，使颏隆突与外耳道口的连线与地面垂直；仰头位，适用于前组鼻窦炎患者。患侧朝下，肩下垫枕，头略下垂。

（5）步骤　每侧鼻腔滴药 3 ～ 4 滴，用棉球轻按鼻翼，保持原位，2 ～ 3 分钟后起床。

### 四、注意事项

① 体位正确，滴药时勿吞咽，以免药液进入咽部。

② 滴鼻时，滴瓶应置于鼻孔上方，勿触及鼻孔，以免污染药液。

③ 应教会患者或家属，使其能在家中自行滴药。

## 第二节　鼻腔喷药法

### 一、目的

① 保持鼻腔引流通畅，达到治疗目的。

② 保持鼻腔润滑，防治干燥结痂。

③ 保持鼻腔内纱条润滑，以利抽取。

④ 治疗鼻炎、鼻窦炎，或鼻腔、鼻窦手术后用药。

### 二、用物

鼻腔喷雾剂、喷雾器、消毒棉球数个及弯盘。

### 三、操作程序

① 仪表端庄，衣帽整洁。

② 根据医嘱及病情需要执行操作，进行查对患者和药物、询问病史，并做好记录，操作前告知患者鼻腔喷雾法的操作方法及注意事项，使患者具有充分思想准备，取得患者配合。

③ 嘱患者轻轻擤出鼻涕（鼻腔内有填塞物不擤）。

④ 患者取仰卧位，肩下垫枕头或头悬于床缘，头尽量后仰，使头部与身体成直角，头低肩高。

⑤ 每侧鼻腔滴 3 ～ 4 滴药水，轻轻按压鼻翼，使药液均匀分布在鼻黏膜上。

⑥ 保持原位 2 ～ 3 分钟坐起。

⑦ 用棉球或纸巾擦去外流的药液。

⑧ 对于鼻侧切开患者，为防止鼻腔或术腔干燥，滴鼻后，嘱患者向患侧卧，使药液进入术腔。

⑨ 观察患者反应及效果，并做好记录。

### 四、注意事项

① 滴药时，滴管口或瓶口勿触及鼻孔，以免污染药液。

② 体位要正确，滴药时勿吞咽，以免药液进入咽部引起不适。

③ 滴入药量不宜过多或过少。

④ 滴药后嘱患者勿擤鼻。

## 第三节 鼻腔冲洗法

鼻腔是非常灵敏的器管，需要精心护理。鼻腔冲洗是对鼻腔进行清洁以清除附着在鼻腔的种种污染物和病菌、预防疾病的方法。

### 一、目的

① 清洁鼻腔，湿润黏膜，减轻臭味，促进黏膜功能恢复，改善血液微循环，促进炎症的吸收。

② 用于鼻腔鼻窦术后结痂、促进局部引流、抗感染、抗水肿，防止术腔粘连、窦口闭锁。

③ 提高手术疗效。

### 二、护理评估

① 操作前告知患者鼻腔冲洗法的操作方法及注意事项，使患者具有充分思想准备，取得患者配合。

② 治疗前询问病史，并做好治疗记录。

### 三、用物准备

灌洗桶、橡皮管 1 根、橄榄式接头 1 根、温生理盐水 1000 ～ 1500ml、输液架 1 个、脸盆 1 只、纱布少许。

## 四、操作步骤

① 核对患者和药物，备好用物至患者床旁，向患者解释操作目的和方法。

② 患者取坐位，头向前倾。

③ 将装有温生理盐水的灌洗桶挂在距患者头部高50cm处，关闭输液夹。

④ 橄榄头与橡皮管连接，嘱患者一手将橄榄头固定于一侧前鼻孔，张口呼吸，头侧向另一侧。打开输液夹，使桶内温盐水缓缓流入鼻腔，盐水经前鼻孔流向后鼻孔，再经另一侧鼻腔和口腔流出，即可将鼻腔内分泌物、痂皮冲出。

⑤ 一侧鼻腔冲洗后，将接头换到对侧鼻孔按同样方法进行冲洗，然后用纱布擦干脸部。

## 五、注意事项

① 鼻腔有急性炎症及出血时禁止冲洗，以免炎症扩散。

② 灌洗桶不宜悬挂太高，以免压力过大导致分泌物冲入咽鼓管而引起中耳炎。

③ 水温以接近体温为宜，不宜过冷或过热。

④ 冲洗时压力不要过大，否则会使液体冲入咽鼓管，导致中耳炎。

⑤ 冲洗时，头前倾30°，低头，张口，勿做吞咽动作。

⑥ 冲洗时勿与患者谈话，以免发生呛咳。

⑦ 冲洗时发生鼻腔出血，应立即停止冲洗。

⑧ 患者自行冲洗时，用特制的鼻腔冲洗瓶盛入生理盐水，用手挤压冲洗瓶将冲洗液注入鼻腔，注意用力不可过猛。

# 第四节　上颌窦穿刺冲洗法

## 一、定义

在鼻旁窦炎中，上颌窦炎最多见，这与其位置较低、引流不畅有关，有时是上颌磨牙根尖向上颌窦内扩展所致。治疗常采用物理治疗及上颌窦穿刺法。一般宜在全身症状消退及局部炎症基本消退后施行，具有诊断和治疗意义。

## 二、目的

用于治疗慢性化脓性上颌窦炎和诊断上颌窦疾病。

## 三、用物

前鼻镜、棉签或卷棉子、上颌窦穿刺针、橡皮管及接头、20～50ml 注射器、治疗碗及弯盘、1% 麻黄碱生理盐水、500～1000ml 温生理盐水、1% 丁卡因棉条及治疗用药。

## 四、操作程序

（1）麻醉　用 1% 丁卡因加麻黄碱棉片放置下鼻道 10 分钟，使下鼻道黏膜收缩。

（2）穿刺　用前鼻镜撑开鼻孔，手握穿刺针柄，针头斜面向鼻中隔，伸入下鼻道距下鼻甲前端约 1.5cm 处，固定穿刺针头。针头指向同侧外耳道上缘或外眼角部位，并将小指及无名指靠在患者面颊部，控制刺入深度，轻轻旋转刺入上颌窦，有一个落空感，然后抽出针芯，用注射器回抽检查有无空气抽出，以确定针尖是否在窦腔内，再缓缓注入生理盐水，勿注入空气，连续冲洗，直到干净为止。冲洗干净后，注入抗感染药物，拔时放入针芯，轻轻拔出穿刺针，在下鼻道放入棉片止血，并根据穿刺冲洗情况记录在病历本上。

## 五、注意事项

① 适用于 8 岁以上儿童及成人，高血压病、血液病及急性炎症期患者，禁忌穿刺。

② 穿刺部位、方向要准确，以免刺入邻近器官组织。

③ 上颌窦内不宜注入空气，冲洗时不可用力过大，以免发生气栓。

④ 如冲洗不畅，不应勉强冲洗，应改变进针部位、方向及

深度，如仍有阻力，应停止冲洗。

⑤ 穿刺过程中，若患者发生昏厥等意外情况，应停止穿刺，去枕平卧，密切观察生命体征，根据患者情况给予必要的处理。

⑥ 穿刺后嘱患者在治疗室休息片刻，若出血不止，可用 0.1% 肾上腺素棉片紧填下鼻道止血，并告知患者 3 ～ 5 天内擤鼻涕时带有少量血液为正常现象，出血较多及时到医院处理。

## 第五节 剪鼻毛法

剪鼻毛法是鼻内手术的常规准备，它可便于鼻前庭皮肤的清洁，防止交叉感染，并使手术野更清晰。

### 一、目的

鼻部手术前常规准备，清洁术野，预防感染便于消毒和手术操作。

### 二、护理评估

① 操作前告知患者剪鼻毛法的操作方法及注意事项，使患者具有充分思想准备，取得患者配合。

② 治疗前询问病史，并做好治疗记录。

### 三、用物准备

消毒弯杆、弯头小剪刀、棉签、金霉素油膏、纱布、额镜。

### 四、操作步骤

① 核对患者并向患者解释操作目的和方法，取得配合。

② 患者取坐位，擤净鼻涕，清洁鼻腔，头稍后仰，固定。

③ 戴额镜检查鼻前庭及鼻腔情况，进一步清洁鼻腔。

④ 将金霉素油膏用棉签均匀涂在剪刀两叶。

⑤ 右手持剪刀，左手持纱布固定鼻部。

⑥ 剪刀弯头朝向鼻腔，剪刀贴住鼻毛根部，将鼻前庭四周鼻毛剪下。

⑦ 检查鼻毛有无残留。用棉签或纱布清洁落在鼻前庭的鼻毛。

### 五、注意事项

① 操作应在明视下进行，避免损伤鼻前庭皮肤、黏膜。

② 剪鼻毛时，动作要轻，勿伤及鼻黏膜引起出血。

③ 年龄小患者或不能配合者，可能会伤及鼻内肿物者不剪鼻毛。

## 第六节 变应原皮内试验

### 一、目的

用于Ⅱ型变态反应过敏原的检测。

### 二、相关知识

通过吸入和食入两组皮试查找过敏原，判断过敏情况。临床进行针对性给药；进行免疫治疗；将测得的致敏原结果告知患者，尽量避免与之接触出现过敏反应。

### 三、注意事项

① 检查前应停用抗组胺药物 24 小时以上，次日晨做检查。

② 实验物已知强烈过敏者慎重做皮试。

③ 做完皮试后患者不可挤、擦、抓，不要离开，待 20 分钟后看结果。

④ 如有不适及时与护士取得联系。

## 第七节 鼻窦负压置换治疗

慢性鼻窦炎患者主要症状是流脓涕、鼻塞、嗅觉障碍，鼻腔鼻窦置换法是吸出鼻腔分泌物、保证鼻腔通气及达到用药效果的重要方法之一。鼻腔鼻窦置换法在治疗儿童慢性鼻窦炎患者中起着主要作用。

## 一、目的

① 利用吸引器，吸出鼻腔及窦腔内分泌物。

② 形成窦腔负压，使药液进入窦腔，以达到治疗目的。

## 二、护理评估

① 操作前告知患者鼻窦负压置换疗法的操作方法及注意事项，使患者具有充分的思想准备，取得患者配合。

② 治疗前询问病史，并做好治疗记录。

## 三、用物准备

负压吸引器、橄榄式接头、呋麻滴鼻液、治疗碗（内盛清水）、棉球少许。

## 四、操作步骤

① 嘱患者擤净鼻涕，仰卧，肩下垫薄枕，头后仰与身体垂直。

② 两侧鼻腔各滴入呋麻滴鼻液 4 ～ 5 滴，用棉球按压鼻翼使之分布均匀，保持头位不动 1 ～ 2 分钟。

③ 将橄榄头与吸引器连接，塞入一侧鼻孔，用手指按住另一侧鼻孔，嘱患者连续发“开、开、开”声音，使软腭上提，关闭鼻咽腔。开动吸引器，反复吸引鼻腔，一般每次吸引 1～2 秒，重复 6 ～ 8 次。一侧吸净后，同法吸另一侧鼻腔。期间，如分泌物过多，可用清水吸洗橄榄头。

④ 吸引完毕，用呋麻滴鼻液滴鼻，休息 1 ～ 2 分钟后起床。

⑤ 用棉球擦净鼻孔流出的药液。

# 第八节　鼻部异物取出术

鼻腔异物好发于儿童，可分为内生性和外生性两大类。内生性异物有死骨、凝血块、鼻石、痂皮等。外生性异物又可分为植物性、动物性和非生物性 3 种。植物性异物如豆类、果核及谷粒等。动物性异物如水蛭、昆虫等。非生物性异物如橡皮塞、纽卷、纽扣及玻璃球等。

根据异物大小、形状、部位和性质的不同，采用不同的取出方法。一般儿童鼻腔异物须用钩状或环状器械，轻轻从鼻前孔进入，绕至异物后方再向前钩出。对圆滑的异物，切勿用镊子夹取，因夹取滑脱可将其推向后鼻孔或鼻咽部，甚至误吸入喉腔或气管内。动物性异物须先用 1% 地卡因将其麻醉后，再用鼻钳取出。因爆炸或战伤所致的金属异物，必须在 X 线荧屏下观察、拍片明确定位后，再施行手术取出。无症状细小金属异物，无症状亦不在危险部位者，可不必取出，定期观察。

## 第九节　前鼻孔填塞止血法

在鼻出血部位直接用油纱条或碘仿纱条加压相当时间，使破损血管重新闭合。

### 一、适应证

鼻出血部位靠前，出血较剧或渗血面较大，一般方法难以止血者。

### 二、操作方法

① 前鼻镜或内镜检查鼻腔，了解出血部位。

② 填塞前先用 1‰肾上腺素棉片或 1% 麻黄素棉片加数滴 1% ～ 2% 地卡因收缩鼻腔黏膜，便于看清出血点和减少填塞时的疼痛。

③ 将凡士林纱条一段双叠 8 ～ 10cm，放入鼻腔后上方嵌紧，再将折叠部分上下分开，使短的那段平贴鼻腔上部，长的那段平贴鼻底，形成一向外开口的“口袋”，然后自长的那段纱条的末端开始，以上下折叠的形式将其填入“口袋”内，如此紧填鼻腔而不致使纱条坠入鼻咽部。

④ 填好后检查口咽部，如仍有血液不断下流，应撤出纱条重填。填妥后，剪去鼻外多余纱条，用一干棉球将断端塞入鼻前孔内。

### 三、注意事项

① 明确的鼻咽部出血禁用。

② 不应盲目操作，动作粗鲁会造成黏膜损伤，填塞时间一般不宜超过 3 ～ 5 天，可口服抗生素预防感染。

③ 如用碘仿纱条或抗生素油膏纱布，可以适当延长填塞时间。如见到出血点，在止血后可行局部烧灼止血。

④ 如无法彻底止血，可加后鼻孔填塞、血管造影栓塞或血管结扎。

## 第十节　鼻科手术护理常规

常见的鼻科手术包括鼻内镜手术、上颌窦根治术、额窦根治术、鼻侧切开术、上颌骨截除术、鼻眼相关手术、鼻颅底肿瘤手术等。手术创伤大小不一，护理措施侧重点有所不同，但基本护理常规相似。

### 一、术前护理常规

#### （一）心理护理

根据病人的病情、拟行手术方式及病人的心理状态，及时发现病人存在的心理问题，及时提供心理支持的措施。对于手术前的各种检查、治疗程序给予解释、说明；回答病人询问的有关手术和手术预后的问题，并给予病人需要的资料，消除其焦虑恐惧，使其有充分的思想准备，安心接受手术。

#### （二）鼻部准备

① 注意观察鼻部分泌物的量、性质，以判断有无活动性出血，如出血较多及时通知医生，商议是否提前或推后手术。

② 术前 1 天备皮，剪去患侧鼻毛，操作时动作轻，勿伤及鼻黏膜引起出血；若息肉或肿块过大，已长至鼻前庭，则不宜再剪鼻毛。男病人需理发，剃净胡须。

③ 检查病人有无感冒、鼻黏膜肿胀等炎症，如有应待炎症

消失后手术。

（三）一般准备

① 检查各项检验及检查报告是否齐全，结果是否正常，包括血尿常规、出凝血试验、肝肾功能、胸片、心电图、鼻部CT或X线等，了解病人是否有糖尿病、高血压、心脏病或其他全身疾病，有无手术禁忌证，如有异常及时与主管医生沟通，确保手术安全。

② 根据病人的病情需要完成药物皮肤敏感试验。

③ 根据病变性质、手术范围、病人身体状况、手术可能持续时间评估术中用血，做好定血型及交叉配血试验。

④ 术前1天沐浴、剪指（趾）甲，做好个人卫生工作。术前晚可根据医嘱服镇静剂，以助睡眠。

⑤ 术前禁烟酒及刺激性食物，局麻病人术晨可进少量干食；全麻者术前至少禁食6小时。

⑥ 术晨更衣，局部麻醉者不穿高领内衣，全身麻醉者病员服贴身穿；取下所有贵重物品和首饰交于家属保管；取下活动性义齿；不涂口红和指（趾）甲油；不戴角膜接触镜。

⑦ 按医嘱予术前用药，并做好宣教工作。

⑧ 术前有上呼吸道感染者或女病人月经来潮等情况暂缓手术。

⑨ 进入手术室前嘱病人先排尽尿液，需要时放置留置导尿管或胃肠减压管。将病人病历、X线片、CT片、MRI片及手术中所需要的特殊药物、物品等一并交送手术室人员，与手术室人员核对病人床号、姓名、性别、诊断、手术名称等项目，签字后交接病人。

## 二、术后护理常规

（一）体位

局麻病人术后取半卧位，利于鼻腔分泌物或渗出物引流，同时减轻头部充血。全麻按全麻护理常规，病人平卧至清醒后改为半卧位。

（二）病情观察

监测生命体征直至平稳；观察鼻腔渗血情况，嘱病人如后鼻孔有血液流下，及时吐出，以便观察出血量，并防止血液进入胃内，刺激胃黏膜引起恶心呕吐。24 小时内可用冰袋冷敷鼻部，如出血较多，及时通知医生处理，必要时按医嘱使用止血药；床旁备好鼻止血包、插灯和吸引器，以备病人再次出血时紧急处理。行筛窦手术病人应严密观察病人体温、瞳孔、神志及鼻腔有无清水样渗液流出和颅内压增高的症状，如持续性剧烈头痛，喷射性呕吐、视乳头水肿、脉搏缓慢、颈项强直等，以及时发现脑脊液鼻漏或颅内感染的征象。

（三）饮食

局麻病人术后 2 小时、全麻病人清醒后 3 小时可进温、凉的流质或半流质饮食（如稀饭、馄饨、烂面条、蒸鸡蛋等），少量多餐，缓慢吞咽；避免进食过热、粗硬、辛辣刺激性食物。佩戴牙托的病人因进食不适，且张口困难，故应协助病人从健侧进食。

（四）预防感染

按医嘱及时使用抗生素，预防感染；注意保暖，防止感冒；行鼻侧切口者注意保持切口部位的清洁、干燥，防止感染。

（五）鼻腔护理

① 术后通常需鼻腔填塞纱条 24 ～ 48 小时，第 2 天开始滴石蜡油以润滑纱条，便于抽取；填塞物如为膨胀海绵，填塞期间不使用滴鼻剂，填塞物 24 小时后开始抽取。

② 填塞期间可能病人疼痛较剧烈，告知病人疼痛的可能原因及可能持续的时间，增加其疼痛耐受力，必要时使用病人自控止痛泵（PCA）或在睡眠时可给予止痛剂帮助入睡。

③ 告知病人纱条填塞期间不要随意去触摸和拉扯，勿用力咳嗽或打喷嚏，勿用力擤鼻、弯腰低头，以免鼻腔内纱条松动或脱出而引起出血。教会病人若想打喷嚏，可用手指按人中、做深呼吸或用舌尖抵住硬腭以抑制。

④ 填塞期间因鼻腔不能通气，病人需张口呼吸，故不宜测

量口温。张口呼吸还易导致病人咽喉疼痛和口唇干裂，少量多次饮水，增加口咽部湿润度和减轻咽喉不适；口唇干裂者予外涂润唇膏。同时做好口腔护理，保持口腔清洁无异味，防止口腔感染，促进食欲。

⑤ 在抽取鼻腔填塞物前嘱病人适当进食，以免抽取时因紧张、恐惧、疼痛不适引起病人低血糖反应甚至晕厥现象。纱条抽尽后根据医嘱改用呋麻滴鼻液滴鼻，防止出血并利于通气。抽纱条后注意观察鼻腔出血情况及视力状况。

（六）预防鼻部外伤

注意保护鼻部勿受外力碰撞，尤其是鼻部整形手术病人，防止出血和影响鼻部手术效果。

# 第九章 咽喉头颈外科护理技术

## 第一节 咽部涂药法

### 一、目的

咽部涂药法是直接将药粉或药水涂抹于咽喉部，以达到治疗咽部疾病的目的。

### 二、适应证

适合于急慢性咽炎、萎缩性咽炎、念珠菌性咽炎、咽部溃疡和黏膜损伤等症。尤其在不会漱口的病人和漱口动作会增加咽腔疼痛的情况下，局部涂药是一种实用的治疗方法。另外咽部涂药也可用于咽部麻醉。

### 三、用物准备

额镜、压舌板、棉签及必需的药物。常用药物有复方碘甘油、硼酸甘油、甲紫和 10% 硝酸银等。

### 四、操作步骤

坐位，对准光线，张口发“啊”音，安静地用口呼吸，使舌部和腭部完全放松。施药者左手持压舌板压舌前 2/3 部位，轻轻按住舌背，右手持涂药器沾上药液，然后持浸有药液的棉签，迅速轻巧而准确地涂药于患处，每日 2 ～ 3 次。

### 五、注意事项

应注意涂药器上所沾的药液不可太多，以免滴入喉腔发生反射性痉挛。涂药器上的棉花必须缠紧，以免涂药时脱落，导致咽喉部异物。

## 第二节　喷雾疗法

### 一、目的

将药物的溶液或极细粉末经雾化器等形成药物蒸气、雾粒或气溶胶，供呼吸道吸入或局部喷洒，以治疗疾病。喷雾疗法为咽喉疾病局部用药的常用给药方法。

### 二、原理

将所应用的药物置于雾化吸入器中，形成气雾，由雾化吸入器喷出，病人通过深呼吸经鼻将药物吸入鼻咽部或经口将药物吸入咽喉部，药物可均匀分布在病变表面，达到治疗目的。由于喷出的喷粒微小，能直达作用部位或吸收部位，且分布均匀，给药剂量较小，不良反应也小，对某些疾病的疗效往往优于口服剂，而且作用迅速，但维持药效时间较短。

### 三、适应证

咽科常用于急性咽炎、扁桃体炎、喉炎、会厌炎、鼻炎及因疾病或手术所致痰液黏稠不易咳出者。

## 四、操作方法

1.喷雾剂

（1）汽化器　是利用热蒸气将挥发性药物汽化，以供病人吸入的一种方法。使用时将药物溶液加入汽化器中，吸其蒸气。

（2）喷雾器　将药液或极细粉末装喷雾器中，使用时只要对带有单向阀的橡皮球加压，即可喷出雾粒或蒸气。

（3）雾化器　供药液用的雾化器有多种。一般为玻璃制，喷雾部分熔合在具有弯嘴出口的玻璃器皿中，其下部盛装药液，喷出的动力可由手工打气或连接于氧气瓶及压缩空气瓶上。超声波雾化器具有雾粒细小、使用雾化液剂量小及速度可以调节的特点。常用药物为：庆大霉素 4 万 U，地塞米松 5mg，α- 糜蛋白酶 4000U，蒸馏水或生理盐水适量，放入雾化吸入器吸入。每日 1 ～ 2 次，每次不超过 20 分钟，连续应用不应超过 10 天，以免引起肺水肿。

2.气雾剂

在使用时只需将其倒置，按压揿钮，将阀门的阀杆顶入，即可由喷出孔喷出所需要的气雾剂，用量则根据病情而定。

## 五、注意事项

① 喷雾剂或气雾剂用于呼吸系统疾病或经呼吸道黏膜吸收治疗全身性疾病，药物是否能达到或留置在肺泡中或是能否经黏膜吸收，主要取决于雾粒的大小。

② 喷雾剂多为临时配制而成，保存时间不宜过久，否则容易变质。

# 第三节　咽鼓管导管吹张法

## 一、概述

咽鼓管是沟通鼓室与鼻咽的管道，成年人全长 35mm。咽鼓管导管吹张法是把咽鼓管导管弯头段按解剖位置放入咽鼓管入口处，进行咽鼓管吹张治疗。

## 二、目的

① 治疗各种原因引起的咽鼓管通气功能障碍、耳闷、鼓膜内陷。

② 检查咽鼓管功能。

## 三、护理评估

① 操作前告知患者咽鼓管导管吹张法治疗的方法及注意事项，使患者具有充分思想准备，取得患者配合。

② 治疗前询问病史，并做好治疗记录。

## 四、用物准备

咽鼓管导管吹张管、吹张球、听管、耳镜、额镜、1% 麻黄碱滴鼻液。

## 五、操作步骤

① 患者采取坐位，清洁鼻腔分泌物后，将咽鼓管导管弯头向下沿鼻底徐徐插入，达到咽后壁时，再转向外侧 90°，然后略向前拉，使导管越过隆突而滑入咽鼓管口处。

② 固定导管，用吹张球经导管注入空气，同时以耳听诊管听音，检查咽鼓管通畅与否。

## 六、注意事项

① 鼻腔及鼻咽部无急性炎症时方可实施治疗，否则，炎症可经咽鼓管扩散感染中耳。

② 鼻腔有阻塞或分泌物时，先滴入 1% 麻黄碱使鼻黏膜收缩，清除分泌物后方可进行。

③ 患者有鼻部不适时可适当用 1% 丁卡因喷鼻腔，进行黏膜麻醉。

# 第四节　口咽通气管放置技术

## 一、定义

口咽通气管又称口咽导气管或口咽通气道，为一种非气管导管性通气管道，适用于在临床急救时及全麻术后复苏中有明显上呼吸道梗阻，需短时间内清除口咽部分泌物以保持呼吸道通畅的患者。口咽通气道通常由橡胶或塑料制成，亦可用金属或其他弹性材料制成，其结构主要包括以下几个部分：翼缘、牙垫部分和咽弯曲部分。

## 二、操作目的及意义

① 防止舌后坠阻塞呼吸道，维持上呼吸道通畅。

② 可用作牙垫，防止患者舌咬伤。

③ 协助进行口咽部吸引，保持呼吸道通畅。

④ 通过口咽通气道引导进行气管插管。

## 三、操作步骤

1.评估

① 患者的意识状态、合作程度。

② 患者的生命体征、血氧饱和度。

③ 患者的咳嗽反射情况。

④ 检查患者的口腔、唇、舌，有无义齿或牙齿松动。

2.操作前准备

（1）患者准备　向患者或家属解释应用口咽通气道吸引的目的、配合方法，取得其理解、配合。

（2）护士准备　着装规范、整洁，洗手，戴口罩。

（3）用物准备　选择合适型号的口咽通气道、负压吸引装置、一次性吸痰管、开口器、压舌板等。

（4）环境准备　安静、整洁，室温舒适。

3. 操作过程

（1）反向插入法

① 协助患者取平卧位，头后仰，使上呼吸道三轴线（口、咽、喉）尽量走向一致。

② 对于清醒患者，嘱其张口或应用开口器助其打开口腔。

③ 将口咽通气道的凹面面向腭部插入口腔。

④ 当其前端接近口咽部后壁（已通过悬雍垂）时，将其旋转 180° 。

⑤ 旋转成正位后，口咽通气道的末端距离门齿大约为 2cm。

⑥ 双手托下颌，将导管向下推送 2cm，使口咽通气道前端到达会厌的上方。

⑦ 翼缘放置在患者的口唇处，但不应压迫唇部。

⑧ 测试人工气道是否通畅，以手掌放于通气管外侧，于呼气期感觉是否有气流呼出，或把少许棉絮放于通气管外口，看其在呼吸中的运动幅度；观察胸壁运动幅度和听诊双肺呼吸音。

⑨ 检查口腔，观察舌或唇夹置于牙和口咽通气道之间，可用弹性固定带或一人辅助固定口咽通气道在唇部，以防移位或者脱出，不要封住通气管的开口处。

（2）舌拉钩或压舌板法

① 对于清醒患者，嘱其张口，张开患者的口腔，放置舌拉钩或压舌板于舌根部，向上提起使舌离开咽后壁。

② 将口咽通气道放入口腔，直至其末端凸出门齿 1 ～ 2cm，此时口咽通气道的前端即将到达口咽部后壁。

③ 双手托起下颌，使舌离开咽后壁，然后将双手的拇指放置在口咽通气道两侧的翼缘上，向下至少推送 2 cm，直至口咽通气道的翼缘到达唇部的上方，此时口咽通气道的咽弯曲段正好位于舌根后。

④ 放松下颌骨髁部，使其退回颞颌关节。检查口腔，以防止舌或唇夹置于牙和口咽通气道之间。

（3）口咽通气道的消毒　浸泡在 500mg/L 健之素消毒液中

30分钟，清水冲净晾干，放置患者处备用。

## 四、难点和重点

1. 如何保证口咽通气道放置的有效性

（1）准确掌握口咽通气道的适应证

① 昏迷或意识不清的患者。

② 呼吸道梗阻患者。

③ 口、咽、喉分泌物过多，便于吸引。

④ 癫痫发作或痉挛性抽搐时保护舌、齿免受损伤；气管插管时，防止气管插管被咬。

（2）选择大小合适的口咽通气道

① 长度相当于从门齿到下颌角的长度。

② 宽度以能接触上颌和下颌的2～3个牙齿为最佳。

③ 口咽通气道必须放到舌根部才能开放气道，其咽弯曲段正好位于舌根后，管腔的前端位于会厌上方附近，才能有效地开放气道。

④ 如果口咽通气道太短，舌仍可能在口咽水平阻塞上呼吸道；如果太长，口咽通气道可到达咽喉部接触会厌，甚至将会厌推向声门或进入食管的上端。

2. 如何保证口咽通气道放置的安全性

① 保持导管末端位于口腔外部，以避免气道梗阻的发生。

② 存在面部或下颌部创伤的患者及气道反射完好的患者禁用。

③ 口咽通气道使用不当可导致口咽部创伤、口腔糜烂和口腔黏膜溃疡。

④ 注意保持口腔清洁，有呕吐患者，要及时吸出口腔内呕吐物，以免误吸。

⑤ 前4颗牙齿具有折断或脱落的高度危险患者严禁使用口咽通气道。如需置入可采取侧卧位放置口咽通气道，以防牙齿脱

落掉入咽腔而被吸入气管内引起窒息。

3. 创伤性并发症

悬雍垂、牙及唇损伤，咽部溃疡，生命体征的应激反应。

## 五、注意事项

① 口咽通气管不得用于意识清晰或浅麻醉患者（短时间应用除外）。

② 对于清醒患者，如不配合张口，切勿急于强行插入或撤出，一定要耐心说服并取得合作。

③ 操作中要鼓励患者配合，正确运用放置口咽通气管的技巧与方法。

④ 吸痰时注意鼓励患者做咳痰动作。

⑤ 对于意识不清的患者，应将压舌板从臼齿处放入助其张口，操作时注意动作轻柔、准确，如果置管失败，应将口咽通气道取出重新放入。

⑥ 对于浅麻醉或清醒患者，口咽通气道对会厌和声门的刺激可引起咳嗽和喉痉挛。处理方法是将口咽通气道退出 1 ～ 2cm 或换用合适长度的口咽通气道；饱胃患者应禁用。

⑦ 放置成功后，妥善固定，以免脱出。

⑧ 喉头水肿、气管内异物、哮喘、咽反射亢进等患者禁用口咽通气管。

⑨ 口咽通气道可致血压升高、心率增快，故对伴有心脑血管疾病的患者不适合长时间使用。

⑩ 对于神志清醒患者，应鼓励其咳嗽并训练其进行有效的咳痰，痰液黏稠不易咳出者应加强湿化。

⑪ 对意识清楚的患者进行口咽通气道时，由于口咽管放置位置靠近会厌，患者会有明显不适感而抗拒吸痰，亦有患者出现烦躁、恶心、心率明显增快等不良反应而终止吸痰。

## 第五节　扁桃体周围脓肿穿刺抽脓或切开排脓术

### 一、目的

采取脓肿穿刺或切开排脓的方法将脓肿排出扁桃体。

### 二、操作方法

取仰卧低头位，用直接喉镜或麻醉喉镜将舌根压向口底，暴露口咽后壁，看清脓肿部位后，以长粗穿刺针抽脓，然后于脓肿底部用尖刀做一纵形切口，并用长血管钳撑开切口，吸尽脓液；若切开时脓液大量涌出来不及抽吸，应将病人转身俯卧，吐出脓液，必要时，需行气管切开术。

### 三、注意事项

① 穿刺时，应注意方位，进针不可太深，以免刺伤大血管引起出血。及时吸出脓液，以免误入气道引起窒息。

② 术后需使用足量广谱抗生素和抗厌氧菌药物控制感染。引流不畅者应每日撑开切口排脓，尽量排尽脓液。若不切开排脓者，也可采取反复抽脓治疗。

③ 术后注意观察病人呼吸情况以及有无出血征兆。嘱病人进温凉流质，以免过热饮食刺激血管扩张而引起出血。

④ 保持口腔卫生，进食后给予含漱剂漱口。

## 第六节　环甲膜穿刺

环甲膜穿刺是临床上对于有呼吸道梗阻、严重呼吸困难的病人采用的急救方法之一。它可为气管切开术赢得时间。是现场急救的重要组成部分。同时它具有简便、快捷、有效的优点，而且稍微接受急救教育的人都可以掌握。

## 一、适应证

① 急性上呼吸道梗阻。

② 喉源性呼吸困难（如白喉、喉头严重水肿等）。

③ 头面部严重外伤。

④ 气管插管有禁忌或病情紧急而需快速开放气道时。

## 二、禁忌证

① 出血倾向。

② 喉部、环甲膜以下的气道梗阻。

## 三、操作步骤

① 去枕平卧，垫肩，头部后仰。

② 定位　甲状软骨与环状软骨之间正中处凹陷位。

③ 局部常规消毒（局麻）。

④ 左手示指和中指固定环甲膜处的皮肤，右手持注射器垂直刺入环甲膜（达到喉腔时有落空感，回抽注射器有空气抽出）。

⑤ 再按照穿刺目的进行其他操作。

⑥ 穿刺点用消毒干棉球压迫片刻。

## 四、注意事项

（1）穿刺深度

① 气管直径男性 12 ～ 15mm，女性 10 ～ 13mm。

② 皮肤至环甲膜内面黏膜的厚度为 3.5 ～ 4.5mm。

③ 环甲膜穿刺时穿刺针透过皮肤 5mm 基本可达气管内。

（2）针头拔出以前应防止喉部上下运动，否则容易损伤喉部的黏膜。

（3）避免损伤环状软骨，以免术后引起喉狭窄。

（4）作为一种应急措施，穿刺针留置时间不宜长（一般不超过 24 小时）。

（5）如遇血凝块或分泌物阻塞穿刺针头，可用注射器注入空气，或用少许生理盐水冲洗，以保证其通畅。

## 第七节　气管异物取出术

### 一、目的

气管异物是耳鼻咽喉科重危急症之一，直接威胁患者生命，发生急性窒息和突然死亡。气管异物应争分夺秒尽快取出。

### 二、术前准备

详细询问病史，检查患者，了解异物种类、形状及大小，预计异物的位置，术前做广泛的气管X线检查，摄取X线照片，临床手术当日应重复做X线检查，明确异物有无移动变位。根据异物性质、形状的不同准备各种类型的气管异物钳。术前6小时禁食，术前半小时皮下注射阿托品，以减少分泌物和抑制迷走神经反射。

### 三、麻醉选择

既往患者采用表面麻醉，儿童及婴幼儿不用任何麻醉，近年来由于麻醉技术的改进和麻醉药物的发展，采用全麻取气管异物者日益增多。

### 四、手术方法

（1）直接喉镜下异物取出术　气管异物、喉部异物及总气管、支气管、腔内活动的异物，可采用此方法。直接喉镜取异物操作简便，成功率较高，术中喉部及气管黏膜损伤轻，术后不易因喉水肿发生呼吸梗阻。

① 仰卧头低位，用直接喉镜充分暴露声门，吸清咽喉及声门下腔分泌物，检查喉声门裂有无异物，一经发现立即取出。若患儿有窒息现象，而不能及时将异物取出，在紧急关头，可先将异物推向气管，待呼吸好转后再行取出。

② 在气管及支气管腔内的活动异物，可将闭合的异物钳，趁声门裂张开之际，伸入声门下腔，张开钳，见到异物立即夹取，

注意不要滑脱。

③ 若未见异物，可将异物钳张开，插入气管腔探取异物。或用异物钳刺激气管壁，待患儿剧烈咳嗽，异物被咳出冲向声门下腔时凭触击感觉挟取异物。如夹住黏膜或气管隆凸，牵拉异物钳时有弹性阻力感，应立即放松，切忌强行拉出，以免造成损伤或引起并发症。

④ 取出的异物要详细检查是否完整，如疑有夹断或破碎，应按同法再次探取，但反复探取的次数不宜太多，时间不宜太长，对直接喉镜不易取出者，可立即改用支气管镜取出。

（2）支气管镜取气管异物术　对经直接喉镜检查法未能取出的气管、支气管异物，存留已久、尖锐带刺的固定性异物，已经膨胀破碎的豆类异物等，均应用此法取出异物。

① 仰卧位，婴幼儿应先在直接喉镜检查暴露声门裂后，将支气管镜经直接喉镜送入气管腔内后再取下直接喉镜。成人及较大的儿童可直接采用支气管镜直接插入气管腔，进入气管腔时应缓缓向下，将支气管镜下端斜口不时地转动，检查气管腔前、后、左、右各壁的部位，以免越过异物而未发现。

② 看到异物时，仔细观察异物的形状、大小及位置，调整转动支气管镜，以寻找异物和气管壁间的缝隙，便于夹住异物。对较小的异物，可将异物从支气管镜腔内取出，至取尽为止。凡较大的异物不能经支气管镜管腔内取出者，在稳稳夹住后拉出，使其固定于支气管镜下端口，右手持牢钳柄，左手移向支气管镜上端，并用手指固定异物钳杆，然后将异物钳及所夹住的异物，连同支气管镜缓缓向外一并取出。通过声门裂时应将钳柄转动方向，使钳嘴叶与声带平行，以免声带阻挡异物，将异物滑脱下坠。

③ 停留较长时间的异物，由于支气管黏膜肿胀，将异物上端口周围边缘遮住，异物和气管壁间没有缝隙，难于夹住取出，此时可先用 1∶1000 肾上腺素溶液滴入气管腔，待肿胀减轻后，

趁患者吸气，气管开张之际夹住异物，缓慢取出。

④ 对尖锐带刺的异物，应将尖锐带刺端夹住拖入支气管镜管腔内，或用钳子改变其方向，使尖锐带刺端朝向下方，以便取出时不致损害气管或支气管组织，造成严重的并发症。

（3）磁铁吸取呼吸道异物　由铝、镍、钴和铁铸成的磁铁棒小圆头，经直接喉镜、支气管镜或细长支气管镜，将磁铁棒条伸入喉、气管、支气管、肺段支气管，在 X 线透视指引下，使磁铁与异物接触，相互吸住后，缓缓退出。此法非常安全，不易损伤气管、支气管组织，但常常外取时遇阻挡或碰撞管壁后容易滑脱。较小的金属异物存留于肺段支气管腔内者，普通支气管镜下能窥见，此时可在普通支气管镜窥视下再用特制的细长支气管镜套入，这种细支气管镜可直达肺段支气管，然后在 X 线透视指引下用磁铁吸取。

（4）开胸手术取异物　对存留于气管时间长、肉芽纤维组织包绕的气管异物、带尖锐棱刺的异物、经支气管镜无法取出者，可行开胸手术。

（5）手术中紧急情况的对策　患儿在气管镜取气管异物过程中，有窒息现象，又不能及时将异物取出时，在这种紧急关头，可先将异物推向一侧支气管，待呼吸好转后再行取出，或行气管切开术后再取异物。

（6）术后注意事项　对操作时间较长又未能取尽的支气管异物，可选择适当的日期再取出。为预防喉水肿及呼吸道感染，术后常给予抗生素和激素。如术后有喉部水肿，造成呼吸困难，经用抗生素、激素不能缓解者，应行气管切开术。

## 第八节　食管异物取出术

食管异物应立即经口腔内用食管镜取出，有些人企图通过吞咽馒头团块、干饭等食物，使异物随之下移吞入胃肠道，或以手指、探条及手术器械等盲目试取会引起呕吐反射，呕出异物。此举不宜采用，容易损伤组织，使异物刺入深层，造成取出困难，且可引起严重后患。

## 一、好发部位

由于食管解剖特点，异物停留的位置多位于环咽肌下食管进入胸腔处，此处狭窄最甚，为食管第一生理狭窄处。其次为第二生理狭窄处，由主动脉弓压迫食管左侧壁而成。第三狭窄处为左侧主支气管压迫食管前壁所致。第四狭窄处系食管通过膈食管裂孔而成。

## 二、术前准备

详细询问病史及检查患者，了解异物性质、形状、大小及嵌顿的时间及预计异物的位置。并做X线检查及摄取X线照片。术日应重做X线检查，了解异物是否移位或已吞入胃内。手术者最好亲自参加检查，以便了解异物具体位置，估计可能遇到的困难，及时采取措施。根据患者的年龄、异物性质、大小、形状的不同，准备各种不同的食管镜及食管异物钳。

## 三、麻醉选择

可采用表面麻醉或全身麻醉，对食管内嵌顿甚紧的巨大异物，带钩义齿及多棱带刺异物应以全麻加用肌肉松弛剂为宜。

## 四、操作方法

（1）间接喉镜或直接喉镜取异物　在间接喉镜下能窥见的梨状窝及食管入口的异物可采用此法。其操作简便，无任何严重并发症，前者体位采用坐位，后者采用仰卧位。

（2）食管镜取异物　食管管腔内的异物可用此法取出。

① 仰卧头悬垂位，由助手托住患者的头部。插入食管镜时要缓慢前进，在预定异物所在的部位处未能发现异物时，可能深入太快，超越异物而不能发现；或患者强烈吞咽动作将异物推下进入胃内。此时可将食管镜从食管裂孔处渐渐抽出详细检查食管周围各壁。看到异物后，不要匆忙夹取，吸清其上所附着的分泌

物、钡剂等，调整食管镜位置，将异物完全暴露在食管镜下，看清异物的形态后，用合适的异物钳取出。取出后最好详细检查各狭窄区，偶有多发性食管异物的报道。

② 金属异物亦可采用磁铁吸取异物，用食管镜将铝镍钴磁铁棒插入，在 X 线透视检查指引下，使磁铁接触异物，然后缓慢取出。

③ 带尖锐棱刺的异物，常刺入食管壁内，取出时需谨慎小心，切不可硬拉猛扯，造成食管壁的严重损伤或主动脉壁划破大出血而致死。这时可将尖锐端推入食管镜内或设法转动异物尖锐端方向，使其朝向下方，取出时不损伤食管。

④ 对食管下段巨大光滑异物，取出有困难时亦可推入胃内，随大便排出。

（3）颈外径路或开胸手术取异物

① 颈段食管异物，存留时间长，食管炎症状严重，黏膜肿胀，并发食管周围脓肿者，可于颈部胸锁乳突肌前缘做切口，暴露食管，切开引流脓腔，并将异物取出。

② 食管上段包埋性异物、食管中段异物患者已有纵隔感染或有主动脉穿破的危险迹象，经食管镜无法取出异物的患者，可经颈外径路或开胸手术取出。后者危险性较大。

（4）手术中紧急情况的对策

① 新生儿、婴幼儿置入食管镜引起呼吸困难者，可先行气管切开术后，再取食管异物。

② 对年老体弱有心脏病的肉类食管异物，不能耐受手术的患者，可试用 5% 胃蛋白酶，溶解于 10% 乙醇内，每 15 分钟内服 1 ～ 3ml，2 ～ 3 小时后可以使肉类消化，团块缩小，从而解除食管阻塞。

## 五、注意事项

取出食管异物后，食管黏膜无损伤者即可开始进消毒流质饮食或软食。对食管黏膜有损伤或炎性反应较重者，应禁食 2 ～ 3

天。并服用铋钙粉剂及抗生素，如有食管穿孔，禁食时间要长些，可通过鼻饲管维持营养，并注意食管瘢痕性狭窄等并发症。

## 第九节 咽科手术护理常规

### 一、术前常规护理

#### （一）心理护理

向病人介绍手术的目的和意义，说明术中可能出现的情况，如何配合，术后的注意事项等，使病人有充分的思想准备。

#### （二）局部准备

（1）全麻者术前禁食禁水 6 小时，婴儿禁奶 4 小时。

（2）病人自身准备　清洁卫生工作，修剪指甲，男病人须刮净胡须，女病人除去指甲油，取下首饰、挂件、隐形眼镜，有义齿的取下。

（3）手术当天测量并记录体温、脉搏、呼吸等，有高血压清晨测量血压。

（4）术前准备　需在鼻内镜下进行的手术，手术当天清晨修剪鼻毛。

（5）预防感染　咽部手术多为Ⅱ类切口，为预防术后感染，术前 0 ～ 2 小时遵医嘱静脉合理使用抗生素。口咽及喉咽部手术根据情况指导病人术前漱口液漱口，防止口腔感染，影响术后伤口愈合。

（6）咽部或口腔有炎症者，应先控制炎症，再行手术。

#### （三）一般准备

除术前常规血液、尿液检查外，局部检查包括咽部 CT、MRI 等。

### 二、术后常规护理

#### （一）监测生命体征

全麻病人按全麻常规监测生命体征至平稳后。

（二）体位

局麻者术后可采取半卧位，以减轻头部充血，利于口腔分泌物吐出，有虚脱现象者，改为平卧位。全麻后未清醒者，宜采用平卧位头偏向一侧，或采取侧卧位，以利口中分泌物吐出，防止渗血咽下。清醒后可予半卧位。手术后避免咳嗽，轻轻吐出口腔分泌物，不要咽下。

（三）饮食

局麻或表麻术后 2 小时、全麻术后 3 小时方可进食，术后根据病人的情况，口咽及喉咽部手术者给予冷流质或半流质饮食，禁烟、酒，避免大块、坚硬及辛辣刺激性食物；扁桃体手术者当天给予冷流质饮食，次日可改为半流质饮食，2 周内予温凉半流质饮食；鼻咽部手术者给予半流质或普食饮食，温度以温凉为主，防止过热诱发出血。应关心病人进食情况，多数病人因鼻腔填塞物的关系不愿意进食，应做好病人的宣教，鼓励病人少食多餐。并评估病人摄入情况，若明显不足可遵医嘱予静脉输液补充。

（四）病情观察

（1）监测生命体征　注意病人体温的变化，有感染迹象时，及时通知医生。

（2）预防出血　注意有无口鼻腔活动性出血情况。嘱病人有血流入咽部时应及时吐出，切勿咽下，可将擦拭后含有血液的纸巾集中放置，便于观察出血量；婴幼儿或全麻术后未清醒者观察有无频繁吞咽动作；详细记录病人出血情况，包括血液的色、质、量，并及时通知医生处理。

（3）预防感染

① 监测病人的生命体征，尤其是体温的变化，术后 3 天体温升高或一直持续 38.5℃以上，及时与医生沟通，必要时遵医嘱合理使用抗生素。

② 经常开窗通风，保持新鲜空气。

③ 减少人员探视，防止交叉感染。

④ 嘱病人早晚刷牙，进食后漱口，以保持口腔卫生。不能自行刷牙的病人，做好每日 2 次的口腔护理。

⑤ 保证营养和睡眠，提高机体抵抗力。

⑥ 各项操作均注意无菌原则。

（4）填塞物的观察　鼻咽部手术者术后鼻腔多有填塞物，每日 2 次做好病人鼻腔填塞物丝线的护理，做好面部清洁工作。巡视病房时关心病人鼻腔填塞物的情况，如有脱出及时通知医生，若丝线松脱，及时予以重新固定。

（5）疼痛的观察与护理

① 经常巡视病房，倾听病人主诉，注意病人对疼痛性质的描述，判别疼痛为正常或异常，做好疼痛护理。

② 指导病人使用听音乐、看电视等方式来分散注意力。

③ 鼻咽部手术者可使用冰袋冷敷额头来减缓疼痛；口咽及喉咽部手术者可使用冰袋冷敷颌下区或颈部来减缓疼痛。

④ 必要时遵医嘱给予止痛剂。

### （五）心理护理

由于手术刺激、术后鼻腔填塞等原因，使病人鼻面部胀痛、溢泪、头痛等不适，影响其呼吸睡眠，常出现焦虑情绪。做好耐心的解释，消除其不安的情绪，使之保持良好的心态，以利于康复。

### （六）出血的护理

出血较少的病人，鼻咽部手术者可予冰袋冷敷前额或鼻部；口咽及喉咽部手术者可予冰袋冷敷颌下区或颈部的方法来减少出血。出血较多时，及时通知医生，遵医嘱使用药物等止血治疗，并备好床旁吸引器、插灯，口咽及咽喉部手术另备气切包；鼻咽部手术另备后鼻孔填塞等应急物品。

### （七）用药护理

术后遵医嘱予止痛、止血、抗感染治疗，并注意观察药物疗效及不良反应。

### （八）健康指导

（1）嘱病人尽量避免打喷嚏，如欲打喷嚏时，可张口做深呼吸，舌尖抵上腭，手指按压人中的方法来抑制打喷嚏，抑制不住时则采用张口打喷嚏的方法，以免鼻咽部手术者鼻腔填塞物松动、脱出、导致出血；口咽部手术者防止切口出血。

（2）注意休息，生活要有规律，锻炼身体，提高机体抵抗力，预防感冒。

（3）鼻咽部手术

① 嘱病人切勿用手挖鼻，以免填塞物脱出或引起出血、感染等。

② 避免长时间低头弯腰，以免引起鼻腔压力增高导致出血。

③ 教会病人正确的擤鼻涕的方法，告诉病人正确的方法为单侧擤鼻，避免双侧一起擤鼻，防止压力过大造成出血。

④ 术后因鼻腔填塞，病人长时间用口呼吸，感觉口干，应鼓励病人多饮水，以补充经口呼吸而流失的水分。

⑤ 通常术后 24 ～ 48 小时可将鼻腔填塞物抽去，抽取之前，关心病人进食情况，若尚未进食，应嘱其先进食后再抽取，以免因填塞物抽取时鼻部痉挛而造成病人晕厥。当医生取出鼻腔填塞物后，应注意观察鼻腔有无出血，嘱病人不要用力擤鼻，鼻腔少量出血者遵医嘱予地塞米松麻黄碱滴鼻液滴鼻、石蜡油滴鼻、鼻腔喷雾或冰袋冷敷。出血较多时遵医嘱使用止血药物或重新进行鼻腔填塞。

（4）口咽、喉咽部手术

① 若手术同时切除扁桃体者，术后 6 小时手术创面开始形成白膜，术后 1 周左右，白膜开始脱落，有白膜自口中脱出属正常现象，勿惊慌。术后 10 ～ 15 天创面完全愈合。

② 注意饮食，术后 2 周内避免进食硬的、尖锐或带刺食品，温度上注意温凉，如有出血，立即急诊。

## 第十节 喉科手术护理常规

喉科手术包括各种喉镜检查术、声带手术、气管切开术、喉全切除术、部分喉切除术、食管镜和支气管镜检查及异物取出术、颈部淋巴结清扫术等。

### 一、术前护理常规

（1）心理护理 为使病人有充分的思想准备，先向病人介绍手术的目的，手术的大致过程，说明术中可能出现的不适，如何配合及术后需注意相关事宜，减少病人焦虑心理。对于肿瘤病人、术后语言交流功能受影响的病人，要加强术前解释工作，使病人在充分理解和愿意接受手术的心理状态下进行手术，并事先教会病人一些简单的手语以便术后交流。

（2）咽喉部、口腔或鼻腔有炎症者，应先控制炎症，再行手术。

（3）备皮 喉切除或颈淋巴结清扫的病人根据手术范围备皮。

（4）一般准备 备齐检查资料，包括喉部 CT、MRI、X 线片等。

### 二、术后护理常规

（1）全麻病人按全麻护理常规监测生命体征。

（2）观察切口渗血情况 观察切口敷料渗透情况；嘱病人口中分泌物吐出，以便观察；观察引流液的性状及痰液的色、质、量。如发现活动性出血，及时与医生联系采取措施。

（3）心理护理 对行喉切除的病人尤其应特别关注细节，加强与病人的非语言交流和沟通，及时满足病人需要，使病人保持情绪稳定。

（4）对于气管切开或喉切除的病人，做好气管套管和气管的护理，保持呼吸道通畅。

（5）做好各种导管包括负压引流管、鼻饲管、水囊管、输液管等的护理，保持其功能状态。

（6）体位　全麻清醒后予以半卧位，鼓励尽早下床活动。

（7）根据医嘱用药，预防感染等并发症，同时做好口腔护理。

（8）饮食护理　一般喉部手术全麻清醒 3 小时后予以温冷流质或半流质饮食。鼻饲病人要保证病人均衡和充足的营养，以预防并发症，促进康复。禁烟酒，避免辛辣刺激性食物。

（9）各种喉镜术后嘱病人少讲话，注意声带休息。

# 第三篇
# 疾病护理

# 第十章 耳科疾病护理

## 第一节 先天性耳畸形

### 先天性耳前瘘管

#### 一、定义

先天性耳前瘘管是一种最常见的先天性耳畸形。瘘管是一种有分支而弯曲的盲管，多为单侧性，也可为双侧。瘘口多位于耳轮脚前，另一端为盲管。

#### 二、病因及发病机制

由于胚胎发育时期形成耳郭的第 1、2 鳃弓的 6 个小丘样结节融合不良或第 1 鳃沟封闭不全而形成的盲道。

#### 三、临床表现

先天性耳前瘘管出生时即存在，瘘管大都开口于耳轮脚前上方和耳屏前方，挤压时可排出少量黏液，或乳白色分泌物从瘘口溢出。平时无自觉症状，感染时，局部出现红肿、疼痛、溢脓。若反复感染者，可形成脓肿，瘘管周围或其远端皮肤发生溃烂，局部形成脓瘘或瘢痕。

#### 四、辅助检查

（1）常规检查　①血常规、尿常规；②凝血功能；③传染性疾病筛查（乙肝、丙肝、梅毒、艾滋病等）；④心电图检查。

（2）根据患者病情可做血糖、肝肾功能、电解质、X 线胸片等检查。

## 五、治疗

患者一般在合并感染时即来医院就诊。无症状者不需要治疗；如有感染化脓则需用抗生素控制感染；如有脓肿形成则要切开排脓，局部换药治疗。待感染控制，局部愈合再施瘘管切除术。术前注入少许亚甲蓝，术时将瘘口周围皮肤做一梭形切口，在探针指引下，沿蓝色瘘管及其分支一次彻底切除。术时若残留，日后复发，再次手术即甚困难。

## 六、观察要点

① 脓肿切开换药时观察脓腔大小、瘘管周围皮肤有无溢脓形成，观察脓液颜色、量，为脓肿切开后选择手术方式和手术时机提供依据。

② 观察患儿体温情况。在全身用药后 5 ～ 7 天，若体温正常，可择期手术。

## 七、护理要点

1. 术前护理

（1）心理护理　做好疾病的健康教育，争取手术配合。患儿入院后，往往由于全身使用抗生素和局部切开引流排脓后症状缓解，家长以为已经痊愈，患儿又害怕手术，因此不愿接受手术治疗。其实非手术治疗并不能消除暴露的瘘口，加上患儿卫生意识和抵抗力较差，一旦瘘口进入水、污垢、病菌等极易引起感染。如果反复感染或形成瘢痕，会给患者带来身体上的痛苦，甚至影响其面部美观，故及时、合理的手术治疗是非常必要的。在健康教育中要说明疾病特点、手术的必要性。争取患儿及家长配合。

（2）脓肿切开的护理　瘘管脓肿形成时，在术前行脓肿切开引流术。将脓肿周围毛发剃掉并清洗干净，常规消毒，局部麻醉，选择脓肿波动感最明显处下方或体位引流最低部位经皮纹方向切开，先用过氧化氢，再用生理盐水甲硝唑溶液或生理盐水加庆大霉素 8 万 U 彻底清洗脓腔及瘘管。留置橡皮条引流后加压包扎。第2天起换药。换药时仍应用2%过氧化氢局部冲洗，换药次数根据引流物多少而定。

（3）一般常规护理　术前全身应用抗生素。

2. 术后护理

（1）体位护理　手术均在静脉复合麻醉下进行，术后患儿去枕平卧头偏向患侧，直至完全清醒。清醒后即可选择患侧侧卧位，以达到清除无效腔、减少局部渗血、预防感染的目的。

（2）出血的护理　术后局部加压包扎以达到止血的目的。观察局部敷料是否清洁、干燥，若渗血较多，请示医师，协助查明出血原因，排除因手术原因导致的出血，采取局部加压止血的方法均能达到止血目的。

（3）局部护理　术后24～48小时后去除包扎敷料予以换药。局部用75%乙醇消毒后，再行TDP灯照射。TDP灯照射具有消炎、镇痛、促进上皮生长、加速伤口愈合的效果。照射时，TDP灯治疗头对准患处，照射时间为30分钟。照射时一定要专人守护，随时触摸患儿照射部位，感受皮温，调整照射距离，避免烫伤。照射完毕，以无菌敷料覆盖。

3. 健康指导

① 指导患儿及家长出院后进行正确的伤口护理，注意观察伤口有无红、肿、痛、渗液等，应保持伤口清洁、干燥。勿用手自行挤压瘘管，避免污水进入瘘管。避免挖耳，防止外伤。避免碰撞伤口。

② 术后注意休息，防感冒。加强锻炼，增强机体抵抗力。

③ 术后3周回院复诊。

## 先天性小耳畸形

### 一、定义

先天性小耳畸形又称先天性小耳畸形综合征，是由于耳郭先天发育不良所造成的一种小耳畸形，常伴有外耳道闭锁、中耳畸形和颌面部畸形，其发生率因地域、种族各异。

## 二、病因及发病机制

由于胚胎发育时期形成耳郭的第 1、2 鳃弓发育畸形所致。

## 三、临床表现

根据畸形程度可将小耳畸形分为 3 度。Ⅰ度：耳郭各部分尚可辨认，只是耳郭较小；Ⅱ度：耳郭多数结构无法辨认，残耳不规则，呈花生状、舟状等，外耳道闭锁；Ⅲ度：残耳仅为小的皮赘或呈小丘状。也可为耳郭完全未发育，局部无任何痕迹的称为无耳症。

## 四、辅助检查

① 耳郭的 CT、MRI 检查　耳畸形的程度和类型。

② 听力测试　听力损伤程度。

## 五、治疗

第一期为扩张器置入手术，即通过手术将 100ml 扩张器置入耳后乳突区。可在局部麻醉下，也可全身麻醉下进行，术后 1 周开始注水，每周 2 次或 3 次，1 ～ 2 个月完成注水。注水完成后，最好能持续扩张 3 ～ 6 个月，这样第二期手术时，皮瓣较薄，回缩较小，再造术后效果较好。也可在注水完成后即行第二期手术。

第二期为耳郭再造，即在术中取肋软骨进行雕刻而成支架，再利用耳部扩张的皮肤作为耳郭皮肤以完成耳郭再造。此期手术需住院，在全身麻醉下进行，此期术后休息约半年，待再造耳郭基本稳定，瘢痕软化后，再行第三期手术。

第三期是在已完成耳郭再造的基础上，进行耳垂转位、耳甲腔及耳屏再造，使再造的耳郭更加完美逼真。在已完成耳郭再造的基础上，进行外耳道成形，鼓室探查，鼓室成形术提高听力。先天性小耳畸形的患者在接受第三期的治疗后，耳朵从外形到功能基本恢复；这个手术持续的时间长，周期大，需要长时间的精心治疗。

## 六、观察要点

① 严密观察并记录患者生命体征的变化，包括体温、脉搏、呼吸、血压，每 4 小时 1 次。

② 术后观察引流液的颜色、性状及量，及时记录；量多时，随时更换，并及时通知医生。

③ 注意观察负压引流是否持续负压引流状态，引流如果未达到负压状态，应及时更换。

④ 观察头皮剥离区，伤口有无渗血及血肿情况，如有异常及时报告医生。

⑤ 观察伤口处敷料有无渗血。

## 七、护理要点

*1. 术前护理*

（1）全面评估患者　包括健康史及相关因素、身体状况、生命体征，以及神志、精神状态、行动能力等。

（2）心理护理　给予患者同情、理解、关怀、帮助，告诉患者不良的心理状态会降低机体的抵抗力，不利于疾病的恢复，解除患者的紧张情绪，以便更好地配合治疗和护理。

（3）饮食护理　指导患者多进食富有营养、易消化、口味清淡的食物，以加强营养，增进机体抵抗力。

（4）术前指导　说明手术治疗的必要性。介绍手术医师的临床经验及技术水平。介绍手术的大致过程及配合方法。

（5）物品准备　准备术中用物，如病历、X 线胸片、CT、MRI 等各种检查结果。

（6）患者准备　①遵医嘱给予术区备皮、应用抗生素等；②肠道准备：夜间 20:00 行开塞露清洁灌肠，24:00 后禁食、禁水；③睡前遵医嘱给予地西泮口服，保证患者良好睡眠；④手术当天晨禁食、禁水，遵医嘱注射术前针。

*2. 术后护理措施*

（1）术后体位　叮嘱患者及其家属绝不能侧卧位，尤其是患者熟睡后，一定要加强巡视，避免患耳受压。

（2）将引流管接至负压引流瓶，一般持续7天，每天更换1次；更换时，先关闭输液器，防止液体反流，注意无菌操作。

（3）防止引流管脱落　负压引流术后，患者在床上活动受限，不可突然大幅度活动，如需下床活动，注意固定好引流管，防止引流管脱出。

（4）一期一般3天后拔管，二期一般5天后拔管（换药时消毒，注意无菌操作）。

（5）皮瓣血供的观察，一般术后3天打开术区敷料，观察颞浅筋膜的血供颜色。

（6）一期术后可用止血药，二期术后为了正常血供，不可用止血药，给予术侧颈部冰敷，防止出血。

（7）胸部护理　因二期胸部取肋软骨。

① 防止伤口出血　胸带加压包扎；咳嗽、排便时，用手护住胸部伤口处，以减少振动带给伤口的压力，注意胸部张力。

② 防止肺部感染　鼓励患儿咳嗽、咳痰，定时雾化吸入，尽早下地活动。

③ 观察有无气胸或原有气胸加重。

④ 心理护理　住院期间给予患儿更多的关心及照顾，主动交流沟通使其有社会归属感。不要对其患耳有过多的评论，鼓励同病室的患者与其主动交流，消除自卑感。

3.健康教育

① 此类患者多为先天所致，少数因外伤所致，通常表现为性格内向，自卑感强，不善于与他人交流。护理人员应主动与患者沟通，让患者了解术后耳郭质感硬、弹性差的缺点，避免患者对术后效果期盼过高。

② 告知患者，出院后术侧耳部避免撞击及睡觉时受压，同时注意保暖，防止冻伤。

# 先天性中耳畸形

## 一、定义

先天性中耳畸形常合并外耳的畸形，但也有单纯中耳畸形的，也可合并内耳畸形。先天性中耳畸形可分为鼓室、听小骨、鼓窦、乳突、咽鼓管、面神经、耳内肌等畸形，可单一发生，亦可几种畸形同时发生。其中鼓室畸形和面神经鼓室部畸形较为多见。

## 二、病因及发病机制

鼓室和咽鼓管由第 1 咽囊发育而来，鼓室起源于第 1 鳃沟，锤骨、砧骨来自第1鳃弓，镫骨来自第 2 鳃弓，镫骨足板和环韧带来自原始的迷路软骨。

由于遗传原因或母亲在妊娠期间特别是妊娠 3 个月内因病毒感染、服药、中毒、接触放射线等非遗传因素的作用，影响任何部分的胚胎发育，均可导致相应部位的畸形。

## 三、临床表现

1. 鼓室畸形

表现为鼓室腔周壁形态、容积、鼓室内传导结构的畸形。

（1）鼓室壁的畸形　鼓室天盖不全，鼓室内壁发育不良，导致病人听力障碍、脑脊液漏，可并发耳源性脑膜炎。

（2）鼓室内传音结构异常

① 听骨链畸形　听骨链完全缺如者很少，常见的畸形多为融合、部分缺如或不连接，如锤骨与砧骨融合、砧骨长突缺如和镫骨足弓缺如、镫骨足弓畸形。

② 鼓室内肌畸形　为镫骨肌、鼓膜张肌肌腱附着点及走向异常、过粗大、异常骨化或缺如等。

③ 异常骨桥及骨板　起于鼓室壁，伸向鼓室内与听小骨连接，导致听小骨活动障碍。

2. 咽鼓管及气房系统畸形

表现为咽鼓管异常宽大或闭塞，或咽鼓管憩室形成。鼓窦及乳突气房发育受咽鼓管影响，气化程度变化较大，鼓窦的大小、位置可出现异常或完全缺如。

3.面神经鼓室部的畸形

多表现为骨管异常、形态及走行异常。

（1）骨管异常　骨管缺损导致面神经水平段暴露，骨管发育狭小，病人出生后可有不全面瘫。

（2）面神经形态异常　面神经分叉多见，在鼓室部分成两支，一支在正常位置，一支走在鼓岬部。

（3）面神经走行异常　表现为面神经水平与垂直段交界处向前下或向上移位。

## 四、辅助检查

1.听功能检查

婴幼儿做听性脑干反应测听，能够配合检查的病人做纯音听阈检测。听小骨和两窗不同的畸形会引起不同程度、不同类型的听力障碍。

2.影像学检查

颞骨高分辨率CT，轴位和冠状位MRI扫描，必要时结合三维重建，以了解外耳道是否完全闭锁、鼓室的位置及大小、听骨链发育情况、面神经是否畸形、乳突气化和鼓室充气情况，咽鼓管有无畸形，以及内耳、内听道、听神经的情况等。

## 五、治疗

1.治疗方法

外耳道及中耳畸形以手术治疗为主，通过手术进行外耳道、中耳重建，达到提高听力的目的，如合并胆脂瘤者，应尽早手术治疗。但若内耳和（或）内听道、听神经畸形或鼓室及乳突完全未气化，手术无法提高听力，即失去手术的意义，有残余听力不能或不愿手术者，可佩戴植入式助听器，也可以在外耳道成形术后佩戴耳内式助听器。

2. 手术时机

双耳畸形时，在学龄前（4～6岁）进行手术治疗。因为儿童期分泌性中耳炎发病率较高，又有咽鼓管功能障碍等，易致手术失败，故单耳畸形病人在成年后手术为佳。

3. 外耳道中耳重建术

可分为手术径路和传音功能重建两个部分。

（1）手术径路　有鼓窦径路和直入式径路两种。

（2）传音功能重建术　按听骨链重建术和镫骨手术原则进行。

## 六、观察要点

1. 切口观察及护理

观察切口敷料包扎是否完整，有无松脱，有无渗血、渗液，如有渗血、渗液，观察渗血、渗液的颜色、性质、敷料渗透面积，及时报告医生，协助医生进行止血、换药等处置，洗脸时勿污染敷料，保持敷料清洁、干燥。

2. 并发症观察及护理

（1）感染　遵医嘱应用抗生素，按无菌原则换药，严格探视制度，预防感冒，学会正确的擤鼻方法，保持口腔清洁。

（2）面瘫　密切观察病人有无患侧不能抬眉、闭眼、鼻唇沟变浅等面瘫症状，及时向医生汇报，遵医嘱给予营养神经的药物。

（3）眩晕　观察病人有无眩晕、恶心、呕吐症状，及时汇报医生并做好生活护理及安全指导工作，保证病人安全，防止跌倒、坠床发生。

（4）颅内并发症　观察病人有无剧烈头痛、喷射状呕吐、颈强、发热等症状，及时通知医生，遵医嘱使用降颅压药物，禁用止痛、镇静类药物，以免掩盖症状。

## 七、护理要点

1. 非手术病人的护理

不适合或不愿手术的病人，可指导其选择佩戴合适的助听器。

2. 术前护理

（1）心理护理　先天性中耳畸形尤其是双耳畸形的病人，由于存在不同程度的听力障碍，病人的语言发育也受到了影响，病人和家属非常迫切地寻求治疗，以提高听力，进行正常的人际交往，儿童病人能入学接受正规的学校教育，所以拟定手术时，病人和家属表现出既兴奋又紧张恐惧的心态，兴奋的是终于有希望提高听力了，恐惧的是手术怎么做？手术会顺利吗？手术的效果如何？针对病人与家属的这一心态，护士要主动与病人及家属沟通，向病人及家属介绍手术的方法，介绍手术成功的病例，使病人及家属相信医生的医疗水平，信赖医护人员，对治疗充满信心。

（2）术前准备　术前 1 天备皮，剃发至耳郭周围 5 ～ 6cm，术前 1 天沐浴，预防感冒，保持耳部清洁，洗头、洗脸时避免外耳道进水。

3. 术后护理

（1）心理护理　术后伤口疼痛加之对手术效果的期望，病人往往紧张、不安，针对病人的心理特点，做好心理安慰，向病人及家属讲解术后恢复过程，配合上的注意事项，为病人提供安静、整洁、舒适的休养环境，以理解的微笑、和蔼的态度、真诚的语言缓解病人的紧张、焦虑感。

（2）饮食护理　进高蛋白、富含维生素、纤维素的流质或半流质饮食。

（3）术后卧位　平卧位，头偏向健侧，防止术耳受挤压及牵拉，避免身体剧烈活动，保持头部缓慢运动，镫骨手术者，卧床 3 天，防止移植骨移位。

4. 病人或家属教育

① 保持术区清洁、干燥。

② 洗头、沐浴时注意勿污染术区。

③ 术后 3 个月内勿乘飞机，以防气压突然变化影响手术效果。

④ 改变不良的生活习惯，勿用力擤鼻、自行挖耳、吸烟。

⑤ 按时门诊复查，突然发生听力下降或有其他不适时随时

来诊。

⑥ 妊娠期妇女注意妊娠保健，保证优生。

⑦ 对于双侧中耳畸形，听力明显障碍的病人，建议家长在病人 4 ～ 6 岁时接受治疗，以提高听力，促进语言、智力发育。

## 先天性内耳畸形

### 一、定义

先天性内耳畸形又称先天性迷路畸形，内耳畸形可引起感音神经性聋，约 20% 感音神经性聋病人，其内耳存在畸形。内耳畸形可见于单侧，也可双耳同时受累，以双侧畸形较多，约占 65%。内耳畸形可独立发生，亦可伴有外耳、中耳畸形，部分病例伴有颌面器官、眼、口、齿畸形及（或）伴有肢体与内脏畸形，构成不同类型综合征。

### 二、病因及发病机制

胚胎发育早期母亲受病毒感染，患风疹、麻疹、腮腺炎等疾病。不良理化因素的影响，如母亲妊娠期服用致畸药物（如反应停），受 X 线、微波、电磁辐射等。以上因素均可使听觉发育障碍，导致先天性内耳畸形。

### 三、临床表现

内耳畸形按畸形的范围和程度分为非综合征性（单纯性）耳畸形和综合征性耳畸形。

1. 非综合征性耳畸形

为单纯的内耳发育障碍所致，不伴其他畸形，在近亲婚配的后代中发生率较高，可分为四型：

（1）Michel 型　为全内耳未发育型，是内耳发育畸形中最严重的一种。某些病例，颞骨岩部亦未发育，且常有镫骨及镫骨肌缺如，此型病例，听功能、前庭功能全无。

（2）Mondini 型　为耳蜗发育畸形。骨性耳蜗扁平，蜗管只有1周半或2周，第2周及顶周发育不全，螺旋器及螺旋神经节发育不全，前庭发育亦有障碍。

（3）Alexander型　即蜗管型，主要表现为蜗管发育不良，主要病变在底周螺旋器及螺旋神经节。病人高频听力损失严重，低频残余听力尚可利用，前庭功能可能正常。

（4）Scheibe型　即耳蜗球囊型，是最轻的内耳畸形。畸形局限于蜗管和球囊，内耳部分功能存在，可以单耳或双耳发病。

此外，还有先天性前庭水管扩大或大前庭水管综合征，即前庭水管扩大（前庭水管直径大于2.0mm），内淋巴囊也扩大，可伴有内耳Mondini畸形。

2. 综合征性耳畸形

内耳畸形除伴外耳、中耳畸形外，尚有头面部器官及肢体、内脏畸形，构成不同综合征。

（1）Usher综合征　即视网膜色素变性、聋哑综合征，内耳病变与Alexander型相似，合并视网膜色素沉着，进行性视网膜色素变性，视野进行性缩小，还可伴有先天性白内障。

（2）Pendred综合征　即甲状腺肿耳聋综合征，内耳病变与Mondini型相似，出生后即耳聋，至青春期出现甲状腺肿大，甲状腺功能一般正常。

（3）Klippel-Feil综合征　即克里波－费尔综合征，病人颈椎畸形，颈短，呈蹼状，后发际低垂且内耳、内听道及中耳均可有不同程度的畸形，镫骨底板缺损者，蛛网膜下腔与鼓室相通，可发生脑脊液耳漏并继发脑膜炎。

（4）Cerico-oculo-acoustic trias　即颈－眼－耳三联征，除Klippel-Feil综合征的症状外，尚有眼球运动障碍。

（5）Weardenburg综合征　即华登堡综合征，病人内耳发育不全，伴内眦及泪点外移，鼻根高且宽，双侧眉毛内端散乱或相连，部分或全部虹膜异色，部分头发发束呈白色。

（6）Ven der Hoeve综合征　即先天性成骨不全症，属于先天性骨质构造缺陷，病人为蓝色巩膜，耳硬化镫骨底板固定，易发生多处长干骨骨折。

## 四、辅助检查

（1）听功能检查　纯音测听、耳声发射、听觉诱发电位及前庭功能检查，以了解听力损失情况。

（2）影像学检查　①耳部X线片、颞骨高分辨率CT及三维重建：帮助确定内耳有无畸形及畸形的程度和类型。②膜迷路MR三维重建及水成像：可显示内耳膜迷路的全貌及立体形态，了解鼓阶、前庭阶、中阶影像是否均匀、完整，了解蜗轴的发育，耳蜗内液体的体积、纤维化及骨化程度等。

（3）进行染色体组型分析和基因检查，以确定遗传特征。

## 五、治疗

根据耳聋的性质和程度：

（1）传导性聋　Ven der Hoeve综合征听力障碍原因为镫骨底板固定，通过镫骨手术或内耳开窗术治疗，可获得接近正常的听力。

（2）中、重度感音神经性聋高频听力损失严重，低频听力有不同程度残存，可佩戴合适的助听器，以补偿听力损失。

（3）重度及极重度感音神经性聋　建议行人工耳蜗植入术进行治疗。

## 六、观察要点

### 1. 病情观察及护理

严密观察病人生命体征、意识和瞳孔大小，观察病人切口敷料是否完整，包扎松紧度是否合适，有无渗液及渗血，观察头皮有无波动感，警惕头皮血肿的产生，观察病人对高仿生异物的排异反应。倾听病人的主诉（或书写、看手势），病人有无哭闹及烦躁情绪，是否用力抓敷料，嘱家属一定看护好病人，勿抓耳部敷料。无菌操作换药，观察切口愈合情况，应用抗生素预防感染。

2.并发症的观察及护理

（1）面瘫　观察病人笑及说话时面肌运动是否对称，是否有术侧眼睑闭合不全、鼻唇沟变浅、鼓腮漏气、口角偏斜等，有异常情况及时通知医生。

（2）眩晕　观察病人有无视物旋转、恶心、呕吐、眼震、耳鸣等症状，遵医嘱给予药物治疗，卧床休息，避免头部活动，加强安全管理，且密切观察病人用药后眩晕、恶心、呕吐、眼震等的恢复情况。

（3）淋巴（脑脊）液漏　观察敷料渗出液性质、颜色、量，半卧位卧床休息，避免增加颅压动作，如咳嗽、打喷嚏、用力排便等，遵医嘱给予甘露醇等降颅压药物且密切观察用药后反应。

（4）颅内感染　密切观察病人生命体征、意识、瞳孔，有无颈强直，有无头痛、恶心、呕吐等。遵医嘱给予足量抗生素，有异常情况及时通知医生。

## 七、护理要点

1.术前护理

（1）心理护理　利用书面文字、口型、口语等各种方式与病人及家属沟通，鼓励病人及家属说出自己的想法与需求，病人及家属常担心术后的听力情况及语言康复的效果，人工耳蜗价格昂贵，对病人及家属来说是很沉重的经济负担，因此护士在护理病人时要充满爱心与耐心，详细地向病人及家属讲解人工耳蜗的性能及工作原理，手术的目的及基本过程，手术后长期的听力、语言康复训练，人工耳蜗植入的预期效果等，使病人及家属能够正确认识人工耳蜗，对人工耳蜗植入术有合理的期望值，积极地与医护人员配合。

（2）术前准备　术前1天剃全头，对不合作病人，特别注意勿损伤头皮。

2. 术后护理

（1）心理护理　观察病人及家属的情绪变化，用各种方式与其沟通，回答病人及家属的各种问题，了解病人及家属的需求，持续地给予心理疏导。

（2）卧位　行人工耳蜗植入术者，6小时后头部略抬高15°～30°，平卧，取头偏向健侧或健侧卧位，防止挤压术侧。

（3）预防电极脱落　注意安全，勿剧烈运动，勿做剧烈的头部运动及下颌骨活动，进食富有营养、易消化的流质、半流食饮食为宜。

3. 病人或家属教育

（1）按时随访　术后1个月开始言语处理器的调试编程，佩戴耳外机，与医生共同配合，使人工耳蜗言语处理系统达到与患耳相适当的最佳状态。

（2）康复训练　开机后1个月参加正规的语训班，进行听觉言语康复训练，平时鼓励病人多与人交流，多看电视、听广播等。

（3）内植部件保护　保持手术区局部清洁、干燥，勿用手抓挠，防止感染，防止对手术局部的挤压或猛烈撞击，避免头部剧烈活动。

（4）外植部件保养　保持外植部件清洁，避免潮湿和淋雨，及时更换电池，远离高电压、强磁场（大部分不可做MRI），做其他手术时，要用双极电凝，减少静电的产生。

（5）防内耳逆行感染　勿用力擤鼻、打喷嚏。

（6）保健　加强妊娠期保健，减少或避免内耳畸形患儿的出生。

（7）早期治疗　在言语形成的早期阶段接受人工耳蜗植入有利于儿童恢复言语能力，应告知患儿的家长尽早为其手术治疗。

## 第二节 耳外伤

### 耳郭外伤

#### 一、定义

因耳郭外露于头两侧，极易遭受外力损伤。耳郭外伤是指各种外力因素造成的耳郭损伤。常见的耳郭外伤有挫伤、撕裂伤、切割伤、枪击伤和烧伤等。临床以前两者为多见，可单独发生，亦可伴发头面部损伤。

#### 二、病因及发病机制

因耳郭暴露于头颅两侧，容易遭受各种外力的撞击，同时由于耳郭软骨及附着的皮肤薄，血管位置表浅，受到外力后很容易造成损伤。挫伤多由钝物撞击导致；撕裂伤可由锐器或钝器所致；冻伤多因天气寒冷或使用冰枕时，局部保暖或保护不足所致；热蒸汽、某些高浓度化学药品或火灾时可致耳郭烧伤。

#### 三、临床表现

（1）耳郭挫伤　可在皮下或软骨膜下积血形成血肿，表现为周部青紫或软骨膜下血肿。

（2）耳郭撕裂伤　可能是耳郭部分撕裂，也可能为全部撕脱，创缘多不整齐。

（3）耳郭切割伤　创缘多较整齐。

（4）耳郭枪击伤　组织多有缺失。

（5）耳郭烧伤　依其烧伤程度可见局部红肿、水肿、溃烂、皮肤和软骨坏死，晚期瘢痕组织增生，耳郭发生粘连或畸形。

#### 四、辅助检查

（1）耳部检查　咽鼓管检查，中耳和乳突检查，听力检查，前庭功能检查。

（2）耳鼻咽喉CT检查和MRI检查　明确耳部病变组织的性质。

（3）外耳检查　主要检查外耳道、耳郭、鼓膜有无异常。

（4）耳郭检查　主要以望诊和触诊为主，观察耳郭有无畸形、红肿、损伤。

## 五、治疗

① 挫伤引起的小的软骨膜下血肿，用注射器将积血抽出后加压包扎即可；大块的血肿或已凝成血凝块者，则需切开取出凝血块，缝合后加压包扎。处理时需严格无菌操作，防止继发感染。

② 对有创面的损伤，应彻底清洗伤口、止血、清创、缝合，注意软骨膜不应缝合。清创时应尽可能地保存组织，以免导致严重畸形。

③ 耳郭烧伤多为大面积烧伤的一部分，治愈后常遗严重畸形。

④ 可全身使用抗生素如磺胺类药物预防感染，对于有创面的不洁损伤，还应注意破伤风抗毒素注射前应做TAT皮肤试验，以免发生过敏性休克。

## 六、观察要点

① 观察耳郭的温度和颜色，注意生命体征变化，发现异常及时通知医师。

② 观察用药后反应。

## 七、护理要点

1.常规护理

① 告知患者疼痛的原因和可能持续的时间，同时积极协助医师处理伤口，减轻疼痛。

② 遵医嘱应用抗生素。

③ 与患者交流，帮助患者减轻心理压力。

2.健康指导

① 讲解疾病相关知识，指导患者注意保护外耳，避免外力

碰撞。

② 冬季注意耳部保暖，防止耳郭冻伤。

## 耳郭化脓性软骨膜炎

### 一、定义

耳郭化脓性软骨膜炎是指耳郭损伤后在软骨和软骨膜间形成脓液，疼痛较严重，并能造成耳郭软骨坏死及畸形的耳郭软骨膜的急性化脓性炎症。中医称之“断耳疮”，是一种较为顽固而痛苦的外耳疾病，需加强重视，及早诊治。

### 二、病因及发病机制

常因外伤、烧伤、冻伤以及手术、耳针感染、耳郭血肿继发感染等所致。铜绿假单胞菌为最多见的致病菌，其次为金黄色葡萄球菌。

### 三、临床表现

先出现耳郭肿痛、灼热感，红肿热痛逐渐加重，且范围增大，病人疼痛难忍。检查可见耳郭红肿、明显触痛，脓肿形成后有波动感，部分出现破溃出脓。

### 四、辅助检查

取脓性分泌物做细菌培养和药敏试验，以指导临床选用敏感抗生素。

### 五、治疗

① 早期可做局部理疗，以促进炎症消退。尚未形成脓肿时，全身应用敏感抗生素控制感染。

② 已形成脓肿者，宜在麻醉下行脓肿切开，清除脓液，刮除肉芽组织，切除坏死软骨，尽可能保持耳轮部位的软骨，避免日后耳郭畸形。术中用敏感抗生素溶液彻底冲洗术腔。术毕将表面皮肤贴回创面，放置引流条，不予缝合，选用敷料适当加压包

扎。根据具体情况，隔日或每日换药。

③ 有文献报道，采取中西医结合的方法治疗本病。前期使用清热解毒的药物，结合全身使用敏感抗生素，若有脓肿，切开引流，清除坏死和肉芽组织。后期用活血化瘀的中药治疗。

### 六、观察要点

观察耳郭红肿热痛情况。

### 七、护理要点

（1）关心、安慰病人，并讲解疼痛的原因及本病相关知识，取得病人的配合。

（2）行局部理疗时，严格遵守理疗仪的操作规程，合理使用功率，避免烫伤。

（3）遵医嘱合理使用抗生素。脓肿形成者，配合医生行脓肿切开引流术及创面换药。

（4）进行耳针治疗或耳部手术时，严格执行无菌技术操作，避免损伤软骨。耳郭外伤应彻底清创，防止感染，以避免日后耳郭畸形。

（5）病人或家属教育

① 术后取健侧卧位。

② 忌辛辣、硬等刺激性食物。

③ 配合医护治疗，创面保持清洁、干燥。

④ 注意保护外耳，避免耳郭外伤。若发生耳郭外伤应及时、彻底清创，避免感染。

⑤ 冬季注意耳部保暖，防止耳郭冻伤。

⑥ 若遗留严重畸形有碍外貌时，可做耳郭整形修复术。

## 鼓膜外伤

### 一、定义

鼓膜位于外耳道底部，结构菲薄，受到直接或间接外力冲击后易造成穿孔、破裂等损伤，多发生在鼓膜紧张部。鼓膜外伤可分为直接性损伤和间接性损伤，前者多见于用硬物挖耳、取耵聍或外耳道异物时；后者多为空气压力发生急剧变化所致，如掌击耳部、巨大爆破声、高台跳水、潜水等。此外，颞骨纵行骨折、火花溅入、小虫飞入亦可造成鼓膜损伤。鼓膜外伤可导致听力下降。

## 二、临床表现

（1）症状　鼓膜破裂后，可突感耳痛、听力下降、耳鸣，少量出血和耳内闷塞感。爆震伤还可出现眩晕、恶心或混合性聋。

（2）体征　鼓膜充血，鼓膜多呈裂隙状穿孔，穿孔边缘有少量血迹，外耳道有时可见血迹或血痂。若出血较多，常合并外耳道皮肤损伤，甚至颞骨骨折。颞骨骨折伴脑脊液漏时，可见有清水样液渗出。

## 三、辅助检查

（1）耳镜检查　可见外耳道少量血迹，鼓膜多呈不规则裂隙状穿孔，边缘有少量血迹或血痂；颞骨骨折伴脑脊液耳漏时，出血量较多并有清水样液流出。

（2）听力检查　为传导性耳聋或混合性耳聋。

## 四、治疗

① 取出外耳道异物、耵聍等，用乙醇擦拭外耳道及耳郭，并在外耳道口留置消毒棉球，防止脏物进入耳内。

② 必要时应用抗生素控制和预防感染。

③ 大多数外伤性穿孔 3 ～ 4 周内可自行愈合，较大且经久不愈的穿孔可行鼓膜修补术。

## 五、观察要点

单纯鼓膜穿孔，多在伤后 3 ～ 4 周自然愈合。重点观察耳道内是否有脓性分泌物。注意了解听力下降、耳鸣等症状是否改善，如有异常应及时通知医师。

## 六、护理要点

1. 一般护理

① 眩晕者，嘱其卧床休息，注意行动安全。

② 给予清淡、半流质饮食。

③ 禁止洗耳、滴耳。可用小棉签小心清除外耳道异物或血迹，在外耳道口可放置一个消毒乙醇棉球，防止外界污物进入中耳。

2. 治疗配合

① 耳痛特别剧烈时，遵医嘱给予口服镇痛药。

② 若出现眩晕、呕吐时，遵医嘱给予口服改善眩晕及呕吐的药物，严重者给予静脉滴注。

③ 遵医嘱给予广谱抗生素 3 ～ 7 天，防止继发感染。

④ 鼓膜穿孔 4 周内不能自行愈合的患者，需行鼓室成形术、鼓膜修补术。

3. 心理护理

鼓膜穿孔后及时就诊治疗不会影响听力，向患者讲解相关的知识，消除患者焦虑不安的心情，积极配合治疗。

4. 健康指导

① 告知患者外伤后 3 周内外耳道不可进水或滴药，勿用力擤鼻、打喷嚏等，避免继发中耳感染影响鼓膜愈合。

② 养成良好的卫生习惯，不可用发夹、木签等硬物挖耳，取耵聍时应选择恰当的用具，手法要小心适度，避免伤及鼓膜。

③ 遇到爆破情况或进行跳水、潜水时，注意保护双耳。

④ 预防上呼吸道感染，避免来自鼻咽部的感染。

# 颞骨骨折

## 一、定义

颞骨骨折是颅底骨折的一部分，多由车祸、高处坠落等造成头部受创所致，并可伴有不同程度的颅内及其他组织器官损伤。

## 二、病因及发病机制

因头部受创时着力于颈枕部引起颅底骨折，其中 1/3 颅底骨折侵入颞骨岩部，可累及中耳、内耳和面神经。根据骨折与岩部长轴的关系，颞骨骨折分为纵行骨折、横行骨折和混合型骨折。

（1）纵行骨折　占 70% ～ 80%，多由颞部、顶部受创所致，骨折线平行于岩部长轴，起自颞骨鳞部，通过外耳道后上壁、中耳顶部，沿颈动脉管至颅中窝底的棘孔或破裂孔附近，可导致听骨链受损。

（2）横行骨折　约占 20%，主要由枕部受创所致，骨折线垂直于岩部长轴，起自颅后窝的枕骨大孔、颈静脉孔，横过岩锥、内耳道至颅中窝。因骨折线可通过迷路累及骨迷路外侧壁、前庭窗和蜗窗折裂，导致耳蜗、前庭以及面神经损伤。

（3）混合型骨折　较少见，多为颅骨多发性骨折，骨折线为多向性，外耳、中耳和内耳均可受伤。因岩部与鳞部连接处骨质较薄弱，骨折累及中耳较内耳多。

## 三、临床表现

（1）全身症状　因颞骨骨折常合并有颅脑损伤及全身其他组织器官损伤，所以创伤早期全身症状较明显，多为颅脑损伤表现，如头痛、昏迷、休克等。

（2）外耳道出血　纵行骨折可损伤中耳及外耳道导致鼓膜破裂，有血液自外耳道流出，也可经咽鼓管自口腔或鼻腔内流出。

（3）脑脊液漏　纵行骨折可伴有硬脑膜撕裂伤，导致脑脊液经鼓室或鼓膜裂口处流出，可见耳漏或鼻漏；横行骨折时脑脊液可经骨折缝流入鼓室而发生耳漏或鼻漏。

（4）听力下降、耳鸣　纵行骨折多损伤中耳，出现传导性耳聋和低频耳鸣；横行骨折伤及内耳，为感音性耳聋多伴有高频耳鸣。如中耳和内耳同时受损，则为混合型耳聋。

（5）眩晕　横行骨折伤及迷路或前庭神经，可引起眩晕，并伴有自发性眼震，可持续数周，待对侧代偿后症状可消失。

（6）面瘫　纵行骨折发生面瘫较少，约为20%，多因局部血肿、水肿或碎骨片压迫面神经所致，可随病因解除而逐渐恢复，为暂时性瘫痪，预后较好；横行骨折面瘫发生率较高，约为50%，因鼓室及迷路直接损伤所致，常为永久性瘫痪，预后差。

## 四、辅助检查

（1）听力检测　纵行骨折听力减退通常为传导性或混合性聋，横行骨折为感音性聋。

（2）前庭功能测验　正常或轻度减退一般为纵行骨折，前庭功能消失常为横行骨折。

（3）影像学检查　X线检查横行骨折较易显示骨折线，纵行骨折不易发现骨折线。高分辨率CT扫描可显示骨折线的走行方向，明确骨折的部位和类型；也可反映出颅内积血、积气等症状。

## 五、治疗

① 创伤早期首先处理全身症状，必要时请脑外科会诊协同救治病人，以抢救生命为主。

② 预防控制感染，鼓膜损伤禁止外耳道内冲洗或滴药，脑脊液耳漏禁止填塞外耳道，可给予大量抗菌药物预防颅内感染。

③ 对症处理，如疼痛明显给予止痛药物，眩晕严重给予镇静剂等。

④ 病情平稳后可行手术探查，如脑脊液漏长期不愈可行脑膜修补术；面瘫可考虑面神经探查术；传导性耳聋可行鼓室成形术；患侧出现急性化脓性中耳炎可考虑乳突凿开引流术。

## 六、观察要点

严密观察病情，注意病人意识、瞳孔及生命体征变化，发现异常及时通知医生。

① 颞骨骨折常合并颅脑损伤，昏迷可在伤后数小时发生，因此应严密注意意识变化，可根据病人语言反应判断其有无嗜睡、意识模糊、昏睡情况。

② 瞳孔变化是颅脑损伤病情变化的重要指征。正常情况下，双侧瞳孔等大正圆，对光反应灵敏。如一侧瞳孔缩小提示为同侧小脑幕裂孔疝发生早期，双侧瞳孔散大提示颅内压增高、颅脑损伤加重等。

③ 注意监测体温、脉搏、血压和呼吸的变化，如体温持续升高提示有感染的发生，脉搏粗大有力、血压升高提示颅内压增高，呼吸过快或缓慢均提示病情变化。

## 七、护理要点

（1）常规护理

① 保持呼吸道通畅，遵医嘱给予吸氧，以改善颅内缺氧状态。

② 遵医嘱及时补液或输血，防止失血性休克发生，全身应用抗菌药物控制感染。

③ 病情允许情况下，协助医生进行耳部处理，防止继发感染。严格无菌操作清除外耳道耵聍、污物和积血等，做好耳部消毒。如有外耳道出血不止，多为损伤颅内大血管所致，不宜填塞外耳道。鼓膜损伤者，应保持外耳道清洁干燥，禁止局部滴药或冲洗，防止中耳感染。脑脊液耳漏者，禁止填塞外耳道，可在外耳道口放置消毒棉球，病情允许应采取头高位或半卧位，防止脑脊液逆流引起颅内感染。

④ 手术治疗者给予耳部手术围手术期护理常规。

（2）病人及家属教育

① 向病人及家属讲解疾病相关知识，手术病人向其介绍手术成功病例，帮助病人减轻焦虑心理，使其树立战胜疾病信心，积极配合治疗与护理。

② 对面瘫病人给予心理疏导，加强沟通与交流，减轻病人心理压力。

③ 鼓膜损伤病人告知其外伤后 3 周内外耳道不可进水或滴药，禁止游泳，勿用力擤鼻、打喷嚏等，避免继发中耳感染影响鼓膜愈合。

④ 眩晕病人嘱其卧床休息，床边悬挂安全警示标识，告知其预防跌倒的注意事项。

## 第三节　外耳疾病

### 外耳湿疹

#### 一、定义

外耳湿疹是指耳郭、外耳道及其周围皮肤的变应性浅表性炎症。小儿多见，一般可分为急性和慢性二类。

#### 二、病因及发病机制

病因和发病机制目前尚不完全明确，可能与变态反应、精神因素、神经功能障碍、内分泌失调、代谢障碍、长期滥用抗生素等有关。鱼虾、化妆品、毛织品等为致敏因素，潮湿，高温，外耳道长期脓液刺激为诱因。

#### 三、临床表现

急性湿疹局部极痒，伴有烧灼感，多见于婴幼儿，表现为烦躁不安，不能熟睡。如出现继发感染，则伴疼痛、体温升高。检查可见外耳皮肤红肿，散在红斑、粟粒状小丘疹及半透明小水疱。水疱被骚抓破溃后，出现红色糜烂面，并流出淡黄色水样分泌物，干燥凝固后形成痂皮。急性湿疹多于 2 ～ 3 周可治愈，但易复发。

慢性湿疹常因急性湿疹反复发作或久治不愈发展而来，表现为局部瘙痒，外耳皮肤增厚，表皮脱屑、皲裂、结痂，表面粗糙不平，可致外耳道狭窄。外耳道深部及鼓膜受累者，可有耳鸣和轻度传导性耳聋。

## 四、辅助检查

行过敏原检查，如皮肤点刺试验或皮内试验、特异性 IgE 抗体等，以发现可能的致敏原。

## 五、治疗

① 避免致敏因素，去除病因。如因化脓性中耳炎脓液刺激引起，应积极治疗中耳炎，及时清除外耳道脓液。

② 局部禁用肥皂水或热水清洗，避免涂抹有刺激性的药物。

③ 渗液较少或无渗液者，可用 1% ～ 2% 甲紫液、泼尼松类软膏涂擦；渗液较多者，可用 3% 硼酸溶液或 15% 氧化锌溶液湿敷；若有干痂，可用 3% 过氧化氢溶液洗净拭干后，再涂擦药膏或药液。慢性湿疹皮肤增厚或皲裂者，可用 10% ～ 15% 的硝酸银涂擦。

④ 服用抗过敏药物，如氯苯那敏、氯雷他定片等。继发感染时，全身和局部应用抗生素。

⑤ 有文献报道，采用物理疗法治疗外耳湿疹，如耳穴压豆法、激光治疗法等。

## 六、观察要点

观察外耳皮肤红肿情况，有无散在红斑、小丘疹及小水疱等。根据局部渗液情况。

## 七、护理要点

（1）遵医嘱涂擦药膏或药液，合理使用抗过敏药物。继发感染时，全身应用抗生素。

（2）清淡饮食，忌饮酒，避免摄入具有较强变应原性的食物，如鱼虾、蟹等。

（3）指导病人禁用肥皂水或热水清洗局部，不使用刺激性止痒药膏。严禁搔抓局部，婴幼儿应加强看护，以免引起继发感染。

（4）注意患处皮肤卫生，保持外耳清洁、干燥。慢性湿疹发作间歇期，可用乙醇溶液清洁外耳道，保持其干燥。

（5）外耳湿疹易反复发作，预防复发应注意：①配合医生查找病因，隔绝致敏原，避免再刺激。②皮质类固醇激素类药物应在专科医生指导下使用。③治疗期间忌食海产品和牛奶、鸡蛋等，避免食用刺激性食物，如葱、姜、蒜、浓茶、咖啡、酒类等。④注意劳逸结合，避免过度疲劳和精神紧张。保持大便通畅，睡眠充足。

## 耳郭假性囊肿

### 一、定义

耳郭假性囊肿又名耳郭浆液性软骨膜炎、耳郭非化脓性软骨膜炎、耳郭软骨间积液等，是指耳郭外侧面的囊肿样隆起，内含浆液样渗出物，发病年龄以 30 ～ 50 岁青壮年居多，男性多于女性，多发生于一侧耳郭。

### 二、病因及发病机制

病因尚不明确，可能与局部受到机械性刺激有关，如硬枕压迫、不适当的触摸或挤压耳郭等，引起局部微循环障碍、组织间出现反应性渗出液聚积。也有学者认为与先天性发育不良有关，即胚胎第 1、2 鳃弓的 6 个耳丘融合异常所致。

### 三、临床表现

① 多见于成年男性，常为单侧。

② 耳郭腹侧面呈半球形隆起，界限清楚，皮肤色泽正常，硬或有波动感，无压痛。

③ 穿刺可抽出淡黄色或血水样液体，抽后不久又复发。

## 四、辅助检查

① 穿刺液培养　无菌生长。

② 病理检查　从皮肤到囊壁的组织层次为皮肤、皮下组织、软骨膜及软骨层，积液在软骨间。囊壁衬里即软骨层内侧面覆纤维素层，无上皮细胞结构，可与真性囊肿鉴别。

## 五、治疗

① 起病初期或为小囊肿，可用冷敷、超短波、紫外线照射等理疗方法，以促进渗液吸收并控制继续渗出。

② 无菌状态下行局部穿刺抽液，给予加压包扎；也可在抽液后囊腔内注入平阳霉素、2% 碘酊、肾上腺皮质激素、氟尿嘧啶等药物，再加压包扎，以防止液体再生，促进囊壁粘连愈合。

③ 久治不愈者可行手术治疗，切除部分囊壁，清除积液后加压包扎。

## 六、观察要点

观察病情，询问患者有无不适感。

## 七、护理要点

（1）常规护理

① 协助医师在严格无菌状态下行局部穿刺抽液。并给予加压包扎。

② 对行物理疗法的患者，应认真行操作规程，并告知患者治疗目的和相关注意事项。手术治疗的患者，按耳部手术前、后常规护理。

（2）健康指导

① 平时应注意避免对耳郭的机械性刺激，如枕头不宜过硬，勿经常触摸或挤压耳郭等，防止造成局部微循环障碍。

② 告知患者保持耳郭囊肿部位清洁，勿乱敷药物，以免继发感染引起化脓性软骨膜炎而导致耳郭畸形。

# 外耳道异物

## 一、定义

外耳道异物多见于儿童，手持小玩物塞入耳内，如珠子、花籽、豆类等；成人也可发生，如挖耳或清理外耳道时将火柴杆、棉花等遗留于外耳道内；也可因意外情况，如外伤、爆炸异物进入耳内，或嬉戏等将异物塞入耳内。

## 二、病因及发病机制

本病多见于儿童，因其年幼无知将异物塞入耳内。成人多为挖耳或外伤遗留物体于耳内，或野营露宿昆虫入耳，工作中意外事故异物溅入耳内。根据异物种类不同，一般可分以下三类。

（1）动物类异物　包括蚊、蝇、蟑螂、飞蛾、蚂蚁、水蛭、蛆等一类可能进入耳道的小动物，多在夜间睡觉等情况下偶尔飞入或爬入耳内，在外耳道爬行、骚动而致病。

（2）植物类异物　包括谷类、豆类、小果核等，多因小儿年幼无知，玩耍时将异物塞入，或劳动中进入，这类异物遇水体积膨胀，可阻塞耳道而发病。

（3）非生物类异物　包括小石块、沙粒、铁屑、木屑、小玻璃球、断棉签、树枝、火柴棒、纸团等，常因不慎进入或小儿无知塞入或因挖耳、治疗、外伤时进入耳道，若为锐利异物，可刺伤耳道肌肤，若为较大的异物压迫耳道，使局部肌肤受损或脉络不通而致病。

## 三、临床表现

患者有听力障碍、不适、耳痛或耳内响动难以忍受。

## 四、辅助检查

一般患者可在门诊处理，无须特殊检查。若小儿不能合作或异物紧卡于外耳道峡部或异物已进入鼓室者可做血、尿常规检查，耳镜检查，一般摄片检查。

## 五、治疗

据异物大小、性质和位置决定取出方法，确诊异物后原则为尽量取出，伴急性炎症者宜控制炎症后再取。

## 六、观察要点

观察患者症状。

## 七、护理要点

（1）常规护理

① 遵医嘱应用抗生素，预防和控制外耳道感染。

② 配合医师取出外耳道异物。

（2）健康指导

① 教育儿童不要将小玩物塞入耳内，成人应改掉用棉签棒、火柴棍等物挖耳的习惯，以防异物残留耳内。

② 卧室内消灭蟑螂、尽量不要放置土栽植物等，野外露宿时要加强防护，防止昆虫进入耳内。

③ 告知患者一旦异物入耳，应及时就医，切勿盲目自行取异物，以免将异物推入甚至损伤鼓膜。

# 耵聍栓塞

## 一、定义

耵聍是外耳道软骨部皮肤耵聍腺分泌的淡黄色黏稠液体，耵聍状如黏液者，俗称“油耳”。耵聍具有保护外耳道皮肤和黏附异物的作用。正常外耳道皮肤表面富有薄层耵聍，暴露于空气中干燥形成薄片，借咀嚼张口等运动脱落排出。如耵聍逐渐凝聚成团，阻塞外耳道，即称耵聍栓塞。

## 二、病因及发病机制

耵聍具有保护外耳道皮肤和黏附外物（如尘埃、小虫等）的作用，日常借助咀嚼、张口等运动，多自行排出。造成耵聍栓塞的原因：①耵聍分泌过多：外耳道炎、湿疹、在灰尘较多的空气中工作、挖耳等使局部受到刺激，致耵聍分泌过多。②耵聍排出受阻：外耳道狭窄、瘢痕、肿瘤、异物存留等；老人肌肉松弛，外耳道口塌陷，下颌关节运动无力等，均可阻碍耵聍排出。经常挖耳可将耵聍推向外耳道深部，耵聍被水浸渍等均影响耵聍的正常排出。

## 三、临床表现

① 耵聍未完全堵塞耳道时，可无听力减退，耳道被完全堵塞后可有耳闷及听力下降。

② 活动的耵聍块可随头位变化有耳内作响，或刺激耳道迷走神经引起咳嗽。

③ 一旦耳道进水，耵聍膨胀，则有耳痛、耳内闷胀感，个别患者有头晕、耳鸣。

## 四、辅助检查

听力检查为传音性聋。

## 五、治疗

取出耵聍是惟一的治疗方法。

## 六、观察要点

观察患者有无听力下降等症状，合并外耳道感染者，遵医嘱给予抗生素口服，待感染控制后再取出耵聍。

## 七、护理要点

（1）常规护理

① 配合医师取耵聍时，操作要轻柔，注意保持周围环境安全，避免他人撞击，以免伤及外耳道皮肤及鼓膜。

② 对耵聍坚硬难以取出的患者，遵医嘱按时滴耳药，并观察耵聍软化情况。

（2）健康指导

① 对耵聍腺分泌过盛或耵聍排出受阻的患者，嘱其定期清除，防止耵聍堆积成团。

② 减少诱发因素，如建议患者减少摄入脂类食品，改掉经常挖耳的不良习惯，积极治疗外耳道炎，改善生活和工作环境等。

③ 教会患者正确取耵聍的方法，避免伤及鼓膜。

# 外耳道疖

## 一、定义

外耳道疖是外耳道皮肤的局限性化脓性炎症。好发于耳道软骨，见于热带、亚热带地区或炎热潮湿的夏季。

## 二、病因及发病机制

本病为外耳道软骨部皮肤毛囊或皮脂腺被葡萄球菌等细菌感染所致。疖肿的发生与下列因素有关：①挖耳时引起外耳道皮肤损伤，导致感染。②游泳时污水从皮肤破损处进入，引起感染。③中耳炎长期脓液刺激及外耳道湿疹等可诱发本病。④全身因素，如糖尿病、营养不良等疾病使全身及局部抵抗力下降。

## 三、临床表现

（1）症状　早期为剧烈跳动性耳痛，张口、咀嚼时加重，可放射至同侧头部。多感全身不适，甚或影响睡眠、工作。疖肿堵塞外耳道时听力可减退。疖肿溃破后则症状减轻。

（2）体征　外耳道软骨部可见局限性红肿，触痛非常明显，牵引耳郭或压迫耳屏时疼痛加剧。疖肿成熟时，红肿处变软，顶部的脓头呈黄或白色，溃破后则有少量脓液流出。脓的特点为量少、稠厚，有时带血，无黏液，故与中耳炎不同。

## 四、辅助检查

（1）实验室检查可有白细胞计数升高。

（2）脓液做细菌培养和药敏试验。

（3）耳镜检查可见外耳道软骨部局限性红肿隆起，中央有白色脓栓，触之有波动感，脓液黏稠。

## 五、治疗

（1）局部治疗　根据疖的不同阶段采取不同的治疗方法：早期可敷用鱼石脂甘油纱布条，配合物理治疗、微波治疗，可起到消炎消肿、缓解疼痛的作用；当疖肿成熟而未破时，及时切开引流，局部应用抗生素纱条填压，以防止肉芽形成或耳道狭窄。

（2）全身治疗　应用抗生素控制感染，必要时使用镇静剂、镇痛剂。

## 六、观察要点

遵医嘱使用滴耳液，观察患者用药后有无眩晕等症状。

## 七、护理要点

（1）常规护理

① 遵医嘱口服或注射抗生素控制感染，多选用青霉素类或头孢菌素类抗生素，注意观察药物的不良反应。剧烈疼痛者可用2% 石碳酸甘油滴耳或给予镇痛药，注意镇痛效果的评价。

② 疖肿成熟后及时挑破脓头或切开引流。用 3% 过氧化氢清洁外耳道脓液及分泌物。可放置无菌纱布条或橡皮引流片引流，每天换药，注意观察引流情况。

（2）健康教育

① 指导患者纠正不良挖耳习惯。

② 游泳或洗头时戴耳塞，污水入耳时应立即拭干，保持外耳道清洁、干燥。急性期和治疗恢复期均应禁止游泳。

# 外耳道胆脂瘤

## 一、定义

外耳道胆脂瘤是阻塞于外耳道骨部含有胆固醇结晶的脱落上皮团块，又称外耳道阻塞性角化病。其组织学结构同中耳胆脂瘤，但常混有耵聍碎屑。继发性胆脂瘤常继发于因各种原因引起的外耳道狭窄或闭锁。多发生于成年人，男女发病率相当。可侵犯双耳，但以单侧多见。

## 二、病因及发病机制

病因不明。有关学说：

① 外耳道皮肤受到各种病变的长期刺激，如耵聍栓塞、炎症、异物、真菌感染等。

② 呼吸道黏膜及外耳道皮肤先天性缺陷。

③ 外耳道局限性骨膜炎及猩红热，但支持者甚少。

## 三、临床表现

无继发感染的小胆脂瘤可无明显症状；较大的胆脂瘤，可出现耳内闭塞感、耳鸣、听力下降（堵塞外耳道管径 2/3 以上时）。如继发感染可有耳痛、头痛，外耳道有脓性或脓血性分泌物流出，具有臭味。

检查可见外耳道深部为白色或黄色胆脂瘤堵塞，其表面被多层鳞片状物质包裹。较大的胆脂瘤清除后可见外耳道骨质被破坏、吸收，巨大外耳道胆脂瘤可破坏外耳道后壁侵犯乳突，破坏乳突骨质，并发胆脂瘤型中耳炎，也可引起周围性面瘫。

## 四、辅助检查

① 取胆脂瘤送病理检查可明确诊断。

② 必要时做颞骨 CT 扫描或乳突 X 线拍片。

## 五、治疗

① 未合并感染的胆脂瘤较易取出，清除方法同耵聍取出术。可用 5% 碳酸氢钠溶液滴耳（合并感染时禁用），待其软化后再取出。

② 合并感染时，由于外耳道肿胀，触痛明显，胆脂瘤嵌顿于扩大的外耳道深部，取出较为困难。此时应注意控制感染，但单纯的控制感染很难奏效，只有将胆脂瘤全部或部分清除后，才

能促使炎症完全吸收。

③ 感染严重、取出十分困难者可在全麻及手术显微镜下清除胆脂瘤和肉芽组织。同时全身应用抗生素控制感染。

④ 外耳道胆脂瘤侵入乳突者，行乳突根治手术。

⑤ 有文献报道，采用内镜下外耳道胆脂瘤清除术，其具有直视下操作简单、微创、出血少、恢复快、病人痛苦小等优点。

### 六、观察要点

术后密切观察有无面瘫的表现，发现异常及时通知医生处理。

### 七、护理要点

① 未合并感染、使用滴耳液滴耳配合治疗者，应指导病人正确滴耳。如用5%碳酸氢钠溶液滴耳，每日4～6次，每次3～4滴。

② 感染严重、取出十分困难、须全麻手术者，应按全麻手术做好准备（完善检查，术前至少禁食6小时），并遵医嘱合理使用抗生素控制感染。

③ 胆脂瘤侵入乳突行乳突根治术者，按中耳乳突根治术护理。

④ 胆脂瘤取出后，应定期随访，及时清理耳道内脱落上皮，防止复发。

⑤ 外耳道病变如耵聍栓塞、炎症、异物、真菌感染等，应及时治疗，避免外耳道皮肤受到各种病变的刺激。

## 外耳道真菌病

### 一、定义

外耳道真菌病是外耳道真菌感染性疾病。真菌易在温暖潮湿的环境生长繁殖，因而气候潮湿温暖的地区，发病率较高。

### 二、病因及发病机制

致病真菌种类很多，以曲霉菌、青霉菌及念珠菌等较为常见。其诱因有游泳、沐浴、中耳长期流脓、长期滥用抗生素滴耳液等，由于外耳道长期处于潮湿状态，加上温暖的环境，因而真菌容易生长。

## 三、临床表现

早期可无症状，仅在检查时发现。一般有耳内发痒及闷胀感，有时奇痒，以夜间为甚。若合并有细菌感染，则可引起外耳道肿胀、疼痛及流脓。检查可见外耳道和鼓膜覆盖有黄黑色或白色粉末状或绒毛状真菌。如有痂皮，除去后见患处略充血、潮湿。

## 四、辅助检查

取痂皮做涂片，加 1 ～ 2 滴 10% 氢氧化钠（钾）液，显微镜下可见菌丝和孢子。也可做培养检查。

## 五、治疗

① 清除外耳道内所有真菌痂皮和分泌物，用 1% ～ 3% 柳酸乙醇溶液涂耳，也可用制霉菌素喷于外耳道或涂擦达克宁霜剂。每日 2 次，2 周为 1 个疗程，未愈者继续涂药 3 ～ 6 个月，期间定时复诊，取外耳道分泌物检查。第 1 个疗程治疗效果不满意或复发者，及时更换抗真菌药物。一般不需全身使用抗真菌药物。

② 对于痂皮较厚较硬者，先给予 5% 碳酸氢钠液滴耳浸泡，3 天后再进行清理，不宜强行清理以免损伤外耳道皮肤造成出血，导致感染加重或并发细菌感染。

③ 有文献报道，选用曲安奈德益康唑乳膏局部涂擦治疗外耳道真菌病。曲安奈德益康唑乳膏主要含有硝酸益康唑与曲安奈德两种成分，硝酸益康唑属咪唑类抗真菌药，可破坏真菌的细胞膜从而起到抗菌作用。曲安奈德为糖皮质激素，具有止痒、抗感染和抗过敏作用。两种药物合用可显著增强疗效。

## 六、观察要点

密切观察患者的反应，告知患者头不能随意摆动。如有疼痛或其他不适应及时告知医师，以便采取有效措施。

## 七、护理要点

（1）配合医生彻底清除外耳道内真菌痂皮和分泌物，器械用后严格消毒灭菌，以防交叉感染。

（2）协助涂擦药物。每次涂药前，均应将上次所涂药物及真菌痂皮彻底清理干净，以利于药物的吸收。

（3）治疗期间，保持外耳道干燥，禁止挖耳、游泳等，忌烟、酒等辛辣刺激性食物。

（4）病人或家属教育。

① 日常应保持外耳道清洁、干燥，进水后及时用棉签拭干。

② 应在医生指导下合理使用抗生素滴耳液。

③ 纠正挖耳等不良习惯，防止损伤外耳道皮肤。

④ 坚持治疗，疗程充足，以防复发。

# 第四节　中耳疾病

## 分泌性中耳炎

### 一、定义

分泌性中耳炎又称渗出性中耳炎，是以鼓室积液和传导性聋为主要特征的中耳非化脓性炎性疾病。而当中耳积液黏稠呈胶冻状时，称胶耳。多发于冬春季，是成人和儿童常见的听力下降原因之一。本病按病程可分为急性和慢性两种，急性分泌性中耳炎炎症未愈，病程延续 6 ～ 8 周者，可称为慢性分泌性中耳炎。慢性分泌性中耳炎也可缓慢起病或由急性分泌性中耳炎反复发作、迁延转化而来。

### 二、病因及发病机制

分泌性中耳炎的病因复杂，我国尚缺乏本病详细的、大样本的流行病学调查报道。

咽鼓管是中耳与外界环境沟通的惟一管道。保持中耳内、外的气压平衡，具有清洁和防止逆行感染等功能。咽鼓管在一般状态下是关闭的，当吞咽、打哈欠时瞬间开放，调节中耳内气压与大气压保持平衡。正常情况下，当咽鼓管由于各种原因出现通气功能障碍时，中耳的气体被黏膜吸收，中耳出现负压从而导致中耳黏膜的静脉扩张，通透性增加，血清漏出聚积于中耳，从而形成中耳积液。咽鼓管阻塞是造成分泌性中耳炎的重要原因。

婴幼儿易患分泌性中耳炎与婴幼儿特殊的解剖结构有关。新生儿的咽鼓管短、宽而平直，鼻咽部的分泌物易经咽鼓管进入中耳引起炎症。分娩时难产、臀位、窒息时做过人工呼吸的新生儿，羊水常易进入中耳内。母体患妊娠中毒症、先兆子痫或产前出血者，羊水也易进入中耳发生感染引起中耳炎。由于幼儿的咽鼓管比较平直，且管腔较短，内径较宽，当平仰卧位哺养时，乳汁淤积于鼻咽腔，可经咽鼓管呛入中耳引发中耳炎。

## 三、临床表现

1. 症状

（1）听力下降　急性分泌性中耳炎病前大多有上呼吸道感染史，以后听力逐渐下降，伴自听增强。当头位变动，如前倾或偏向患侧时因积液离开蜗窗，听力可暂时改善。患儿大多表现为对别人的呼唤声不予理睬，看电视时要调大音量，学习时注意力不集中，学习成绩下降等。

（2）耳痛　起病时可有轻微耳痛，慢性者耳痛不明显。

（3）耳内闭塞感　耳内闭塞感或闷胀感是常见的主诉之一，按压耳屏后该症状可暂时减轻。

（4）耳鸣　部分患者有耳鸣，多为间歇性，如“噼啪”声。当头部运动，打呵欠或擤鼻时，耳内可出现气过水声，但若液体很黏稠，或液体已完全充满鼓室，此症状缺如。

2. 体征

鼓膜急性期时松弛部充血，或鼓膜轻度弥漫性充血。鼓膜内陷，表现为光锥缩短、变形或消失，锤骨柄向后上移位，锤骨短突明显向外突起，鼓室积液时，鼓膜失去正常光泽，呈淡黄色、橙红色或琥珀色，积液多时鼓膜向外凸。

## 四、辅助检查

（1）音叉试验　林纳试验阴性，韦伯试验偏向患侧。

（2）纯音听力测试　示传导性听力损失。听力下降的程度不一，重者可达 40dB，轻者为 15 ～ 20dB。听阈可随积液量的改变而波动。听力损失一般以低频为主，由于中耳传音结构及两窗阻抗的变化，高频气导及骨导听力也可下降。少数患者可合并感音神经性听力损失。

（3）声导抗测试　声导抗图对诊断有重要价值。平坦型（B 型）是分泌性中耳炎的典型曲线，负压型（C 型）示鼓室负压，咽鼓管功能不良，其中部分中耳有积液。

（4）影像学检查　CT 扫描可见中耳系统气腔有不同程度密度增高。小儿可做头部 X 线侧位片，了解腺样体是否增生。

## 五、治疗

病因治疗，改善中耳通气引流和清除积液为本病的治疗原则。

## 六、观察要点

① 观察外耳道有无血性液体流出以及液体颜色、量，如有活动性出血应立即报告医师。

② 注意观察有无面瘫、头晕、恶心等并发症；术后预防感冒，防止术耳进水，以免引起中耳感染。

## 七、护理要点

### 1. 心理护理

向患者及家属解释本病的病因及治疗措施，以积极配合治疗。

### 2. 药物护理

遵医嘱给予全身抗感染治疗，选用合适的抗生素控制感染，稀化黏素类药物有利于纤毛的排泄功能，糖皮质激素类药物可减少炎性渗出，注意观察上述药物的疗效和不良反应。

3.手术护理

（1）术前护理　①按耳部手术护理常规进行术前准备，完善各项检查；②教会患者正确的滴鼻和擤鼻方法，保持鼻腔及咽鼓管通畅；③术前1天根据需要剔除耳部周围5～7cm头发；④局部麻醉者术晨进少量饮食，全身麻醉者术前禁饮食；⑤术前病房护士与手术室护士核对患者信息、药物等，送入手术室。

（2）术后护理　①按全身麻醉或局部麻醉护理常规护理；②头部限制活动，不要过度活动和摇晃。

4.健康指导

① 指导患者正确滴鼻、擤鼻，鼓膜置管未脱落者禁忌游泳。

② 生活有规律，注意劳逸结合，忌烟、酒、辛辣刺激性食物。

③ 加强锻炼，增强机体抵抗力，防止感冒。

④ 本病儿童易被忽视，家长及老师应提高对本病的认识。10岁以下儿童应定期进行筛选性声导抗检测。

⑤ 积极治疗鼻、咽部疾病，成人慢性分泌性中耳炎应注意排除鼻咽癌，尽早行鼻咽镜检查和鼻咽部活检。

# 急性化脓性中耳炎

## 一、定义

急性化脓性中耳炎是指由于细菌直接侵入中耳引起的中耳黏膜及骨膜的急性感染性炎症改变。本病好发于婴幼儿及学龄前儿童。

## 二、病因及发病机制

主要致病菌为肺炎链球菌、流感嗜血杆菌、乙型溶血性链球菌、葡萄球菌及铜绿假单胞菌等；前两者在小儿多见。致病菌通过三条途径入侵中耳。

（1）咽鼓管途径　最常见。

① 急性上呼吸道感染，炎症向咽鼓管蔓延，咽鼓管黏膜充血、肿胀、纤毛运动障碍，局部免疫力下降，致病菌侵入中耳。

② 急性传染病，致病微生物可以经咽鼓管侵入中耳；亦可经咽鼓管发生其他致病菌的继发感染。

③ 在不洁的水中跳水、游泳，不恰当的擤鼻、咽鼓管吹张、鼻腔冲洗及鼻咽部填塞等，致病原微生物侵犯中耳。

④ 婴儿哺乳位置不当，如仰卧位吮奶，乳汁易经短而宽的咽鼓管流入中耳。

（2）外耳道－鼓膜途径　因外伤后鼓膜穿孔、行鼓膜穿刺或置管时污染，致病菌可从外耳道侵入中耳。

（3）血行感染　极少见。

## 三、临床表现

① 儿童多见，多有上呼吸道感染史，或急性传染病史，如麻疹、猩红热等。或有外伤史。

② 耳痛、发热、疼痛剧烈，婴幼儿可表现烦躁，用手抓耳，食欲减退，或有恶心呕吐等。疼痛可向患侧头部放射。

③ 听力减退，常伴耳鸣。

## 四、辅助检查

① 纯音测听为传导性聋。

② 脓性分泌物培养多为链球菌、肺炎球菌或金黄色葡萄球菌等。

③ 血常规检查白细胞增高，中性粒细胞为主。

④ 颞骨 CT 中耳及乳突黏膜肿胀模糊。

## 五、治疗

控制感染、通畅引流、去除病因为本病的治疗原则。

## 六、观察要点

应注意使用抗生素后的效果及可能出现的不良反应，观察患者体温变化和耳流脓是否逐渐减少、消失，同时还要观察耳道分泌物的颜色、性质、量及气味。若高热不退，耳郭后上方乳突部红肿压痛，可能继发急性乳突炎，需及时通知医师。长时间抗生素滴耳液滴耳，应注意有无合并真菌感染。

## 七、护理要点

1.常规护理

（1）一般护理

① 减少患者的活动量，注意休息，多饮水。

② 给予易消化富含营养的清淡饮食。

③ 保持大便畅通。

（2）对症护理

① 持续高热者，遵医嘱给予物理降温或药物降温。

② 耳痛特别严重者，遵医嘱给予镇痛药。

（3）心理护理　多向患者及家长做好解释工作，消除患者的焦虑不安，积极配合治疗。

2.治疗配合

① 遵医嘱给予广谱、敏感的抗生素，以静脉滴注为主。早期可加用少量糖皮质激素，尽快控制炎症。症状消退后仍需继续用药 3 ～ 5 天，力求彻底治愈。

② 鼓膜穿孔前，遵医嘱用 2% 酚甘油滴耳，消炎镇痛。

③ 鼓膜穿孔后，每天用 3% 过氧化氢溶液清洁外耳道 2 ～ 3 次，清除积脓后，拭干，再用 0.3% 氧氟沙星滴耳液滴耳。

④ 遵医嘱用 0.5% 或 1% 麻黄碱滴鼻液滴鼻，疏通咽鼓管，加快中耳分泌物的引流。

⑤ 炎症完全消退后，穿孔大都可以自行愈合。流脓已停止而鼓膜穿孔长期不愈合者，可行鼓室成形术。

3.健康指导

① 告知正确的擤鼻方法，指导母亲采取正确的哺乳姿势。

② 及时清理外耳道脓液，指导正确的滴耳药方法。嘱患者坚持治疗，定期随访。

③ 有鼓膜穿孔或鼓室置管者避免游泳等可能导致鼓室进水的活动，禁滴酚甘油。

④ 加强体育锻炼，增强抗病能力，做好各种传染病的预防接种工作。患上呼吸道感染疾病时应积极治疗。

## 急性乳突炎

### 一、定义

急性乳突炎是乳突气房黏膜鼓膜，特别是乳突骨质的急性化脓性炎症，继发于急性化脓性中耳炎，乳突气房的急性化脓性炎症，气化型乳突多发。儿童比较多见。临床上因抗生素的广泛使用，发病率呈明显下降趋势，大多数表现不典型。

### 二、病因及发病机制

① 抵抗力差，包括急性上呼吸道的传染病（如麻疹、猩红热等），全身系统慢性病等。

② 毒性强、耐药性强、常规药物不敏感的致病菌感染，如肺炎球菌、乙型溶血性链球菌、流感嗜血杆菌等。

③ 中耳炎脓性分泌物引流不畅者。

④ 治疗不及时、不彻底者。

### 三、临床表现

（1）在急性化脓性中耳炎的恢复期，出现以下症状应考虑急性乳突炎可能。①急性化脓性中耳炎后3～4周。②耳痛不减轻，或一度减轻又出现加重。③听力无好转或出现加重。④流脓不减甚至增多。⑤全身症状加重，体温升高，严重者可达40℃以上。

（2）乳突部的皮肤肿胀，耳郭后沟红肿压痛。鼓窦区及乳突尖区有明显压痛。

（3）外耳道骨性部内段后上壁红肿、塌陷。鼓膜充血、松弛部可有膨出。一般鼓膜穿孔较小，脓量较多，穿孔处有脓液波动。

### 四、辅助检查

（1）电测听力检查　传导性听力下降。

（2）乳突X线片或颞骨高分辨率CT　显示乳突气房高密度

影，脓腔形成后房隔融合，形成一个或多个大腔，有时可见气液平面。

（3）血液检查　白细胞增多，多形核白细胞增加。

## 五、治疗

早期、全身和局部治疗同时进行，积极控制感染及通畅引流。

1. 非手术疗法

（1）全身治疗　参照细菌学检查结果和药物敏感试验结果，选用适宜的抗生素治疗，静脉给药。遇颅内并发症时，选用能透过血脑屏障的抗生素。

（2）局部治疗　注意改善局部引流，必要时切开引流；并清除堵塞物。忌粉剂吹入耳内等。

2. 手术疗法

若引流不畅，感染未能控制，出现可疑并发症时；应立即行乳突开放术。

## 六、观察要点

严密观察并发症发生。凡化脓性中耳乳突炎病人，有耳痛及头痛增重，畏寒发热、眩晕，恶心呕吐、神志改变等，均应考虑并发症发生的可能。

## 七、护理要点

（1）对于疼痛主要的措施是积极治疗原发病，同时对症处理。评估病人疼痛的程度、性质，按需使用止痛药。

（2）针对病人听力下降的特点，做好环境介绍和病人安全防护的工作。做好病人的心理疏导工作。

（3）指导病人注意耳部卫生，不挖耳，避免污水入耳；有分泌物流出时及时拭干外耳道，保持清洁。

（4）尊重和正确评估病人的负性情绪，通过建立良好的护患关系，从心理上减轻其焦虑、恐惧情绪。通过对疾病知识的宣教，让病人理解当病情得到控制，以上症状将有效缓解。积极对症治疗，促进病人充足睡眠。不过度疲劳，提高抵抗力。避免上呼吸道等病毒感染的发生。

（5）对于出现高热的病人积极进行降温等支持治疗。按医嘱给予足量敏感抗生素，预防感染发生；按医嘱给予呋麻滴鼻液，以保持咽鼓管通畅。应警惕颅内外并发症可能。对疑似有颅内并发症的病人，头痛时不可随意给予止痛药，以免掩盖症状。

（6）对于因耳痛、头痛影响休息的病人，指导分散注意力的正确方法，通过音乐等舒缓情绪的方法，积极治疗疾病，促进其睡眠质量的改善。指导其合理安排休息的方法。

（7）病人与家属的健康教育

① 指导病人正确使用滴耳液，按时使用抗病毒和抗生素。

② 掌握正确擤鼻涕的方法：按住单侧鼻孔轻轻擤鼻或者将鼻涕吸入口中吐出。

③ 预防感冒，保持鼻腔通畅，必要时可遵医嘱使用呋麻滴鼻液滴鼻。

④ 指导病人注意耳部卫生，不挖耳，洗头和沐浴时可用干棉球塞住外耳道，谨防污水进入耳内，暂停水上运动。有分泌物流出时及时拭干外耳道，保持清洁。

⑤ 适当的运动锻炼，均衡营养，提高机体自身抵抗力。

## 慢性化脓性中耳炎

### 一、定义

慢性化脓性中耳炎是中耳黏膜、骨膜或深达骨质的慢性化脓性炎症。长期或反复流脓、鼓膜穿孔及听力减退为本病特点，是耳科的一种常见病。

### 二、病因及发病机制

（1）急性迁延不愈（常见） 急性化脓性中耳炎治疗不彻底，细菌毒性强，病人抵抗力低下。

（2）咽鼓管功能异常 咽鼓管功能异常导致乳突气化不良，

可能与本病的发生有一定关系。在慢性化脓性中耳炎患者中，乳突气化不良者居多，但其确切关系尚不清楚。

（3）病变严重深达骨质　急性坏死性中耳炎病变深达骨膜及骨质，组织破坏严重。

（4）邻近器官病变　鼻咽部病变：腺样体肥大、慢性扁桃体炎、慢性鼻炎等。

（5）抵抗力下降，免疫力低下　急性传染病合并有慢性病，或营养不良及贫血等，如猩红热、麻疹、肺结核等，特别是婴幼儿，造成机体抵抗力下降，免疫能力低下，使急性中耳炎易演变为慢性。

## 三、临床表现

① 耳间歇性流脓，量多少不等。上呼吸道感染时，流脓发作或脓量增多；脓液呈黏液性或黏脓性，一般不臭，鼓膜穿孔位于紧张部，多呈中央性穿孔，大小不一。一般有轻度传导性聋。

② 耳持续性流黏稠脓，常有臭味，如有肉芽或息肉，则脓内混有血丝或耳内出血。鼓膜紧张部大穿孔或边缘性穿孔，即穿孔的边缘有一部分已达鼓沟，该处无残余鼓膜。通过穿孔可见鼓室内有肉芽或息肉；长蒂的息肉从穿孔脱出，可堵塞于外耳道内，妨碍引流。患者多有较重的传导性聋。

③ 耳内长期流脓，脓量多少不等，有特殊恶臭。

## 四、辅助检查

（1）耳镜检查　可见鼓膜穿孔大小不等，分为中央性和边缘性两种。穿孔处可见鼓室内壁黏膜充血、肿胀或有肉芽、息肉沿穿孔伸展于外耳道，鼓室内或肉芽周围及外耳道有脓性分泌物。

（2）听力检查　显示传导性或混合性耳聋，程度轻重不一，少数可为重度感音性听力丧失。

（3）乳突 X 线或颞骨 CT 检查　单纯型无骨质破坏征象。骨疡型有骨质破坏征象。胆脂瘤型可见圆形或椭圆形透亮区。

## 五、治疗

治疗原则为消除病因，控制感染，清除病灶，通畅引流，尽可能恢复听力。

## 六、观察要点

密切观察疾病的变化，若出现以下情况提示有引起颅内、外并发症的可能。要及时报告医师并协助处理。

① 急性炎症或慢性炎症急性发作久治不愈，反而加重。

② 耳道流脓甚多，拭而不净，或流脓突然减少、停止。

③ 耳后、颈部红肿、压痛明显。

④ 面瘫、眩晕。

⑤ 剧烈头痛、呕吐、弛张热及神志改变等。

## 七、护理要点

1. 常规护理

（1）心理护理　耐心向患者讲解慢性化脓性中耳炎的知识，介绍治疗方案，解除其思想负担，并使其认识到本病潜在的危害性，积极配合治疗。

（2）治疗护理　指导并协助患者正确清洁外耳道及滴耳药，保持局部清洁，尽早控制感染。

（3）用药护理　取外耳道脓液送细菌培养或做药敏试验，有助于医师正确选用抗生素。遵医嘱给予敏感抗生素口服，洁耳后局部滴抗生素滴耳液或2%硼酸乙醇滴耳液。

2. 手术护理

单纯型流脓停止1个月后，可行鼓膜修补术。骨疡型保守治疗无效、引流不畅或疑有并发症者须行乳突根治手术。胆脂瘤型一经确诊，应尽早行乳突根治术。应配合医师做好手术前后的护理。常见手术有鼓膜修补术、鼓室成形术、乳突根治术、外耳整形术等。

（1）术前护理

① 耐心解释手术的目的及意义，术中可能出现的情况，如

何配合，术后的注意事项，使患者有充分的思想准备，减轻焦虑。过度紧张者，术前晚遵医嘱给予镇静剂。

② 遵医嘱术前完善各项检查。

③ 剃除术耳周围5cm范围的头发。耳内切口，则剃除耳郭前上缘1cm的头发。女性患者应将余发结成小辫向上翻。耳源性颅内感染手术者，应剃成光头。

④ 术侧耳郭及周围皮肤用温水、肥皂洗净，75%乙醇棉球擦拭2遍，再以无菌纱布包扎。用0.1%硫柳汞酊冲洗外耳道。需植皮或神经移植者，应将供区皮肤清洁消毒后用纱布或绷带包扎。

⑤ 术晨测量并记录体温、脉搏、呼吸、血压，遵医嘱给予术前用药。

（2）术后护理

① 嘱患者卧床休息，患耳朝上或健侧卧位。内耳术后应静卧7天以上，待眩晕消失后方可起床。要照料其日常生活，注意行动安全。

② 给予富含营养的半流质饮食。恶心、呕吐剧烈者可给予鼻饲饮食或静脉营养。

③ 术后患者多因恶心呕吐、眩晕等感到焦虑、恐惧，应耐心解释疏导。

④ 遵医嘱给予各种抗生素及镇静剂，及时清除局部渗出物，随时更换耳外敷料，保持术区清洁干燥。

⑤ 注意局部渗出情况；注意有无面瘫、眩晕、呕吐和眼震出现；注意观察体温、脉搏、呼吸、血压、瞳孔、意识及肢体运动的情况，如发现异常，应立即通知医师，并协助处理。

⑥ 告知患者术后1周内避免打喷嚏和用力擤鼻，防止鼓膜重新裂开。避免洗澡时污水入耳，以免术后感染。

⑦ 术后6～7天拆线，2周内逐渐抽出耳内纱条，拆线后外耳道内应放置挤干的乙醇棉球，保持耳内清洁并吸收耳内渗出液。

⑧ 教会患者外耳道清洁、捏鼻鼓气法等。嘱患者出院后定期随访，按时清洁外耳道。

3. 健康指导

① 锻炼身体，提高身体素质，积极预防和治疗上呼吸道感染。

② 进行卫生宣传教育，尤其是对患耳的卫生保健。出院后，半年内禁游泳，3 个月内禁乘飞机，1 个月内禁用患侧咀嚼坚硬食物，勿食辛辣、刺激性食物。

③ 定期复诊，病情有变化时及时就诊。

④ 给患者提供安静、舒适的修养环境，减少外界刺激保证睡眠。

⑤ 常用耳机收听者，最好不用耳机或收听时间不宜过长。

⑥ 烟、酒可导致内耳损伤，引发听力障碍，有此习惯者应尽早戒除。

⑦ 合理饮食，注意营养，避免食辛辣、油炸食物。指导患者进食高蛋白质、高热量、富含维生素的易消化的流食、半流食，与患者家属一同制订适合患者的营养饮食方案。

## 大疱性鼓膜炎

### 一、定义

大疱性鼓膜炎又称出血性大疱性鼓膜炎，是鼓膜及其相邻外耳道的急性炎症，可从外耳道和中耳的急性炎症蔓延而来。好发于儿童和青少年，常为单侧发病，冬季较多见。

### 二、病因及发病机制

主要为病毒感染，多见于上呼吸道以及其他病毒性感染之后，如肺炎支原体、流感病毒、脊髓灰质炎病毒等。亦有人认为是变态反应所致。

### 三、临床表现

（1）症状　突然剧烈耳痛、耳闷胀感或轻度听力障碍。可伴有全身症状。血疱疹破裂时或刺破后可流出少许血性渗出液，形成薄痂而渐愈。

（2）体征　检查可见鼓膜及邻近外耳道皮肤充血，鼓膜后上方常见一个或多个红色或紫色的血疱疹。此血疱疹破溃时伴有少量血性分泌物流出。轻者血疱内液体可被吸收形成薄痂，而后逐渐愈合。外耳道深部皮肤及鼓膜充血和血疱形成。鼓膜疱疹处表浅见溃疡或血痂，无鼓膜穿孔。

## 四、辅助检查

取血疱分泌物做细菌学培养无致病菌。

## 五、治疗

治疗原则：缓解耳痛，防止感染。

（1）血疱疹处理　血疱疹未破溃时，外耳道内可以滴用1%～2%酚甘油；在无菌操作下挑破血疱。已破溃者，局部使用氧氟沙星等抗生素滴耳液。注意在挑破血疱疹时不能穿透鼓膜，以防止急性中耳炎的发生。

（2）疼痛处理　耳痛剧烈者酌情服用止痛剂。

（3）服用抗病毒剂（如阿昔洛韦等抗病毒类药物）。全身应用抗生素（如非氨基糖苷类抗生素），以防继发细菌感染。

（4）辅助治疗　耳部行透热疗法等局部物理治疗的方法，以促进炎症吸收。

## 六、护理要点

（1）对于疼痛主要的措施是积极治疗原发病，同时对症处理。本病为非手术治疗。评估病人疼痛的程度、性质，按需使用止痛药。

（2）针对病人听力下降和耳鸣的特点，做好环境介绍和病人安全防护的工作。

（3）指导病人注意耳部卫生，不挖耳，勿污水入耳；有分泌物流出时及时拭干外耳道，保持清洁。

（4）尊重和正确评估病人的负性情绪，通过建立良好的护患关系，从心理上减轻其焦虑情绪。通过对疾病知识的宣教，让病人理解当病情得到控制，以上症状将有效缓解，疏导其情绪。

（5）病人与家属的健康教育

① 指导病人正确使用滴耳液，按时使用抗病毒和抗生素。

② 掌握正确擤鼻涕的方法：按住单侧鼻孔轻轻擤鼻或者将鼻涕吸入口中吐出。

③ 预防感冒，保持鼻腔通畅，必要时可遵医嘱使用呋麻滴鼻液滴鼻。

④ 指导病人注意耳部卫生，不挖耳，洗头和沐浴时可用干棉球塞住外耳道，谨防污水进入耳内，暂停水上运动。有分泌物流出时，及时拭干外耳道，保持清洁。

⑤ 门诊随访。如果渗液性质可疑（颜色、气味异常等）则应立即就医。

（6）适当的运动锻炼，均衡营养，不过度疲劳，提高机体自身抵抗力。避免上呼吸道等病毒感染的发生。

## 耳源性颅内外并发症

### 一、定义

耳源性并发症常分为颅外并发症和颅内并发症两大类。颅外并发症包括耳后骨膜下脓肿、颈部贝佐尔德脓肿、迷路炎、周围性面瘫、岩锥炎等。颅内并发症包括硬脑膜外脓肿、乙状窦血栓性静脉炎、化脓性脑膜炎、脑脓肿、硬脑膜下脓肿等。慢性化脓性中耳炎及乳突炎可产生多种颅内外并发症，重者危及生命，是耳鼻喉科常见的急危重症之一。

### 二、病因及发病机制

（1）骨质破坏严重　中耳乳突骨质破坏最多见于中耳胆脂瘤并发炎症，其他类型的中耳炎也可引起中耳乳突骨质破坏，导致相邻结构感染从而出现并发症。

（2）机体抵抗力差　严重的全身慢性疾病（糖尿病、结核病等）、长期营养不良、年老体弱或儿童等抵抗力较差者，中耳感染易扩散也易出现并发症。

（3）致病菌毒力强　致病菌对常用抗生素不敏感或已产生耐药性，是引起中耳炎并发症的原因之一。致病菌主要为革兰阴性杆菌，如变形杆菌、铜绿假单胞菌、大肠埃希菌或副大肠埃希菌，产气杆菌；也可出现球菌或两种以上致病菌混合感染。

## 三、临床表现

### （一）颅外并发症

1.耳后骨膜下脓肿

慢性化脓性中耳乳突炎急性发作时，炎症穿破骨窦外侧骨壁或乳突尖部骨皮质，使乳突腔内蓄积的脓液经乳突外侧骨板破溃区流入并聚集于耳后乳突骨膜的下方，形成耳后骨膜下脓肿。表现为耳后皮肤红、肿、疼痛，可伴同侧头痛及发热等全身症状。

2.颈部贝佐尔德脓肿

乳突尖部气房发育良好时，乳突尖内侧的骨壁一般甚薄。若乳突内蓄脓，可穿破该处骨壁，脓液循破溃处流入胸锁乳突肌和颈深筋膜中层之间形成脓肿，称贝佐尔德脓肿。表现为高热、寒战，患侧颈深部疼痛较重，颈部运动受限。患侧乳突尖至下颌角的脓肿，压痛明显，由于脓肿被胸锁乳突肌覆盖，故波动感不明显。经穿刺抽脓，如有脓液，即可确诊。

3.迷路炎

又称内耳炎，是化脓性中耳乳突炎较常见的并发症。

（1）局限性迷路炎　又称迷路瘘管。多因胆脂瘤或肉芽组织腐蚀骨迷路形成瘘管。此型临床上较多见。多表现为阵发性眩晕，偶伴有恶心、呕吐。眩晕多在头或体位变动、压迫耳屏或耳内操作（如挖耳）时发作。发作时患侧迷路处于刺激兴奋状态，眼震方向多向患侧。听力有不同程度的减退，多为传导性聋，如病变位于鼓岬处可呈混合性聋。瘘管试验诱发出眩晕和眼球偏斜，为瘘管试验阳性。若瘘管为病理组织堵塞可为阴性。前庭功能一般正常。

（2）浆液性迷路炎　是以浆液或浆液纤维素渗出为主的内耳

弥漫性非化脓性炎症疾病或炎性反应。表现为眩晕、恶心、呕吐、听力下降、平衡失调。早期眼震向患侧，晚期眼震向健侧。

（3）化脓性迷路炎　是化脓菌侵入内耳，引起迷路弥漫性化脓病变，称为化脓性迷路炎。表现为严重眩晕，呕吐频繁，病初听力完全丧失，可有耳深部疼痛。自发性眼震初期向患侧，迷路破坏后可转向健侧。

4. 耳源性面神经麻痹

面瘫多为单侧，面部两侧不对称，患侧表情动作丧失，不能蹙额、皱眉及闭眼，患侧鼻唇沟变浅，口角下垂向健侧歪斜，笑或示齿时更加明显。鼓腮时漏气，进食时液体易从口角外流。双侧面瘫者少，面部呆板无表情。长期面瘫可并发角膜炎。

（二）颅内并发症

1. 硬脑膜外脓肿

是硬脑膜与蛛网膜或蛛网膜与软脑膜之间出现脓肿。好发于大脑镰旁、小脑幕上和弓下裂孔处。本病罕见，化脓性炎症向脑深部蔓延，不易彻底清除，反复发作，最终引起死亡。表现为畏寒、高热、脑膜刺激征和颅内压增高症状。

2. 耳源性脑膜炎

是急性或慢性化脓性中耳乳突炎所并发的软脑膜、蛛网膜急性化脓性炎症，是常见的一种颅内并发症。

（1）症状　以高热、头痛、呕吐为主要症状。起病时可有寒战，继之发热，体温可高达40℃左右。头痛剧烈，为弥漫性全头痛，常以枕后部为重。呕吐呈喷射状，与饮食无关。可伴精神及神经症状：烦躁不安、抽搐，重者谵妄、昏迷以及相关的脑神经麻痹等。

（2）体征　①脑膜刺激征，颈有抵抗或颈强直，甚者角弓反张。凯尔尼格征（Kernig 征）及布鲁津斯基征（Brudzinski 征）阳性。②脑脊液压力增高、浑浊，细胞数增多，以多形核白细胞为主，蛋白含量增高，糖含量降低，氯化物减少。细菌培养可为阳性。

3. 耳源性脑脓肿

为化脓性中耳乳突炎所并发的脑组织内的脓液积聚，是最严重、最危险的并发症。脓肿多位于大脑颞叶，其次为小脑。脑脓肿的临床表现可分为以下四期。

（1）起病期　约数日。有畏寒、发热、头痛、呕吐及轻度脑膜刺激征等早期局限性脑炎或脑膜炎的表现。

（2）潜伏期　持续10天至数周，多无明显症状，或有不规则头痛、低热，以及嗜睡、抑郁、烦躁、少语等精神症状。

（3）显症期　历时长短不一，脓肿形成，出现各种症状。中毒性症状：如发热或体温正常或低于正常，食欲缺乏、全身无力等。颅内压增高症状：①头痛剧烈，多为持续性，常于夜间加剧；②呕吐为喷射状，与饮食无关；③意识障碍，如表情淡漠、嗜睡、甚至昏迷；④脉搏迟缓，与体温不一致；⑤可出现视盘水肿；⑥其他，如打呵欠，频繁的无意识动作（挖鼻、触弄睾丸等），性格与行为改变等。局灶性症状：局灶性症状出现可早可晚，也可不明显。颞叶脓肿：①对侧肢全偏瘫；②对侧中枢性面瘫；③失语症；④对侧肢体强直性痉挛，同侧瞳孔散大或出现对侧锥体束征。小脑脓肿：①中枢性眼震；②同侧肢体肌张力减弱或消失；③共济失调，如指鼻不准、错指物位、轮替运动障碍、步态蹒跚等。

（4）终期　常因脑疝形成或脑室炎、暴发弥漫性脑膜炎而死亡。

4. 耳源性脑积液

主要表现为颅内压增高的症状，如头痛、呕吐和视盘水肿。少数可出现头晕或眩晕，眼震，畏光，视力下降，复视，眼外展麻痹，轻度的脑膜刺激征和其他脑神经麻痹等。

5. 乙状窦血栓性静脉炎

是伴有血栓形成的乙状窦静脉炎，右侧较多见。

（1）症状　典型者先有寒战、高热、脉快、呼吸急促、重病容，体温呈弛张型，体温可达40℃以上，数小时后大量出汗，体温骤降至正常。体温下降后症状缓解。上述症状每天发作 1 ～ 2 次，需与疟疾、伤寒等病鉴别。由于大量抗生素的应用，此种体温变化可变得不典型，表现为低热。病期较长可出现严重贫血、精神萎靡。

（2）体征　感染波及乳突血管、颈内静脉及其周围淋巴结时，出现患侧耳后、枕后及颈部疼痛，乳突后方可有轻度水肿，同侧颈部可触及索状肿块，压痛明显。

## 四、辅助检查

眼底检查、脑血管造影、气脑或脑室造影有助于本病的诊断。脑 CT、磁共振（MRI）定位精确，可显示脑脓肿大小，诊断准确率高。

## 五、治疗

### （一）颅外并发症

（1）耳后骨膜下脓肿　①全身应用广谱抗生素。②局部脓肿切开引流，脓液做细菌培养及药敏试验。③尽早行中耳乳突手术，彻底清除病灶。并发于慢性化脓性中耳乳突炎者，行乳突根治术、改良乳突根治术；并发于急性化脓性中耳乳突炎者，行单纯乳突切开术。

（2）颈部贝佐尔德脓肿　除全身应用抗生素治疗以外，当确诊颈深脓肿存在时，应及早沿胸锁乳突肌前缘切开，探得脓腔，进行切开引流。同时行乳突根治术，彻底清除病灶。

（3）迷路炎　并发迷路炎者，患者宜自选体位静卧休息，低盐饮食。在抗生素控制感染的情况下，及早清除中耳病灶多可治愈，术中勿动迷路瘘管处肉芽组织。对于化脓性迷路炎，应在炎症控制、症状减轻后，再施行中耳乳突手术。

（4）耳源性面神经麻痹　如为炎症影响，行乳突根治术及抗炎治疗，面瘫症状多可恢复。并可用针刺疗法促其功能恢复，常用穴位有翳风、阳白、四白、地仓、颊车、人中、承浆、太阳、合谷、攒竹、鱼腰等穴。亦可进行面部按摩及物理治疗。如为胆脂瘤压迫，可行中耳乳突根治术或面神经减压术。如面神经已离断，可行面神经吻合术或神经移植术。

（二）颅内并发症

1.硬脑膜外脓肿

除进行大剂量抗生素外，应及时进行乳突探查，除去已有病变的鼓室盖等颅骨骨板，充分引流脓肿。若硬脑膜或乙状窦壁上肉芽较多，可轻轻刮除，不可损伤硬脑膜或窦壁，以免引起感染扩散。

2.耳源性脑膜炎

全身应用细菌敏感的抗生素及支持疗法；及时行中耳乳突根治术，以清除中耳病灶。如颅骨骨板已破坏，则应由破坏处将其扩大，暴露至脑膜正常处为止。如颅骨骨板破坏，则应凿开骨板，暴露和观察脑膜情况。

3.耳源性脑脓肿

（1）一般治疗

① 应卧床休息，脑脓肿患者应绝对卧床，尽量避免过度搬动，室内宜安静，光线稍暗。

② 加强支持疗法，进高热量饮食，注意水、电解质平衡，少量输血。

③ 未确诊前，尽量避免应用镇静剂、镇痛剂及扩瞳药，以免掩盖症状影响疾病诊断。

（2）手术治疗　脑脓肿诊断明确，可先做乳突根治术，经乳突腔穿刺引流脑脓肿。亦可先做脑脓肿手术，再择期乳突手术。

（3）抗生素的应用　耳源性脑脓肿的致病菌多为变形杆菌、铜绿假单胞菌等。因此，抗生素及磺胺类药及甲硝唑应于早期、联合、足量静脉滴注，务必达到有效浓度。最好是选用药敏试验高度敏感的抗生素。

（4）其他　注意全身支持疗法及水与电解质平衡。颅内压增高时用脱水疗法，静脉滴注50%葡萄糖、20%甘露醇、30%呋塞米、25% 山梨醇等，类固醇激素药物可减轻脑水肿，酌情适量静脉滴注。30% 硫酸镁灌肠有降压、镇静作用。

4. 耳源性脑积液

（1）清除病灶　清除中耳乳突病灶，特别是侧窦及其周围病变。

（2）抗生素　因多伴有急性炎症及侧窦感染，故应采用广谱抗生素静脉滴注。

（3）脱水降颅内压　临床多采用高渗性脱水药物联合应用，可酌情配合应用利尿剂及肾上腺皮质激素，至脑压正常、症状基本消失为止。

（4）腰穿放液　适用于脱水降颅内压后症状无明显改善，在完全排除脑脓肿的前提下，可每 2 ～ 3 天一次腰穿放液 50 ～ 150ml。它不仅有治疗作用，还可观察颅压变化，早期提示阻塞性脑积水的有无。

5. 乙状窦血栓性静脉炎

确诊或拟诊之后，应尽早手术治疗为主，辅以足量抗生素及支持疗法。探查乙状窦，清除病灶，通畅引流。窦内血栓一般不必取出。遇有乙状窦脓肿时，应将窦内病变组织全部清除。乳突手术中确已将全部病灶彻底清除，而术后症状不见减轻，血中红细胞及血红蛋白继续下降，或患侧颈部压痛明显，或出现转移性脓肿时，应行患侧颈内静脉结扎术，以防感染继续扩散。对贫血患者，应注意输血等支持疗法。

## 六、观察要点

观察患者神志、意识、瞳孔、体温、脉搏、呼吸和血压等生命体征的变化及出入量。尤其需注意观察双侧瞳孔大小、形状及对光反射的敏感度，呼吸的方式与频率。脑疝早期往往出现瞳孔和呼吸的改变。注意有无面瘫、眼球震颤情况，注意头痛、呕吐的程度和性质。若出现表情淡漠、嗜睡、全身不适时，应绝对卧床休息。一旦发生病情变化，立即通知医师。

## 七、护理要点

（1）一般护理

① 嘱患者绝对卧床休息，保持病室安静整齐，光线宜暗。

② 注意安全防护，床边加床档，要有家属陪护，卧床的患者要勤翻身、更换床单，防止压疮的发生。

③ 根据病情需要给予高热量、高蛋白和富含维生素的清淡流质或半流质饮食。

④ 便秘患者给予缓泻剂，保持大便通畅。

⑤ 高热患者做好降温处理，昏迷患者应专人护理，保持头侧位，防止呕吐物误吸入气道。

（2）治疗配合

① 遵医嘱给予足量及时的抗生素全身治疗。

② 准备好各类急救物品，如20%甘露醇、50%葡萄糖溶液、呼吸兴奋剂、强心剂、气管切开用品及气管插管设备等。保证静脉液路畅通，以备急救。

③ 准确计算输液量，按时、正确地应用脱水剂，详细记录出入量，保持水、电解质的基本平衡，使患者处于轻度失水状态。

④ 疑有耳源性并发症时，禁用镇静剂、镇痛剂、阿托品类药物，以免掩盖病情，延误治疗。

⑤ 需手术治疗者做好围手术期的护理。

⑥ 疑有耳源性脑脓肿患者需将头发完全剃净，以备紧急钻颅穿刺。

（3）心理护理　使患者及家属了解相关的知识，稳定情绪，减轻思想顾虑，鼓励患者治疗疾病的信心，使其积极配合治疗。

（4）健康教育

① 加强营养，适当锻炼，增强机体抵抗力。

② 保持耳道的清洁、干燥，避免进脏水。

③ 定期复查，若出现身体不适、头痛呕吐等症状时应及时到医院就诊。

# 第五节　内耳疾病

## 梅尼埃病

### 一、定义

梅尼埃病是一种以膜迷路积液为主要病理改变，以反复发作性眩晕、波动性耳聋、耳鸣和耳满胀感为典型临床特征的内耳疾病。好发于中青年，男女发病无明显差异。一般单耳发病，也可累及双耳。本病病因不明，目前认为可能与内耳微循环障碍、病毒感染、变态反应、维生素缺乏、代谢障碍、内分泌失调、精神因素等所致内淋巴生成过多和（或）内淋巴吸收减少有关。

### 二、病因及发病机制

迄今不明。因其主要病理表现是膜迷路积液，有学者提出梅尼埃病发病机制可能是内淋巴的产生和吸收失衡。有以下几种学说：

（1）内淋巴管堵塞与内淋巴吸收障碍　动物实验证实，如先天性狭窄、内淋巴囊发育不良、炎性纤维变性增厚等，都可能引起内淋巴管机械性阻塞或内淋巴吸收障碍。

（2）免疫反应学说　大量研究证实，抗原抗体反应导致内耳的毛细血管扩张，通透性增加，体液渗入膜迷路，同时因抗原抗体复合物沉积而吸收功能障碍造成膜迷路积液。

（3）内耳缺血学说　自主神经功能紊乱、内耳小血管痉挛可导致迷路微循环障碍，致组织缺氧、代谢紊乱、内淋巴理化特征改变，渗透压升高，引起膜迷路积液。

（4）其他学说　内淋巴囊功能紊乱学说、遗传学说、病毒感染学说、多因素学说等。

## 三、临床表现

1. 症状

（1）眩晕　多呈突发旋转性，患者感到自身或周围物体沿一定的方向与平面旋转，或感摇晃、升降或漂浮。眩晕均伴有恶心、呕吐、面色苍白、出冷汗、脉搏迟缓、血压下降等自主神经反射症状。上述症状在睁眼转头时加剧，闭目静卧时减轻。患者神志清醒，眩晕持续短暂，多为数十分钟或数小时，持续超过24 小时者较少见。在缓解期可有不平衡或不稳感，可持续数天。眩晕常反复发作，复发次数越多，持续时间越长、间歇越短。

（2）耳聋　初期常无自觉耳聋，多次发作后渐感明显。一般为单侧，发作期加重，间歇期减轻，呈明显波动性变化。听力丧失轻微或极度严重时无波动。听力丧失的程度随发作次数的增加而每况愈下，但极少全聋。

（3）耳鸣　呈间歇性或持续性。多在眩晕发作之前发生。初为持续性低音调吹风声或流水声，后转为高音调蝉鸣声、哨声或汽笛声。耳鸣在眩晕发作时加剧，间歇期自然缓解。

（4）耳胀满感　发作期患侧耳内或头部有胀满、沉重或压迫感，有时感耳周灼痛。

2. 体征

患者呈强迫体位，自发性眼震，意识清楚，鼓膜完整。

## 四、辅助检查

（1）耳镜检查　鼓膜正常，声导抗测试正常，咽鼓管功能良好。

（2）听力学检查　呈感音性耳聋。纯音听力图早期为上升型或峰型，晚期为平坦型或下降型。

（3）前庭功能检查　发作期眼震电图可描记到自发性眼震和位置性眼震，快相向健侧。间歇期可能为正常结果，多次反复发作患者前庭功能减退或丧失。

（4）甘油试验　通过减少异常增加的内淋巴来检测听觉功能

的变化。试验方法：50% 甘油按 2.4 ～ 3.0ml/kg 空腹饮下，服用前与服用后 3 小时内，每隔 1 小时纯音测听 1 次。若患耳在服用甘油后平均听阈＞ 15dB，则为甘油试验阳性。本病患者常为阳性，提示有膜迷路积液。

（5）影像学检查　颞骨 CT、膜迷路 MRI 提示前庭导水管变直、变短、变细。

## 五、治疗

（1）一般治疗　发作时要静卧，进食清淡低盐饮食，限制入水量，忌烟、酒、茶。在间歇期要鼓励患者锻炼身体，增强体质，注意劳逸结合。

（2）药物治疗　发作时对症治疗，使用镇静药，如地西泮、谷维素，配合使用异丙嗪；酌情选用血管扩张药，如盐酸氟桂利嗪、氢溴酸山莨菪碱；应用利尿剂，如氢氯噻嗪、氨苯蝶啶；局部药物封闭，10% 普鲁卡因液 10ml 做星状神经节封闭。

（3）外科治疗　手术适用于发作频繁、症状较重、药物治疗无效、对工作和生活有明显影响的患者。据统计，梅尼埃病只有 5% 的患者在手术治疗范围。手术类型包括内淋巴囊减压术、球囊造瘘术、迷路切除术、前庭神经切断术等。

## 六、观察要点

观察发作时患者的神志、面色、生命体征等，注意眩晕发作的次数、持续时间及伴发症状。

## 七、护理要点

（1）一般护理　发作期应卧床休息，并加床栏保护；室内温湿度适宜、光线柔和，保持环境舒适、安静；宜进清淡低盐饮食，适当控制进水量。

（2）用药护理　遵医嘱给予镇静剂、利尿脱水剂以及改善微循环药物等，注意观察用药后反应。对长期应用利尿剂者，注意适当补钾，避免水电解质紊乱；使用镇静药期间，活动时注意看护，防止患者发生意外。

（3）手术护理　对手术治疗的患者，按耳科手术前、后常规护理。

（4）心理疏导　向患者讲解疾病相关知识，消除疑虑，使其能够积极配合治疗。对眩晕发作频繁的患者多做解释工作，帮助其树立战胜疾病的信心。

（5）健康教育

① 介绍梅尼埃病的发病特点及相关知识，对眩晕发作频繁者，要注意安全，尽量减少单独外出，不要骑车、登高，防止意外的发生。

② 指导患者养成良好的作息习惯，保证睡眠，保持心情愉快，劳逸结合，减少复发。

③ 忌食刺激性食物，宜低盐饮食，戒烟酒，发作时少饮水。

④ 避免使用有耳毒性的药物，以免加重对耳的损害。

## 耳硬化症

### 一、定义

耳硬化症又称耳海绵症，是骨迷路原发性病变，因局限性海绵状新骨灶在骨迷路内形成而得名。发病年龄 20 ～ 40 岁多见。偶见于儿童，女多于男，欧美发病率较高。国外统计 50% 有家族史。

### 二、病因及发病机制

病因尚无定论，归纳有如下几种可能机制：

1. 遗传性因素

耳硬化病人直系先辈后代中有相同病的较多，约 54% 有家族史，有学者认为是常染色体显性或隐性遗传，半数以上病例可以发现异常基因。

2. 内分泌紊乱因素

本病多见于青春发育期，以女性发病率高，且于妊娠、分娩及绝经期都可使病情进展加快，被认为与激素水平有关。

3. 骨迷路包囊发育因素

人类出生时骨迷路包囊已发育完成，唯独在前庭窗前边缘的内生软骨层内遗留有一发育和骨化过程中的缺陷，称窗前裂。裂内有纤维结缔组织束及软骨组织，成年后可继续存在或发生骨化而产生耳硬化病灶，临床及颞骨病理所见之耳硬化症病灶，亦多由此处开始。

4. 免疫因素及其他

有学者推测在迷路骨囊组织的生理更新过程中，细胞发生退行性变，产生的胶原不被机体耐受而导致免疫反应发生。此外，还有人发现酶代谢紊乱，是使镫骨固定形成的原因。

## 三、临床表现

（1）最初症状为进行性听力下降，多见于青春期后发病，女性患者在妊娠或哺乳期听力减退加重，也有在外伤、感情创伤及急性病后听力明显减退。

（2）80% 的患者有耳鸣，耳鸣与听力减退同时出现，或在其前发生，耳鸣呈间歇性或持续性。

（3）少数患者有眩晕发生，多因病变侵及半规管及前庭。

（4）有韦氏错听（Willis 误听），耳硬化症患者的韦氏错听较其他传导性聋者显著，一旦病变侵及耳蜗，韦氏错听即行消失。

## 四、辅助检查

（1）耳镜检查　鼓膜完整，活动良好，早期可在后上象限透见淡红色区域，为活动性病灶表面黏膜充血的反映，称 Schwartze 征阳性。咽鼓管功能正常。

（2）听力检查　音叉 Weber 试验，偏向患侧或听力损害较重侧；Rinne 试验阴性；Schwabach 试验骨导延长；Gelle 试验阴性；纯音测试提示传导性聋或混合性聋，中期骨导听力曲线有卡哈切迹；音衰减及重振试验阴性。

（3）声导抗测试　鼓室导抗图早期可为 A 型，偶呈“起止型”双粗曲线，后随镫骨固定程度加重而成 As 型。静态声顺值低于正常范围。镫骨肌声反射阈值早期升高，后即消失。

（4）影像学检查　颞骨X线平片无异常，在高清晰度断层片上可能看到两窗区，迷路或内耳道壁上有界限分明的局灶性硬化改变。

## 五、治疗

（1）手术治疗　镫骨切除术是治疗耳硬化症的主要方法，以期改善患者听力，控制病情继续发展。

（2）药物治疗　用于不适宜手术的患者，稳定病情延缓进展。常用的药物有氟化钠、葡萄糖酸钙、维生素D、硫酸软骨素等。

（3）选配助听器　用于不适宜或不愿意接受手术或药物治疗的患者，也可用于术后听力提高不佳者。酌情选配合适的助听器。

## 六、观察要点

密切观察病情，发现异常及时通知医师。

## 七、护理要点

### 1. 手术前护理

（1）心理支持　多与患者接触，鼓励其说出心理感受，向患者讲解疾病知识、手术方法、术后效果，介绍同种成功病例，帮助其解除顾虑、增强信心，配合治疗。

（2）术前准备　按耳科患者术前常规护理。协助患者完善CT、纯音测听、声导抗、耳蜗电图、耳声发射检查等。

### 2. 用药指导

对药物治疗的患者，遵医嘱按时服药，并注意用药后反应。

### 3. 患者安全防护

在可能出现危险的地方均应设置警示牌，外出时应有人陪同，避免意外发生。

### 4. 健康指导

（1）注意保暖预防感冒，鼻塞时可使用药物滴鼻以保持鼻腔通畅，并告知患者正确的擤鼻方法。

（2）注意保护头部，避免耳部被碰撞。

（3）伤口未愈合不可洗头，防止耳内进水。至少半年禁止游泳、乘坐飞机。

（4）助听器的选配和护理指导。

① 选配前应做纯音听力测试，依据听力图选用适宜的助听器，纯音听力测试阈值在45（或40）～90dB建议配用，效果较满意；＞90dB效果欠佳。感音神经性耳聋患者应进行阈上功能测试或语言测听。婴幼儿在2～3岁前建议使用大功率助听器，可利用残余听力发展口语能力。

② 选配助听器后可先试用2～3周，由专门人员指导调整各项控制旋钮，以便获得满意效果。

③ 做好助听器保养，每天使用专用毛刷清洁助听器各处，用软布轻轻擦拭，禁忌使用清洁液等。游泳、沐浴或洗衣服时应取出助听器，防止受潮损坏，禁忌使用电吹风等干燥工具。若较长时间不用助听器，取出电池后将其放置专用口袋内存放在阴凉、干燥处。

# 第六节　听力障碍

## 传导性聋

### 一、定义

经空气径路传导的声波，受到外耳道、中耳病变的阻碍，到达内耳的声能减弱，致使不同程度听力减退者称为传导性聋。

### 二、病因及发病机制

（1）耳郭畸形　先天畸形或后天缺损，使耳郭集声功能降低，对听力有轻微的影响。

（2）外耳道疾患　畸形、炎症、异物、肿瘤、外伤等原因可致外耳道狭窄甚至闭塞，以致影响鼓膜运动。

（3）鼓膜病变　鼓膜炎症、粘连或穿孔破裂时，受声波刺激后，其振动面积减少、振幅降低，造成声能损失。

（4）中耳疾患　听骨链中断可使声能传导障碍；咽鼓管阻塞、感染等引起的急、慢性中耳炎可使鼓膜内陷、鼓室渗液，致听力下降，临床上较为多见。

## 三、临床表现

患者往往会有耳痛、耳鸣。如果有炎症耳会流脓且听力下降。有时可伴剧烈头痛、发热、寒战、耳痛、眩晕、恶心、呕吐等症状。

## 四、辅助检查

1. 听功能检查

（1）音叉试验　Rinner 试验：阴性；Weber 试验：偏向患侧；Schwabach 试验：受试耳骨导延长。为传导性耳聋的重要特征。

（2）纯音测听　气导听阈提高＞25.60dB，骨导听阈基本正常。有气、骨导差。

（3）声导抗检查　判断鼓室气压功能和听骨链的完整性。

2. 影像学检查

根据听功能情况选定 X 线、CT 或 MRI 检查，协助确定病变部位、范围及程度等。

## 五、治疗

① 传导性耳聋的治疗主要是根据病因进行相应的治疗。

② 各型鼓室成形术是目前治疗传导性耳聋的主要方法。

③ 根据听力下降程度及患者具体情况选择合适的助听器。

## 六、观察要点

及时观察药物的疗效及不良反应。定期进行听力学检查，观察听力的改善情况，禁止使用有耳毒性的药物，积极治疗高血压、糖尿病等全身性疾病。

## 七、护理要点

1.心理护理

① 了解患者对疾病的认知程度，告知其治疗方法及配合要点，鼓励患者勇于面对，积极配合治疗与护理。

② 多与患者接触，掌握患者的生活习惯及交谈方式，教会患者通过其他方式沟通，如手势、书写等，提高患者的沟通交流能力。

③ 向患者及家属讲解疾病的预后情况，了解患者对听力现状的接受程度，提高听力的期望值，为患者推荐、选择合适的助听器。

④ 对生活自理能力差或依赖性强的患者，加强与家属的沟通，寻求其家人及亲友的支持，提高社会适应能力。

2.用药护理

遵医嘱给予药物治疗。

3.手术护理

需要手术的患者，积极做好术前准备，根据不同术式做好相应的检查。加强与医师的沟通，了解手术方式，制订护理措施。

4.健康指导

① 向患者讲解预防耳聋的有关知识，避免引发耳病的各种因素，如不用火柴棍、发夹等物挖耳，学会正确的擤鼻方法，噪声环境下注意护耳，鼓膜穿孔未愈不能游泳，不滥用耳毒性药物，妊娠期间、婴幼儿禁用耳毒性药物。

② 积极治疗各种耳部疾病，如各种原因发生鼓膜穿孔或已发生急性中耳炎，应及时就医，防止形成慢性中耳炎，损害听力。

③ 指导患者使用和保管助听器。

# 感音神经性聋

## 一、定义

感音神经性聋是指内耳螺旋器毛细胞、听神经或各级神经元受损，导致声音的感受或分析受到影响，阻碍了声音信息的传递，从而引起不同程度的听力下降。由于毛细胞病变引起的听力下降，称感音性聋；病变位于听神经及其传导径路者，称神经性聋；病变发生于听中枢者，称中枢性聋。

## 二、病因及发病机制

### 1. 先天性聋

由于基因或染色体异常所致耳聋为遗传性聋；因妊娠早期母体病毒感染，或大量应用耳毒性药物，或产伤等因素所致耳聋为非遗传性聋。

### 2. 非遗传性获得性感音神经性聋

发病率占临床确诊感音神经性聋的90%以上。常见有老年性聋、耳毒性聋、全身系统疾病性聋、创伤性聋、特发性突聋、传染病源性聋及自身免疫性聋等。

## 三、临床表现

（1）先天性聋　出生时或出生后不久即发现有听力障碍。

（2）老年性聋　是人体老化过程在听觉器官中的表现。听觉器官的老化退行性改变涉及听觉系统的所有部分，唯以内耳最明显。根据内耳损害的主要部位又将本病细分为老年性感音性聋、神经性、血管纹性（代谢性）与耳蜗“传导”性（机械性）聋4类。临床表现的共同特点是由高频向语频缓慢进行的双侧对称性聋，伴高调持续耳鸣。多数有响度重振及言语识别率与纯音测听结果不成比例，ABR各波潜伏期随增龄而延长。

（3）耳毒性聋　指滥用某些药物或长期接触某些化学制品所致的耳聋。药物中毒临床上耳聋、耳鸣与眩晕共存，耳聋呈双侧对称性感音神经性，多由高频向中、低频发展。前庭受累程度两侧可有差异，与耳聋的程度亦不平行。症状多在用药中始发，更多在用药后出现，停药并不一定能制止其进行。前庭症状多可逐渐被代偿而缓解。耳聋与耳鸣除少数早发现早治疗外，多难完全恢复。化学物质中毒临床上均有耳鸣、耳聋与眩晕。一般为暂时性，少数为永久性。

（4）全身系统疾病性聋　常见高血压与动脉硬化，临床表现为双侧对称性高频感音性聋伴持续性高调耳鸣。糖尿病引起的听觉减退的临床表现差异较大，可能与患者的年龄、病程长短、病情控制状况、有无并发症等因素有关。一般以蜗后性聋或耳蜗性或蜗后性聋并存的形式出现。

（5）创伤性聋　头部外伤、气压伤、内耳冲击伤、急性声损伤等，多来势急骤，不但可引起疼痛同时可损害中耳和耳蜗。

（6）特发性突聋　指瞬息间突然发生的重度感音性聋。患者多能准确提供发病时间、地点与情形。临床上以单侧发病多见，仍有两耳或先后受累。一般耳聋前先有高调耳鸣，约半数患者有眩晕、恶心、呕吐及耳周沉重感、麻木感。听力损害多较严重，曲线呈高频陡降型或水平型，甚或全聋。

（7）传染病源性聋　指由各种急、慢性传染病产生或并发的感音神经性聋。对听功能损害严重的传染病有流行性脑脊髓膜炎、猩红热、白喉、伤寒、斑疹伤寒、布鲁杆菌病、风疹、流行性感冒与腮腺炎、麻疹、水痘和带状疱疹、回归热、疟疾、梅毒与艾滋病等。临床表现为单侧或双侧进行性聋，伴或不伴前庭受累症状。有的耳聋程度轻，或只累及高频，或被所患传染病的主要症状掩蔽而不自觉，待到传染病痊愈后方被发现，届时与传染病之间的因果关系常被忽视。此种耳聋，轻者多随传染病的恢复而自行恢复，有时仍加重，最终遗留持久性耳聋。

（8）自身免疫性聋　为多发于青壮年的双侧同时或先后出现的、非对称性进行性感音神经性聋。耳聋可在数周或数月达到严重程度，有时可有波动，前庭功能多相继逐渐受累。患者自觉头晕、站立不稳而无眼震。

## 四、辅助检查

（1）听功能检查

① 音叉试验　Rinner 试验：（±）；Weber 试验：偏向健侧；

Schwabach 试验：受试耳骨导缩短。

② 纯音测听 气、骨导曲线下降，无气、骨导差。一般高频听力损失较重，少数以低频听为损失为主。

（2）影像学检查 根据听功能情况选定X线、CT或MRI检查，协助确定病变部位、范围和程度等。

## 五、治疗

预防比治疗更重要，要积极宣教听力保护，同时应避免耳毒性药物的使用。

（1）药物治疗 根据病因及类型用药，如细菌或病毒感染所致耳聋给予抗生素或抗病毒药物治疗；自身免疫性聋可应用类固醇激素或免疫抑制剂。还可应用扩血管药物、降低血液黏稠度药物、能量制剂和神经营养药物等。

（2）选配助听器 药物治疗无效可配助听器。

（3）手术治疗 对双耳重度或极重度聋的患者可行手术治疗，以改善局部血液循环，促进内耳可逆损害恢复。必要时行人工耳蜗植入手术。

## 六、观察要点

遵医嘱按时用药，观察用药后反应。

## 七、护理要点

（1）心理支持 多与患者接触，耐心倾听患者谈话，对重度耳聋患者，可选用写字板、手势或肢体语言等交流方式与其沟通，帮助其解除顾虑、增强信心，配合治疗。

（2）用药护理 定期做听力学检查，了解听力改善情况。

（3）选配助听器 协助患者选配合适的助听器。

（4）手术护理 按耳科患者术前术后护理常规护理。

（5）健康教育

① 嘱患者积极进行体育锻炼，增强体质，老年患者要积极治疗高血压、糖尿病等全身疾病，延缓老年性耳聋的发生。

② 尽量减少与强噪声等有害物理因素及化学物质接触，在强噪声环境中工作要注重自我保护，如戴耳塞等。

③ 积极治疗原发疾病，如耳部的急慢性炎症。

④ 讲解目前耳聋的治疗情况、方法，增加其相关知识，让患者及家属有一定的心理准备。

⑤ 积极防治营养缺乏疾病，增加机体对致聋因素的抵抗力。

⑥ 尽量避免使用可能损害听力的药物，加强用药期间的听力检测，一旦出现听力受损的征兆立即停药并积极治疗。

## 第七节　耳部肿瘤

### 外耳道乳头状瘤

#### 一、定义

外耳道乳头状瘤是发生于外耳道软骨部皮肤的良性肿瘤，由鳞状细胞或基底细胞异常增生形成，多见于软骨部皮肤的表面，是外耳道常见的良性肿瘤之一。多好发于 20 ～ 25 岁的男性。

#### 二、病因及发病机制

病因不明，一般认为本病的发生与乳头状瘤病毒感染有关。当外耳道皮肤受到炎症、经常挖耳等刺激后，局部皮肤抵抗力降低，病毒感染而致病。

#### 三、临床表现

肿瘤较小时症状不明显。当瘤体充满外耳道时，可出现耳痒、耳胀、耳内阻塞感、听力障碍及挖耳出血等症状，若继发感染则有耳痛、耳流脓等。

检查可见外耳道内棕黄色乳头状新生物，多无蒂，基底较广，触之较硬。并发感染时，局部充血、肿胀，肿瘤可为暗红色且质软。向内生长可侵及中耳。偶向外生长，波及耳郭及周围皮肤。

## 四、辅助检查

（1）病理学检查　病理学检查可明确诊断。本病有恶变倾向，需常规进行病理学检查。

（2）CT 扫描　病变累及中耳乳突者需行乳突 CT 扫描。

## 五、治疗

① 外耳道乳头状瘤生长速度快，有恶变可能。一经发现，应尽早手术切除。可在局麻下用激光切除或用刮匙刮除瘤体组织，术后可对肿瘤基底部行电凝烧灼、硝酸银或干扰素创面涂布，以防复发。累及中耳乳突者应行乳突根治术。病理证实伴有癌变者，须行乳突扩大根治或颞骨部分切除术，术后行放射治疗。对病理证实为良性而不愿接受手术的病人，可用高纯度干扰素局部注射治疗。

② 有文献报道，用 5- 氟尿嘧啶局部注射加静脉滴注的方法治疗外耳道乳头状瘤能取得较好效果。也有报道，采用耳内镜下手术切除外耳道乳头状瘤取得了良好效果。其优点：手术视野清晰、定位准确，微创伤性，安全性高。

## 六、观察要点

注意观察有无面瘫、恶心、呕吐等表现，发现异常及时通知医生处理。

## 七、护理要点

（1）多关心病人，讲解疾病相关知识，说明配合治疗的重要意义及防止复发的治疗手段等，以取得病人的配合，减轻其恐惧心理。

（2）配合医生做好术前准备，术后用金霉素眼膏油纱条填塞外耳道，可防止感染，同时也可预防术后外耳道内长期渗液。

（3）行中耳乳突根治术者，按中耳乳突根治术护理。

（4）需放射治疗者，指导病人每日坚持张口训练，避免辛辣刺激性食物，饭前、饭后及睡前漱口，保持口腔清洁卫生。放射治疗区域用温水清洗，涂以抗生素油膏，不可搔抓。

（5）病人或家属教育。

① 忌辛辣、硬等刺激性食物。

② 改掉挖耳的不良习惯。

③ 真菌感染致外耳道炎者应及时治疗。

④ 配合医生选取正确的治疗方法，防止因方法不当，引起外耳道狭窄甚至闭锁。

⑤ 术后应定期随访，接受检查及局部治疗，以防复发。

## 外耳道耵聍腺瘤

### 一、定义

外耳道耵聍腺瘤是指发生在外耳道的具有腺样结构的肿瘤。肿瘤源于外耳道软骨部耵聍腺导管上皮和肌上皮。发生部位以外耳道底壁和前壁居多，外耳道耵聍腺良性肿瘤生长缓慢，但易扩展，局部切除术后复发率高。恶性者晚期可发生远处转移。

### 二、病因及发病机制

病因不明，其发生可能与腺体发育异常有关。也有学者认为是胚胎性汗腺或汗腺管的异位生长形成。

### 三、临床表现

早期症状多不明显，随着肿瘤逐渐增大，可引起耳痛、耳痒、耳阻塞感和听力障碍等症状。继发感染时，肿瘤可破溃流脓流血、耳痛加重并放射至患侧颞区和耳后区。耳痛明显常提示肿瘤为恶性或恶性变。

检查所见依肿瘤性质不同而有所差异：耵聍腺瘤和多形性腺瘤外观多呈灰白色息肉样，或表面光滑，质地硬韧。而腺样囊性癌和耵聍腺癌常可见外耳道内有肉芽样或结节状新生物，表面不光滑，可结痂，带蒂或与外耳道相连呈弥漫浸润致外耳道红肿、狭窄或伴有血性分泌物，但也可有类似良性肿瘤的外观。

## 四、辅助检查

① 确诊应根据组织病理学检查结果，可行肿瘤切除活检。

② 恶性者应行肺、肾、脑等部位 CT 扫描，以监测肿瘤转移情况。

## 五、治疗

（1）外耳道耵聍腺肿瘤对放射治疗不敏感，故以手术根治性切除为主。虽耵聍腺瘤和多形性腺瘤病理组织学上为良性，但复发及恶变率甚高，临床按具有恶性倾向肿瘤或潜在恶性肿瘤的手术原则处理。手术切除范围：①肿瘤位于外耳道软骨部与骨部后壁时，切除范围应包括大部分耳屏软骨，全部外耳道软组织，外耳道前、后与下壁部分骨质，如肿瘤距离鼓膜＜ 1.5cm，应将鼓膜连同肿瘤呈桶状切除。②肿瘤位于外耳道软骨前壁时，切除范围应包括全部外耳道软组织、腮腺、耳前淋巴结以及邻近肿瘤的外耳道前壁和后壁骨质。③肿瘤位于外耳道前壁骨及软骨部，切除范围应包括全部外耳道软组织、腮腺及肿瘤邻近的外耳道骨壁，必要时行乳突根治术。④若肿瘤已超出外耳道侵犯邻近组织或器官，切除范围应根据情况适当扩大，并同时行乳突根治术或颞骨部分切除术。

（2）有报道称近 10 年研究表明，尽管单纯放射治疗不能达到治愈外耳道耵聍腺肿瘤的目的，但能使肿瘤明显回缩和症状减轻，延缓局部复发时间。因此，可采用手术加放射治疗的综合疗法。

## 六、观察要点

注意观察有无面瘫、恶心、呕吐等表现，发现异常及时通知医生处理。

## 七、护理要点

① 多关心、安慰病人，说明配合治疗的重要意义及防止复发的治疗手段等，以取得病人的配合，增强其战胜疾病的信心。对于外貌有改变的病人，应配合医生向病人及家属讲明，使其有

充分的心理准备。

② 耳痛明显者遵医嘱使用镇静止痛剂。

③ 配合医生做好各项术前准备，术后加强看护。取健侧卧位，忌辛辣、硬等刺激性食物。术腔移植皮瓣及填塞碘仿小纱条，7～10天后撤除碘仿小纱条，观察上皮生长情况。

④ 行中耳乳突根治术者，按中耳乳突根治术护理。

⑤ 行放射治疗者，指导病人每日坚持张口训练，饭前、饭后及睡前漱口，保持口腔清洁卫生。放射治疗区域用温水清洗，涂以抗生素油膏，不可搔抓。

⑥ 术后应遵医嘱定期随访。告知病人疼痛也是肿瘤复发的早期症状，应提高警惕，出现异常及时就诊。

## 外耳道恶性肿瘤

### 一、定义

外耳道恶性肿瘤临床病例不多见，治疗颇难，预后差。其中较常见的有腺样囊性癌、鳞状细胞癌和基底细胞癌。外耳道癌发病率目前尚无流行病学报告。有学者认为外耳道癌占耳科恶性肿瘤的2%，认为颞骨恶性肿瘤最主要的起始部为外耳道，极少原发于中耳或乳突，认为相当一部分中耳癌也可能是外耳道癌的扩展所致。

### 二、病因及发病机制

尚未清楚。日光照射、湿疹、念珠菌感染、放射线等可能是肿瘤的诱发因素。耳郭鳞状细胞癌可能与紫外线照射有关，如在强烈阳光下曝晒。外耳道鳞状细胞癌则可能与慢性外耳道炎或慢性中耳炎的炎性刺激有关。

### 三、临床表现

外耳道癌早期通常不易被发现，耳痛是其主要症状，起初表现为间歇性钝痛或刺痛，后转为持续性剧痛且向同侧颞、颈、肩放射。早期出现外耳道肿块，随着病情的进展可出现听力减退、耳漏等症状。

## 四、辅助检查

术前行纯音测听、颞骨 CT 或 MRI 检查。

## 五、治疗

① 手术治疗是目前最有效的方法，强调早期诊断、首次手术的根治性切除，特别强调切缘阴性，切除不完全是造成局部复发的主要原因。术后应接受放射治疗。

② 有文献报道，外耳道癌一旦侵及中耳及其周围结构，此时手术难以取得安全边缘，而手术能否取得安全边缘同预后密切相关。目前早期外耳道癌的手术方式和手术范围存在较大争议，常用的手术方式有局部切除术、外耳道袖套切除术以及外耳道完整切除、颞骨侧切除加腮腺浅叶切除术。目前欧美学者基本认同外耳道完整切除、颞骨侧切除加腮腺浅叶切除术是治疗早期外耳道癌的有效方法，而对于 $T_3$、$T_4$ 期的晚期外耳道癌病人在外耳道完整切除的同时需行颞骨次全切除和腮腺全切除术。

## 六、观察要点

观察神志、瞳孔、生命体征及病情变化，注意引流物的颜色、性状、量、皮瓣色泽等，做好记录。

## 七、护理要点

1. 术前护理

① 多关心、安慰病人，讲解本病相关知识，说明配合治疗的重要意义，鼓励病人坚持治疗，力争取得病人及家属的配合，增强其战胜疾病的信心。对于外貌有改变的病人，应配合医生向病人及家属讲明，使其有充分的心理准备。

② 耳痛剧烈者遵医嘱使用镇静止痛剂，并告知病人坚持治疗疼痛会逐渐减轻。

③ 术前准备按外科手术常规备血，学会床上大小便等。

2. 术后护理

（1）体位护理　意识未清醒的病人取平卧位，头偏向健侧，意识清醒的病人取半卧位，利于分泌物的引流。

（2）饮食护理　全麻病人清醒后给予少量温开水，并根据病人情况和手术部位、大小给予营养丰富的流质、半流质饮食。术后需通过鼻饲流质补充营养者应做好鼻饲护理。

3. 放疗护理

行放射治疗者，指导病人每日坚持张口训练，饭前饭后及睡前漱口，保持口腔清洁卫生。放射治疗区域皮肤用温水清洗，并涂以抗生素油膏，不可搔抓。

4. 健康教育

鼓励病人及家属出院后坚持随访。注意合理饮食、休息，生活有规律，提高生存质量。并告知疼痛也是肿瘤复发的早期症状，应提高警惕，出现异常及时就诊。

# 中耳癌

## 一、定义

中耳癌是发生在中耳和乳突区的少见恶性肿瘤，以鳞状细胞癌最常见。多为原发，亦可继发于外耳道、耳郭或鼻咽癌。多数病人有慢性化脓性中耳炎病史，好发年龄 40 ～ 60 岁。

## 二、病因及发病机制

据统计中耳癌病人有长期慢性中耳炎史者占 80% ～ 85%。因此，其发生可能与炎症有关，发病年龄多为 40 ～ 60 岁。

## 三、临床表现

1. 症状

① 有长期耳流脓史，同时伴有血性分泌物。

② 耳深部跳痛感，疼痛向颞部和枕部放射。

③ 同侧周围面瘫，肿瘤侵犯面神经可引起周围性面瘫。

④ 耳聋，听力进行性减退，多数表现为传导性耳聋。

⑤ 头面部痛、吞咽困难、声嘶、声带麻痹和伸舌偏斜。

⑥ 眩晕，内耳受侵犯可出现眩晕。

2. 体征

① 耳道内有易出血的肉芽和息肉组织。

② 面瘫于病变后期可出现。

## 四、辅助检查

（1）乳突 X 线摄片　颅底颏顶位可检查侵犯范围。

（2）CT　表现为中耳腔或者乳突有不规则的软组织病灶，中耳乳突有不规则的大面积骨质破坏，边缘不整。

（3）MRI　增强后病灶有强化表现，MRI 可显示肿瘤向颅内或者腮腺侵犯。

（4）病理检查　中耳腔肉芽或者外耳道肉芽摘除后做病理检查可明确诊断。

## 五、治疗

（1）放射治疗　早期无明显骨质破坏时以放射治疗为主，晚期放射治疗仅作姑息性治疗。

（2）手术治疗　经病理检查确诊者，应争取尽早彻底手术切除。病变局限于中耳者，可行扩大乳突根治术，如肿瘤较广泛或侵犯邻近组织时，应行颞骨部分切除或全切术。

（3）中医治疗　必要时可在手术前后行中医药治疗，可缓解疼痛。

## 六、观察要点

张口困难的病人，观察张口困难程度。

## 七、护理要点

（1）非手术治疗　如肿瘤晚期无法进行手术可做姑息性放化疗，应做好放化疗的相关宣教，做好心理护理，责任护士评估焦虑的程度，多与病人交流，让病人倾诉心中的想法，告知病情的信息、治疗方法及自我保健知识。

（2）留陪护　加强生活护理，寻求病人家属及亲人的心理支持。

（3）手术护理　手术治疗病人给予耳科手术围手术期常规护理。

（4）心理护理　了解病人术后的心理状态，减轻病人焦虑，病人面瘫后，失去面部表情肌支配，不仅无法表露情感，而且造成面部畸形和功能障碍，严重影响病人的社交活动，应及时对病人进行心理疏导。

（5）饮食护理　根据张口情况指导病人的饮食，及时补充液体，加强饮食护理，给予支持治疗。安置胃管的病人应管喂高蛋白、高热量、富含维生素的流质饮食；恶心、呕吐的病人应为其准备偏凉、清淡的饮食，且少量多餐。

（6）健康教育

① 戒烟酒，避免进食刺激性食物。

② 术后切勿游泳、洗头、沐浴时要避免污水入耳。

③ 术后半年避免重体力劳动，可适当加强体育锻炼，以提高机体抵抗力。

④ 养成良好的生活习惯，勿用手挖耳，保持耳道的清洁干燥。

⑤ 定期门诊随访，如术后出现耳痛、耳流脓、头痛、眩晕、呕吐等应及时就诊。

⑥ 术后到肿瘤科进一步治疗，视情况选择放射治疗、化疗。

## 听神经瘤

### 一、定义

听神经瘤是指起源于听神经鞘的肿瘤，是一典型的神经鞘瘤，听神经本身未参与，此瘤为常见的颅内肿瘤之一。占颅内肿瘤的 7% ～ 12%，占桥小脑角肿瘤的 80% ～ 95%。临床以桥小脑角综合征和颅内压增高征为主要表现。是良性肿瘤，早诊断、早治疗效果好，肿瘤较大并发颅内高压者手术是惟一出路。

## 二、病因及发病机制

近年研究提示，第22对染色体长臂的肿瘤抑制基因（NF2基因）丢失或发生突变，与听神经瘤的发生有关。多来自前庭神经，原发于第Ⅷ对脑神经鞘膜起始处或内耳道底。

## 三、临床表现

① 耳鸣或发作性眩晕，一侧听力进行性减退至失聪。

② 进食呛咳、声嘶、咽反射消失或减退，同侧角膜反射减退或消失，面瘫等。

③ 走路不稳，眼球水平震颤，肢体运动共济功能失调。

④ 头痛、呕吐、视神经乳头水肿。

## 四、辅助检查

（1）听力学检查

① 纯音测听常提示不同程度的感音神经性聋。

② 脑干听性诱发电位提示听神经瘤的可能。

③ 耳声发射检查对于听神经瘤的影像学检查前的筛选及其早期诊断有重要价值。

④ 声导抗检查镫骨肌反射阈升高或消失，潜伏期长，可见病理性衰减。

（2）前庭功能检查　如眼震电图记录到出现向健侧的自发性眼球震颤，多提示肿瘤已开始压迫脑干和小脑。冷热试验及前庭诱发肌源性电位有助于判断听神经瘤的起源部位。

（3）影像学检查　薄层（2mm层距及层厚）CT（或增强）扫描，可早期发现位于内听道的小肿瘤；MRI为目前公认的早期确诊小听神经瘤的敏感而可靠的方法。

## 五、治疗

尽早施行切除术是惟一有效的方法。局限于内耳道的肿瘤多采用颅中窝、迷路或迷路后进路，在手术显微镜明示下，并对面神经和心脏严密监护下仔细分块摘除。压迫并与脑干、小脑粘连的大肿瘤或双侧肿瘤则需与神经外科合作经枕下或联合进路切除之。

## 六、观察要点

监测生命体征变化，重点观察患者神志及伤口引流、渗血情况，如发现患者不能恢复意识，或意识恢复后，再突然或逐渐昏迷，呼吸困难，高热、血压升高、肢体强直等均应疑为颅内出血，应立即报告医师处理。

## 七、护理要点

1. 术前护理措施

（1）全面评估患者　包括健康史及相关因素、身体状况、生命体征，以及神志、精神状态、行动能力等。

（2）心理护理　对患者给予同情、理解、关怀、帮助，告诉患者不良的心理状态会降低机体的抵抗力，不利于疾病的恢复，解除患者的紧张情绪，更好地配合治疗和护理。

（3）饮食护理　指导患者多进食富有营养、易消化、口味清淡的食物，以加强营养，增进机体抵抗力。

（4）术前指导　包括介绍耳科中耳疾病的相关知识，使患者对疾病有正确的认识。说明手术治疗的必要性。介绍手术医师的临床经验及技术水平。介绍手术的大致过程及配合方法。由于术后需要长期卧床，应协助患者进行床上使用便器排便训练。

（5）术前准备

① 物品准备　准备术中用物，如病历、X线胸片、CT、MRI等各种检查结果等。

② 患者准备　全面评估患者的一般情况，包括体温、脉搏、呼吸、血压、神志、行动能力、健康史、精神状态及身心状况等；遵医嘱给予术区备皮、应用抗生素等；睡前遵医嘱给予地西泮口服，保证患者良好睡眠；术前1日夜间20:00行开塞露清洁

灌肠，24:00 后禁食、禁水；手术当天早晨禁食、禁水，遵医嘱注射术前针。

2. 术后护理措施

（1）引流管的护理　术后患者留置尿管及输液管，活动、翻身时要避免管道打折、受压、扭曲、脱出等，引流期间保持引流通畅。

（2）基础护理

① 患者手术清醒后，可将床头抬高 15cm，以利于呼吸，降低颅压，减少出血，利于分泌物引流。

② 患者卧床期间，应保持床单位整洁和卧位舒适，定时翻身、按摩骨突处，防止皮肤发生压疮。

③ 满足患者生活上的合理需求。

④ 做好晨间、晚间护理。

⑤ 加强口腔护理，保持口腔清洁，遵医嘱给予雾化吸入，协助叩背排痰，适当的床上活动，防止肺部感染的发生。

（3）输液的护理　及时观察输液处皮肤及血管情况，如有红肿、疼痛及外渗等情况，应及时拔除针头，更换输液部位。应用脱水、降颅压药物时，要观察尿量，并做好记录，动态监测患者电解质情况，遵医嘱，及时补充钾、钠、钙、氯等电解质，及时纠正或防止发生电解质紊乱。

（4）饮食护理　做好饮食指导，鼓励进食清淡、易消化、高蛋白质饮食，食物不宜过硬，以免牵拉伤口引起不适和疼痛，影响伤口愈合。对面瘫、进食呛咳的患者，应指导进食方法，如仍不能改善情况，不能正常进食，应报告医师，给予留置胃管，或加强静脉营养的补充。

（5）心理护理　进行术后康复指导，了解患者有哪些不适症状，并给予对症处理，协助患者减轻不适感，鼓励患者增强战胜疾病的信心。同时做好其家属的心理辅导工作，给予鼓励和支持。

（6）专科护理　术后 3 天应卧床休息，告知患者术后如果出现头晕、恶心、呕吐等不适症状应及时报告护士，对面瘫造成眼睑闭合不全的患者，可局部涂以金霉素眼膏，再用湿纱布覆盖，指导患者减少头部独立运动，应卧床休息，勿用力排便，可以下床活动时勿做低头、弯腰捡东西等使颅压增高的动作，避免加重头晕，必要时遵医嘱给予对症药物治疗，下床活动时要缓慢，如厕要有人搀扶，防止摔伤。

（7）用药护理　讲解药效及用药目的，指导患者正确的用药方法。

3. 健康指导

（1）向患者讲解疾病相关知识，均衡营养，可适当进行身体锻炼，劳逸结合，提高机体抗病能力。

（2）术后至少半年内，应避免剧烈运动和重体力劳动。

（3）告知患者定期随诊复查。

## 侧颅底肿瘤

### 一、定义

侧颅底区常见的占位性病变包括颈静脉球体瘤、中耳癌、听神经与面神经及副神经鞘瘤、脑膜瘤、畸胎瘤、颞骨母细胞瘤、巨细胞瘤和鼻咽癌等肿瘤，以及先天性胆脂瘤和囊肿等病变。

### 二、临床表现

侧颅底肿瘤的临床表现特征性差，主要与侵犯部位有关。早期多无明显症状，肿瘤增大后出现局部压迫症状。侵及鼻咽区可有鼻塞、流脓血涕；累及咽鼓管区可有耳鸣、耳闷塞感、听力减退及传导性耳聋等；侵及神经血管区可有颈静脉综合征或颅神经受累症状，如舌下神经管被侵犯，可有同侧舌肌萎缩和伸舌偏向病侧；侵及内听道区多有耳鸣、听力减退、耳流脓或血性分泌物及面瘫等；关节区受累有张口困难和局部隆起；颞下区受累可有下颌区麻木和头痛。

## 三、辅助检查

（1）X 线检查　可显示颅骨的轮廓和骨破坏缺损程度，为诊断提供参考。

（2）CT 检查　能显示颅底骨组织病变，有助于了解病变与骨质的关系和原发灶向颅底的侵犯。当病变组织与正常组织间的 X 线吸收无或仅有少许差别时，可以注射造影剂，增强扫描。

（3）MRI 检查　是目前首选的侧颅底影像学检查工具，对软组织显示优于 CT 检查。

（4）DSA 检查　对富含血管的肿瘤能够明确其血供来源、血管丰富的程度以及与周围动脉血管的关系。可用于术前疾病的诊断、术中手术方案的设计和术后疗效的复查评估。

（5）病理检查　是确定病变性质、明确诊断的根本依据。

## 四、治疗

### 1. 手术治疗

是主要的治疗手段。病变范围各异决定了手术并无固定的模式，以完全切除肿瘤且最大限度地保留神经血管功能为根本目的。目前侧颅底肿瘤切除的手术进路主要有颞下窝进路和中颅底进路。

（1）颞下窝进路　可全程暴露岩骨内的颈内动脉，有利于控制静脉窦出血；可按照病变部位对面神经施行改道，有利于开阔进路与防止面神经损伤。适用于侵犯鼻咽区、咽鼓管区和神经血管区的肿瘤。

（2）中颅底进路　适用于侵犯内听道、关节区和颞下区的肿瘤。

### 2. 放射治疗

对于手术不能全切的恶性肿瘤、恶性肿瘤晚期失去手术机会或自身状况不能耐受手术者，放射治疗有重要作用，它可使病人获得较长时间的局部控制。主要分为以下类型：①根治性放射治疗：仅适用于早期（$T_2$，$T_2$）病变。②手术加放射治疗：术前放射治疗后休息 2 周再予以手术。③姑息性放射治疗：适用于晚期恶性肿瘤广泛转移、病人身体情况较差或年龄极大不适宜手术治疗的各期病例。

3. 化学治疗

侧颅底恶性肿瘤的术前诱导化疗，可能使肿瘤体积部分或完全回缩，从而降低手术的难度。特别是动脉内化疗，可以增加肿瘤部位的化疗药物浓度，从而减少药物对全身的影响。

4. 免疫治疗

现已成为侧颅底肿瘤根除性治疗的重要发展方向。

## 五、观察要点

1. 生命体征

严密观察生命体征以及神志、瞳孔变化，有条件的可给予心电监护。如病人出现意识不清、呼吸困难、高热、血压升高、瞳孔变化以及肢体强直等均应怀疑颅内出血。注意有无面瘫、眩晕、剧烈头痛、呕吐、嗜睡、体温异常升高等颅内并发症的出现，及时告知医生，配合处理。

2. 并发症的观察和护理

（1）脑脊液耳漏　由于肿瘤或手术致使蛛网膜下腔与中耳相通，外耳道有清水样液体流出，在胸腹压增加状态下清亮液体增量、增速。低头时有鼻漏现象或出现异样反复呛咳。

① 抬高床头，患侧卧位。

② 应用消毒棉球擦拭渗出液，禁止填塞、耳部滴药及外耳道冲洗。

③ 避免擤鼻、掏耳、咳嗽、用力屏气，保持大便通畅。

④ 按医嘱使用抗生素，观察药物疗效。

⑤ 大多数脑脊液耳漏者经保守治疗可好转，必要时行手术治疗。

（2）面瘫　由于肿瘤侵犯和手术的损伤可引起面神经麻痹或损伤，出现暂时性或永久性面瘫。患侧眼睑闭合不全或完全不能闭合，皱额和口角运动部分或完全消失，同侧鼻唇沟变浅或消失，病人不能鼓腮、吹气。

① 眼睑闭合不全者，予以滴眼液、涂抗生素眼药膏并加戴眼罩保护眼球。保持环境安静，光线适宜，避免强光刺激眼球。

② 用手指按压眼周皮肤，按摩眼周肌肉，增加血液循环。

③ 一旦发现角膜光泽消失或浅层浑浊，及时请眼科协助处理。

④ 面瘫侧面颊部温痛觉消失者应注意饮食温度，以防烫伤，进食后清洁口腔，以免食物残留发生口腔炎。

⑤ 指导病人锻炼面部肌群运动功能，如鼓气、咬齿、抬眉、吹哨、辅助手法按摩配合针灸。

⑥ 面部护理，面瘫一侧可热敷，饭后咀嚼口香糖，局部理疗，按摩或者针灸。

## 六、护理要点

（1）术前护理

① 病人因担心手术效果常产生紧张、焦虑不安的心理，根据其性格特点，向病人及家属做好解释工作，说明病情及本病的治疗知识及预后，及时了解病人的思想动态，消除病人各种不稳定情绪，鼓励病人树立战胜疾病的信心，同时做好家属的劝慰和鼓励工作，促进家属对病人的支持。

② 完善各项术前检查，协助病人做好个人卫生。根据不同的手术做好不同范围的术前备皮。需取腹部脂肪和腿部筋膜的病人做好相应部位的皮肤准备。

（2）术后护理

① 术后病人清醒后给予抬高床头 30° ～ 45°，以降低颅内压，同时也可减轻腹部张力，缓解腹部切口疼痛。

② 对于有负压引流管的病人，要妥善固定负压引流管，保持管路的通畅，观察记录引流液的色、质、量。若引流液为淡黄

色，需排除是否为脑脊液。

③ 术后疼痛的病人，评估其疼痛的性质、程度与持续时间，必要时使用止痛药物。指导病人使用放松法，如深呼吸、意念法等，以缓解疼痛。

④ 病人清醒后可给予清淡、易消化、多纤维素、富含营养的流质或半流质饮食。恶心呕吐的病人鼓励少量多餐，按医嘱使用止吐药物。保持大便通畅。排便困难者遵医嘱给予缓泻剂，避免用力解便致使颅内压升高。

⑤ 按医嘱及时、准确使用降颅压药物和足量抗生素。注意降颅压药物的滴注速度和补液量，准确记录出入水量，保持水、电解质平衡。

⑥ 做好基础护理，如口腔护理、导尿管护理、皮肤护理等。对于有腹部切口的病人，需协助其上下床，注意保护腹部切口。对于要绝对卧床的病人，要协助其饮食、床上大、小便。对于有视力障碍的病人，要预防各类意外事件的发生。

（3）健康教育及出院指导

① 注意个人及伤口卫生。保持创面清洁干燥，避免用污物或手接触伤口，以免引起创面损伤和感染等。

② 避免剧烈运动，劳逸结合。注意保暖，防止感冒。

③ 注意饮食调节，戒烟、酒及刺激性食物，给予营养丰富易消化的食物。

④ 有暂时性面瘫者指导做面部按摩及理疗。

⑤ 定期随诊。

# 第十一章 鼻科疾病护理

## 第一节 外鼻炎症性疾病

### 鼻疖

#### 一、定义

鼻疖是鼻前庭毛囊、皮脂腺或汗腺的局限性急性化脓性炎症。偶可发生在鼻尖或鼻翼。疖肿预后良好，但由于鼻根至两侧嘴角的三角形区域是“危险三角”。鼻疖即发生在此三角内，若处理不当，则可引起严重的颅内并发症——海绵窦血栓性静脉炎。

#### 二、病因及发病机制

金黄色葡萄球菌等致病菌感染所致。

① 因常挖鼻、拔毛使鼻前庭皮肤受损。

② 继发于鼻前庭炎。

③ 鼻腔、鼻窦发生化脓性炎症时，因脓液反复刺激，使局部皮肤损伤，诱发感染。

④ 当机体抵抗力低时，如糖尿病病人。

#### 三、临床表现

初起时，患部胀痛或跳痛、发热、红肿、渐成一疖肿突起。成熟时顶部中央有黄色脓点，多在 1 周后破溃出脓而愈。疖亦可多发，常局限于一侧鼻前庭。严重患者可有恶寒、发热、头痛不适等全身症状。

## 四、辅助检查

血常规检查白细胞数和中性粒细胞比例增高。

## 五、治疗

① 疖未成熟时，可用 1% 氧化氨基汞软膏、10% 鱼石脂软膏或抗生素软膏涂抹，配合理疗等，同时全身使用抗生素。

② 疖成熟后，可在无菌操作下持尖刀片挑破脓头后用小镊子钳出脓栓，注意勿切及周围浸润部分，切忌挤压。

③ 疖破溃后，局部清洁消毒，破口涂以抗生素软膏。

④ 合并海绵窦感染者，应给予足量抗生素，及时请眼科和神经科医师会诊，以协助治疗。

## 六、观察要点

① 严密观察鼻疖 的大小、局部疼痛变化。

② 观察患者生命体征变化，若出现高热、寒战、头痛剧烈等不适症状，及时通知医师处理。

## 七、护理要点

（1）一般护理　注意营养、休息和睡眠，多饮水，禁食辛辣及刺激性食物，多食蔬菜，保持大便通畅。慢性病例或屡发者应排除全身影响因素，如糖尿病等。

（2）健康指导

① 疖未成熟者，指导其局部涂抹抗生素软膏、配合理疗等的正确方法，以控制炎症或促使疖肿成熟。

② 疖已成熟者，叮嘱其切忌挤压或热敷，以防炎症扩散，引起严重并发症。

③ 指导患者勿挖鼻、拔鼻毛。若再次发生鼻疖，切勿自行挤压或热敷。

# 鼻前庭炎

## 一、定义

鼻前庭炎是发生在鼻前庭皮肤的弥漫性炎症。可由于急慢性鼻炎、鼻窦炎、变应性鼻炎等鼻分泌物的刺激，长期有害粉尘（如烟草、皮毛、水泥、石棉）等刺激诱发，也可由于鼻腔异物、鼻腔及鼻窦肿瘤、鼻内特种传染性疾病等的分泌物刺激以及鼻前庭皮肤对滴鼻剂过敏引起。

## 二、病因及发病机制

① 急、慢性鼻炎、鼻窦炎、变应性鼻炎等鼻分泌物的刺激。

② 长期有害粉尘，如烟草、皮毛、石棉、水泥等工作环境刺激。

③ 鼻腔异物、鼻腔及鼻窦肿瘤、鼻内特殊传染性疾病等的分泌物刺激。

④ 经常挖鼻或摩擦导致鼻前庭皮肤继发损伤感染等。

## 三、临床表现

分为急性和慢性两种。急性者鼻前庭皮肤红肿、疼痛，严重者可扩及上唇交界处，有压痛，表皮糜烂并盖有痂皮。慢性者鼻前庭部发痒、灼热和结痂，鼻毛脱落，皮肤增厚，皲裂或盖有鳞屑样痂皮。

## 四、辅助检查

（1）前鼻镜检查　可见鼻前庭皮肤病等。

（2）鼻咽部活组织检查　主要为确认鼻咽部病变。

（3）耳、鼻、咽拭子细菌培养　培养能分辨致病菌，有利于诊断和治疗。

## 五、治疗

（1）去除病因　治疗鼻腔疾病，加强鼻腔清洁，避免有害粉尘刺激，改正挖鼻习惯。

（2）急性期湿热敷或局部红外线照射。

（3）慢性结痂者用 3% 过氧化氢清除痂皮和脓液，再涂以 1% ～ 2% 黄降汞软膏或抗生素软膏；渗出较多者，用 5% 氧化锌软膏涂擦。

（4）皮肤糜烂和皲裂处涂以 10% 硝酸银，再涂抗生素软膏，每天 3 次。

## 六、观察要点

① 注意局部用药反应，药物性皮炎者禁用有致敏可能的药物。

② 长期不愈或多次发病者需注意有无全身疾病（如糖尿病）存在。

## 七、护理要点

1. 一般护理

① 多饮水，注意休息。

② 禁食辛辣刺激性食物，多食蔬菜，保持大便通畅。

③ 向病人解释疼痛的原因、处理方法。

④ 指导病人局部和全身用药的方法，并嘱其坚持治疗至痊愈。

⑤ 根据医嘱合理使用抗生素。如应用青霉素类药物应做青霉素皮肤过敏试验。

2. 健康指导

（1）改变挖鼻及拔鼻毛的不良生活习惯。

（2）避免接触有害粉尘，禁用肥皂水清洗患处。

（3）积极治疗鼻腔及鼻窦疾病，保持鼻腔通畅，避免分泌物刺激。

# 第二节　鼻腔炎症性疾病

## 急性鼻炎

### 一、定义

急性鼻炎是由病毒感染引起的鼻黏膜急性炎性疾病。俗称“伤风”“感冒”。主要由病毒引起，可继发细菌感染，有传染性。自然病程 7 ～ 10 日，有自限性。四季均可发病，冬季多见。

### 二、病因及发病机制

病毒为本病的主要致病原。先由病毒感染，继之并发细菌感染。

目前已知，有 100 多种病毒可引起感冒，其中以鼻病毒、腺病毒、流感和副流感病毒以及冠状病毒最常见。由于各种病毒的抗原性不同，所引起的抗体亦不同。发病常无一定规律，有的病人一年仅发病 1 ～ 2 次，有的却经常发病。当机体由于各处诱因而致抵抗力下降、鼻黏膜的防御性功能遭到破坏时，病毒通过呼吸道传染侵入机体，原已潜藏在上呼吸道的细菌也生长繁殖，毒力增加，使本病在原发病毒感染的基础上，合并细菌性继发感染，如链球菌、葡萄球菌、肺炎球菌、流感杆菌和卡他球菌等。

病毒经飞沫传播。全身抵抗力减退，其他全身性疾病及身体衰弱均易患病。

### 三、临床表现

（1）潜伏期　一般为 1 ～ 4 日。

（2）前驱期　初起觉鼻腔及鼻咽部干燥，烧灼感，打喷嚏。少数患者眼结膜亦有异物感。患者畏寒，全身不适。

（3）卡他期　1 ～ 2 日后出现鼻塞、流清水样涕，合并细菌感染时为黏脓性。嗅觉减退，言语时有闭塞性鼻音。儿童可发生鼻出血，全身症状达高峰，低热、倦怠、食欲减退、头痛。检查见鼻黏膜弥散性充血、肿胀，总鼻道或鼻底有水样、黏液样或黏脓性分泌物。有时鼻前庭受分泌物刺激可红肿、皲裂。

（4）恢复期 如无并发症，1～2周内各种症状逐渐减轻、消失。

## 四、辅助检查

分泌物细胞学检查可有助于诊断。

## 五、治疗

（1）局部治疗 鼻内用减充血剂，首选盐酸羟甲唑啉喷雾剂，亦可用1%（小儿用0.5%）麻黄碱滴鼻液滴鼻，减轻黏膜肿胀，改善鼻腔通气、引流。此类药物连续使用不宜超过7天，最长不超过10天。

（2）全身治疗 抗病毒治疗，口服板蓝根、维C银翘片等。合并细菌感染或可疑并发症时，全身应用抗生素。发热者给予解热镇痛药。

## 六、观察要点

注意观察体温等全身及鼻部分泌物等局部变化，如果出现高热、脓性鼻涕、耳痛、耳闷等，应警惕鼻窦炎、中耳炎等并发症的发生。

## 七、护理要点

（1）常规护理

① 指导正确的滴鼻法，选用合适的滴鼻剂，如儿童使用0.5%麻黄碱液滴鼻，成人使用1%麻黄碱液滴鼻，改善鼻腔通气、引流，注意此类药物连续使用时间一般不超过7天。局部可采用热敷、红外线照射和超短波透热疗法，能促进炎症消退，改善症状。

② 指导患者采用正确的擤鼻方法，初起时可用蒸气吸入法以减轻鼻腔黏膜水肿，促进分泌物排出。

③ 指导患者多饮水，饮食清淡，利尿通便，加速毒素排出。初起时可采用发汗疗法，如热水浴，或用生姜、红糖、葱白煎水热服等，可缩短病程。发热时告知患者需卧床休息，也可给予解热镇痛的药物。

④ 合并细菌感染或疑有并发症时，遵医嘱应用抗菌药物控制感染，预防或治疗并发症。

（2）健康指导

① 指导患者正确滴鼻、擤鼻（左、右侧鼻腔分次擤鼻）方法。

② 生活有规律，注意劳逸结合，忌辛辣刺激性食物。

③ 加强锻炼，增强体质。冬季增加户外活动，以增强对寒冷的适应能力。

④ 疾病流行期间，避免到人员密集的场所，注意开窗通风。患病期间，外出戴口罩，勤洗手，避免传播他人。

## 慢性鼻炎

### 一、定义

慢性鼻炎是指鼻腔黏膜及黏膜下层的慢性非特异性炎症。临床以鼻腔黏膜肿胀、分泌物增多、无明确致病微生物感染、病程持续 3 个月以上或反复发作为特点。一般分为慢性单纯性鼻炎和慢性肥厚性鼻炎，前者为鼻腔黏膜组织以充血、肿胀为主的可逆性病变，后者多由前者发展演变而来，为鼻腔黏膜和黏膜下组织以增生为主的不可逆病变。

### 二、病因及发病机制

（1）局部因素

① 急性鼻炎反复发作，或发作后未获得彻底治疗，鼻黏膜未恢复正常，而演变为慢性鼻炎。

② 鼻中隔偏曲妨碍鼻腔通气、引流，使鼻黏膜常受刺激而致病。

③ 鼻腔及鼻窦慢性疾病，如慢性化脓性鼻窦炎，鼻黏膜长

期受到脓液的刺激，鼻黏膜反复发生炎症，不易彻底恢复。

④ 邻近感染病灶的影响，如慢性扁桃体炎、腺样体肥大等。

⑤ 长期过多应用鼻减充血剂，使神经血管调节功能失常，血管扩张，黏膜肿胀，引起药物性鼻炎；丁卡因、利多卡因等局麻药可损伤鼻黏膜的纤毛输送功能。

（2）职业和环境因素　长期或反复吸入粉尘（如水泥、面粉、煤灰等）或有害化学气体（如二氧化硫、甲醛等）生活或生产环境中温度和湿度的急剧变化（如炼钢、烘熔、冷冻等作业）均可导致此病。

（3）全身因素　慢性鼻炎常为全身疾病的局部表现。

① 全身慢性疾病，如贫血、糖尿病、风湿病、结核、痛风、急性传染病后，以及心、肝、肾脏疾病和自主神经功能紊乱，慢性便秘等，可引起鼻黏膜血管长期淤血。

② 营养不良，如维生素 A 缺乏可使鼻黏膜纤毛损伤，鼻黏膜肥厚，腺体退化。

③ 内分泌紊乱甲状腺功能低下，可使鼻黏膜苍白、水肿，黏膜增生，若甲状腺素分泌过多则使鼻黏膜收缩，贫血而干燥。在青春期和妊娠后期，鼻黏膜常有生理性充血、肿胀，有慢性鼻炎的表现，这种生理现象大多在青春期后或分娩期后自行缓解。

④ 烟酒嗜好或长期过度疲劳，可致鼻黏膜血管舒缩功能障碍。

⑤ 精神紧张、焦虑均可使鼻黏膜充血、肿胀，腺体分泌增多，使鼻黏膜易于感染。

⑥ 免疫功能障碍，如自身免疫性疾病、艾滋病、脉管炎、囊性纤维化及器官移植或肿瘤病人长期使用免疫抑制剂等。

## 三、临床表现

（1）慢性单纯性鼻炎

① 间歇性或交替性鼻塞　夜间、寒冷、休息时重，白天、夏季、运动时减轻。侧卧时，变换侧卧方位，两侧鼻塞可交替发生。

② 多涕　一般为黏液白涕，继发感染时有脓涕。

③ 其他　一般无闭塞性鼻音、耳鸣及耳闭塞感等伴随症状，偶有头痛、头晕等不适。

（2）慢性肥厚性鼻炎

① 鼻塞　单侧或双侧持续性鼻塞，多无交替性。

② 涕少　黏液性或黏脓性，不易擤出。

③ 其他　常有闭塞性鼻音、耳鸣及耳闭塞感，伴有头痛、头晕、咽干、咽痛等，少数患者可有嗅觉减退。

## 四、辅助检查

（1）慢性单纯性鼻炎　检查鼻腔黏膜呈暗红或淡红色，肿胀，以下鼻甲黏膜最为明显。黏膜表面光滑、湿润、柔软而富于弹性；用探针轻压有凹陷，移去探针后立即恢复原状；涂用 1% 麻黄碱液后黏膜明显收缩，鼻甲缩小。鼻腔分泌物较黏稠，多积留于鼻腔底部，总鼻道可有黏液丝。

（2）慢性肥厚性鼻炎　检查鼻腔黏膜呈淡紫或粉红色，肥厚，以下鼻甲游离缘及其前端和中鼻甲前端最为明显。黏膜表面不平，呈结节状或桑葚状；用探针压之有坚实感，不显凹陷，或有凹陷但移去探针后不能迅速恢复原状；涂用 1% 麻黄碱液后黏膜不收缩或收缩不明显。鼻腔底部常有稠厚的分泌物。

## 五、治疗

去除病因，恢复鼻腔通气功能。

1. 病因治疗

找出全身和局部病因，及时治疗全身性慢性疾病、邻近感染病灶和鼻中隔偏曲等。

2. 局部治疗

（1）鼻内用糖皮质激素　慢性鼻炎首选用药，具有良好的抗炎作用，并最终产生减少充血的效果。可根据需要较长期应用，疗效和安全性好。

（2）鼻内用减充血剂　一般只在慢性鼻炎伴发急性感染时选用，可用 0.5% ～ 1% 麻黄碱滴鼻液滴鼻，此类药物长期使用可引起药物性鼻炎，一般不宜超过 7 天。禁用萘甲唑啉，因已证实其可引起药物性鼻炎。

（3）鼻腔清洗　鼻内分泌物较多或较黏稠者，可用生理盐水清洗鼻腔，以清除鼻内分泌物，改善鼻腔通气。

3. 手术治疗

慢性肥厚性鼻炎黏膜肥厚、对减充血剂不敏感者，可行下鼻甲黏膜下下鼻甲骨质部分切除术（切除范围以不超过下鼻甲的 1/3 为宜）或下鼻甲骨折外移术。

## 六、观察要点

（1）术前　注意观察病情变化，如出现耳鸣、耳聋、听力下降，可能并发中耳炎；如脓涕增多，鼻塞、头痛加重，可能并发鼻窦炎。应及时报告医生并协助处理。

（2）术后　观察鼻腔渗血情况，术后鼻腔有少许血性分泌物渗出，应协助患者用湿巾或干净的卫生纸轻轻拭去。如鼻腔持续流出较多血性分泌物，应及时告知医师，准确记录出血量，并给予鼻额部冷敷。

## 七、护理要点

（1）心理护理　多与患者沟通，引导患者树立信心，解除焦虑，积极配合治疗。

（2）治疗护理

① 慢性单纯性鼻炎，下鼻甲黏膜下注射普鲁卡因进行局部封闭。针刺鼻通、迎香等穴位，缓解鼻塞。

② 慢性肥厚性鼻炎如采用以上治疗无效，可行下鼻甲黏膜下硬化剂注射、冷冻及激光疗法等。

（3）用药护理　遵医嘱给予血管收缩剂滴鼻或服用霍胆丸、鼻炎片等中成药。使用滴鼻剂时应严格掌握适应证，并注意药物浓度，如儿童禁用萘甲唑啉，应选用 0.5% 麻黄碱滴鼻液；高血压患者、老年人和孕妇慎用麻黄碱滴鼻液，了解用药后鼻腔通气情况，有无严重的反跳性鼻塞。

（4）手术护理

① 了解患者的手术方式、术中情况、切口和引流情况。遵医嘱给予患者吸氧，心电监护，严密监测生命体征。

② 嘱患者不要用力咳嗽、咳痰，以免伤口出血。

（5）健康教育

① 锻炼身体，提高机体抵抗力。注意防寒保暖。戒除烟酒嗜好。

② 改善生活和工作环境，避免粉尘和有毒、有害气体刺激。

③ 清除邻近感染病灶，积极治疗全身慢性病。避免长期滴用血管收缩剂，以防止药物性鼻炎的发生。

④ 指导患者学会正确的擤鼻方法　紧压一侧鼻翼，轻轻擤出对侧鼻腔的鼻涕；或将鼻涕吸到咽部后吐出。切忌紧捏双侧鼻翼用力擤鼻，以免引起鼻窦炎或中耳炎。

# 变态反应性鼻炎

## 一、定义

变态反应性鼻炎简称变应性鼻炎，以鼻痒、喷嚏、鼻分泌亢进、鼻黏膜肿胀等为其主要特点。本病分为常年性变应性鼻炎和季节性变应性鼻炎，后者又称“花粉症”。变应性鼻炎的发病与遗传及环境密切相关。

## 二、病因及发病机制

变应性鼻炎是一种由基因与环境互相作用而诱发的多因素疾病。变应性鼻炎的危险因素可存在于所有年龄段。

1. 遗传因素

变应性鼻炎病人具有特应性体质，通常显示出家庭聚集性，已有研究发现某些基因与变应性鼻炎相关联。

2. 变应原暴露

变应原是诱导特异性 IgE 抗体并与之发生反应的抗原。引起变应性鼻炎的变应原主要分吸入性变应原和食物性变应原。吸入性变应原是变应性鼻炎的主要原因。常见主要的吸入变应原：屋尘、螨、昆虫、羽毛、猫、狗等及家畜的上皮脱屑、花粉、真菌等。食物中常见致敏原如面粉、奶、蛋、鱼虾、花生、大豆及某些水果、蔬菜等。

## 三、临床表现

患者往往有花粉、粉尘、尘螨、动物皮屑、棉絮等接触史。患者有鼻痒，伴有眼部或咽喉部发痒，喷嚏、鼻涕、鼻塞等症状。伴有头痛、流泪、嗅觉减退、耳鸣等。

## 四、辅助检查

（1）鼻分泌物检查　发作期可见大量嗜酸性粒细胞。

（2）查找致敏过敏原　可通过特异性皮肤试验等查找致敏过敏原。过敏原皮肤试验是常用的诊断方法。以各种常见过敏原溶液 0.01ml 于上臂掌侧皮肤做皮内注射，以生理盐水作对照。如激发部位出现风团和红晕，视为阳性。

（3）特异性 IgE 测定　变应性鼻炎患者血清和鼻分泌物特异性 IgE 可为阳性，其血清总 IgE 水平可在正常范围内，若合并支气管哮喘则可升高。

## 五、治疗

1. 药物治疗

ARIA（2008）推荐对变应性鼻炎的阶梯治疗方案如下。

（1）轻度间歇性鼻炎　抗组胺药（口服或鼻内）和（或）减充血剂。

（2）中、重度间歇性鼻炎　鼻内给予糖皮质激素（2 次 / 天）；治疗 1 周后复查，如需要可加用抗组胺药和（或）短期内口服糖皮质激素（泼尼松）。

（3）轻度持续性鼻炎　抗组胺药（口服或鼻内）或鼻内低剂量糖皮质激素（1 次 / 天）。

（4）中、重度持续性鼻炎　鼻内给予糖皮质激素（2 次 / 天），口服抗组胺药，或在治疗开始短期内口服糖皮质激素。对于持续性鼻炎和（或）伴有哮喘，可行特异性免疫治疗。

2. 手术治疗

手术治疗为变应性鼻炎的辅助治疗方法，临床酌情选择鼻中隔矫正、下甲部分切除、息肉摘除等手术。筛前神经切断术、翼管神经切断术等可降低神经兴奋性，但不良反应多，疗效有争议。

## 六、观察要点

观察药物治疗效果及不良反应。

## 七、护理要点

1. 一般护理

避免接触过敏原，保持室内外清洁干燥，经常晒洗衣物被褥。花粉播散季节，外出时应戴口罩等。

2. 治疗配合

（1）药物治疗的护理

① 糖皮质激素类　因其抗感染、抗过敏作用，现较为广泛应用于变态反应性疾病的治疗。目前临床上常用的有丙酸氟替卡松鼻喷雾剂、丙酸倍氯米松喷雾剂等，但临床应用要注意其适应证及避免药物不良反应。

② 抗组胺药物　如氯苯那敏，有一定的中枢抑制作用，表现为嗜睡及困倦，从事驾驶、高空作业、精密机械操作等人员不宜服用。可选用全身不良反应小、见效快的药，如立复汀（左卡巴斯汀鼻喷雾剂）、布地奈德鼻喷雾剂、曲安奈德等。

③ 膜保护剂　临床常用 4% 色甘酸钠溶液滴鼻或喷鼻、酮替芬口服等，可稳定肥大细胞膜，减少化学介质的释放。

④ 减充血剂　主要用于缓解鼻塞症状。常用 1% 麻黄碱滴鼻液（儿童用浓度为 0.5%），但长期使用可致药物性鼻炎，故应限制使用时间及范围。

（2）免疫治疗的护理

① 非特异性免疫治疗　如注射卡介苗多糖核酸、分枝杆菌

多肽等，作用无特异性，治疗时间较长。

② 特异性脱敏免疫治疗　首先要确定过敏原，以过敏原制成提取液，给患者进行脱敏治疗，逐渐增加其浓度，最终使之不发生或少发生局部变态反应。

（3）手术治疗护理　配合医师做好围手术期护理。

3.心理护理

医护人员应多和患者沟通，鼓励其说出烦恼，帮助查找过敏原，并做好解释工作，减轻疾病带来的不适感。

4.健康指导

① 积极锻炼身体，增强机体免疫力。

② 保持环境和家庭卫生，保持室内通风、清洁、干燥，勤晒衣物、被褥。家装时选用环保材料，减少甲醛的污染。

③ 勿养宠物、花草，不用地毯，尽可能少接触动物皮革、羽毛制品。

④ 花粉播散期尽量减少外出，必要时戴口罩或易地居住。

⑤ 鼓励患者坚持规范用药，介绍规范用药的效果及意义。

⑥ 教会患者正确的擤鼻方法，不要用手用力揉搓鼻部。

⑦ 注意保暖，避免上呼吸道感染，减少诱发因素。

⑧ 饮食规律，忌烟、酒、辛辣刺激性食物。

⑨ 定期门诊随访，及时观察治疗进程和治疗效果。

# 药物性鼻炎

## 一、定义

药物性鼻炎是不恰当的鼻腔用药长期持续作用的结果，包括使用作用强烈的鼻黏膜血管收缩滴鼻剂、药液浓度过高、非等渗药液、用药过量或长期用药等。这些均会损害鼻黏膜纤毛的结构，从而影响鼻黏膜的生理功能，产生临床病症。

## 二、病因及发病机制

（1）滴鼻药长期滴鼻　长期使用麻黄碱、萘甲唑啉类药物。

（2）雾化吸入药物　因咽喉炎、哮喘长期应用缓解症状的气雾剂。

（3）抗高血压药物　长期服用利血平、肼屈嗪、胍乙定、甲基多巴、哌唑嗪类药物，以及治疗高血脂、动脉硬化的药物。

（4）心血管类药物　长期使用普萘洛尔类药物及心血管扩张剂，造成鼻心反射综合征。

（5）性激素药物　因性功能减退或某些病变长期应用，出现鼻塞、髋关节疼痛等症。

（6）减肥药物　特别是含有激素的减肥茶（国家已明令禁用）。

（7）抗抑郁的药物　如神经衰弱长期服用安眠药、安定药、奋乃静等，病人反而显现鼻塞不适，急躁易怒。

（8）其他　长期应用阿司匹林等药物也可引发本病。

## 三、临床表现

① 使用鼻减充血剂的治疗过程中，病人常感自觉药效越来越差，甚至症状越来越重。主要表现为双侧持续性鼻塞、分泌物增多，嗅觉减退，有时可出现头痛、头晕等鼻窦炎的症状。

② 婴幼儿使用萘甲唑啉（滴鼻净）常引起面色苍白，心动过缓，血压下降，昏迷不醒，乃至呼吸停止等中毒现象。

③ 服用普萘洛尔（心得安）的病人使用麻黄碱、去氧肾上腺素等滴鼻药时，可引起脑血管痉挛、高血压、蛛网膜下腔出血、精神病及中毒症状。

## 四、辅助检查

① 鼻纤毛清除功能试验（糖精法）可显示纤毛活动减退。

② 前鼻镜检查双侧下鼻甲肿胀，呈暗红色，触之柔软，对麻黄碱棉片反应不敏感，鼻道中有黏液性或黏液脓性分泌物，有时在鼻前庭皮肤上可见湿疹或浅层溃疡。

## 五、治疗

① 确诊后应立即停用鼻减充血剂。

② 鼻腔内改滴生理盐水，或改用生理盐水内加倍氯米松或

曲安奈德滴鼻。

③ 腺苷三磷酸（ATP）有改善鼻黏膜小动脉和毛细血管缺氧作用，口服每次 40mg，2 ～ 3 次 / 天，对本病有疗效。

## 六、观察要点

观察患者治疗效果。

## 七、护理要点

（1）向病人解释鼻塞不能使用鼻减充血剂的原因。

（2）指导病人鼻腔内滴入生理盐水，改善鼻腔干燥。

（3）病人及家属教育

① 尽可能少用或不用鼻减充血剂滴鼻，滴鼻次数每日不超过 3 次，连续应用不得超过 7 天。

② 婴幼儿、新生儿禁用。

③ 指导患者可适量服用维生素 C，禁食辛辣刺激性食物。

# 萎缩性鼻炎

## 一、定义

萎缩性鼻炎是较常见的鼻腔慢性疾病，本病是以鼻腔黏膜病变为主的一种病程长、发展缓慢的特殊类型慢性炎症或退变性鼻病。

## 二、病因及发病机制

分为原发性和继发性两种，前者无明显致病外因，多于少年期发病，30 岁症状明显减轻，女性多于男性，继发性病因明确。

### （一）原发性

多数学者认为本病是全身疾病的一种局部表现，可能与内分泌紊乱、自主神经功能失调、维生素（如维生素 A、维生素 B、维生素 D、维生素 E）缺乏、遗传因素、鼻腔黏膜和骨质的营养障碍以及血中胆固醇含量偏低等因素有关。近年来研究发现本病与微量元素缺乏或不平衡有一定关系。免疫学研究认为本病可能是一种自身免疫性疾病。

（二）继发性

① 慢性鼻炎、鼻腔肿瘤等手术切除鼻甲过多，组织损伤严重。

② 慢性鼻窦炎或慢性鼻炎时，鼻黏膜长期受脓性分泌物刺激，发生纤维组织增殖，黏膜的营养发生障碍以致萎缩。

③ 局部长期受有害粉尘、气体的刺激，长期处于干燥高热环境。

④ 特殊传染病（如结核、梅毒、麻风、天花等）对鼻黏膜的损害，使鼻黏膜萎缩性变化。

## 三、临床表现

（1）鼻及鼻咽部干燥　由于鼻黏膜腺体萎缩、分泌减少和长期张口呼吸所致。

（2）鼻塞　鼻腔内脓痂阻塞。

（3）鼻出血　一般出血不多，由于鼻黏膜萎缩变薄和干燥，或用力挖鼻、擤鼻使毛细血管损伤所致。

（4）头痛、头晕　鼻黏膜萎缩，鼻腔调温保湿功能减退，鼻黏膜受冷空气刺激或因脓痂压迫鼻黏膜引起前额、颞侧或枕部疼痛。

（5）嗅觉障碍　鼻腔脓痂阻塞，空气中含气味的微粒不能到达嗅区、或因嗅区黏膜萎缩、嗅神经萎缩而致嗅觉丧失。

（6）恶臭　由于臭鼻克雷伯杆菌（臭鼻杆菌）使鼻内分泌物和结痂内的蛋白质分解而产生臭气。

## 四、辅助检查

（1）鼻腔分泌物培养　常见有臭鼻杆菌和类白喉杆菌（非致病菌）。

（2）X 线检查　可见鼻甲缩小，鼻腔增宽，鼻窦可发育不良。

## 五、治疗

1. 全身治疗

加强营养，改善环境及个人卫生。

（1）维生素疗法　维生素 A、维生素 $B_2$、维生素 C、维生素 E 均可使用，有利于上皮的恢复。

（2）微量元素疗法　铁、锌制剂对本病有一定的治疗作用。

（3）雌激素　应用雌激素局部喷雾或软膏涂抹，可使鼻黏膜血管扩张、充血。

（4）抗生素　局部应用链霉素、庆大霉素可改善症状，抑制臭鼻杆菌生长，使鼻腔内的继发感染得到控制。

（5）表皮生长因子喷雾剂　促进鼻腔黏膜上皮生长。

（6）其他　微量元素、生物制剂和中成药治疗。

2. 局部治疗

（1）鼻腔冲洗　可达到除痂及臭味、减少鼻腔内细菌数量、润湿鼻黏膜，从而减轻症状的目的。可用温热的生理盐水、3% 硼酸溶液、1∶（2000 ～ 5000）的高锰酸钾溶液冲洗。

（2）滴鼻剂　1% ～ 3% 的链霉素溶液滴鼻，可起到抑菌、减少炎性糜烂，有利于上皮生长；复方薄荷油、石蜡油等滴鼻可以润滑黏膜、促进黏膜血液循环和软化脓痂的作用。

3. 手术治疗

手术治疗的目的在于缩小鼻腔、减少鼻腔通气量，降低鼻腔水分蒸发，减轻鼻腔黏膜干燥和结痂形成。手术方法有鼻腔黏膜下充填术（自体软骨、人工生物陶瓷、象牙骨等）、鼻腔外侧壁内移术、前鼻孔闭合术等。

## 六、观察要点

观察患者鼻塞、鼻出血等症状缓解情况。

## 七、护理要点

1. 一般护理

① 指导病人注意休息，劳逸结合，锻炼体格，增强对疾病的防御能力，戒烟酒，注意饮食，改善生活及工作的环境。

② 嘱咐病人多饮水，减少因鼻塞引起的口干。

③ 补充营养，适当补充维生素。

④ 护士指导病人正确的滴鼻方法。

⑤ 改变不良的生活习惯，不用手挖鼻及不正确的擤鼻等。

2.病人及家属教育

① 正确的擤鼻法　紧压一侧鼻翼，轻轻擤出对侧鼻腔的分泌物；或将鼻涕吸入咽部吐出。捏紧两侧鼻孔擤鼻，可引起鼻窦和中耳感染的危险。

② 鼻腔分泌物多时，可在病人鼻翼及唇上涂防护油，以免引起皮肤皲裂。

③ 指导病人正确使用鼻腔冲洗器冲洗鼻腔。

## 第三节　鼻出血

### 一、定义

鼻出血既是鼻腔、鼻窦疾病常见症状之一，也是某些全身性疾病或鼻腔、鼻窦邻近结构病变的症状之一，但以前者为多见。多为单侧出血亦可为双侧，亦可呈持续性出血。出血量多少不一，轻者仅涕中带血或倒吸血涕，重者可大出血甚至休克，反复出血则可导致贫血。多数出血可自止，出血部位多在鼻中隔前下方易出血区。

### 二、病因及发病机制

大致可分为局部和全身病因两类。

1.局部病因

（1）鼻腔内小动脉出血。

（2）鼻和鼻窦外伤或医源性损伤　鼻骨、鼻中隔或鼻窦骨折及鼻窦气压骤变等损伤局部血管或黏膜，鼻或鼻窦手术及经鼻插管等损伤血管或黏膜未及时发现或未妥善处理，挖鼻、用力擤鼻、剧烈喷嚏、鼻腔异物等损伤黏膜血管。严重的鼻和鼻窦外伤可合并前颅底或中颅窝底骨折，一旦损伤筛前动脉或颈内动脉，则出血剧烈，甚至危及生命。

(3) 鼻腔和鼻窦炎症　各种鼻腔和鼻窦的非特异性或特异性感染均可因黏膜病变，损伤血管而出血。

(4) 鼻中隔病变　鼻中隔各型偏曲，鼻中隔糜烂、溃疡或穿孔是出血的常见原因。

(5) 其他肿瘤　鼻腔、鼻窦及鼻咽恶性肿瘤溃烂出血经鼻流出。早期多表现为反复少量出血，晚期破坏大血管可致大出血。血管性良性肿瘤如鼻腔血管瘤或鼻咽纤维血管瘤出血一般较剧烈。

2. 全身病因

凡可引起动脉压或静脉压增高、凝血功能障碍或血管张力改变的全身性疾病均可发生鼻出血。

(1) 急性发热性传染病　流感、出血热、麻疹、疟疾、鼻白喉、伤寒和传染性肝炎等。

(2) 心血管疾病　高血压、血管硬化和充血性心力衰竭等。

(3) 血液病　①凝血机制异常的疾病，如血友病、纤维蛋白形成障碍、异常蛋白血症（如多发性骨髓瘤）、胶原性疾病和大量应用抗凝药物后等；②血小板量或质异常的疾病，如血小板减少性紫癜、白血病、再生障碍性贫血等。

(4) 营养障碍或维生素缺乏　维生素 C、维生素 K 或钙缺乏。

(5) 肝、肾等慢性疾病和风湿热等　肝功能损害常致凝血障碍，尿毒症易致小血管损伤，风湿热患儿常有鼻出血。

(6) 中毒　磷、汞、砷、苯等化学物质可破坏造血系统，长期服用水杨酸类药物可致血内凝血酶原减少。

(7) 遗传性出血性毛细血管扩张症　常有家族史。

(8) 内分泌失调　主要见于女性，青春发育期的月经期可发生鼻出血和先兆性鼻出血，绝经期或妊娠的最后 3 个月亦可发生鼻出血。

## 三、临床表现

① 局部病因引起的出血者多表现为单侧鼻腔出血，全身性疾病引起者多表现为双侧或交替性出血，并有相应疾病的体征。

可呈间歇性反复出血或持续性出血。

② 出血量多少不一，可表现为涕中带血、滴血、流血或血流如注。重者在短时间内失血量达到百毫升，可出现面色苍白、出汗、血压下降、脉速而无力等。一次大量出血可致休克，反复多次少量出血则可导致贫血。

③ 儿童、青少年出血部位多发生在鼻中隔前下方的易出血区（即利特尔区）。中老年鼻出血部位多发生在鼻腔后段的鼻－鼻咽静脉丛或鼻中隔后部的动脉，出血量相对较多且较凶猛，不易止血。

## 四、辅助检查

（1）鼻腔检查　是最直接的检查方法，可初步了解鼻出血的部位，其出血是单侧或双侧，进而选择适宜的止血方法。

（2）鼻咽部检查　待病情相对稳定后，可行鼻内镜检查，以了解鼻咽部有无病变，可以判断鼻咽部有无新生物、有无明确出血点。

（3）实验室检查　血液系统检查包括全血细胞计数、出血和凝血时间、凝血酶原时间、凝血因子等相关检查，可排除血液系统疾病导致的出血，以了解患者的全身情况。

（4）X 线摄片和 CT 检查　可排除鼻腔鼻窦肿瘤引起的出血。

## 五、治疗

鼻出血属于急诊。大量出血者常情绪紧张和恐惧，应给予安慰，使之镇静。采取全身治疗与局部治疗相结合的方法。

## 六、观察要点

① 应密切监测血压、脉搏等生命体征变化，观察有无再出血情况。如患者出现面色苍白、出冷汗、胸闷、脉速、血压下降等症状，提示可能有失血性休克；如体温升高，可能有感染。应立即报告医师，并协助处理。应注意，休克时出血常自止，易误诊为已愈；高血压患者如血压降至正常，提示为严重失血。

② 严密观察血压、脉搏、呼吸、神志及出血情况，评估出血量。

## 七、护理要点

1. 护理常规

（1）一般护理

① 病室应避光通风，温度适宜，营造清洁、安静、舒适的环境，避免噪声刺激。

② 协助患者采取坐位或半坐位，解开颈部衣扣，全身放松，头稍向前倾，冰袋或冷毛巾敷前额，活动性出血时应绝对卧床休息。嘱患者吐出口内血液，勿咽下，以观察评估出血量，避免刺激胃部引起恶心、呕吐。有休克征兆者采取平卧头侧位，保持呼吸道通畅，立即通知医师。

③ 鼻出血患者给予冷流食或温流食，止血后给予高蛋白、富含维生素饮食，补充含铁食物，必要时给予铁剂。预防便秘，以免用力排便诱发出血。

④ 按医嘱使用抗生素，做好口腔护理，防止感染。

⑤ 高血压所致鼻出血，遵医嘱应用降压药，注意监测血压的变化。

（2）心理护理　做好心理护理，护理人员应沉着冷静，动作敏捷，稳定患者情绪，避免情绪波动加重出血。迅速建立静脉通道，遵医嘱补液、输血，补充血容量。备好止血药物及抢救物品。

（3）抗休克的护理

① 外伤所致鼻出血要注意保持呼吸道通畅，及时解除呼吸道梗阻，必要时吸氧。

② 建立静脉通道，遵医嘱输液或输血，补充血容量。

③ 准备好抢救物品及药物，如吸引器、鼻内镜及光源、止血油纱条、止血药、升压药等。

④ 及时配合医师为患者采取合适的方法止血。

（4）简易止血法　嘱患者用拇指、示指捏紧两侧鼻翼10～15分钟，可以止住鼻中隔前下区的出血；用冰袋或湿毛巾冷敷前额及颈部，使血管收缩减少出血；用浸有1%麻黄碱或0.1%肾上腺素棉片塞入出血侧鼻腔可暂缓出血；行烧灼止血者，应告知患者大概程序及可能带来的不适，以取得患者的配合。

2. 术前护理

（1）评估生命体征　特别是血压、脉搏，评估神志、精神状态、行动能力，评估出血量。少量出血，患者可无任何体征变化。出血达500ml时，可出现脉速、乏力、面色苍白。当出血达500～1000ml时，可出现血压下降、脉速无力、肢冷、出汗等症状。

（2）心理护理　鼻出血患者多恐惧、紧张，医护人员应耐心安慰患者，消除恐惧，安抚情绪，使其配合治疗，防止因情绪波动加重出血。同时做好其家属的解释工作，及时更换污染的衣服、被褥，避免对患者产生不良刺激。

（3）术前准备　抢救物品及药品准备，如吸引器、鼻内镜及光源、止血油纱条以及膨胀止血材料，止血药、升压药、备血等。

（4）饮食护理　暂禁食或进流食、半流食。

（5）患者准备　协助患者做好术前相关检查工作，如影像学检查、心电图检查、X线胸片、血液、尿、粪便检查等；按医嘱使用术前药物：止血药物以及麻醉前用药。

3. 术后护理

① 卧床休息。患者术后清醒后可改为半卧位，减轻头面部充血，局部肿胀，促进引流，改善呼吸，降低颅压，减少出血，利于分泌物引流。

② 嘱患者将口腔内分泌物轻轻地吐出，切勿咽下，以便观察出血情况，同时避免血液咽下引起的胃部刺激不适，必要时遵医嘱给予止血药物治疗及手术止血处理。

③ 告知患者术后尽量减少打喷嚏，不要用力擤鼻，以免填塞物脱落引起出血，预防打喷嚏的三种方法：用舌尖抵住上腭、

做深呼吸、指压人中。

④ 手术后因鼻腔内填塞物可由口呼吸，口唇易干燥，可给予湿纱布覆盖口唇或用液状石蜡或用唇膏涂抹嘴唇，嘱患者多喝水。

⑤ 手术后因鼻腔填塞后，部分患者可能出现头痛、溢泪等不适症状，告知患者一般在术后 24 ～ 48 小时医师会将填塞物取出，填塞物取出后症状可消失，如疼痛严重者，可按医嘱给予适量镇痛药。

⑥ 做好饮食指导，鼓励进食清淡、易消化、高蛋白质饮食，冷流食或冷半流食。

⑦ 了解患者不适症状并给予解释，缓解患者紧张、焦虑情绪。

4. 健康指导

① 鼻出血时，嘱患者勿将血液咽下，以免刺激胃黏膜引起恶心、呕吐。

② 鼻腔填塞后，嘱患者卧床休息，可摄入香蕉，多饮水，以防大便干结。

③ 抽出鼻腔填塞物后，2 小时内宜卧床休息，嘱患者仍需注意饮食、休息，不宜过度活动，以防再次出血。

④ 滴鼻剂的使用　鼻腔填塞物抽出后，指导患者正确使用滴鼻剂。0.5% ～ 1% 麻黄碱滴鼻液可收缩鼻腔黏膜，保持鼻腔通气良好，每天 2 ～ 3 次，每次 1 ～ 2 滴，应注意连续使用不宜超过 7 天。油类滴鼻液可润滑鼻腔黏膜，避免干燥。

⑤ 出院后 4 ～ 6 周内，避免用力擤鼻、重体力劳动或剧烈运动。

⑥ 日常生活有规律，合理饮食，高血压患者应遵医嘱规律服药，保持良好心态，避免情绪激动。

⑦ 教会患者或家属简易止血法。若院外再次出血，应保持镇静，可先自行采取简易止血法处理，再到院主诊。

⑧ 培养个人良好的卫生习惯，不用手或硬物掏鼻腔，切忌用力捏鼻；保持口腔清洁，坚持每餐后温水漱口。

# 第四节　鼻外伤

## 鼻骨骨折

### 一、定义

鼻骨位于梨状孔的上方，与周围诸骨连接，受暴力作用易发生鼻骨骨折。鼻骨骨折可单独发生，也可合并颌面骨和颅底骨的骨折。骨折类型与暴力的方向和大小有关。外鼻外伤常伴鼻中隔外伤，出现软骨脱位、弯曲、骨折、黏膜撕裂及鼻中隔穿孔等。

### 二、病因及发病机制

鼻部遭受外力撞击为本病的主要原因，如鼻部遭受拳击、运动外伤、交通或工伤事故、小儿摔跤时鼻部或额部着地等。少数病人可因合并严重颅面外伤或局部肿胀而被忽视。鼻骨骨折与鼻翼和鼻骨自身的结构有关。鼻骨上部厚而窄，较坚固，下端宽而薄，又缺乏支撑，故骨折多累及鼻骨下部。鼻骨骨折严重者可伴有鼻中隔骨折、软骨脱位、面部明显畸形、眶壁骨折等。

### 三、临床表现

最常见的症状是局部疼痛、鼻出血，鼻梁上段塌陷或偏斜、皮下淤血。数小时后鼻部软组织肿胀，擤鼻后可出现皮下气肿，触之有捻发感，畸形则被掩盖，仅触痛明显。鼻中隔软骨偏离中线，前缘突向一侧鼻腔。若黏膜下出现血肿，则鼻中隔向一侧或两侧膨隆。如继发感染，则引起鼻中隔脓肿，软骨坏死可致鞍鼻畸形。

### 四、辅助检查

鼻骨正侧位X线片或CT检查，有助于判断鼻骨骨折的位置。

## 五、治疗

鼻骨骨折应在外伤后 2 ～ 3 小时内尽早处理，因此时组织尚未肿胀。一般不宜超过 10 天，以免发生畸形愈合。

（1）闭合性鼻骨骨折　无错位性骨折无需复位。错位性骨折可在鼻腔表面麻醉（必要时做筛前神经麻醉）行鼻内或鼻外法复位，注意进入鼻腔用于鼻骨复位的器械不能超过两侧内眦连线，以免损伤筛板。

（2）开放性鼻骨骨折　应争取一期完成清创缝合与鼻骨骨折的复位。鼻中隔出现偏曲、脱位等情况时，应做开放复位。

（3）鼻骨粉碎性骨折　应根据具体情况做缝合固定、鼻腔填塞等。

（4）鼻额筛眶复合体骨折　多合并严重的颅脑损伤，以开放复位为宜。使用多个金属板分别对鼻骨及其周围断离的骨进行缝合固定。

## 六、观察要点

严密观察出血情况，嘱病人及时将鼻腔的血性分泌物吐出，以便观察出血量。

## 七、护理要点

1. 护理常规

① 配合医生进行鼻骨复位术，局部用麻醉药浸润，以减轻疼痛。

② 遵医嘱正确使用抗生素。

③ 鼓励患者多饮水，注意口腔卫生。

2. 健康教育

① 指导患者术后注意防护，勿触碰鼻部，以免引起复位失败。

② 鼻腔填塞纱条抽取后，短期内避免用力擤鼻、打喷嚏，并注意保护鼻面部，以免影响手术效果。

③ 鼻腔通气不畅者，指导患者正确使用滴鼻剂。

# 脑脊液鼻漏

## 一、定义

脑脊液鼻漏是指脑脊液经颅前窝底、颅中窝底或其他部位的先天性或外伤性骨质缺损、破裂或变薄处，流入鼻腔，并可引起脑膜炎反复发作。在各种原因所致脑脊液鼻漏中，以外伤性最为多见，其中约 80% 为外伤及手术所致。

## 二、病因及发病机制

脑脊液鼻漏的原因多样，分类标准不统一，临床大致分为外伤性和自发性两类。

① 头部外伤致鼻颅底骨折是脑脊液鼻漏的最主要原因。文献报告占所有病因的 90%。额窦后壁、筛窦的筛板、筛顶、蝶窦顶及外侧壁以及颞骨等分别参与颅前、中、后窝底的组成，因此颅底骨折时常伴有上述部位骨折。外伤性脑脊液鼻漏可定义为发生于外伤后的脑脊液鼻漏，包括各种开放性和闭合性颅脑外伤，80% 在颅脑外伤后 48 小时内形成，偶尔也可以在外伤后数月甚至数年后形成。近年，随着内镜鼻窦手术的广泛开展，手术损伤鼻颅底引起脑脊液鼻漏屡有发生，文献报告占脑脊液鼻漏 15%。医源性鼻颅底损伤脑脊液鼻漏可在手术中即时发现，也可在术后撤除鼻腔填塞时才出现。

② 自发性脑脊液鼻漏的原因包括各种颅内肿瘤、脑积液、感染、先天性畸形和局灶性萎缩等；部分可能源自脑脊液的生理性搏动，因后者常使部分颅骨变薄，在伴有颅底先天性骨质缺损或鼻窦气化过度的情况下，脑膜承受不住持久的颅内压导致破裂，形成脑脊液漏。

## 三、临床表现

外伤时有血性液体自鼻孔流出，其痕迹的中心呈红色而周边清澈，或外伤手术后较长时间，鼻腔流出的无色液体干燥后不呈痂状，应考虑为脑脊液鼻漏。脑脊液鼻漏呈持续性或间歇性，单侧居多，双侧少见。鼻腔流出的液体呈清澈无色，在低头用力、压迫颈静脉等情况下，有流量增加的特点。

## 四、辅助检查

（1）最后确诊依靠葡萄糖定量分析，即脑脊液含葡萄糖量＞1.7mmol/L（30mg/100ml）；定性分析并不可靠，因泪液或微量血迹含极少量的葡萄糖，而致检查结果呈假阳性。

（2）脑脊液瘘孔定位

① 鼻内镜法。

② CT、MRI 检查是有效、精确的脑脊液漏定位方法。

③ 椎管内注射标记物法　不易辨清瘘孔部位，且有一定危险性。

④ 核素 ECT 检查瘘孔定位法　近年来采用核素 ECT 检查瘘孔定位法发现率较高。

## 五、治疗

（1）保守治疗　外伤性脑脊液鼻漏早期大部分可用保守法治愈，包括预防感染，降低颅内压，创造条件促进漏孔自然愈合，如采取头高足低卧位，限制饮水量和食盐摄入量，避免用力咳嗽和擤鼻，预防便秘。鼻内药物腐蚀疗法适用于瘘孔位于筛板且流量较少者，用 20% 硝酸银涂擦瘘孔边缘的黏膜，造成创面以促使愈合。

（2）手术治疗　脑脊液漏长期不愈将导致细菌性脑膜炎，故在行非手术治疗时，必须密切观察病情变化，如非手术治疗无效，应行手术治疗。手术分为颅内法与颅外法。颅内法是由神经外科行开颅术修补漏孔。颅外法又可分鼻内手术法和鼻外手术法修补漏孔，近年应用鼻内镜不仅易于寻找漏孔，且可准确进行修补。

## 六、观察要点

（1）观察患者生命体征变化　包括体温、脉搏、呼吸、血压。

（2）密切观察患者有无颅内压增高症状　剧烈头痛、喷射性呕吐等。

（3）观察有无颅内感染　监测患者体温变化，并注意患者有无头痛、呕吐、颈项强直等脑膜刺激征。

（4）密切观察患者有无低颅压症状　观察患者有无头痛、头晕、视物模糊、尿量过多等低颅压症状。如患者出现以上症状，应及时报告医生进行对症处理。

## 七、护理要点

### 1. 术前护理

（1）正确收集患者脑脊液鼻漏的标本。

（2）全面评估患者　包括健康史及其相关因素、身体状况、生命体征、精神状态等。

（3）心理护理　心理疏导，解除患者的紧张情绪，以便更好地配合治疗和护理。

（4）饮食护理　指导患者进食有营养、易消化、口味清淡食物，加强营养，增强抵抗力。

（5）术前准备　皮肤准备，剪鼻毛剃胡须，遵医嘱备耳后或备下肢皮肤。肠道准备术前 8 小时开始禁食、禁水，术前晚遵医嘱给予开塞露纳肛。抗生素皮肤试验，并记录。

（6）做好患者的术前健康教育。

### 2. 术后护理

（1）卧位　患者术后清醒后，采取半卧位或抬高床头 15°～30°，卧床休息 1～2 周，以降低颅内压，利于漏口恢复。卧床期间协助床上活动，预防静脉血栓。给予患者定时翻身、叩背、按摩骨突出处，防止压疮及肺部感染。

（2）饮食护理　术后 6 小时可进冷流食或冷半流食，不能进食刺激性、辛辣食物，不能进食过热食物，防止鼻部血管扩张，引起术腔出血。限制饮水量和食盐摄入量。

（3）一般护理　落实晨、晚间护理；遵医嘱给予定时雾化吸入；满足患者合理的生活需求；遵医嘱应用抗生素，避免屏气、抠鼻、擤鼻。

（4）避免颅内压增高

① 避免受凉、感冒、打喷嚏，避免用力咳嗽、咳痰。

② 保持大便、尿通畅，预防便秘，避免用力排便，必要时遵医嘱给予开塞露或缓泻药，禁用高压灌肠。

③ 及时有效地降颅压，遵医嘱及时准确应用脱水药，减轻脑组织对修补漏口的压力。

④ 避免弯腰、低头及剧烈动作。

（5）心理护理　脑脊液鼻漏患者由于活动受限，活动时间长，病情反复，担心治疗效果，常出现焦虑、烦躁；另一部分症状较轻者认为生活可以自理，易出现不遵医嘱行为，掌握患者的心理变化，进行健康宣教，以取得患者积极配合。

3. 健康教育

① 室内定时开窗通风，保持空气清新，保持室内相对湿度适宜。

② 适当活动，注意保暖，避免受凉、感冒、打喷嚏，避免用力咳嗽、咳痰。

③ 饮食指导，勿食用辛辣、刺激性食物，选择富含维生素、蛋白质及粗纤维食物，预防便秘，避免用力排便，必要时应用缓泻药。

④ 勿用力擤鼻，注意鼻腔、口腔卫生，戒烟、禁酒。

⑤ 半年内避免重体力劳动和过度弯腰低头动作。

⑥ 定期门诊复查，如有咸味液体流经口咽，或鼻部有清水样液体流出等情况随时就诊。

## 鼻腔异物

### 一、定义

鼻腔异物有内生性和外生性两大类。内生性异物如死骨、凝血块、鼻石、痂皮等。外生性异物有植物性、动物性和非生物性，以植物性异物多见，动物性异物较为罕见。非生物性异物则多因战伤、工伤或误伤所致，异物多为弹片、弹丸、碎石、木块等，破坏性较大，病情也较复杂。本病多见于儿童。

## 二、病因及发病机制

外生性异物可通过前、后鼻孔或外伤进入鼻腔；内生性异物可为先天性异常或外伤所致。

## 三、临床表现

（1）症状 视异物大小、形状、类型、性质而异，主要症状为患侧鼻塞，脓性鼻涕，带有臭气和血性，有时因慢性鼻出血，可引起贫血症状，如面色苍白，周身乏力，易疲劳，多汗等。

（2）体征 前鼻镜检查，吸出鼻前庭和鼻腔内分泌物，用血管收缩剂收敛红肿的鼻腔黏膜，可见异物，用钝头探针触摸异物的大小及性质。

## 四、辅助检查

鼻腔检查可见异物。对透光性差的异物，可借助 X 线检查，必要时行 CT 检查定位。

## 五、治疗

根据异物大小、形状、部位和性质的不同，采用不同的取出方法。

① 儿童鼻腔异物，切勿用镊子夹取，尤其是圆滑的异物，夹取有使异物滑脱和误吸的危险。可用前端是钩状或环状的器械，从前鼻孔进入，绕至异物后方再向前钩出。

② 动物性异物需先用 1% 丁卡因麻醉鼻腔黏膜，再用鼻钳取出。

③ 对鼻腔以外部位的异物，明确定位后，选择相应的手术进路和方法。

④ 若异物较大且位于大血管附近，需先行相关血管阻断，

再实施手术取出异物。

⑤ 无症状的细小金属异物若不处在危险部位，可定期观察，不必急于取出。

### 六、观察要点

① 观察鼻腔通气及鼻腔分泌物的颜色、性状等。

② 观察异物是否移位，防止异物滑脱引起误吸。

### 七、护理要点

（1）常规护理

① 配合医生取出鼻腔异物，并遵医嘱正确使用抗生素。

② 需手术者配合医生做好手术前的准备及手术后的护理。

（2）健康教育

① 患儿家长应加强看护，避免小儿将异物塞入鼻内。

② 儿童若出现单侧鼻流涕或涕中带血且伴异臭者，应警惕鼻腔异物，及时就诊。

## 第五节　鼻中隔疾病

## 鼻中隔偏曲

### 一、定义

鼻中隔偏曲是指鼻中隔偏向一侧或双侧，或局部有突起，并引起鼻腔功能障碍，如鼻塞、鼻出血和头痛等。鼻中隔偏曲大多属先天性发育异常，后天继发者较少，如不引起临床症状，则不需处理。

### 二、病因及发病机制

鼻中隔偏曲的原因往往很难确定，但有以下几种可能：

（1）发育不平衡　鼻中隔的骨骼与鼻腔侧壁骨骼的发育速度不一致；有时由于面部骨骼的发育速度不平衡，儿童的腭弓过高，鼻顶和鼻底的距离缩短，结果鼻中隔被挤而弯曲向一侧。

（2）外伤　儿童和成年期的外伤都可导致鼻中隔偏曲。根据外伤轻重的不同，鼻中隔偏曲的程度也不一样。重者可发生鼻中隔骨折和脱位，形成尖锐的弯角。如鼻中隔软骨段发生偏斜并偏向一侧则形成歪鼻。

（3）鼻腔、鼻窦肿瘤　巨大鼻息肉等也推压鼻中隔，形成鼻中隔偏曲。

## 三、临床表现

（1）鼻塞　最常见，多呈持续性鼻塞。C形偏曲或嵴突引起同侧鼻塞，久之对侧下鼻甲代偿性肥大。S形偏曲引起双侧鼻塞。

（2）头痛　偏曲部位压迫下鼻甲或中鼻甲，引起同侧反射性头痛。

（3）鼻出血　多见于偏曲的凸面或嵴、棘处，因黏膜张力较大，鼻中隔软组织供血丰富，易出血。

（4）鼻窦炎　高位鼻中隔偏曲妨碍鼻窦引流时可出现。

（5）耳鸣　影响咽鼓管通气时可出现。

## 四、辅助检查

（1）鼻内镜检查　可探明偏曲。

（2）影像学检查（X线摄片、CT或MRI扫描）　有助于明确诊断，了解病变范围。

## 五、治疗

手术治疗为主，配合对症治疗。手术方式主要有鼻中隔成形术与鼻中隔黏膜下切除术。鼻中隔成形术尤其适合于尚在生长发育期的青少年患者。

## 六、观察要点

观察鼻腔有无鲜血流出，有无频繁吞咽动作，监测生命体征，观察面色、口唇色泽，以及吐出物的颜色和量。

## 七、护理要点

1. 常规护理

① 向患者解释手术过程及术中配合要点，减轻患者顾虑。

② 术前常规给予麻黄碱滴鼻，收敛鼻黏膜。术前日剪鼻毛，男患者剃胡须。按医嘱术前用药（阿托品、苯巴比妥）。

③ 术后半坐卧位，可给予局部冷敷以减少渗血，保持口腔清洁，观察有无活动性出血。

④ 温半流质饮食，避免过度咀嚼，防止打喷嚏、咳嗽，以免纱条移动和脱落。

⑤ 24 ～ 48 小时抽除纱条后，按时给予麻黄碱滴鼻。

⑥ 嘱患者术后吸鼻腔分泌物，禁用力擤鼻。

2. 健康教育

① 指导患者正确使用滴鼻剂滴鼻。

② 术后注意保护鼻部勿受外力碰撞，以防出血或影响手术效果。

③ 短期内避免剧烈运动。

④ 生活有规律，注意劳逸结合，忌烟、酒、辛辣刺激性食物。

# 鼻中隔血肿及脓肿

## 一、定义

鼻中隔血肿为鼻中隔软骨膜或骨膜下积血。当血肿发生感染时就形成脓肿。原发性鼻中隔脓肿很少。

## 二、病因及发病机制

鼻中隔外伤包括鼻中隔手术、跌伤、击伤等均可产生黏膜下出血。鼻中隔软骨膜或骨膜为一坚韧而致密的结缔组织，不易穿破。如鼻中隔黏膜无破裂，血液就会聚集在黏软骨膜或黏骨膜之间而形成血肿。自发性血肿在临床上较为少见。以由各种出血性疾病（如血液病、血友病、紫癜病等）引起者居多。血肿一旦有化脓菌侵入则形成脓肿。

## 三、临床表现

① 单纯鼻中隔血肿，病人常有单侧或双侧持续性鼻塞，逐渐加重，前额部痛伴鼻梁部发胀。如有鼻黏膜破裂，常有血性分泌物流出。

② 一旦形成脓肿，病人除鼻塞外，尚有畏寒、发热、全身不适，鼻梁及鼻尖部压痛，如黏膜破裂，就有脓液流出。

## 四、辅助检查

单纯鼻中隔血肿，鼻镜检查时发现：鼻中隔单侧或双侧呈半圆形隆起，黏膜色泽正常，触之柔软有波动感，穿刺回抽有血。一旦形成脓肿，检查见外鼻红肿、鼻梁压痛。鼻中隔两侧对称性膨隆，色暗红，触之柔软有波动感，穿刺抽吸有脓性分泌物。

## 五、治疗

① 对较小血肿，可穿刺抽出积血，局部压迫即可。而对较大血肿或血肿已形成凝血块时，须在鼻腔表面麻醉下，在血肿下部与鼻底部平行切开黏膜、骨膜，用吸引器清除血液或血块。如为鼻中隔黏膜下切除术后发生血肿，可重新分开原切口，清除腔内积血或血块，电凝止血。无论用哪种方法，清除血肿后，需行双侧鼻腔填塞，48 小时后取出填塞物，以防止再次出血，同时用抗生素预防感染。

② 鼻中隔脓肿一旦确诊，应及时切开排脓，以防止中隔软骨破坏，引起鞍鼻畸形。通常在鼻腔表面麻醉下，于脓肿一侧最下部做一横切口，充分清除脓液及坏死软骨片，用含有抗生素的生理盐水液反复冲洗术腔，置入橡胶皮条引流，每日换药 1 次，同时全身使用足量抗生素或磺胺剂以控制感染，预防感染的扩散。

③ 无论鼻中隔血肿或脓肿手术处理后，均应使用广谱抗生素控制感染，但最好先行细菌培养及药敏试验，以便及时采用有效抗生素，以预防严重并发症产生。

④ 鼻中隔脓肿治愈后可能遗留鼻中隔穿孔或鞍鼻畸形，应于炎症完全消退后至少 3 个月，方可进行鼻部矫正手术。

## 六、观察要点

① 发热病人应观察体温的变化，及时进行降温处理，观察病人的神志、意识，避免高热惊厥。

② 观察疼痛的部位、性质、程度，根据情况给予镇痛处理。

## 七、护理要点

### 1. 心理护理

（1）理解病人的不适感受，安慰鼓励病人，给予心理支持。

（2）讲解疾病的治疗方法、治疗过程、治疗效果，以减轻病人的焦虑情绪。

### 2. 对症护理

主要是发热护理和疼痛护理。

（1）发热的护理

① 如局部处理后体温不降反升，应警惕并发症的发生。

② 监测生命体征，定时测体温，一般每日 4 次，高热时每 4 小时 1 次。行降温处理，半小时后再测 1 次，直至体温正常后。同时注意呼吸、脉搏、血压的变化。

③ 病人寒战时宜给予保暖，预防感冒。

④ 注意调节室温和环境　适宜的温度可防止不必要的能量消耗。体温上升期，由于寒战，室温应稍高些，环境应舒适、安静，避免噪声、污染空气与知觉的刺激。

⑤ 注意补充水分和营养的摄入。

（2）疼痛护理　缓解病人的紧张情绪，可以分散病人的注意力，通过看报、听音乐等方式来减轻由于焦虑、紧张、压力等因素引起的病人心因性的疼痛。

### 3. 病人或家属教育

（1）养成良好的生活习惯，加强体能锻炼，增强抵抗力。

（2）告知在鼻中隔矫正术后若出现严重鼻塞，应警惕鼻中隔血肿出现，提醒病人及时就诊，以免血肿感染软骨坏死而致鼻部畸形。

（3）发生血肿或脓肿时，切忌用手挖鼻、勿自行用利器穿破血肿或脓肿，以免引起感染扩散。

（4）注意个人卫生，保持鼻腔清洁，不拔鼻毛。

（5）出院后3个月内避免剧烈或重体力活动，防止过度劳累，运动和工作时注意保护鼻部，避免外伤。

# 鼻中隔穿孔

## 一、定义

鼻中隔穿孔是指由于各种原因导致鼻中隔的任何部位形成大小不等、形状各异的永久性穿孔，使两侧鼻腔相通。

## 二、病因及发病机制

（1）外伤　行鼻中隔黏膜下切除术时，不慎撕裂鼻中隔两侧相对应部的黏－软骨膜，而未予适当的处理；严重的鼻面部外伤或鼻中隔贯通伤后可后遗鼻中隔穿孔。局部激光、微波使用不当，也可致鼻中隔穿孔。

（2）理化因素　有腐蚀性或刺激性的物质如铬酸、矽尘、砷、升汞、水泥、石灰等被长期吸入鼻腔，腐蚀黏膜，出现溃疡而终至穿孔。

（3）其他　原发于鼻中隔的某些肿瘤累及深层时可直接造成穿孔。特异性感染如梅毒、结核也可导致鼻中隔穿孔和外鼻畸形。恶性肉芽肿多可直接形成鼻中隔穿孔。鼻腔异物尤其是纽扣电池或鼻石长期压迫也可致鼻中隔穿孔。

## 三、临床表现

（1）症状　根据穿孔的病因、大小和部位而不同。穿孔小而位于前部者，可于呼吸时产生吹哨音；若位于后部，则无明显症状。穿孔过大者，可伴有鼻塞、鼻内异物感、干燥感、鼻出血及鼻腔黏膜萎缩表现，梅毒、结核等特异性感染所致的穿孔常伴有臭味的脓。

（2）体征　前鼻镜及鼻内镜检查，均可发现穿孔的部位和大小。检查时应注意，小穿孔易被痂皮覆盖，有时易被忽略，须除去痂皮仔细检查，未愈合的穿孔常伴有肉芽组织。

## 四、辅助检查

穿孔较大时可在 CT 中表现为中隔缺损。

## 五、治疗

1. 保守治疗

尽可能地去除引起穿孔的病因，如避免接触、吸入有害化学物质；针对引起穿孔的原发全身性疾患进行治疗，如抗结核治疗、驱梅疗法等；保持鼻腔湿润清洁，每日用温盐水冲洗鼻腔，穿孔边缘有肉芽组织者，可用 10% 硝酸银烧灼，然后每日涂以 2% 黄降汞或 10% 硼酸软膏，直到穿孔愈合为止。

2. 手术治疗

经药物治疗效果不满意或穿孔较大症状较明显者，可根据具体情况进行穿孔修补手术治疗。但由于化学品伤害，气体损伤或粉尘损害等所致的穿孔，应待黏膜病变稳定，创缘愈合后才可进行修补。对于特殊炎症或传染病引起的穿孔，应待原发病完全治愈，局部病变停止发展，创面完全愈合后，方可考虑手术修补治疗。鼻中隔穿孔修补术的方法较多，常采用以下方法进行。

（1）黏膜移位缝合修补术　黏膜移位缝合修补术又名减张缝合法。适用于发生在鼻中隔前下方的小穿孔。其方法如下：用尖刀切除穿孔边缘少许黏膜，以形成新鲜创缘，用剥离子剥离两侧穿孔周围的软骨膜。在穿孔之上（距穿孔前缘 1 ～ 2cm）做一弧形切口，切开一侧黏软骨膜，将此黏膜瓣向下拉，与穿孔的下缘黏膜缝合；再于鼻中隔的另一侧穿孔下方 1 ～ 2cm 处，做一同样长弧形切口，将黏膜瓣向上拉，与穿孔的上缘黏膜缝合。

（2）下鼻甲游离黏膜瓣修补术　先切除穿孔四周边缘形成新

鲜创面，然后将同侧下鼻甲向内上翻转骨折。将下鼻甲原外侧面制成带蒂黏－骨膜瓣，并向下翻转遮盖全部穿孔。然后妥善填塞两侧鼻腔，固定黏－骨膜瓣。大约1周，黏－骨膜瓣与鼻中隔穿孔完全愈合后，再将黏－骨膜瓣蒂部从平齐鼻中隔处切断，最后将下鼻甲回位。

（3）黏膜片修补法　黏膜片修补法是在穿孔的边缘做一梭形切口，切去穿孔周围瘢痕组织，形成新的创面。游离穿孔周围黏骨膜，在穿孔后方，大于穿孔的距离，取一大于穿孔的菱形黏膜骨瓣，取下后缝合于穿孔。

## 六、观察要点

术后要掌握患者的术中情况，了解术中出血量以及生命体征的变化，术后密切监测脉搏、血压、呼吸以及血氧饱和度。血压过高是切口渗血甚至出血的主要原因，患者自身患有高血压或心功能不全时，注意术后定时测量血压并密切监测变化，正确地遵医嘱予以药物治疗。术后鼻腔进行填塞期间，患者感觉呼吸困难，相对处于缺氧状态，可给予低流量至高流量的氧气吸入，能够更好地缓解缺氧引起的头晕以及头痛症状。

## 七、护理要点

1.术前护理

（1）详细询问病史，了解患者有无躯体其他疾病，如冠心病、高血压、糖尿病、出血性疾病、过敏性疾病史，长期服用阿司匹林、长期使用血管收缩滴鼻剂者，应进行择期手术。

（2）向患者认真讲解关于鼻中隔穿孔修补的重要性及鼻内镜手术是近年来开展的新技术，手术具有损伤少、痛苦轻、出血少、操作方便、恢复快、手术危险性小和术后并发症少等特点，并指导患者练习张口呼吸。

（3）协助患者完成术前的各项化验及检查。术前CT检查是鼻内镜手术的必须检查之一，主要是能够了解病变范围及程度，为手术提供可靠的参考。

（4）在手术前1天剪掉鼻毛，术区清洁，有胡须的进行剃须，遵医嘱给予药物过敏试验，并静脉滴注抗生素。

2. 术后护理

（1）一般护理　术后避免渗出物及分泌物误吸，患者在全麻未清醒时，取平卧位，将头偏向一侧，避免渗出物以及分泌物的误吸而发生窒息或者出现吸入性肺炎，待患者清醒后4小时，或者采取局麻的患者，术后可以取半坐位或坐位，以利于渗出物的流出。

（2）饮食指导　待术后全麻清醒后或者局麻术后4～6小时，可以给予患者进食营养丰富、清淡以及易消化的软食，禁止食用辛辣、刺激性较强以及过硬的食物。禁止饮热饮，以防鼻腔内发生出血；避免进食时大口频繁的吞咽，防止将鼻腔内填塞物吸到鼻咽部。

（3）鼻部不适症状的处理　由于手术的创伤以及炎症刺激，加之鼻腔填塞，患者术后易出现头痛、头晕以及鼻部胀痛等不适症状，要对患者实施鼓励、安慰的心理护理方法，讲解在术后24小时后症状可逐渐减轻，可以采取鼻部持续冷敷，不仅能够减轻毛细血管的通透性，而且能够减轻鼻腔的出血和疼痛。

（4）鼻腔护理　注意术后5～7天可将鼻腔内填塞膨胀海绵抽出，明胶海绵无需取出，填塞期间告知患者禁止将填塞物拉出，以免造成鼻腔出血，若期间填塞物不慎脱出，禁止自行塞回，以免发生感染，应由医护人员进行处理。告知患者禁止用力咳嗽及打喷嚏。

3. 健康教育

患者出院后做好健康教育工作，告知继续用药，包括口服药物、鼻内滴药等，注意要定期换药复查2～3个月，术后的头3个月内防止鼻腔出现外伤，禁止剧烈运动，注意规律休息，禁止使用过热的水洗头和洗澡，饮食注意多食新鲜蔬菜水果，多喝水。注意鼻腔保持清洁湿润，患者所处的生活环境禁止过干燥，在冬春两季，出门时要注意戴口罩。

# 第六节　鼻窦炎

## 急性鼻窦炎

### 一、定义

急性鼻窦炎是鼻窦黏膜的急性化脓性炎症，多继发于急性鼻炎。

### 二、病因及发病机制

1. 全身因素

过度疲劳、受寒受湿、营养不良、维生素缺乏引起全身抵抗力降低以及生活与工作环境不卫生等是诱发本病的多见原因。此外，特应性体质、全身性疾病如贫血、糖尿病以及甲状腺、脑垂体或性腺功能不足、上呼吸道感染和急性传染病（流感、麻疹、猩红热和白喉）等均可诱发本病。

2. 局部因素

（1）鼻腔疾病　如急慢性鼻炎、鼻中隔偏曲、中鼻甲肥大、变应性鼻炎、鼻息肉、鼻腔异物和肿瘤等。上述疾病均因阻塞鼻道或窦口，阻碍鼻窦的引流和通气。

（2）邻近器官的感染病灶　如扁桃体炎、腺样体炎等。此外，上列第 2 尖牙和第 1、2 磨牙的根尖感染、拔牙损伤上颌窦、龋齿残根坠入上颌窦内等，均可引起上颌窦炎症。

（3）直接感染　如鼻窦外伤骨折、异物传入鼻窦、游泳跳水不当或游泳后用力擤鼻致污水挤入鼻窦等，将致病菌直接带入鼻窦。

（4）鼻腔填塞物留置时间过久　引起局部刺激、继发感染如妨碍窦口引流和通气。

（5）鼻窦气压骤变　高空飞行迅速下降致窦腔负压，使鼻腔炎性物或污物被吸入鼻窦，引起非阻塞性航空性鼻窦炎。

## 三、临床表现

1.全身症状

此病症状成人较轻，可有低热、畏寒、食欲缺乏及周身不适等症状。儿童症状较重，可出现高热、咳嗽、闷气等呼吸道症状，也可出现呕吐、腹泻等症状。

2.局部症状

（1）鼻塞　为持续性，仍因鼻黏膜充血、肿胀所致。鼻腔内脓性分泌物潴留，可加重鼻塞症状。

（2）嗅觉障碍　由于鼻腔黏膜肿胀，使嗅物质微粒达不到嗅区，可出现暂时的嗅觉障碍。黏膜肿胀消除后，嗅觉可以恢复。筛窦炎常使嗅觉明显减退甚至丧失。

（3）鼻分泌物增多　分泌物呈黏脓性或脓性，量多。前组鼻窦炎易向前鼻孔排出，部分流向后鼻孔；后组鼻窦炎流向鼻咽部。分泌物有时黏稠成脓块，常需用力抽吸方可排除，患者常有痰多感。牙源性上颌窦炎，分泌物常有腐臭味。

（4）头痛及局部疼痛　急性鼻窦炎患者头痛多较重，常在咳嗽、头部摇动或受到震动时加重。

## 四、辅助检查

鼻镜检查及鼻腔内窥镜检查有助于诊断。鼻窦X线摄片检查为诊断急性鼻窦炎的重要辅助手段。

## 五、治疗

去除病因，解除鼻腔鼻窦引流和通气障碍，控制感染，预防并发症。

## 六、观察要点

密切观察病情，及时报告医师并协助处理。如体温有无升高，脓涕是否增多，鼻塞、头痛等是否加重，有无耳痛、耳闷感、听力下降，咳嗽、痰多，眼痛、眼球运动受限、视力下降等症状，防止发生并发症或转为慢性。

## 七、护理要点

1.一般护理

嘱患者注意休息，多饮水，进易消化食物。戒除烟酒嗜好。保持室内空气流通，尽量避免粉尘及各种有害化学物质刺激。

2.治疗配合

（1）控制感染　遵医嘱全身使用有效足量抗生素，及时控制感染，防止发生并发症或转为慢性。

（2）鼻腔滴药　指导患者正确鼻腔滴药。鼻内糖皮质激素类药物可有效抗感染、抗水肿。局部可使用减充血剂，如1%麻黄碱滴鼻液滴鼻，收缩鼻腔黏膜保持鼻腔良好通气，但不宜长期使用，特别是儿童和青少年。

（3）上颌窦穿刺冲洗　需在患者全身症状消退和局部炎症基本控制后施行。冲洗出的脓性分泌物可做细菌培养和药物敏感试验，以指导进一步治疗。冲洗后可向窦腔内注入抗生素、类固醇激素及糜蛋白酶等。

（4）体位引流的护理　可有效引流脓涕及局部用药，患儿可根据情况使用鼻腔置换法帮助窦腔引流。

（5）物理治疗的护理　局部热敷、短波透热或红外线照射等，可促进炎症消退和改善症状。

3.用药护理

遵医嘱给予患者全身使用足量抗生素控制感染，高热者给予解热镇痛药，鼻内滴用血管收缩剂和糖皮质激素，缓解鼻塞。

4.健康指导

① 指导患者正确滴鼻、鼻腔冲洗、体位引流等，同时养成正确的擤鼻方法。

② 若出现高热不退、头痛加剧、眼球运动受限等症状，应及时就诊。

③ 加强锻炼，增强机体抵抗力，防止感冒。

④ 生活有规律，劳逸结合，忌烟、酒、辛辣刺激性食物。

注意工作、生活环境的洁净，加强室内通风。

⑤ 患急性鼻炎时，不宜乘坐飞机。游泳时避免跳水和呛水。

⑥ 积极治疗全身及局部病因，及时、彻底治疗本病，避免转化为慢性鼻窦炎。

## 真菌性鼻窦炎

### 一、定义

真菌性鼻窦炎是由真菌引起的鼻窦炎症。也可引起鼻腔感染，但致病力较弱，仅在一定条件下才能致病（如机体免疫力下降、局部组织抵抗力下降、全身消耗/代谢病等），目前真菌性鼻窦炎的发病明显增加。

### 二、病因及发病机制

真菌感染引起。最常见的致病真菌是曲霉菌。长期使用抗生素、糖皮质激素、免疫抑制剂、放射治疗后和某些慢性消耗性疾病（如糖尿病、大面积烧伤）的病人易发生。另外，曲霉菌感染与职业有关，较多见于鸟鸽饲养员、粮仓管理员、农民、酿造业工人。

### 三、临床表现

真菌性鼻窦炎分为侵袭性和非侵袭性。

（1）急性侵袭性　起病急骤，进展迅速，可在短期内侵犯到眶内和颅内导致死亡。表现为发热、鼻腔结构破坏、大量脓性结痂、眶周及面颊部肿胀疼痛，或剧烈头痛、颅内高压，或眶尖综合征、海绵窦血栓性静脉炎等。

（2）慢性侵袭性　起病隐匿，进展缓慢。早期可表现血性涕或较严重头痛，后期出现周围器官和组织侵犯。可能合并糖尿病和白血病，或有长期全身应用糖皮质激素的经历。若能早期诊断，多数可治愈而极少复发。

（3）非侵袭性　类似慢性鼻窦炎表现。

（4）变应性真菌性鼻窦炎　变应性鼻窦炎表现，分泌物常为黄褐色。

## 四、辅助检查

① 鼻窦 CT 或 MRI，了解病变范围和程度。

② 病理学检查。

③ 涂片检查和真菌培养。

## 五、治疗

手术治疗为主，配合抗真菌等药物治疗。

（1）手术治疗　彻底清除鼻腔和鼻窦内病变组织，建立鼻窦宽敞的通气和引流。

（2）药物治疗　非侵袭性术后不必配合抗真菌药物治疗。侵袭性手术前后必须用抗真菌药物。

## 六、观察要点

① 严密观察病人病情变化和治疗效果，发现异常变化及时协助医生处理，并做好记录。

② 观察病人用药后的效果及不良反应。

## 七、护理要点

### 1. 手术护理

① 应及时按医嘱用药并配合医生手术治疗。因侵袭性病人预后不好，应客观向病人和家属讲解疾病的特点和预后，避免期望值过高。

② 做好病人的心理护理，告诉病人眼部的改变可以通过治疗得到一定的恢复。

③ 对于视力低下或失明的病人，需要有人陪伴，确保病人的安全。

### 2. 药物治疗的护理

（1）糖皮质激素　①根据病原菌检查结果用药。②真菌球型以手术为主，术后用药时间为6～8周；变应性真菌性鼻窦炎需要手术+全身用药配合局部喷雾，时间最短为4～6个月。③鼓励病人坚持用药，定期复查。

（2）抗真菌药物 ①根据医嘱使用抗真菌药。②局部应用抗真菌药物冲洗，要保证药物浓度准确，冲洗方法正确、规范。③全身使用抗真菌药要保证足量、足疗程。④告知病人用药的目的、意义，提高依从性。

（3）免疫治疗 ①了解免疫治疗的方案，告知病人免疫治疗的作用、方法。②做好治疗指导，鼓励病人坚持用药。③定期复查免疫功能，判断用药后效果。

## 第七节 鼻息肉

### 一、定义

鼻息肉是鼻腔和鼻窦黏膜的常见慢性疾病，是由于鼻黏膜长期炎性反应引起组织水肿的结果。鼻息肉多来源于中鼻道窦口、鼻道复合体和筛窦，高度水肿的鼻黏膜由中鼻道、窦口向鼻腔膨出下垂而形成息肉。各年龄均有发病，男女比例约2∶1。

### 二、病因及发病机制

病因尚未明了，多数学者认为变态反应、上呼吸道慢性感染等是鼻息肉产生的主要原因。

（1）变态反应 有学者认为其与Ⅰ型和Ⅱ型变态反应有关，并发现鼻息肉匀浆上清液中IgE及IC（免疫复合物）含量均高于同一病人血清中含量。

（2）慢性炎症 鼻黏膜长期慢性炎症或鼻窦脓性分泌物的经常刺激，鼻黏膜充血、肿胀、静脉淤血、渗出增加，加之细菌毒素的作用促使小血管渗出增加及黏膜水肿加重，久之发生息肉样变。

## 三、临床表现

1. 症状

（1）鼻塞　多为双侧发病，单侧者较少，常表现为双侧鼻塞并逐渐加重为持续性，重者说话呈闭塞性鼻音，睡眠时打鼾。

（2）鼻溢液　鼻腔流黏液样或脓性涕，或为清涕，可伴喷嚏。

（3）嗅觉功能障碍　多有嗅觉减退或丧失。

（4）耳部症状　鼻息肉或分泌物阻塞咽鼓管口，可引起耳鸣和听力减退。

（5）继发鼻窦症状　可继发鼻窦炎，患者出现鼻背、额部及面颊部胀痛不适。

2. 体征

鼻内镜检查可见鼻腔内有一个（单发型）或多个（多发型）表面光滑、灰白色、淡黄或淡红色的如荔枝肉状半透明肿物，触之柔软，不痛，不易出血。巨大或复发鼻息肉可致鼻背变宽，形成“蛙鼻”。鼻腔内可见到稀薄浆液性或黏稠、脓性分泌物。

## 四、辅助检查

（1）鼻镜检查　小息肉位于鼻顶部者多来自筛房，较大息肉常位于总鼻道，呈葡萄状，有细长茎蒂，表面光滑、灰白色，或淡红色，质柔软。如鼻窦有化脓性病变者，鼻道有脓性分泌物；如为变态反应性者，有水样分泌物，鼻分泌物涂片有嗜酸细胞。

（2）X线拍片检查　必要时注入碘油后摄片。

（3）活体组织检查　如可疑恶性变时，应进行活体组织检查，以免误诊。

## 五、治疗

因本病有复发倾向，故多主张综合治疗。

（1）类固醇激素疗法　该疗法适用于：①初发息肉：当息肉较小时以皮质激素类气雾剂（如倍氯米松、丙酸倍氯米松、丙酸氟替卡松）鼻内喷雾，可阻止息肉生长甚至消失；②堵塞总鼻道的大体积息肉；为便于手术摘除，先口服泼尼松，每天

30～60mg，连服1周，可使息肉体积明显缩小；③鼻息肉术后：术后以类固醇激素气雾剂喷鼻，坚持1～2个月，可防止和延续息肉复发。

（2）手术治疗　可手术摘除鼻息肉。术后应给予抗组胺及皮质类固醇激素类药物以防复发。传统手术方式是用圈套、钳夹将息肉连蒂切除。也可用电灼、激光、微波等方法。

## 六、观察要点

严密观察术后病人鼻腔渗血及出血情况，全麻恢复期嘱咐病人将口中分泌物吐出，以防止将血性分泌物咽下。向病人解释鼻腔少量出血属于正常现象，不要过度紧张，分泌物多为淡粉色，如颜色鲜红且量多，护士需及时通知医师，协助医师给予处理及遵医嘱应用止血药物。

## 七、护理要点

（1）常规护理

① 向病人讲解引起疾病的原因及治疗原则，针对手术治疗的病人，护士应向病人讲解手术的指征，交代手术的目的，手术后对身体的影响等知识。

② 向病人交代术前一日的准备工作，通知病人术前12小时禁食水、剪鼻毛，术后的饮食、休息、活动的注意事项，发放有关术前术后宣教材料，帮助病人更好的理解和配合治疗。

③ 遵医嘱使用药物如糖皮质激素，并向患者讲解其作用与不良反应。

（2）健康教育

① 指导患者正确使用喷鼻剂喷鼻。

② 生活有规律，注意劳逸结合，忌烟、酒、辛辣刺激性食物。

③ 加强锻炼，增强机体抵抗力，防止感冒。

④ 术后定期随访，并遵医嘱接受综合治疗，以防鼻息肉复发。

# 第八节　鼻及鼻窦囊肿

## 鼻前庭囊肿

### 一、定义

鼻前庭囊肿是指位于鼻前庭底部皮肤下、梨状孔的前外方及上颌骨牙槽突浅面软组织内的囊性肿块。

### 二、病因及发病机制

（1）腺体潴留　鼻腔底黏膜的黏液腺腺管阻塞，以致腺体分泌物潴留并逐渐增多形成囊肿。故又称球颌突囊肿。

（2）先天性异常　在胚胎发育期，上颌突、球状突和鼻外侧突互相联合处，由上皮残余或迷走的上皮细胞发育而成，属于一种裂隙性囊肿。

### 三、临床表现

1.症状

（1）胀痛　早期囊肿小时无任何自觉症状。随着囊肿增大，可使一侧鼻前庭部和鼻翼附着处隆起，伴鼻前庭部上唇胀痛感，咀嚼时加重。

（2）鼻塞　囊肿较大阻塞鼻前庭部时，可有同侧鼻吸气困难。一些病人可有上额部或额部反射性疼痛。若囊肿发生感染，可迅速增大，局部疼痛加重。

2.体征

患侧鼻前庭底外侧，即鼻翼附着处呈半球形隆起，触之有弹性和波动感。

### 四、辅助检查

（1）实验室检查　合并感染时白细胞计数增加。

（2）细胞学检查　在无菌条件下穿刺，可抽出透明或半透明的黏液或浆液性囊液，镜检囊液大多为胆固醇结晶。

（3）影像学检查　X线平片显示梨状孔底部低密度圆形或椭圆形阴影，边缘清楚和光滑。

## 五、治疗

手术治疗：取唇龈沟横切口径路，剥离囊肿，以彻底切除囊肿壁为原则。随着近年来手术径路和方法的逐渐改进，囊肿揭盖术已被广泛使用。手术方法：经鼻腔手术切除鼻前庭、鼻腔的皮肤、黏膜和囊肿而不切除周围结构相邻的囊壁。

## 六、观察要点

术后监测体温变化，若手术后3天体温升高或一直持续38.5℃以上，及时与医生沟通。

## 七、护理要点

（1）一般护理

① 嘱患者采取半卧位，利于呼吸，减轻局部充血。

② 保持鼻腔通畅，避免用鼻腔填塞物以外的物品填塞。

③ 手术治疗患者给予鼻部手术护理常规。

（2）疼痛护理

① 非药物止痛法　指导病人听音乐、看电视等分散注意力。

② 局部冰敷。

③ 必要时遵医嘱给予止痛剂。

（3）预防感染

① 遵医嘱应用抗生素。

② 保证营养和睡眠，提高机体抵抗力。

# 鼻窦黏液囊肿

## 一、定义

鼻窦黏液囊肿是鼻窦囊肿中最为常见者。多发生于筛窦，额窦次之，上颌窦较少见，原发于蝶窦者甚为罕见。本病多见于中青年，儿童多不发病。本病多为单侧，囊肿增大时可累及其他鼻窦，如筛蝶窦囊肿多较大，侵犯眶和颅底。囊肿可继发感染演变成脓囊肿，危害较大。

## 二、病因及发病机制

多认为是鼻窦自然开口完全堵塞后，鼻窦腔分泌物积留而逐渐形成。亦有报告虽无窦口阻塞而仍有囊肿发生者。鼻窦自然开口完全阻塞后，鼻窦腔分泌物积留，分泌物蛋白含量过高致鼻窦腔内渗透压增高，吸收水分、水钠潴留，使鼻窦内压力增高，压迫鼻窦骨窦，使骨壁中破骨细胞被前列腺素、甲状旁腺素和淋巴细胞激活因子激活，致骨质吸收变薄或消失。

## 三、临床表现

（1）症状

① 早期无症状，增大可引起前额胀痛。

② 扩向眼眶，可引起眼球移位或突出，复视和视力障碍。

③ 蝶窦囊肿向上压迫垂体，可引起一系列内分泌失调症状，侧向扩展即引起眼球前突，视力障碍，甚至出现眶尖综合征。

④ 囊壁偶有自行向鼻腔穿破排液，症状暂可缓解，此症具诊断意义。

（2）体征

① 额底或内眦部隆起，触之较硬，光滑。如鼻窦骨壁变薄，但仍完整，则扪诊可有乒乓球感。继发感染则有局部发红、触痛。

② 额窦黏液囊肿因破坏额窦后壁，硬脑膜暴露，可扪及与心脏跳动频率一致的搏动感。

③ 上颌窦黏液囊肿可见鼻腔外侧壁向内移位，下鼻甲被推向鼻中隔至鼻腔狭窄。

## 四、辅助检查

（1）鼻镜检查　可见表面覆有黏膜的肿块隆起于中鼻道内，

中鼻甲或筛泡受压移位。蝶窦黏液囊肿于后鼻孔镜检查时，可发现鼻咽顶壁向下突出。

（2）影像学检查　囊肿在鼻窦X线片或CT扫描片上显示位于鼻窦内的边缘光滑、密度均匀的圆形或椭圆形阴影，阴影邻近骨质有受压吸收现象。

（3）细胞学检查　抽吸出淡黄、棕褐或淡绿色的黏稠液体，镜下检查见含胆固醇结晶。

（4）实验室检查　合并感染时白细胞计数增加。

## 五、治疗

（1）治疗原则　手术并不是惟一的治疗选择，应视囊肿的部位、大小而定。无症状的小囊肿，可以观察暂不处理。囊肿增大或有局部压迫症状应考虑外科治疗。

（2）非手术疗法　注意休息，鼓励锻炼身体，保证营养，生活起居规律，增强机体抗病能力，避免感冒加重疾病。适当使用抗生素，如头孢类抗生素等。

（3）手术治疗　手术切除囊肿，切除全部囊壁是根治本病的关键。在颅底和眶壁应在手术显微镜下全部切除囊壁黏膜，以免损伤眶骨膜和脑膜。对于手术困难或老年病人，可部分切除囊壁，使囊腔与鼻或鼻窦建立宽敞的引流通道，可减少复发。

## 六、观察要点

参见“鼻前庭囊肿”。

## 七、护理要点

参见“鼻前庭囊肿”。

# 鼻窦浆液囊肿

## 一、定义

鼻窦浆液囊肿可发生于任何鼻窦内，但多发生于上颌窦内，多见于上颌窦底部和内壁。

## 二、病因及发病机制

可能与变应性水肿或慢性鼻窦炎症刺激因素有关，从毛细血管渗出的浆液潴留于黏膜下层疏松结缔组织内，逐渐膨大形成球形囊肿。

## 三、临床表现

（1）症状

① 平时无症状，偶有患侧前额发胀、头痛感。

② 常有间歇阵发由鼻内流出淡黄色液体史。

（2）体征　伴鼻窦炎者可有相应体征。常在上颌窦穿刺时，从针孔滴出淡黄色半透明液体，或抽出同样液体，片刻即凝结成冻状，即可确诊本病。有时是施行上颌窦手术时发现伴有此类小囊肿。

## 四、辅助检查

（1）影像学检查　往往在摄取鼻窦平片时，发现上颌窦内或外下方有边界清楚的半球形阴影，窦壁完整。

（2）上颌窦穿刺　多在上颌窦穿刺时，拔出针芯滴出黄色液体，反复间歇从鼻腔流出黄色液体。

## 五、治疗

① 无危害性及无症状者一般可不予处理。

② X 线检查偶然发现本病前鼻内反复有滴漏黄液，常述患侧不适存有疑虑者，可考虑将内镜插入上颌窦中，摘除囊壁及其基部，防止复发。

③ 少数在做上颌窦手术时发现，一并摘除。

## 六、观察要点

参见“鼻前庭囊肿”。

## 七、护理要点

参见“鼻前庭囊肿”。

# 含牙囊肿

## 一、定义

含牙囊肿又称滤泡囊肿，囊肿环绕着未萌出牙的牙冠、并附着于牙颈部。含牙囊肿发生在上颌骨者少见（多发生在下颌骨第三磨牙）。若发生在上颌骨者多见于上列单尖牙、磨牙或切牙。多发生于 10 ～ 40 岁人群。

## 二、病因及发病机制

停留在牙槽骨中的未萌出牙可刺激成釉细胞，使呈增殖性变并产生分泌物而形成囊肿，牙釉质被包围在囊内。囊壁为纤维组织，上皮为扁平或矮立方上皮。囊液为黄色或棕色液体，含胆固醇结晶及脱落上皮。囊肿虽生长缓慢，但可不断增大。增大的囊肿可压迫骨质而吸收变薄。

## 三、临床表现

（1）症状

① 初期无症状，由上颌骨慢慢长入上颌窦腔的较大囊肿，可出现一侧面颊部隆起。口腔前庭、鼻前庭、硬腭、牙槽等处隆起，眼球可向上、向外移位，鼻前庭隆起过高可发生鼻塞。囊肿增大压迫眼球引起眼球充血，继而导致视力障碍。

② 隆起部无压痛，按捺有弹性或乒乓球感。

（2）体征

① 同侧上列常有缺牙，多为切牙或第三磨牙，亦可为额外牙。

② 穿刺可抽得黄色或棕黄色液体，内含胆固醇结晶。

## 四、辅助检查

（1）实验室检查　炎症明显时可见白细胞计数增高。

（2）影像学检查　鼻窦影像学检查显示患侧上颌窦腔扩大，囊肿阴影内含有牙影。

（3）细胞学检查　隆起部穿刺抽出黏液。

## 五、治疗

（1）囊肿小者　可采用唇龈沟径路切除，不进入上颌窦。

（2）囊肿大者　可采用上颌窦根治术式，完全切除囊肿及病牙，并尽量保留上颌窦健康黏膜。

## 六、观察要点

观察药物的疗效及不良反应。

## 七、护理要点

① 非手术治疗的病人指导其按医嘱正确用药，养成良好的生活及饮食习惯，注意口腔卫生，作息规律，劳逸结合，提高机体自身抵抗力。

② 手术治疗病人给予鼻部手术围手术期常规护理。

# 牙根囊肿

## 一、定义

牙根囊肿为牙源性囊肿中最常见者，根尖周囊肿多发生于上颌切牙、尖牙和前磨牙根的唇面。

## 二、病因及发病机制

为牙根感染，牙髓坏死，根尖形成肉芽肿或脓肿，以后上皮长入囊肿内膜，病牙的根尖突入囊腔内或与囊腔隔绝。

## 三、临床表现

① 同侧上列可找到死牙或龋齿。

② 牙槽相对的面颊隆起。

## 四、辅助检查

（1）实验室检查　感染明显时可见白细胞计数增高。

（2）影像学检查　X 线检查可见囊影，病牙根部突出囊腔。

（3）细胞学检查　隆起部穿刺抽出黏液。

## 五、治疗

① 拔出病牙。

② 切除囊肿与牙周受累骨质。

③ 如有贯通上颌窦瘘口，予以缝合修补。

## 六、观察要点

① 术后观察病人生命体征，体温持续升高或术后 3 天一直持续在 38.5℃以上，及时与医生沟通。

② 观察药物疗效及不良反应。

## 七、护理要点

1. 常规护理

① 非手术治疗的病人指导其按医嘱正确用药，并注意观察药物的疗效及不良反应；养成良好的生活及饮食习惯，注意口腔卫生，作息规律，劳逸结合，提高机体自身抵抗力。

② 手术治疗病人给予鼻部手术围手术期常规护理。

2. 症状护理

无论何种手术方式，鼻及鼻窦囊肿手术术后护理要点均包括预防出血和感染、减轻疼痛。

（1）预防出血

① 体位　术后第 1 天床头摇高 30° 利于鼻腔引流，防止血肿发生。

② 观察　鼻腔填塞纱条是否牢固，鼻腔分泌物的性质及量，及时清除渗出的血性分泌物，有活动性出血应立即通知医生，做好止血准备。

③ 饮食　术后进半流质饮食或软食，避免食过硬、粗糙及辛辣刺激性食物，温度不宜过高。

④ 活动　注意休息、避免劳累，增加机体抗病能力。

（2）预防感染

① 遵医嘱使用敏感抗生素。

② 保持口腔卫生，进食后及睡前使用漱口液漱口，防止口腔内滋生细菌。因术后病人张口呼吸，鼓励多饮水。

③ 保证营养和睡眠，提高机体抵抗力。

（3）减轻疼痛

① 非药物止痛法，指导病人听音乐、看电视等分散注意力。

② 鼻面部冷敷，必要时遵医嘱给予止痛剂。

3. 病人或家属教育

（1）及时治疗眼部及口腔疾病。

（2）定期门诊随访、鼻腔冲洗。

（3）坚持规范鼻腔用药。

（4）防止外伤、避免剧烈活动或重体力劳动。

（5）养成良好的饮食习惯，饮食要营养均衡、易消化，忌烟酒、辛辣食物。

（6）养成良好的生活习惯，坚持早晚刷牙、餐后漱口，保持口腔清洁。

（7）提高机体免疫力，防止感冒。

## 第九节　鼻源性并发症

### 鼻源性眶内并发症

#### 一、定义

眼眶与鼻窦的解剖关系十分密切，额窦、筛窦、上颌窦和蝶窦分别位于眼眶的上、内、下和后方，与眶内仅有一板之隔，鼻窦的炎症非常容易引起眶内并发症，包括 5 种类型：眶内炎性水肿；眶壁骨膜下脓肿；眶内蜂窝组织炎；眶内脓肿；球后视神经炎。此外，眶内并发症可经过海绵窦血栓性静脉炎进而发展为颅内并发症（脑膜炎）。

## 二、病因及发病机制

鼻窦感染引发眶内并发症的诱因有鼻窦引流障碍、鼻窦手术损伤或外伤累及相关眶壁、机体免疫力降低。

## 三、临床表现

不同类型的并发症表现不同。

（1）眶内炎性水肿　眶内炎性水肿又称眶骨壁骨炎和骨膜炎。首起症状是眼睑水肿和轻压痛。筛窦炎引者水肿始于内眦，上颌窦炎引起者始于下睑，额窦炎引起者则始于上睑。无眼球运动受限、眼球突出、移位及视力减退等症状。是鼻源性眶内并发症的最初阶段。

（2）眶壁骨膜下脓肿　眶壁骨膜下脓肿发生在与鼻窦相邻之壁。鼻窦炎感染骨壁，先引起骨壁血栓性静脉炎，继而引起骨膜炎和死骨，进而形成骨膜下脓肿。前组鼻窦炎引起者可表现为眼睑充血、肿胀和压痛。筛窦炎引起者上述症状以内眦为重，上颌窦炎引起者以下睑为重，额窦炎引起者则以上睑为重。后组鼻窦炎引起者则以深部眶组织炎症的症状为主，如视力减退、眼球突出和眼球运动障碍等，眼睑症状多不明显。因蝶窦炎引起者可波及视神经孔和眶上裂，此时可出现眶周皮肤感觉障碍、上睑下垂、眼球固定（眼肌麻痹所致）、复视甚至失明等症状，称眶尖综合征。眼球移位是常见症状，其移位方向和程度视感染的来源、脓肿部位和大小而定。筛窦炎引起者眼球向外移位，上颌窦炎引起者眼球向上移位，额窦炎引起者眼球向外下移位。本并发症一般全身症状较重。若及时治疗，可使之局限在骨膜下而治愈，或穿透眶隔膜自眼睑溃破、脓液引流而治愈。若病人抵抗力低下或未及时治疗，脓肿可穿破骨膜扩展至眶内引起眶内蜂窝组织炎，后果严重。

（3）眶内蜂窝组织炎和眶内脓肿　眶内蜂窝组织炎和眶内脓肿局部表现为眼球明显突出、眼球运动受限、视力锐减、球结膜水肿和眶深部剧痛。全身症状较重，可出现高热和白细胞增多。炎症若侵入眼球，则发生全眼球炎，视力丧失。炎症若沿眶内静脉向后发展则可引起海绵窦血栓性静脉炎和脑膜炎，是最严重的鼻源性眶内并发症。

（4）球后视神经炎　蝶窦或后组筛窦的炎性病变（如鼻窦炎、黏液囊肿或脓囊肿）可引起球后视神经炎，即球后段或管段视神经炎。蝶窦和后组筛窦外侧壁参与构成眶尖内侧壁和视神经管的内侧壁，此壁菲薄、甚至缺如，是蝶窦或后组筛窦炎性病变累及视神经、使之水肿的解剖学基础。临床表现为视力下降甚至失明。鼻窦炎除个别如蝶窦和后筛的黏液囊肿或脓囊肿外，一般不引起眶尖综合征。

除上述 4 种鼻源性眶内并发症外，尚可有一过性失明，发生在下鼻甲黏膜内注射药液后鼻腔黏膜表面麻醉时，机制不明。

## 四、辅助检查

根据慢性或急性发作的鼻窦炎病史、症状和体征、辅助检查如鼻窦 CT 和 MRI 扫描，以及眼部症状和体征，不难做出诊断。应注意小儿急性筛窦炎所致的眶内并发症须与急性泪囊炎鉴别。球后视神经炎临床表现为单纯视力下降或失明，常先求诊于眼科，鼻窦炎常被忽视。因此，无明确原因、反复发作后常规药物治疗无效的球后视神经炎，应考虑是鼻源性球后视神经炎，及时的鼻窦 CT 扫描有助于诊断。

## 五、治疗

① 眶骨壁骨炎和骨膜炎的治疗主要是侧重积极治疗急性鼻窦炎。足量抗生素结合促进鼻窦通气引流。急性鼻窦炎的迅速缓解可使本并发症随之消退。

② 眶壁骨膜下脓肿一经形成则应先切开引流，同时加强全身抗感染和促进鼻窦通气引流。

③ 眶内蜂窝组织炎和眶内脓肿则应在施行鼻窦手术的同时，广泛切开眶骨膜以利引流。同时，要加强全身抗感染治疗。

④ 鼻源性球后视神经炎须及早施行筛窦和蝶窦开放术，术后鼻腔不填塞以利引流。重症者须同时行视神经管减压术。手术前后应用全身抗生素、糖皮质激素和神经营养药物，以控制感染和减轻视神经水肿，促进视神经恢复。

应注意眶内并发症在治疗期间可相互转化，应以眼球突出和视力下降的程度作为估计病情轻重的依据。

## 六、观察要点

密切观察病人的视力情况、生命体征的变化，出现异常（特别是出现脑膜刺激征或颅内压增高的现象）立即通知医生。

## 七、护理要点

（1）心理护理

① 了解病人家庭情况，鼓励家属给予病人情感支持。

② 了解病人对疾病的认知程度、压力应对能力，有针对性地给予心理护理，最大限度地降低病人不良情绪。

③ 提供优质服务，做好护患沟通，获得病人信任，满足病人住院期间合理要求，加速疾病康复。

④ 提供舒适、安全、安静、整洁的住院环境。根据病情需要，可留陪护一人。

⑤ 注意保持病室空气流通，维持适宜的温湿度，防止感冒。

（2）饮食护理　以温冷的半流质或软食为主，少食多餐。饮食注意营养丰富，给予高热量、高蛋白、富含维生素的食物。

（3）疾病和疼痛护理

① 根据医嘱及时指导或为病人使用抗生素和激素，减轻炎症反应，观察用药效果。正确使用滴鼻药，保持鼻腔及窦口通畅，利于引流。

② 如需要行鼻窦手术、视神经减压术的病人做好手术准备。

③ 给予半卧位，减轻头部充血、肿胀，减轻疼痛。同时，评估疼痛的程度，按医嘱给予镇痛药物，但伴有剧烈头痛、恶心、呕吐的病人，要慎用镇静止痛药物。

（4）眼部护理

① 眼睑充血、肿胀的病人，早期给予局部热敷，以促进炎症的吸收，并可减轻疼痛。

② 眶内滴入抗生素眼药水以消炎止痛，眼膏要在夜间睡前使用，利于膏药充分吸收。

③ 眼球外突的病人，眼部用药后予盐水纱布覆盖或佩戴护眼罩，以保护角膜。

④ 保持病室内光线柔和，避免声光刺激。

⑤ 注意保护眼部不受外力碰撞，避免异物刺入。

⑥ 嘱咐病人勿用手揉搓眼部，宜用清洁的湿巾纸轻轻拭去眼部分泌物。

⑦ 有复视、视力下降明显或失明的病人，要有专人护理，防止坠床、跌伤、烫伤等意外发生。

# 鼻源性颅内并发症

## 一、定义

鼻和鼻窦与颅底密切的解剖学关系是发生鼻源性颅内并发症的基础：①鼻腔顶壁（筛板）、筛窦顶壁和额窦后壁均是前颅底结构，这些结构有时先天缺损，致鼻和鼻窦黏膜与硬脑膜相贴；②额窦黏膜静脉与硬脑膜和蛛网膜的静脉相通，额骨板障静脉汇入上矢状窦，蝶骨板障静脉汇入海绵窦；③嗅神经鞘膜与硬脑膜相延续，鞘膜下间隙与硬脑膜下间隙存在潜在交通。因此，鼻腔和鼻窦感染可经上述解剖学关系进入颅内。

## 二、病因及发病机制

鼻腔或鼻窦感染发生颅内并发症的机制：机体免疫力降低；鼻窦引流不畅；鼻与鼻窦外伤、手术损伤或异物损伤累及颅内。其中以额窦和筛窦引起者居首，蝶窦引起者次之，上颌窦引起者少见。

按鼻源性感染途径和病情程度的不同，引起的颅内并发症可有硬脑膜外脓肿、硬脑膜下脓肿、化脓性脑膜炎、脑脓肿、海绵窦血栓性静脉炎等。应注意可能有2～3种颅内并发症同时发生，亦可能合并眶内并发症一起发生，如急性额窦炎可同时引起骨髓炎、骨膜下脓肿、硬脑膜外脓肿和脑脓肿、眶骨膜下脓肿和眶内感染。

## 三、临床表现

（1）硬脑膜外脓肿　常继发于急性额窦炎和额骨炎。除原发病灶外，头痛加重，卧位尤剧，并有呕吐、脉缓等颅内压增高表现。由额骨骨髓炎引起者，前额部出现波特隆起。脑脊液检查一般无异常或仅有反应性蛋白增多。

（2）硬脑膜下脓肿　为硬脑膜下腔弥漫性或包裹性积脓。常同时合并有化脓性脑膜炎或其他颅内感染。表现为头痛、发热、颅内压增高及脑脊液细胞数和蛋白量增高。本病缺乏特异性症状，故须借助 CT 扫描或 MRI 确诊。

（3）化脓性脑膜炎　若因鼻颅联合外伤、鼻部手术损伤前颅底或在感冒时游泳引起者，一般发病较急。若由鼻窦炎引起者，一般发病缓慢。症状和体征与其他原因引起的脑膜炎基本相似。

（4）脑脓肿　多见由额窦炎引起的额叶脓肿，蝶窦炎引起颞叶脓肿者则少见。有报道个别病例引起脑下垂体脓肿。临床表现为头痛、呕吐、视乳头水肿和视神经萎缩。因额叶为大脑静区，定位性体征常不显著，有时首起症状为性格改变或后天获得性复杂动作障碍，如书写不能、失读症等。脓肿位于左侧额叶前部或累及额叶小脑束时，可出现小脑症状：如眩晕、运动失调、轮替运动不能、自发性眼震和对侧迷路冷热试验反应增强等。脓肿位于额叶后段影响前中央回时，则出现对侧肢体抽搐或瘫痪。CT 扫描对诊断有重要价值，表现为额叶有一周边密度较高的低密度影。

（5）海绵窦血栓性静脉炎　以鼻疖引起者多见，蝶窦炎和鼻源性眶内并发症亦可引起本病。先出现脓毒血症症状，进而出现眼静脉回流受阻症状和第Ⅱ～Ⅵ脑神经麻痹症状。因两侧海绵窦互相交通，晚期可累及对侧。若合并化脓性脑膜炎者，死亡率较高。

## 四、辅助检查

① 实验室检查。

② 鼻窦及头颅 CT 及 MRI 可发现颅内占位。

③ 脑脊液生化检查。

## 五、治疗

① 对任何颅内并发症均须给予足量、可透过血脑屏障的抗生素和支持治疗。

② 病灶性鼻窦炎应行鼻窦手术。

③ 对引起硬脑膜外脓肿者，术中应去除死的窦壁直至正常范围，广泛暴露硬脑膜，使脓肿充分引流。

④ 对硬脑膜下脓肿者须切开硬脑膜彻底排脓并冲洗。

⑤ 对化脓性脑膜炎者可施行腰椎穿刺放出适量脑脊液以降低颅内压，并监测脑脊液常规和生化。

⑥ 对海绵窦性血栓性静脉炎者还须考虑应用抗凝剂。

## 六、观察要点

① 观察并记录病人生命体征、神志、意识、瞳孔情况。

② 观察并记录病人头痛的性质、程度、持续时间，有无颈项强直及脑膜刺激征。

③ 观察并记录病人呕吐物的颜色、性质及量。

④ 观察并记录眼部情况。

⑤ 观察并记录病人肢体活动情况，有无运动失调等。

⑥ 观察并记录病人有无眩晕、自发性眼震等感知障碍。

## 七、护理要点

（1）心理护理

① 了解病人家庭情况，鼓励家属给予病人情感支持。

② 了解病人对疾病的认知程度、压力应对能力，有针对性

地给予心理护理，最大限度地降低病人不良情绪。

③ 提供优质服务，做好护患沟通，获得病人信任，满足病人住院期间合理要求，加速疾病康复。

④ 提供舒适、安全、安静、整洁的住院环境。根据病情需要，可留陪护一人。

⑤ 注意保持病室空气流通，维持适宜的温湿度，防止感冒。

⑥ 及时向病人及家属讲解疾病的治疗进展和疾病转归情况，以增强病人战胜疾病的信心。

（2）饮食护理

① 以温冷、营养丰富、清淡的半流质或软食为主，少食多餐。

② 给予低盐、高热量、富含维生素的食物。

③ 避免过烫、坚硬、刺激性食物，限制饮水量。

④ 鼻饲病人要注意鼻饲饮食的营养搭配，保证营养的供给。

（3）疾病和头痛护理

① 按医嘱正确使用能透过血脑屏障的抗生素、脱水剂、抗凝剂等药物。

② 配合医生及时行硬脑膜外脓肿、硬脑膜下脓肿切开引流术。

③ 根据医嘱做好鼻窦手术的相关准备。

④ 对于失语的病人，准备好交流工具，如写字板、纸和笔，便于和病人及时沟通，利于治疗和护理有效进行。

⑤ 对于有呕吐的病人，注意观察并记录呕吐次数、呕吐物的颜色、性质和量。并及时清理，保持病人及床单位的干净。按医嘱使用止吐药物。

⑥ 评估头痛的部位、性质、疼痛程度。如果病人出现剧烈头痛、颈项强直、频繁呕吐、高热寒战及神志淡漠、嗜睡等症状，应及时与医生联系。

⑦ 给予病人头部冷敷，保持半卧位，减轻头面部充血、肿胀，减轻疼痛。

⑧ 慎用或禁用止痛药物镇痛。保持环境安静、减少噪声刺激。

⑨ 保持大便通畅，以免增加颅内压。

（4）高热的护理

① 严密监测生命体征。

② 体温大于38.5℃，及时给予物理降温，降温后半小时测体温，如体温不降或仍有升高，要及时按医嘱给予药物降温。

③ 注意保护脑组织，必要时头部戴冰帽，足部注意保暖。

④ 观察病人神志、意识改变，注意有无手足抽搐等高热惊厥等表现。

⑤ 鼓励病人多饮水，补充机体需要量。并保持衣被干燥，及时更换被汗液浸湿的被服，避免受凉。

## 第十节 鼻部肿瘤

### 鼻及鼻窦良性肿瘤

#### 一、定义

鼻及鼻窦的良性肿瘤好发于鼻腔内，其次是鼻窦，外鼻则较少。按照组织来源进行分类，包括骨瘤、软骨瘤、脑膜瘤、神经纤维瘤、血管瘤及内翻性乳头状瘤等。

#### 二、病因及发病机制

发病原因至今不明确，可能与外伤、慢性炎症、发育缺陷、内分泌功能紊乱及人乳头瘤病毒感染有关。

#### 三、临床表现

（1）骨瘤　患者多为男性。肿瘤若局限于鼻窦内可无症状，常在鼻窦或头颅X线片检查时偶然发现。若肿瘤继续增大，可出现患处隆起，引起压迫症状。额窦骨瘤阻塞鼻额管，可妨碍额窦通气引流，发生黏液囊肿；亦可引起额部神经痛、感觉过敏等；肿瘤向眼眶方向发展时，常将眼球向前、向外下方推移，以致发生眼球突出及复视等；若合并感染可致额窦炎症；若骨瘤经过额窦后壁或筛板向颅内发展，可引起颅内组织受压，出现头闷、头痛、恶心、呕吐等。筛窦骨瘤大者可占据大多数气房，并可延伸至额窦及蝶窦。鼻额管阻塞可引起额窦炎；向眼眶发展者，眼球向外、下方移位；向鼻腔发展者，可引起鼻塞。

（2）软骨瘤　鼻腔及鼻窦的软骨瘤极为少见，男多于女，好发于 20 ～ 30 岁的青年人。发生于鼻内者，以鼻中隔多见，发生于鼻窦者以筛窦为多，鼻窦的软骨瘤临床后果严重。软骨瘤一般生长缓慢，也可向周围组织呈浸润生长，肿瘤生长压迫，使邻近骨质吸收，引起患处隆起变形，入眶可引起眼球移位，突入鼻腔则进行性鼻塞加重、鼻溢、嗅觉减退、头痛、鼻出血等。X 线片或 CT 扫描可显示肿瘤界限。

（3）神经鞘瘤　神经鞘瘤是由周围神经的神经鞘所形成的肿瘤。为良性肿瘤，发生于前庭神经或蜗神经时也称为听神经瘤。好发于30～40岁的中年人。常生长于脊神经后根，如肿瘤较大，可有 2 ～ 3 个神经根粘附或被埋入肿瘤中，亦可多发于几个脊神经根。少数患者可伴发多发性神经纤维瘤病，脊髓神经鞘瘤的大小通常为 2 ～ 3cm。

（4）血管瘤　鼻出血为其主要症状，可反复发作，亦可为血性鼻涕。肿瘤较大，可有鼻塞及压迫症状，如鼻塞严重、面部畸形、眼球移位、复视、头痛等症状。检查可见在鼻中隔前下部，或在鼻底及鼻甲处发现具一小蒂或广基新生物，常呈暗红色，表面光滑或桑葚状，探针触之易引起严重出血。血管瘤发生在鼻窦时，有时可见中鼻道丰满或有息肉变性样物，中鼻道有血性分泌物等。若误以为鼻息肉而摘除，可引起严重出血。鼻窦X线拍片时，有时可见上颌窦扩大。上颌窦穿刺时，下鼻道骨壁可能变薄或缺损，抽出针芯，针管内有回血。活检宜慎重，以免引起严重出血。

（5）脑膜瘤　脑膜瘤为颅内较常见的良性肿瘤，发生于鼻部者较少见。发生于鼻部的脑膜瘤可以是原发于残留在脑神经鞘膜的蛛网膜细胞，称为蛛网膜纤维母细胞瘤，或来自异位蛛网膜细胞，与颅内不连续，亦可由颅内脑膜瘤向下延伸而来，或由颅内脑膜瘤向颅外转移所致。肿瘤好发于额窦，其次为筛窦，再次为鼻腔和上颌窦。肿瘤表面光滑，有被膜，质硬色灰。一般病程缓慢，后期可有进行性鼻塞、鼻溢、继发息肉样变性等。可表现为向内向外的压迫症状，入眶则引起眼球移位。肿瘤若侵入颅内或颅内与鼻部脑膜瘤相连续，在相当长时间内，脑组织受压缓慢，且能代偿或适应，可不出现神经症状；若颅内脑膜瘤增长快，则可引起颅内压增高，致头痛、呕吐、甚至昏迷等。X线片显示边缘清楚致密影，有时颅底片示颅底骨质破坏。

（6）内翻性乳头状瘤　早期患者无特殊不适，临床症状以单侧渐进性鼻塞、流黏脓涕或血涕为主，偶有头痛、嗅觉异常。随肿瘤扩大和累及部位不同而出现相应症状和体征，如蛙状鼻、面颊部突出、溢泪、视力减退、眼球移位或复视、吞咽障碍等。肿瘤外观呈息肉样，乳头状、颗粒状或分叶状，瘤体较大，色红，质地较硬，触之易出血，多原发于鼻腔侧壁。

## 四、辅助检查

（1）前鼻镜检查　可见瘤体的形态、质地和颜色。

（2）影像学检查　鼻窦CT扫描或X线摄片，有助于协助诊断。

（3）组织病理学检查　可明确诊断。

## 五、治疗

以手术彻底切除为治疗原则。软骨瘤、神经纤维瘤、内翻性乳头状瘤易复发和恶变，应尽早手术，切除范围应彻底。常用手术方式包括鼻内镜手术、鼻侧切开或上唇下进路手术。

## 六、观察要点

1.术前

观察患者鼻腔瘤体的形态、质地、颜色、有无出血等情况。观察患者有无头痛及呕吐等颅内高压的表现。如头痛明显，应绝对卧床休息，抬高床头，遵医嘱使用降颅压的药物。

2.术后

（1）密切观察意识状态，瞳孔变化，监测血压、呼吸、脉搏、血氧饱和度，如有异常应及时通知医师。

（2）密切观察患者鼻腔分泌物的颜色、量、性质，如发现有活动性出血征象，立即通知医师，给予处理，术后第1天取半卧位，必要时给予头部冷敷。鼻咽填塞物去除后1～3天内，仍有出血的可能，应密切观察，做好再次鼻咽填塞的准备。

## 七、护理要点

1. 术前护理

（1）心理护理　向患者及家属介绍疾病的治疗方法、效果，介绍术前、术后注意事项及配合要点，鼓励患者积极配合治疗及护理。多与患者沟通，对情绪紧张的患者，指导采用松弛疗法，以分散其注意力，缓解不良情绪。

（2）术前常规护理　协助完善相关术前检查和术前准备。

2. 术后护理

（1）全麻患者清醒后去枕平卧位4～6小时，保持呼吸道通畅，头偏向一侧，以免呕吐物误吸入呼吸道发生窒息。

（2）患者意识清醒后，应将床头抬高15°～30°，以利于颅内静脉回流，减轻头部水肿，降低颅内压。

（3）加强口腔护理，预防感染。

（4）严密观察有无脑脊液鼻漏，如患者鼻腔或咽部有无色水样分泌物流出，应让患者取半卧位，抬高头部，以减少漏液并将分泌物送检。并嘱患者禁忌挖耳、抠鼻、擤鼻，保持排便通畅。

（5）肿瘤本身的病理改变及手术创伤，如遇剧烈咳嗽、打喷嚏及鼻黏膜干燥等情况易导致出血。因此，应教会患者抑制打喷嚏的方法。

3. 健康教育

（1）饮食指导　1个月内禁食辛辣、刺激性强及过硬食物，勿进食活血的药物，以免引起伤口出血。营养均衡，多吃蔬菜、水果、富含粗纤维的食物，保持排便通畅。

（2）活动指导　3个月内避免剧烈运动、水上运动、重体力劳动。劳逸结合，适当锻炼身体，增强体质，预防感冒。

（3）定期复查　术后第1个月回医院复查，以后根据情况定期复查，利于及早发现复发或恶变。如有鼻腔出血等异常情况，应及时就诊。

# 鼻腔及鼻窦恶性肿瘤

## 一、定义

鼻腔恶性肿瘤大多继发于鼻窦、外鼻、眼眶、鼻咽等处恶性肿瘤的直接扩散，原发性鼻腔恶性肿瘤少见。鼻窦因解剖位置隐蔽，早期症状少，肿瘤不易早期确诊。鼻腔、鼻窦恶性肿瘤常合并出现。

## 二、病因及发病机制

恶性肿瘤病因尚不明确，可能与免疫功能低下、长期慢性化脓性鼻窦炎、鼻息肉或乳头状瘤反复切除后恶变、长期吸入或接触致癌物质等因素有关。

## 三、临床表现

（1）鼻塞　为鼻腔恶性肿瘤的早期症状，在鼻窦恶性肿瘤，则属晚期症状。鼻塞的轻重与肿瘤在鼻腔中的部位、鼻腔各壁被推移的程度及有无继发感染等有关。原发于鼻腔下部的肿瘤，鼻塞发生最早；原发于鼻腔上部和鼻窦者，只当肿瘤较大时才发生鼻塞。鼻塞多为一侧，初为间歇性、进行性鼻塞，后为持续性鼻塞。鼻中隔被推向对侧，则可能出现双侧鼻塞。

（2）鼻出血或流血性分泌物　凡在成人，一侧鼻腔分泌物中经常带血或有少量鼻出血，尤当同时鼻内有特殊臭味（有人称为“癌肿气味”）可闻及者，需首先想到有恶性肿瘤的可能。最初，鼻出血的次数及出血量可能很少，以后渐次增多。严重者可危及患者生命。鼻出血在鼻腔软组织恶性肿瘤多为早期症状，在鼻窦者则可能已入晚期。

（3）疼痛与麻木　疼痛可为恶性肿瘤较早出现的症状之一，多属神经痛。晚期因肿瘤侵犯眶内或颅底而常有难以忍受的头痛。当肿瘤位于上颌窦底时，由于肿瘤压迫上齿槽神经或向下侵及牙槽，而常有牙痛，故患者往往以牙病就医，因而误予拔牙者也不少见，但于拔牙后症状依旧。肿瘤向面部或眶底扩展，则可出现一侧眶下及面颊部胀痛感，多因眶下神经受犯之故。由于眶下神经受压，尚可出现一侧面颊部、上唇及上列牙齿麻木感，对早期上颌窦癌有重要诊断意义。当肿瘤穿破后壁侵入翼腭窝时，可发生严重的“蝶腭神经痛”。表现为患侧鼻根部、眶内、面颊和上牙槽处刺钻样痛，并可向耳内及颞部放射。

（4）流泪与复视　当肿瘤压迫鼻泪管使之阻塞，则有流泪；压迫眼球使之移位或出现眼肌瘫痪、眼球运动受限，则可发生复视。肿瘤未侵犯眶尖者，视力一般不受影响。

（5）张口困难　当肿痛侵犯翼腭窝、颞下窝和颞窝时，可使翼内外肌、咬肌和颞肌受累，下颌关节运动受限而致张口困难。

（6）恶病质　表现为衰竭、贫血、体重减轻等。在此时期内，尚可发生颈淋巴结和远处转移、颅内并发病及动脉侵蚀性大出血，常为致死原因。

## 四、辅助检查

（1）前、后鼻镜检查　鼻腔中新生物常呈菜花状，基底广泛，表面常伴有溃疡及坏死组织，易出血。如未见肿瘤则应注意中、下鼻甲有无向内侧推移现象，中鼻甲或嗅裂中有无血迹、息肉或新生物。对每一病例必须进行后鼻孔镜检查，尤其要注意咽鼓管咽口是否已被累及。

（2）鼻腔及鼻窦内镜检查　利用纤维鼻咽喉镜或鼻窦内镜检查，可观察肿瘤的原发部位、大小、外形，以及鼻窦的开口情况。对疑有上颌窦恶性肿瘤者，可利用鼻窦内镜经套管插入窦内直接进行观察，并同时照相或同步打印彩色照片，然后直视下取活组织检查。对蝶窦、额窦亦可采用内镜检查，而筛窦却仅能窥见其鼻内情况。

（3）鼻窦X线片　X线片对鼻腔和鼻窦恶性肿瘤的诊断有重要意义。X线断层片对早期可疑病例的诊断更有帮助。片中不仅有时可见骨质破坏，而且可显示肿瘤所在的部位和范围，勾画出肿瘤的立体轮廓。上颌窦碘油造影可较详细、精确地显示室内肿瘤的情况，缺点是造影剂易引起过敏反应，且需行上颌窦穿刺才能完成，因而近年来已较少应用。

（4）CT与MRI检查　CT扫描能更加全面、精确地显示肿瘤的范围，了解骨壁破坏的情况，而且立体感强，因而现已成为诊断鼻窦恶性肿瘤的常规辅助手段。MRI在某些方面更比CT优越，如肿瘤已侵犯颅底、眶内或翼腭窝时，能更好地显示软组织受侵犯的情况，而且可了解肿瘤与血管的关系。

（5）活检及细胞涂片等病理学检查　确诊有待于活检，必要时需反复采取标本进行检查。肿瘤已侵入鼻腔者可从鼻腔内取样活检。如高度怀疑鼻窦肿瘤时，亦可采用上颌窦或筛窦穿刺活检法。脱落细胞涂片检查法是一种简便的病理诊断方法，缺点是有时不能确定恶性肿瘤的组织类型，且有假阳性或假阴性。

## 五、治疗

早期以手术切除为主，术前、术后放疗和化疗为辅的综合治疗。手术方式包括鼻侧切开术、上颌骨全切除术、扩大上颌骨全切除术等，肿瘤侵及眼眶者应同时行眶内容物摘除术。

（1）放射治疗　只适用于对放射线敏感的恶性肿瘤，如肉瘤、未分化癌，但疗效并不完全满意。

（2）手术治疗　为多数鼻窦恶性肿瘤首选的治疗手段，尤其是早期、肿瘤范围较局限者。对范围较大、周围结构复杂、单纯手术难以根治性切除者，术前或术后应配合放疗或化疗，以减少术后复发、提高疗效。

## 六、观察要点

术后注意观察牙托是否在位，有无松动，观察体温变化，有无头痛、高热等情况发生，防止并发症。

## 七、护理要点

1. 术前护理

① 了解患者的情绪状态，理解并引导患者正常的悲哀反应，鼓励患者表达出内心的想法，正视现实，增强患者战胜疾病的信心及生活的勇气，促使患者积极配合治疗，但也要将其术后面容改变等情况向家属及患者讲明，让其有思想准备。

② 术前备皮，男性患者剃胡须，做眶内容物剜除术者需剃去术侧眉毛，颅面联合进路者应剃去头发。并准备好定制的牙托，清洁口腔，治疗口腔疾病。

③ 准备好鼻部 CT 或 X 线片，各项检验报告是否齐全，了解患者是否有糖尿病、高血压、心脏病或其他全身疾病，有无手术禁忌证，及时与主管医师沟通，以保证手术安全。根据患者的病情需要完成药物皮肤敏感试验。预计术中可能输血者，应做好血型和交叉配血试验。遵医嘱术前用药，并做好宣教工作。

2. 术后护理

（1）疼痛护理　告诉患者疼痛的原因及可能持续的时间，增加患者的疼痛耐受阈。必要时使用自控镇痛泵。多关心患者，随时满足患者的各种需求。

（2）防止出血　监测生命体征至平稳，嘱患者将口腔内分泌物吐出，严密观察切口渗血情况，并做好止血急救准备工作，床旁准备好氧气、吸引器等物品。按医嘱使用止血剂。进食温度以温凉为宜。术后按医嘱滴用鼻腔润滑剂，便于纱条抽取。

（3）基础护理　及时满足患者各种生理和心理需要，保持皮肤清洁干爽、衣裤整洁、床单位舒适，协助患者大小便、进食、进水、补液。

（4）防治感染　术后做好患者的口腔护理，每次进食后，均用漱口液漱口，保持口腔清洁，待手术腔内纱条取完后，需每天清洁一次牙托，用生理盐水或抗生素盐水每天冲洗术腔，保持鼻侧切口部位的清洁、干燥，防止伤口感染，遵医嘱使用抗生素。

（5）饮食护理　术后第1天进流质饮食，逐步改为半流质饮食，鼓励患者少量多餐，饮食中富含蛋白质、维生素，促进切口愈合。患者因佩戴牙托进食不适且张口受限，此时要协助患者从健侧进食。

3. 健康教育

① 嘱患者出院后继续使用滴鼻液，润滑鼻腔和术腔黏膜，减少痂皮。

② 教会患者清洁口腔和牙托的方法。

③ 进行张口训练，防止翼腭窝瘢痕收缩痉挛导致张口困难和吐字不清。

④ 适当锻炼，预防感冒，定期门诊随访。如有下列情况应及时就诊，如进食困难、声音嘶哑、咽部异物感，或摸到颈部肿块、伤口红肿、硬结、疼痛等。

⑤ 均衡营养，戒烟酒，避免硬质带骨、带刺的食物及过烫、辛辣、刺激性饮食，保持大便通畅。

# 第十二章　咽部疾病护理

## 第一节　咽部炎症性疾病

### 慢性扁桃体炎

#### 一、定义

慢性扁桃体炎多由急性扁桃体炎反复发作或因隐窝引流不畅，而致扁桃体隐窝及其实质发生慢性炎症病变。

## 二、病因及发病机制

链球菌和葡萄球菌为本病的主要致病毒。临床实践和研究结果发现，各种原因引起的机体抵抗力降低，细菌性变态反应，自身变态反应，内分泌因素如肥胖、糖尿病等，代谢障碍，神经系统因素，扁桃体血管通透性增加等因素在慢性扁桃体炎的发生和发展过程中都起到重要作用。反复发作的急性扁桃体炎使隐窝内上皮坏死，细菌与炎性渗出物充塞其中，隐窝引流不畅，导致本病的发生。还可继发于猩红热、白喉、流感、麻疹等急性传染病以及鼻腔及鼻窦感染。

## 三、临床表现

① 常有急性扁桃体炎或扁桃体周围脓肿史或伴有扁桃体源性全身性疾病症状。

② 咽部不适，咽干燥感、微痛感、刺痒或异物感，常引起干咳或各种感觉异常。

③ 扁桃体肥大，多见于儿童，可有不同程度呼吸困难和吞咽困难，鼻通气不畅，睡眠时有鼾声。

④ 有口臭，因为扁桃体内有干酪样物或脓汁积存，内有厌氧菌生长。

⑤ 隐窝内脓栓及细菌常被吞入胃中，刺激消化道，引起食欲缺乏、消化不良、营养障碍、消瘦和贫血。隐窝内细菌毒素被吸收后可引起低热、头痛、肌肉关节痛，颈淋巴结炎、心肌炎、肾炎等合并症。

## 四、辅助检查

抗链球菌溶血素“O”效价增高，红细胞沉降率加快，血清中黏蛋白异常增高，心电图检查可协助全身并发症的诊断。

## 五、治疗

1. 非手术治疗

（1）抗生素　为主要治疗方法。首选青霉素，根据病情轻重决定给药途径。若治疗2～3日后病情无好转，高热不退，需分析其原因，改用其他种类抗生素。或酌情使用糖皮质激素。

（2）免疫疗法或抗变应性治疗　包括使用有脱敏作用的细菌制品以及各种增强免疫力的药物，如注射胎盘球蛋白、转移因子等。

（3）其他治疗　局部药物治疗、隐窝灌洗等均已应用，亦有使用冷冻及激光疗法，但远期疗效均不理想。

2. 手术治疗

有手术适应证者，做扁桃体切除术，对病灶扁桃体的手术，宜在并发症得到控制后进行。

## 六、观察要点

① 观察病情变化，如患者出现心悸、气促、胸闷、四肢关节疼痛、尿液改变，提示发生全身并发症，应及时向医师报告并协助处理。

② 观察创面白膜的形成。术后6小时在扁桃体窝内有白膜形成，24小时内白膜完全覆盖创面，术后10天内逐渐脱落。如若伤口感染，白膜形成可不完整或为污垢色，亦提示伤口感染。

## 七、护理要点

1. 心理护理

向患者解释本病的发生、发展及转归，消除患者的恐惧、焦虑心理，积极配合治疗。指导患者按医嘱正确用药，并注意观察药物的疗效及不良反应。

2. 治疗护理

在扁桃体表面局部涂药，隐窝灌洗，减少细菌繁殖机会，但远期效果不理想。

3. 用药护理

对有周期性急性炎症发作者，可在预期发作前1～2周给予抗生素口服，如头孢氨苄、头孢拉定、红霉素、环丙沙星等。同时选用增强免疫力的各种药物，如胎盘球蛋白、转移因子等，口服维生素 C、维生素 AD、B 族维生素等。可根据中医辨证施治的原则治疗，亦可给予口服或含服中成药，如牛黄解毒片、冬凌草片、六神丸、复方草珊瑚片、银黄含片等。

4. 手术护理

对于慢性炎症反复急性发作，扁桃体过度肿大影响呼吸、吞咽、言语共鸣者，以及慢性炎症已成为引起全身其他脏器病变的病灶，应行扁桃体切除术。

（1）术前护理

① 向患者解释手术目的及注意事项，以减轻患者紧张心理，争取配合。主动关心患者，听取患者主诉，为患者创建舒适的休息环境，减轻患者焦虑。

② 详细询问病史及体格检查，特别注意有无出血性疾病、过敏性疾病及近期急性发作史。测血压、心肺功能、血尿常规、血小板计数及出凝血时间等。

③ 用复方硼砂溶液清洁漱口 3 天。

④ 术前 6 小时禁食，手术前晚给予适量镇静剂，使患者安睡。

⑤ 术前半小时注射阿托品和苯巴比妥，以减少唾液分泌和镇静。

⑥ 如为病灶性扁桃体炎手术者，术前术后应常规给予抗生素。

（2）术后护理

① 体位　局部麻醉和全身麻醉清醒后采用半坐卧位，全身麻醉未清醒者采用侧俯卧位。

② 饮食护理　局部麻醉术后 4 小时，全身麻醉清醒后且无出血者，可进冷流质饮食。第 2 天可改为半流质饮食。1 周后恢复为普食。

③ 疼痛护理　术后可通过颈部冷敷止血、镇痛。

④ 注意出血情况　术后嘱患者随时将口内分泌物吐出，勿咽下。告知患者唾液中混有少量血丝属正常现象。但持续口吐鲜血或全身麻醉儿童有频繁的吞咽动作，应及时报告医师并予以止血。

⑤ 防止出血　嘱患者卧床休息，全身麻醉未苏醒者取侧俯

卧位，头偏向一侧。全身麻醉清醒后及局部麻醉者取半卧位；手术当天尽量少说话，避免咳嗽，轻轻吐出口腔分泌物，不要咽下；密切观察生命体征、神志、面色及口中分泌物的色、质、量，注意全身麻醉未苏醒者有无频繁吞咽动作，如有活动性出血应立即报告医师并协助止血；勿食辛辣、生硬和过热食物，漱口时冲洗力度不可过大，以免损伤创面引起出血。

⑥ 减轻疼痛　解释创面疼痛为术后正常现象，指导患者听音乐、看电视等分散注意力以减轻疼痛，也可行颈部冰敷、针刺或穴位按摩，必要时遵医嘱给予镇痛剂或协助医师做下颌角封闭以镇痛。

⑦ 局部清洁　术后第 2 天开始用含漱液漱口，特别在进食后。

⑧ 预防感染　术后次日开始漱口，注意保持口腔清洁。向患者解释术后次日创面会形成一层具有保护作用的白膜，勿用力擦拭，以免出血和感染。

⑨ 用药护理　遵医嘱给予抗生素和止血药。

5. 健康指导

① 术后 2 周内避免进食硬的、粗糙食物，应进营养丰富的清淡软食。进食前后应漱口，保持口腔清洁。

② 若出现体温升高、咽部疼痛、口中有血性分泌物吐出等症状及时就诊。

③ 注意休息和适当的锻炼，劳逸结合，提高机体抵抗力，避免上呼吸道感染等。

## 急性扁桃体炎

### 一、定义

急性扁桃体炎是腭扁桃体的一种非特异性急性炎症，常伴有一定程度的咽黏膜及咽淋巴组织的急性炎症。主要致病菌为乙型溶血性链球菌、葡萄球菌、肺炎双球菌。腺病毒也可引起本病。

往往伴有一定程度的咽黏膜及其他咽淋巴组织的炎症，是一种常见的咽部疾病，多发于儿童及青年。

## 二、病因及发病机制

急性扁桃体炎主要为乙型溶血性链球菌、葡萄球菌、肺炎双球菌等感染引起，腺病毒也可引起本病，常见诱因包括：

① 机体因过度疲劳、体质虚弱、烟酒过度、受凉等因素导致机体抵抗力降低。

② 上呼吸道、鼻窦、齿龈等邻近器官的炎症。

③ 物理性创伤或化学性有害气体刺激。

## 三、临床表现

（1）全身症状　起病急、恶寒、高热可达 39 ～ 40℃，尤其是幼儿可因高热而抽搐、呕吐或昏睡、食欲缺乏、便秘及全身酸痛等。

（2）局部症状　咽痛明显，吞咽时尤甚，剧烈者可放射至耳部，幼儿常因不能吞咽而哭闹不安。儿童若因扁桃体肥大影响呼吸时可妨碍其睡眠，夜间常惊醒不安。

## 四、辅助检查

（1）血常规　血常规示白细胞计数增高，中性粒细胞数增加提示细菌感染。

（2）细菌培养和药物敏感性试验　可帮助查明病原菌和指导选用敏感的抗生素。

## 五、治疗

（1）一般疗法　本病具有传染性，故患者要适当隔离。卧床休息，进流质饮食及多饮水，加强营养及疏通大便，咽痛较剧或高热时，可口服解热镇痛药。

（2）抗生素应用　为主要治疗方法。首选青霉素，根据病情轻重决定给药途径。若治疗 2 ～ 3 日后病情无好转，高热不退，需分析其原因，改用其他种类抗生素。或酌情使用糖皮质激素。

（3）局部治疗　常用复方硼砂溶液、复方氯己定含漱液或1∶5000呋喃西林液漱口。

（4）手术治疗　本病反复发作，特别是已有并发症者，应在急性炎症消退后施行扁桃体切除术。

## 六、观察要点

注意观察病情变化，如发热3～4天后体温不降反而再次升高，伴单侧咽痛加剧、吞咽困难、张口受限，提示可能并发扁桃体周围脓肿；如出现鼻塞、流涕、头痛提示并发急性鼻窦炎；如出现耳痛、耳闷、听力下降提示并发急性中耳炎；如出现心悸、胸闷、血尿等提示并发风湿性心脏病、风湿性肾炎等全身并发症，应立即报告医师并协助处理。

## 七、护理要点

（1）心理护理　向患者解释病情，减轻烦躁焦虑心理，促进疾病康复。

（2）用药护理　遵医嘱给予足量抗生素，首选青霉素。若治疗2～3天后病情无好转，需改用其他种类抗生素，或酌情使用皮质类固醇激素。用药前仔细询问有无药物过敏史，并做过敏试验；用药后严密观察疗效及有无不良反应，待炎症完全消退后还需用药3～5天方可停药。亦可用中药如银翘柑橘汤或清咽利膈汤疏风清热、消肿解毒。儿童患者或症状较重者给予解热镇痛药等对症和支持治疗。局部治疗用复方硼砂溶液或1∶5000呋喃西林溶液漱口，或选用度米芬含片、溶菌酶含片等也有较好疗效。

（3）手术护理　对于急性扁桃体炎反复发作或已有并发症者，在急性炎症消退2～3周后可行扁桃体切除术，做好手术前后护理工作。

（4）健康指导

① 加强体育锻炼，提高机体抵抗力。

② 搞好环境卫生，室内应光线充足，空气流通；保持适宜的温度和湿度。

③ 养成良好生活习惯，睡眠充足，劳逸结合，根据气候变化及时增减衣物，防止受凉及受累过度。注意口腔卫生，经常漱口。

④ 饮食宜清淡富含营养，戒除烟酒，少食辛辣刺激性食物。

⑤ 对频繁发作，即每年有 5 次或以上的急性发作或连续 3 年平均每年有 3 次或以上发作的急性扁桃体炎或有并发症者，建议在急性炎症消退 2 ～ 3 周后行扁桃体摘除手术。

## 急性扁桃体周围脓肿

### 一、定义

扁桃体周围脓肿是扁桃体周围间隙内的化脓性炎症。早期为蜂窝组织炎，称扁桃体周围炎，继之形成脓肿，称扁桃体周围脓肿。

### 二、病因及发病机制

常见的致病菌有金黄色葡萄球菌、乙型溶血性链球菌、甲型草绿色链球菌和厌氧杆菌等。多继发于急性扁桃体炎，尤其多见于慢性扁桃体炎多次急性发作者。由于扁桃体隐窝，特别是扁桃体上隐窝被堵塞，引流不畅，其中的细菌和炎症产物破坏上皮组织，向隐窝深部扩散，穿透扁桃体包膜进入扁桃体周围间隙所致。另外，邻近组织感染，如牙周炎、局部外伤、异物感染等均可引起扁桃体周围脓肿。

### 三、临床表现

在急性扁桃体炎发病3～4日后，发热仍持续不退或又加重，体温上升达 39℃以上，咽痛加剧，吞咽时尤甚。常限于患侧，可放射至耳及颈部，其主要特点为吞咽疼痛，吞咽困难，唾液外流，张口困难，言语不清，音调改变，体质衰弱。病情严重时患者头偏向患侧，不易转动。言语不清似口含物，口不能张大，口内有多量黏稠唾液沿口角外流。

### 四、辅助检查

（1）B 超检查　有助于鉴别扁桃体周围炎和扁桃体周围脓肿。

（2）穿刺检查　扁桃体周围隆起处穿刺有脓可明确诊断。

## 五、治疗

扁桃体周围脓肿早期可保守治疗，选用抗生素控制感染；在脓肿形成后，除继续用药外，还应穿刺抽脓或切开引流。在急性炎症消退后应将扁桃体摘除，以免反复发作。

## 六、观察要点

① 术前密切观察患者呼吸情况，尤其是后下型脓肿，可阻塞上呼吸道导致呼吸困难。熟睡中脓肿有可能溃破，应加强夜间巡视。用压舌板检查时动作应轻柔，以防止脓肿破裂。脓肿破裂脓液流入呼吸道时，应尽快用吸引器吸出。

② 密切观察患者呼吸道是否通畅以及有无出血征象，备好抢救物品。

## 七、护理要点

（1）术前护理

① 做好心理护理，注意倾听患者主诉，解释疼痛原因，以缓解患者的紧张情绪。

② 尽量分散患者注意力以缓解疼痛。疼痛较重者可行局部封闭消炎镇痛，也可颈部冷敷、针刺或穴位按摩，必要时遵医嘱应用镇痛剂。

③ 高热患者给予有效的降温措施，多卧床休息，多饮水。

④ 向患者说明切开排脓的目的和方法，以取得患者配合。备好吸引器、氧气等抢救物品，防止大量脓液涌出导致误吸。

（2）术中护理　配合医师进行穿刺抽脓。穿刺时，应注意方位，进针不可太深，以免刺伤咽旁隙大血管引起出血。及时吸出脓液，以免误入气道引起窒息。

（3）术后护理

① 卧床休息 24 小时。必要时取头低脚高位，以利于脓液的排出。

② 遵医嘱使用抗生素，监测患者体温变化，及早发现感染征象。

③ 进食营养丰富的流质或半流质饮食，不可过烫。

④ 保持口腔卫生，每天漱口 5～10 次。

（4）健康指导

① 提倡健康生活方式，加强锻炼，提高机体免疫力，防止上呼吸道感染。

② 多吃新鲜蔬菜水果，避免辛辣刺激性食物，保持大便通畅。

③ 注意口腔卫生，积极治疗急性炎症，防止并发症，糖尿病患者注意血糖控制。

## 咽后脓肿

### 一、定义

咽后脓肿为咽后间隙淋巴结的化脓性病变。多见于 3 岁以下儿童，其中半数以上发生在 1 周岁以内。

### 二、病因及发病机制

1. 急性型

致病菌以链球菌及肺炎双球菌最常见，主要病因如下：

（1）外伤及异物　是青少年咽后脓肿最常见的原因。常因口含硬物时刺伤，进食时被鱼骨、鸡骨等刺伤或异物存留引起。气管插管、内镜检查时擦伤，烫伤、颈部切割伤等均可直接引起。邻近器官创伤或手术感染，如扁桃体、口底、颈侧感染，也可间接引起此病。

（2）咽后淋巴结急性感染　为 3 岁以内婴幼儿咽后脓肿最常见病因。口咽、鼻咽、鼻腔、鼻窦、咽鼓管等部位淋巴结均汇入咽后淋巴结，故患上呼吸道感染、流行性感冒、麻疹、猩红热、白喉、肺炎、鼻窦炎、咽部急性感染、化脓性中耳炎、流行性腮腺炎等，均可引起咽后淋巴结感染，导致淋巴结及其周围炎症，继之为蜂窝织炎，最后形成脓肿。

（3）耳源性咽后脓肿　化脓性中耳乳突炎并发颞骨岩部炎，脓液穿破岩尖或岩尖部气房，沿颈动脉鞘流注咽后间隙；中耳炎并发硬脑膜外脓肿，脓液经破裂孔、卵圆孔或枕骨大孔流注咽后间隙。

（4）咽旁间隙脓肿破入咽后间隙。

2.慢性型

由以下原因所致：

（1）结核性咽后脓肿　由颈椎结核或咽后间隙结核性淋巴结炎发展而来，多见于儿童。颈椎结核引起者，脓肿位于椎前筋膜与椎体之间。

（2）颈椎骨髓炎致咽后脓肿　罕见，多为颈部外伤所致。

## 三、临床表现

患儿多先有上呼吸道感染。起病急，有发热、哭闹、烦躁不安，因咽拒食。一般在发病后 2 ～ 3 日即可形成脓肿。脓肿形成后，咽后壁隆起突向咽腔，则有不同程度的咽下困难及呼吸不畅。婴幼儿哭声似鸭鸣，吮乳可逆入鼻腔或引起呛咳。较大儿童可表现语音含混不清和打鼾。病情严重者，有吸气性喘鸣及吸气性呼吸困难，并可出现发绀、脱水、酸中毒及全身衰竭表现。如脓肿压迫喉入口或并发喉炎，会突然发生窒息。

## 四、辅助检查

颈椎结核引起的冷脓肿可位于中央部，局部黏膜无明显充血，颈椎 X 线摄片可显示椎前有隆起软组织阴影，有时可见液平面及颈椎骨质破坏征象，红细胞沉降率加快。

## 五、治疗

（1）急性咽后脓肿　确诊后尽早切开排脓。切开前备好急救设备，患者取仰卧头低位，用直接喉镜或压舌板暴露口咽后壁，在脓肿最隆起处以长粗针头穿刺抽脓，然后于脓肿底部用尖刀纵向切开，再用长血管钳扩大切口，排尽脓液并充分吸出。术后予以抗感染、支持治疗。

（2）结核性咽后脓肿　如无颈椎病变者，予以全身抗结核治疗，可口内穿刺抽脓，并于脓腔内注入抗结核药，但不可在咽部切开。并发颈椎结核者，治疗颈椎结核的同时经颈外切开排脓，刮除病灶。

## 六、观察要点

① 密切观察患儿呼吸情况，必要时给氧气吸入。

② 及时而准确地按医嘱给药，并观察药物的不良反应。

## 七、护理要点

（1）急性脓肿

① 患儿取头侧位，保持安静，必要时应用镇静剂，以免因哭闹致脓肿破裂而致脓液误吸入气道。

② 床旁备直接喉镜、吸引装置及气管切开包等急救器材，以备紧急抢救之用。

③ 一旦脓肿破裂，脓液可误吸入气道，此时应将患儿倒置（头低脚高，婴儿也可将双脚拎起），以防止发生急性窒息。

④ 脓肿切开引流术后的次日或术后第 3 天，需再次扩张引流方可痊愈，需做好再次扩张准备，并协助医师行扩张引流术。

⑤ 及时、准确按医嘱给予抗生素，并观察其不良反应。

（2）慢性脓肿

① 主动向患者解释有关疾病的发生、发展及治疗、护理方面的问题，安慰并鼓励患者，使其解除顾虑，树立战胜疾病的信心。

② 卧床休息，减少颈椎活动。

③ 改善营养，增强体质。

④ 协助医师反复多次行脓肿穿刺冲洗及局部药物治疗。

（3）健康指导

① 加强卫生宣教，小儿咽后脓肿为急性病症，如延误治疗或治疗不当，可危及生命，故应及时诊治。

② 注意劳逸结合，改善营养状况，加强体育锻炼，提高机体抵抗力。

# 咽旁脓肿

## 一、定义

咽旁脓肿是发生于咽旁间隙的急性化脓性炎症，儿童及成人均可发病。

## 二、病因及发病机制

本病的致病菌多为溶血性链球菌、金黄色葡萄球菌、肺炎球菌等。

① 邻近组织的炎症，如急性咽炎、扁桃体炎及急性鼻炎、鼻窦炎等，直接侵袭或经血行感染侵入咽旁隙形成脓肿。

② 邻近组织的脓肿直接溃破或延展，如扁桃体周围脓肿、咽后脓肿、牙槽脓肿、颞骨岩部脓肿及耳源性颈深部脓肿等，均可能引起本病。

③ 咽侧壁受异物或器械的损伤，引起感染，如鱼刺刺伤、内镜检查时的损伤等，炎症蔓延至咽旁隙，可形成脓肿；咽或口腔手术，如扁桃体切除或拔牙等，麻醉针头可将细菌直接带入咽旁隙引起感染。另外，扁桃体周围脓肿切开排脓时，误将咽上缩肌穿透，也可引起本病。

## 三、临床表现

1. 症状

（1）局部症状　患侧咽部及颈部疼痛，吞咽时加重，严重时可向病人耳部放射，言语含糊不清。若侵犯翼内肌时，可出现张口困难，脓肿波及喉部则发生呼吸困难。咽侧壁内移、水肿或并发喉水肿时，可造成通气障碍甚至窒息。

（2）全身症状　主要表现为全身明显中毒症状，如高热寒战，体温可高达 39 ～ 40℃，可为持续性高热或弛张热，有食欲缺乏、乏力、精神萎靡等。病程较长者，容易发生头晕、心悸、营养失调及全身衰竭症状。

2. 体征

（1）病人呈急性面容、颈部僵直、活动受限。颈部、颌下区肿胀，触之坚硬，压痛明显。严重病例肿胀范围可发展到上达腮腺、下至锁骨上窝。如局部已形成脓肿，则局部变软且有波动感。

（2）咽部检查，可见患侧咽侧壁隆起、充血，扁桃体及腭弓被推向中线，扁桃体本身无红肿。

## 四、辅助检查

（1）实验室检查　白细胞总数可高达（20 ～ 40）$\times 10^9$/L，中性粒细胞在 90% 以上，并有核左移及中毒颗粒。

（2）超声检查　颈部 B 超不仅能显示感染的部位及其重要结构的关系，而且可显示脓肿是否形成。

（3）CT 检查　显示咽侧壁弥漫性肿胀，较超声检查能提供更清晰更准确图像。

（4）穿刺检查　穿刺抽脓可以明确诊断。

## 五、治疗

1. 非手术疗法

适用于感染初期脓肿还未形成者。

（1）抗生素治疗　足量的敏感抗生素静脉使用，同时给予抗厌氧菌药物。

（2）支持治疗　注意病人的水电解质及酸碱平衡。病情严重的老人、小儿可遵嘱给予输血、白蛋白和氨基酸。

（3）对症治疗　局部热敷或理疗；注意口咽部清洁，给予漱口液含漱；高热者使用有效物理或药物降温；嘱病人多卧床休息，多饮水，保持大便通畅。

（4）对于有糖尿病等全身疾病者，应积极控制全身疾病。

2. 手术疗法

脓肿形成者尽早行切开排脓，分为经口径路和颈外径路 2 种手术方式。

（1）经口径路　适用于脓肿明显突向咽侧壁，且无血管搏动者。与咽侧壁最突起处做一垂直切口，约 2cm 长，然后用血管钳钝性分离脓腔，引流脓液。以后每日扩张切口，至无脓为止。

（2）颈外径路　适用于脓肿位置较深或颈部肿胀明显的病人。在局麻或全麻下，以下颌角下缘起，沿胸锁乳突肌前缘做一弧形向下至舌骨水平的切口，血管钳钝性分离各层组织进入脓腔。排脓后置入引流条，切口部分缝合并加强换药。

## 六、观察要点

观察切口脓液引流情况，如渗出较多应及时通知医生更换敷料。

## 七、护理要点

（1）切开排脓术前护理重点在于感染控制、保持呼吸道通畅。

（2）切开排脓后按医嘱使用抗生素，监测体温的变化，防止继发感染。

（3）病人或家属健康指导

① 积极治疗鼻腔、咽腔、中耳、牙齿的急性炎症。

② 劳逸结合，适当锻炼，增强体质。

③ 注意营养，多饮水，促进机体康复。

④ 保持口腔清洁，饭前饭后漱口。

⑤ 咽部有异物及时就医，防止感染发生。

# 腺样体肥大

## 一、定义

腺样体肥大为咽扁桃体增生。儿童腺样体肥大常属生理性，婴儿出生时鼻咽部即有淋巴组织，并随年龄而增生，6 岁时即达最大程度，以后逐渐退化，若其影响全身健康或邻近器官者，才称腺样体肥大。

## 二、病因及发病机制

多因乙型溶血性链球菌、金黄色葡萄球菌、流感杆菌、流感病毒、腺病毒等感染致病。常见原因是鼻咽部的炎症及其邻近器官和组织的炎症反复刺激，使腺体发生病理性增生，例如急慢性鼻咽炎、鼻炎、鼻窦炎等疾病，且多与慢性扁桃体炎、扁桃体肥大同时存在。

此外，儿童期的某些急性或慢性传染病，变态反应性疾病也多可引起腺样体肥大。气候变化、环境卫生恶劣与居室通风不良，也可能是本病的诱因。

## 三、临床表现

（1）鼻、咽和下呼吸道症状　鼻阻塞为本病的主要症状。分泌物常较多，呈黏脓性或脓性，因鼻阻塞，有闭塞性鼻音，言语含糊不清。患儿张口呼吸，睡眠时舌根后坠，常有鼾声，睡眠不安。

（2）耳部症状　腺样体肥大可堵塞咽鼓管咽口，咽鼓管咽口也可因其周围的淋巴组织增生或受炎症及其分泌物波及而堵塞，引起非化脓性中耳炎，致耳鸣、听力减退、鼓膜内陷或鼓室积液。也可继发感染而发生化脓性中耳炎。

（3）反射性神经症状　睡眠多噩梦，致梦中惊叫、磨牙、遗尿、喘鸣性喉痉挛或哮喘发作。

（4）全身症状　主要为慢性中毒和营养发育障碍症状，如反应迟钝，注意力不集中，也可因长期慢性缺氧而出现肺源性心脏病，甚至急性心力衰竭。

## 四、辅助检查

（1）视诊　有典型的“腺样体面容”，口咽部常见黏液从鼻咽部流下。

（2）间接喉镜和电子纤维鼻咽镜检查　可见鼻咽顶后壁分叶状淋巴组织，可有 5 ～ 6 条深纵槽，槽中有时可见脓液或碎屑，若腺样体肥大，可将鼻咽部全部占满并阻塞后鼻孔。

（3）触诊　可触知鼻咽顶后壁处有软组织团块。

## 五、治疗

腺样体切除术或刮除术适用于腺样体肥大致鼻或咽鼓管阻塞者、腺样体慢性感染引起复发性中耳炎或上呼吸道感染者。注意勿单凭观察扁桃体以推测腺样体病变，且两者在手术适应证上应分别对待。症状较轻者，可对症治疗。

## 六、观察要点

术后注意观察痰中及唾液中出血情况，并观其吞咽动作，如吞咽动作频繁并脉搏变快，即有伤口出血可能，应及时检查处理。

## 七、护理要点

1. 术前护理

（1）全面评估患者　包括健康史及其相关因素、身体状况、生命体征，以及神志、精神状态、行动能力等。

（2）心理护理　对患者给予同情、理解、关心、帮助，告诉患者不良的心理状态会降低机体的抵抗力，不利于疾病的康复。解除患者的紧张情绪，更好地配合治疗和护理。

（3）术前准备

① 术晨 0:00 开始禁食、禁水。

② 术前 1 天晚应酌情给予镇静药，术前 30 分钟皮下注射阿托品。

2. 术后护理

① 体位　去枕平卧 6 小时。

② 注意观察呼吸。

③ 手术当日嘱患者安静休息，少说话，尽量避免咳嗽。

④ 饮食护理　全身麻醉术后 6 小时，无出血者可开始进食半流食，7 ～ 10 天不宜吃硬食和油炸食物，以免损伤伤口；水果及果汁因含果酸，刺激伤口可能引起疼痛和影响伤口愈合，少吃或不吃为宜。

⑤ 注意保暖，防止感冒、咳嗽引起伤口感染，以致继发出血。

⑥ 术后48小时内患者可有低热，此为正常反应，如有高热，则应注意有无局部或全身并发症。

⑦ 遵医嘱给予抗生素静脉输液治疗，预防感染。

3. 健康指导

（1）可进清淡易消化食物，高热量、富含维生素及蛋白质饮食，切勿暴饮暴食，避免辛辣、刺激性食物。

（2）加强体育锻炼，增强体质，避免上呼吸道感染，以免导致咳嗽。

（3）3个月内勿剧烈运动或过度兴奋大笑，防止伤口出血。

（4）定期门诊复查，有伤口出血、呼吸困难等情况随时就诊。

（5）注意口腔卫生，保持口腔清洁，可用温的淡盐水漱口。

（6）保持室内温度，相对湿度适宜。

（7）注意保暖，预防感冒。

## 急性咽炎

### 一、定义

急性咽炎是咽黏膜、黏膜下组织及淋巴组织的急性炎症，多累及咽部淋巴组织。

### 二、病因及发病机制

（1）病毒感染　以柯萨奇病毒、副流感病毒、腺病毒多见，鼻病毒及流感病毒次之。病毒可通过飞沫或密切接触而传染。

（2）细菌感染　以链球菌、葡萄球菌及肺炎双球菌多见，且以A组乙型链球菌引起感染者症状较重。若细菌或毒素进入血液，导致远处器官发生化脓性病变，称之为急性脓毒性咽炎。

（3）物理及化学因素　如环境空气干燥、高温、刺激性气体、粉尘、烟雾等均可导致本病。

上述原因中，以病毒感染和细菌感染较多见。在幼儿中，急性咽炎常为急性传染病的伴发症状或先驱症状，如流感、猩红热、麻疹等。在儿童或者成人，则多继发于急性鼻炎之后。烟酒过度、疲劳、受凉及全身抵抗力下降均为本病的诱因。

## 三、临床表现

① 一般起病较急，先有咽部干燥、灼热、粗糙感，继有明显咽痛，空咽时尤重，咽侧索受累时疼痛可放射至耳部。

② 全身症状一般较轻，但因年龄、免疫力及病毒、细菌毒力不同而程度不一，可有发热、头痛、食欲缺乏和四肢酸痛等。

③ 口咽部黏膜呈急性弥漫性充血、肿胀。咽后壁淋巴滤泡隆起，表面可见黄白色点状渗出物。悬雍垂及软腭水肿。下颌角淋巴结肿大，压痛。鼻咽及喉咽部也可呈急性充血，严重者可见会厌水肿。

## 四、辅助检查

体温可升高至38℃，细胞学检查根据病原的不同白细胞可增多、正常或减少。

## 五、治疗

（1）局部治疗　可采用复方硼砂溶液等漱口液含漱或银黄含片、薄荷喉片等含服。另外，还可用1%～3%碘甘油、2%硝酸银涂抹咽后壁肿胀的淋巴滤泡，以达到消炎的目的。

（2）支持对症治疗　头痛、发热可给予水杨酸制剂解热镇痛。

（3）针对病因治疗　病毒感染时可应用抗病毒药，如阿昔洛韦等，合并细菌感染时可应用抗生素。

（4）中医中药　可用疏风清热、解毒利咽的方法治疗，如贝母、荆芥、防风、板蓝根等，可帮助缓解不适症状。常用的中成药有板蓝根冲剂、清开灵胶囊、银翘片等。

## 六、观察要点

① 观察患者体温的变化以及局部疼痛、红肿情况，注意有无关节疼痛、水肿、蛋白尿等症状出现。体温升高时可给予物理降温。

② 观察患者呼吸状况，必要时吸氧。对合并会厌炎伴呼吸困难者，应做好气管切开术的准备，以免发生窒息。

## 七、护理要点

（1）常规护理

① 感染较重、全身症状较明显者，应卧床休息，多饮水，进清淡流质或半流质饮食，并注意补充维生素。

② 保持口腔清洁，遵医嘱给予含漱剂漱口、超声雾化吸入以及口含片含服，以利局部清洁消炎。

③ 遵医嘱给予抗病毒药、抗生素、解热镇痛类药物等，观察药物疗效及可能出现的不良反应。

（2）健康指导

① 指导患者正确的含漱方法，即含漱时头后仰、张口发“啊”音，使含漱液能清洁咽后壁，但注意不要将药液吞入。

② 告知患者抗生素疗程要足够，不宜过早停药，以免发生并发症。

③ 鼓励患者积极锻炼身体，增强体质。注意生活规律，尽量少喝酒，不抽烟，避免辛辣刺激性食物，保持大便通畅。

④ 保持空气新鲜与流通，中央空调环境中，应适时开窗，呼吸新鲜空气。避免咽部受刺激，远离有害环境。

⑤ 嘱患者发病期间，注意适当隔离，戴口罩，勤洗手，防止传播他人。

# 慢性咽炎

## 一、定义

慢性咽炎为咽部黏膜、黏膜下淋巴组织的弥漫性炎症，常为上呼吸道慢性炎症的一部分，多见于成年人。

## 二、病因及发病机制

慢性咽炎病因复杂，可由病毒感染、细菌感染引起。病原体可直接感染咽部，也可由邻近组织感染蔓延所致。主要病因可分为两类：

（1）局部因素

① 急性咽炎反复发作转为慢性，此为主要原因。

② 上呼吸道慢性炎症刺激，如慢性鼻炎、鼻窦炎等，可因其炎性分泌物经后鼻孔流至咽后壁刺激黏膜或者病人因长期鼻阻塞、张口呼吸引起黏膜过度干燥所致；慢性扁桃体炎、牙周炎也可引起慢性咽炎。

③ 粉尘、有害气体刺激、食物被过量农药污染等均可导致慢性咽炎的发病率不断增高。

④ 长期烟酒过度、嗜食刺激性食物往往可引起或加重本病。

⑤ 职业因素，如教师、播音员、歌唱家等，由于过度发声，出现咽喉干燥，导致咽部黏膜受损而引发慢性咽炎。

（2）全身因素

① 胃食管反流、糖尿病、贫血、慢性下呼吸道炎症、消化不良、肝肾疾病、心血管疾病等慢性病可引发本病。

② 内分泌紊乱、自主神经失调、维生素缺乏、免疫功能失调等也可能与本病有关。

## 三、临床表现

咽部可有各种不适感觉，如异物感、发痒、灼热、干燥、微痛、干咳、痰多不易咳净，讲话易疲劳，或于刷牙漱口、讲话多时易恶心作呕。

## 四、辅助检查

耳、鼻、咽部拭子细菌培养能分离出致病菌，有助于疾病的诊断。

## 五、治疗

积极治疗急性咽炎及鼻和鼻咽部慢性炎症，治疗全身疾病以增强机体抵抗力。做好解释工作，以消除患者的思想负担。

## 六、观察要点

观察病情变化，慢性肥厚性咽炎如出现耳鸣、耳闷、听力下降，可能并发中耳炎。应及时向医师报告并协助治疗。

## 七、护理要点

（1）心理护理 耐心向患者解释病情，减轻其烦躁焦虑心理，促进疾病康复。

（2）治疗护理 慢性肥厚性咽炎可采用 10% ～ 20% 硝酸银溶液烧灼增生的组织，也可用激光、冷冻的方法治疗，但治疗范围不宜过广。

（3）用药护理 局部用复方硼砂溶液或 1 ∶ 5000 呋喃西林溶液漱口，用度米芬喉片、溶菌酶含片、六神丸或喉痛消炎丸等含化。同时配合中医中药，可用增液汤加减。

（4）健康指导

① 积极治疗全身及邻近组织的慢性疾病。

② 戒烟酒，少食辛辣、油煎等刺激性食物。

③ 注意口腔卫生，经常漱口。

④ 改善生活和工作环境，保持室内空气清新，避免接触有害气体。

⑤ 坚持户外活动，以增强体质，提高抗病能力，防止急性咽炎反复发作。

# 第二节 阻塞性睡眠呼吸暂停综合征

## 一、定义

阻塞性睡眠呼吸暂停综合征又称为阻塞性睡眠呼吸暂停低通气综合征（OSAHS）是指睡眠时上气道塌陷阻塞引起的呼吸暂停和通气不足，伴有打鼾、睡眠结构紊乱，频繁发生血氧饱和度下降以及白天嗜睡等症状。具体是指成人于 7 小时夜间睡眠时间内，发生口、鼻气流周期性中断 30 次以上，每次呼吸暂停时间为10秒以上；睡眠过程中呼吸气流强度较基础水平降低50%以上，并有动脉血氧饱和度（$SaO_2$）下降≥4%；呼吸暂停低通气指数（即平均每小时睡眠中呼吸暂停和低通气的次数）＞5。本病是最常见、危害严重的一种睡眠呼吸低通气综合征。OSAHS可发生于任何年龄，但以中年肥胖男性发病率最高。

## 二、病因及发病机制

发生OSAHS的主要原因是反复发生上气道完全或不完全性的阻塞，其发病机制很复杂，尚不清楚，目前研究显示可能与以下几方面的因素有关。

1.上气道解剖狭窄

（1）鼻阻力增加　当鼻及鼻咽部出现特殊结构增生或病理解剖结构异常，如鼻中隔偏曲、慢性鼻炎或变应性鼻炎所致的鼻甲肥大、鼻息肉、鼻咽部的良恶性肿瘤堵塞鼻腔或后鼻孔时，可引起气流通过鼻腔时阻力增加。鼻阻力增加使病人胸腹部的呼吸运动增强。仰卧时，这些肌肉的力量不能对抗舌的重力作用，使舌后移，阻塞气道。

（2）咽部狭窄　软腭松弛或过低、悬雍垂过长或过粗、扁桃体增生、舌体肥大、舌根后坠及固有咽腔狭小等均可导致咽部狭窄。

2.肥胖

目前研究认为，OSAHS与肥胖密切相关，肥胖人群的OSAHS发病率较正常人群高4倍。发生机制如下：

（1）肥胖病人体内积聚大量脂肪，软腭及咽侧壁体积增大，上呼吸道腔隙狭窄。熟睡后全身肌肉处于相对松弛状态，咽部肌肉张力下降，组织松弛，舌根后坠，使呼吸道更加狭窄；呼吸时，受气流作用产生震动，发出鼾声，这是引起OSAHS的主要原因。

（2）肥胖者由于体重增加，作用于胸廓和腹部，使胸壁顺应性减低，从而增加呼吸系统的机械负荷，使功能残气量降低，特别在卧位时明显，进一步增加了 OSAHS 的风险。

（3）颈部肥胖会增加咽部的不稳定性，甚至塌陷，阻塞上气道引起 OSAHS。

3. 吸烟和饮酒

烟中有害物质引起气道炎症会使咽部水肿加重，分泌物增加，从而加重气道狭窄，吸烟还会降低机体对低氧刺激的敏感性，延长病人低氧持续时间和程度；酒精抑制中枢神经系统使肌张力下降、肌肉松弛、舌根后坠，导致上呼吸道狭窄，易引起或加重 OSAHS。

4. 年龄和性别

OSAHS 的好发年龄为 40 ～ 60 岁，且患病率随年龄增加而增加。男女发病率之比为（2 ～ 10）∶1。

5. 家族性和遗传性

家族聚集性的 OSAHS 病人具有相似的颌面结构异常，如颌骨短小、软腭肥大等，或者呈家族性肥胖，这些可能是遗传易感基因的外在表现。

6. 其他因素

如糖尿病、心脏病、高血压、高脂血症、甲状腺功能低下、肢端肥大症等。

## 三、临床表现

（1）打鼾　是患者的特征性表现，这种打鼾音量大，十分响亮；鼾声不规则，时而间断，打鼾与呼吸暂停交替出现。

（2）白天极度嗜睡　常有晨起头痛、倦怠、过度嗜睡（与他人交谈时不自觉入睡）、记忆力差、工作效率低、行为怪异等表现。

（3）呼吸暂停　睡眠中呼吸暂停频繁发作，患者常惊醒，甚至突然坐起、大汗淋漓、有濒死感。在睡眠中常发生类似拍击样、震颤样四肢运动以及睡行症等。

（4）心血管症状　患者常表现为心律失常、高血压，严重者可出现心力衰竭。

（5）其他　夜间遗尿症、头痛，性格改变。

## 四、辅助检查

（1）内镜检查　如鼻内镜、纤维鼻咽镜、喉镜等，有助于明确病因、部位及性质。

（2）多导睡眠监测　应用多导睡眠描记仪（PSG）对患者进行整夜连续的睡眠观察和监测，可测试肺功能，自动记录口鼻气流、胸腹呼吸运动、脑电图、眼电图、肌电图、血氧饱和度等，是诊断 OSAHS 的金标准。OSAHS 具体是指成人于 7 小时的夜间睡眠时间内，至少有 30 次呼吸暂停，每次呼吸暂停时间至少 10 秒以上；睡眠过程中呼吸气流强度较基础水平降低 50% 以上，并伴动脉血氧饱和度下降≥ 4%；或呼吸暂停低通气指数（即平均每小时睡眠中呼吸暂停和低通气的次数）＞ 5。

（3）影像学检查　可做头部 X 线、CT 扫描或 MRI 等检查，对查明病因、判断阻塞部位具有一定意义。

（4）声学监测　用声级计和频谱仪测量鼾声，用于比较治疗效果。

## 五、治疗

OSAHS 的治疗要点为内外科结合的综合治疗。

（1）非手术治疗　睡姿调整，尽量采用侧卧位；减肥；鼻腔持续正压通气治疗，空气流速为100L/分，压力为5～15cm$H_2O$；症状较轻者可选用药物治疗。

（2）手术治疗　明确病因者可采用手术治疗。常用的手术方式为腭垂腭咽成形术（UPPP），气管切开对重症及不能行其他手术者是一种切实有效的方法。

## 六、观察要点

① 治疗过程中应严密观察动脉血气分析、$SaO_2$、血压、心率、呼吸频率、幅度、呼吸肌运动情况及患者精神状态、意识和

主观感觉。注意保持呼吸机处于正常工作状态。

② 术前密切观察患者的生命体征，特别是凌晨 4 ～ 6 时呼吸、血压的变化，因这段时间内最容易发生频繁呼吸暂停或猝死。同时准备好抢救用物，如吸引器、气管切开包或气管插管用物等以备急用。

③ 术后密切观察患者出血情况，对高血压患者应注意控制血压，并采取适当的止血措施。

## 七、护理要点

### 1. 心理护理

鼓励患者表达自己的感受，并给予安慰与疏导。详细讲解本病基础知识，治疗的目的、方法及疗效等，消除其紧张恐惧心理及对预后的担心。

### 2. 一般护理

指导患者采取半坐卧位或侧卧位睡眠，以防止软腭及舌根塌陷导致呼吸道阻塞，睡前不用安眠药，睡前 3 ～ 4 小时内不饮含酒精的饮料。避免擅自应用镇静催眠等中枢神经系统抑制药，以免直接导致睡眠窒息的发生。

### 3. 正压通气治疗患者的护理

（1）通气前准备　初次通气治疗上机前向患者解释目的和方法，消除患者顾虑及紧张情绪。训练患者呼吸，使其很快与呼吸机同步。

（2）人机连接界面的选择　根据病情及患者的耐受情况选择鼻罩或面罩，对轻症呼吸阻塞患者应首选鼻罩通气，无效时换用面罩，重症呼吸衰竭时应首选面罩。

（3）体位与面罩松紧度　患者治疗时可取半卧位、坐位，但要使头、颈、肩在同一平面上，头略向后仰，保持气道通畅。四头带或软帽固定带的松紧度以无明显漏气的最小张力为宜，注意防止鼻梁、鼻翼两侧皮肤受损及因头发的滑动影响头带的固定。

（4）呼吸道管理　加强呼吸道湿化和雾化，指导患者进行有效咳嗽、排痰，协助翻身、拍背，在病情允许的情况下鼓励多饮水。如患者无力咳嗽或出现意识障碍不能自行排痰，应卸除面罩吸痰，必要时行气管插管。

4. 应用口腔矫治器

对使用口腔矫治器治疗者，睡前可用舌保护器置于口中，使舌保持轻度前置位，增加喉腔前后距离，从而减轻上呼吸道阻塞症状。

5. 手术治疗

是目前治疗本病的重要手段之一，最常用的术式有腭垂腭咽成形术。

（1）术前护理

① 按耳鼻咽喉手术护理常规做好术前准备。

② 尽量安排患者住单人病房，调整睡眠姿势，采用舌保护器，以免鼾声影响其他患者休息。

③ 督促患者减肥、戒酒以减轻症状，增加手术的安全性。

④ 定时测量血压，密切观察呼吸暂停情况，尤其要加强凌晨时巡视。若患者憋气时间过长，应将其推醒。

（2）术后护理

① 取坐位或半坐位进食，因少数患者术后数日内由于暂时性软腭功能障碍，在进食过程中易发生食物自鼻腔呛出。

② 咽痛明显、吞咽困难者，应在术后 1 ～ 3 天内给予流质或半流质饮食。

③ 床边备吸引器，嘱患者及时将咽部分泌物或血液吐至口边吸出。

6. 健康教育

（1）由于术中切除部分软腭及悬雍垂，术后有可能出现饮食误呛、鼻腔反流现象，一般会在 2 周内消失。

（2）术后 2 ～ 4 周内切勿进坚硬、粗糙以及酸、辣刺激性食物，防止切口出血；注意口腔卫生，进食后漱口，预防切口感染。

（3）告知患者术后一般 1 ～ 2 个月效果才比较显著，6 ～ 12 个月疗效才稳定。嘱患者定期随访并监测心脏功能、血压等，防止并发症的发生。

（4）对患者进行行为干预，指导患者控制饮食、定期锻炼、戒除烟酒、减轻体重。

（5）避免应用镇静药物、调整睡眠体位。

（6）嘱患者坚持随访，监测患者血压、心脏功能等，预防并发症。

（7）告诫患者不宜从事驾驶、高空作业等有潜在危险的工作，以免发生意外。

## 第三节　咽肿瘤

### 扁桃体癌

#### 一、定义

扁桃体恶性肿瘤包括扁桃体癌与扁桃体肉瘤，两者各占一半。癌多发生于40岁以上，肉瘤则以青少年居多。男女发病率之比为（2～3）∶1。本节仅论述扁桃体癌病人的护理。

#### 二、病因及发病机制

扁桃体表面被覆鳞状上皮，其内为淋巴组织，可发生相应的恶性肿瘤，如鳞状上皮癌、淋巴上皮癌及各种类型的恶性淋巴瘤（淋巴肉瘤，网状细胞肉瘤，霍奇金病等）。国内报道，以癌肿稍多，恶性淋巴瘤略少。

#### 三、临床表现

1.症状

（1）咽痛　多为单侧，疼痛为持续性，吞咽时加重，肿瘤表面溃破形成溃疡者，疼痛更明显，常伴口臭，且易影响进食，部分病人有流涎及低热。

（2）咽梗　初期仅有异物感，肿瘤增大觉有梗阻感，影响进食，一般不致引起呼吸困难。

（3）痰血　口中有时吐出血痰，或回缩涕带血，量不多，偶有咳嗽。

2. 体征

扁桃体肿大，表面可呈结节状、菜花状表面溃疡；或表面光滑，扁桃体呈球形肿大，扁桃体恶性肿瘤较早即可发生颈淋巴结转移，转移部位从颈上部至锁骨上窝的淋巴结均可发生。转移部位大多在颈深上部、颈总动脉分叉处。也有位于下颌下部、颏下部、锁骨上窝等部位。

## 四、辅助检查

（1）活检　为扁桃体癌的确诊依据。

（2）CT 检查　对诊断肿瘤的范围和侵犯深度很有帮助。

## 五、治疗

手术切除结合放射治疗为主要治疗方法，放射治疗多用颈部外照射。通过全身注射或局部动脉灌注抗癌药物（化疗）仅为辅助治疗措施。如怀疑扁桃体恶性肿瘤，且多次活检未证实者，可切除扁桃体送检。

## 六、观察要点

密切观察病人出血情况，记录出血次数与出血量。

## 七、护理要点

1. 出血的处理

积极协助医生止血。

2. 疼痛护理

咽痛严重者遵医嘱及时给予镇静药或止痛药，以减轻病人痛苦，帮助病人尽可能完成放射治疗及化疗的正规疗程。

3. 放射治疗护理

（1）饮食护理　加强营养，以高蛋白、富含维生素、低脂肪及含碳水化合物丰富的易消化的食物为主；多饮水，每天水分摄入≥ 2500ml；少食多餐，切忌酸、辣、过热、冰冻、粗糙、多刺等可能刺激口腔黏膜创面的食物。

（2）皮肤护理

① 保持照射野皮肤的清洁干燥；保护照射野标记的清晰，不能私自涂改。

② 照射野皮肤禁用冷热刺激，禁用碘酊、胶布、肥皂、酸性或碱性物质，避免阳光照射。

③ 选择宽松柔软的棉质衣物，减少对照射野皮肤的摩擦。

（3）口腔护理

① 保持口腔清洁卫生，餐前、餐后要用生理盐水含漱数次，注意刷牙用柔软毛刷。

② 有口腔黏膜反应者选用 3% ～ 5% 碳酸氢钠溶液及含庆大霉素和地塞米松的溶液漱口。

③ 做好超声雾化吸入护理。

④ 口腔黏膜反应表现为严重疼痛时，可用含有局部麻醉药的漱口水漱口。

（4）功能锻炼　指导患者每天进行张口锻炼，因放射治疗容易引起颞颌关节的损伤，从而导致张口困难。

（5）心理护理　向患者讲解放疗的意义，可能出现的并发症及其原因，如口腔黏膜急性反应及张口受限等。让患者理解坚持有效地预防和治疗对减少并发症是非常有意义的，以消除患者的恐惧感，树立战胜疾病的信心。

4. 手术护理

手术治疗病人给予咽部手术围术期常规护理。

5. 健康指导

① 扁桃体癌早期症状轻微，易被忽略。凡 40 岁以上，长期咽部不适，异物感，持续性轻微咽痛，经抗感染治疗无效而症状加重的病人，应怀疑有扁桃体癌存在的可能。必须做详细检查，以早期做出诊断，早期治疗。

② 避免长期大量进食生海鲜及腌制、刺激性的食物。

③ 进食高蛋白、高热量、富含维生素饮食，以改善营养状态，增强机体免疫力。

④ 定期复查，建议随访时间分别为 3 个月、6 个月、1 年。

## 鼻咽癌

### 一、定义

鼻咽癌发病与种族易感性、病毒和遗传因素及环境因素都有关。病理组织学检查发现多属低分化鳞状细胞癌。早期发生颈淋巴结转移及脑神经侵犯，晚期可有远处转移。

### 二、病因及发病机制

本病病因尚未明确，可能与下列因素有关。

（1）遗传因素　鼻咽癌有种族易感性和家族聚集现象。鼻咽癌主要见于黄种人，少见于白种人。鼻咽癌具有垂直和水平的家族发生倾向。

（2）病毒因素　主要为 EB 病毒。从鼻咽癌病人的血清中查出 EB 病毒抗体，并且抗体滴度随病情发展而升高。从鼻咽癌活组织培养的淋巴母细胞中也分离出 EB 病毒。

（3）环境因素　有报告显示移居国外的中国人，其鼻咽癌死亡率随遗传代数逐渐下降。反之，生于东南亚地区的白种人，患鼻咽癌的危险性却有所升高。提示环境因素可能在鼻咽癌的发病过程中起重要作用。另外，流行病学调查发现，广东省鼻咽癌高发区的婴儿，在断奶后首先接触的食物中便有咸鱼，而鱼干、广东腊味也与鼻咽癌发病有关，这些食品在腌制中均有亚硝酸盐。当人体胃液 pH 值在 1 ～ 3 时，亚硝酸或亚硝酸盐可与细胞中的仲胺合成亚硝胺类化合物。这类物质有较强的致癌作用。

### 三、临床表现

（1）鼻部症状　鼻出血、吸涕带血，鼻塞常为晚期症状。

（2）颈部淋巴结肿大　可早期出现，转移淋巴结位于下颌骨角后下胸锁乳突肌深面，质硬而固定。

（3）脑神经侵犯症状　好发症状依次为头痛、复视、一侧听力减退、面瘫、声嘶，检查所见脑神经受侵以Ⅴ、Ⅵ常见，此外，Ⅸ、Ⅹ、Ⅺ、Ⅻ、Ⅲ、Ⅳ、Ⅱ脑神经均可受侵。

（4）耳部症状　耳闷，检查可见鼓膜内陷、鼓室积液，耳聋为传导性聋。

（5）其他　远隔部位，如骨、肝、肺等转移的症状，局部疼痛、黄疸、咯血，及放射性核素扫描、B 超、CT 的阳性所见。

## 四、辅助检查

① CT 断层扫描显示肿瘤部位、范围、有无颅底骨质破坏及有无颅内侵犯。

② EB VCA/IgA 血清滴度可协助诊断，并可作为治疗后监测指标。

③ 涂片、活检、细胞学检查鼻咽部涂片、颈部肿大淋巴结穿刺活检、细胞学检查可有助于诊断，在间接或直接鼻咽镜下或自鼻腔采取活组织检查，仍是目前确定鼻咽癌的主要依据。

## 五、治疗

鼻咽癌大多属低分化鳞癌，对放射治疗敏感，因此，放射治疗为首选治疗方案。通常采用 60 钴或直线加速器高能治疗，目前临床已开始应用新的投照技术“调强适形放射治疗”，放疗后残留或局部复发灶可采取手术治疗。另外，在放射治疗期间可配合化学治疗、中医中药及免疫治疗，以防止癌细胞向远处转移，提高放射治疗敏感性和减轻放射治疗并发症。只有在下列情况下才考虑手术治疗：①放疗后复发或尚有病灶残留；②肿瘤对放射线不敏感；③放疗无效的颈部转移病灶。

## 六、观察要点

观察放疗或化疗的不良反应并及时对症处理，帮助患者尽可能完成正规疗程，多数患者经治疗后头痛能够明显减轻或消失。

## 七、护理要点

1.症状护理

（1）鼻出血护理

① 鼻腔大量出血者应给予止血剂或施行鼻腔填塞、血管结扎等措施。

② 按医嘱补液，并做好血型鉴定，随时准备输血。

（2）慢性头痛的护理

① 评估慢性头痛程度。

② 头痛严重者遵医嘱及时给予镇静剂或镇痛剂，以减轻患者痛苦。

2.心理护理

① 评估恐惧心理程度，鼓励患者说出恐惧的原因及心理感受，并采取疏导措施。

② 向患者讲解病情及目前的治疗进展，或让成功病例现身说法，争取得到家属亲友关心、支持。

③ 鼓励应用合适的方法转移情感，分散紧张恐惧心理，如音乐、放松疗法等。

3.放疗护理

（1）饮食护理 加强营养，以高蛋白、富含维生素、低脂肪及含碳水化合物丰富的易消化的食物为主；多饮水，每天水分摄入≥2500ml；少食多餐，切忌酸、辣、过热、冰冻、粗糙、多刺等可能刺激口腔黏膜创面的食物。

（2）皮肤护理

① 保持照射野皮肤的清洁干燥；保护照射野标记的清晰，不能私自涂改。

② 照射野皮肤忌用冷热刺激，禁用碘酊、胶布、肥皂、酸性或碱性物质，避免阳光照射。

③ 选择宽松柔软的棉质衣物，减少对照射野皮肤的摩擦。

（3）口腔护理

① 保持口腔清洁卫生，餐前、餐后要用生理盐水含漱数次，注意刷牙用柔软毛刷。

② 有口腔黏膜反应者选用 3% ～ 5% 的碳酸氢钠溶液及含庆大霉素和地塞米松的溶液漱口。

③ 做好超声雾化吸入护理。

④ 口腔黏膜反应表现为严重疼痛时，可用含有局部麻醉药的漱口水漱口。

（4）功能锻炼　指导患者每天进行张口锻炼，因放射治疗容易引起颞颌关节的损伤，从而导致张口困难。

（5）心理护理　向患者讲解放疗的意义，可能出现的并发症及其原因，如口腔黏膜急性反应及张口受限等。让患者理解坚持有效地预防和治疗对减少并发症是非常有意义的，以消除患者的恐惧感，树立战胜疾病的信心。

4. 健康指导

① 普及健康知识，少食咸鱼腊肉等腌制品，如出现颈部肿块、剧烈头痛、回缩涕血、耳鸣耳聋等症状时应及早就医。

② 对有家族遗传史者，应定期进行有关鼻咽癌的筛查，如免疫学检查、鼻咽部检查等。

③ 放疗过程中，注意骨髓抑制、消化道反应、皮肤反应、唾液腺萎缩、放疗性肺炎等并发症。经常检查血常规，防止感染，注意口腔卫生，适当中药调理等。

④ 进食高蛋白、高热量、富含维生素饮食，多喝水，多吃水果，以改善营养状态，增强机体免疫功能和抵抗力。

⑤ 定期复查，根据不同病期情况制订相应随访计划。

## 鼻咽纤维血管瘤

### 一、定义

鼻咽纤维血管瘤为鼻咽部最常见的良性肿瘤，由致密结缔组织、大量弹性纤维和血管组成，常发生于10～25岁青年男性，故又称男性青春期出血性鼻咽血管纤维瘤。男女之比为（14～20）∶1。

## 二、病因及发病机制

发病原因不明。肿瘤多起源于枕骨底部、蝶骨体及翼突内侧的骨膜。瘤体主要由胶原纤维及多核成纤维细胞组成网织基质，其间分布大量管壁薄且无弹性的血管，该血管受损后极易出血。肿瘤常向邻近组织扩张生长，通过裂孔侵入鼻腔、鼻窦、眼眶、翼腭窝及颅内。肿瘤中纤维组织与血管的构成比，常有个体差异。故有学者提出如纤维组织占优势者称为纤维血管瘤；血管占优势者则称为血管纤维瘤。

## 三、临床表现

1. 症状

（1）出血　阵发性鼻腔和（或）口腔出血，出血可为鲜红色血液，常为病人首要主诉。由于反复多次大出血，病人常有不同程度的贫血。多面色苍白，呈贫血貌。

（2）鼻塞　肿瘤堵塞后鼻孔或侵入鼻腔，引起一侧或双侧鼻塞，常伴有流鼻涕、闭塞性鼻音、嗅觉减退等。

（3）其他症状　肿瘤压迫咽鼓管，引起耳鸣、耳闭及听力下降。肿瘤侵入邻近结构则出现相应症状：如侵入眼眶，则出现眼球突出，视力下降；侵入翼腭窝、颞下窝引起面颊部隆起；侵入颅内压迫神经，引起头痛及脑神经瘫痪。

2. 体征

鼻咽镜下可见表面光滑圆形或呈结节状的肿瘤，色淡红，表面有明显的血管纹。有时可见肿瘤侵入鼻腔或推压软腭突出于口咽。手指触诊，典型者质硬如骨，不能移动，可触知根部在颅底，与周围组织可有粘连，但血管成分较多者，则质较软。

## 四、辅助检查

（1）前鼻镜检查　常见一侧或双侧鼻腔有炎性改变，收缩下鼻甲后，可见鼻腔后部淡红色肿瘤。

（2）间接鼻咽镜检查　可见鼻咽部圆形或分叶状红色肿瘤，表面光滑而富有血管，瘤组织侵入鼻腔可引起外鼻畸形或软腭塌陷。

（3）触诊　手指触诊可触及肿块基底部，瘤体活动度小，中等硬度，若瘤体侵入颊部，通过触诊可了解瘤体蒂部与邻近部位粘连情况。但触诊应轻柔，因触诊易引起大出血，临床应尽量少用。

（4）影像学检查 CT 和 MRI 检查　可清晰显示瘤体位置、大小、形态，了解肿瘤累及范围、骨质破坏程度和周围解剖结构之间的关系。

（5）数字减影血管造影（DSA）　可了解肿瘤的供血动脉并可对供血血管进行栓塞，以减少术中出血。

## 五、治疗

主要采取手术治疗。肿瘤较小者，可行放射治疗后再行电凝固术。根据肿瘤的范围和部位采取不同的手术路径。如肿瘤位于鼻咽部或侵入鼻腔、鼻窦者，可采用硬腭进路；如肿瘤侵入翼腭窝者，则采用硬腭进路加颊侧切口或面正中揭翻进路；若肿瘤侵入颅内者，则需采用颅颌联合进路。为防止术中大出血，可采用术前行数字减影血管造影及血管栓塞术和术中进行控制性低血压等方法。鼻咽纤维血管瘤切除术多在鼻内镜下进行。手术适应证应严格掌握，侵入颅内者不宜单独使用，需与相关科室配合进行。

## 六、观察要点

① 术前密切观察病人鼻腔出血情况，定时测量血压、脉搏，及时记录出血次数与出血量。

② 术后密切观察伤口出血情况，嘱病人及时吐出口中分泌物，全麻病人未清醒前注意病人有无频繁的吞咽动作，以观察有无活动性出血。严密监测生命体征，吸氧，准确记录。

③ 肿瘤侵及颅内者，应密切观察意识、瞳孔、视力及生命体征的变化，以了解有无颅内并发症的发生。注意观察病人有无

头痛、恶心、喷射性呕吐的表现，避免使用散瞳、缩瞳等药物，以免掩盖病情。

④ 前后鼻孔填塞的病人应严密观察病人的呼吸、血氧饱和度，注意后鼻孔纱球的丝线是否牢固，有无断裂，防止坠落引起窒息。

## 七、护理要点

1. 术前护理

（1）按医嘱协助完善各项术前检查。

（2）积极进行术前准备，术前日予修剪鼻毛、交叉配血，必要时取皮区备皮。做好相应术前指导。

（3）按医嘱准确执行术前用药。

（4）了解病人的心理状态，及时给予心理疏导。有针对性地向病人介绍疾病相关知识、手术的目的和意义、手术地点、手术时间及麻醉方式，配合要点及注意事项。介绍成功病例，鼓励病人积极配合治疗。

（5）行数字减影血管造影或血管栓塞者，做好相应护理，警惕栓子发生异位。①绝对卧床休息，穿刺点加压包扎 24 小时，禁屈术侧髋部 24 小时，以避免术后穿刺口出血及栓子脱落。②术后禁食 6 小时，逐渐过渡到正常饮食。③ 48 小时内注意观察神志及生命体征。观察肢体活动情况、双足皮温、穿刺部位有无出血、穿刺肢体足背动脉搏动及远端血运情况。经常询问病人有无下肢疼痛，若术侧足背动脉搏动较对侧明显减弱和（或）下肢疼痛明显，皮肤发绀，提示有下肢栓塞可能。④协助病人床上进食及大小便，翻身时注意保持“一”字形翻身，侧卧不宜超过 90°，同时观察皮肤情况。

2. 术后护理

① 病人清醒后取半卧位，以减轻鼻部伤口肿胀。

② 遵医嘱给予抗生素治疗以预防感染。做好口腔护理，每次进食后用漱口水漱口。

③ 术后进食半流质或流质饮食，食物温度不宜过高。

④ 术后第 1 天开始向鼻腔内滴液状石蜡润滑填塞纱条至纱条抽出。

3. 出院护理指导

① 告知出院后复诊的时间、地点。

② 活动指导　近期内避免重体力劳动和剧烈运动。

③ 饮食指导　近期内避免进食补血活血食物，但应注意补充蛋白质及维生素。

④ 作息指导　注意劳逸结合，保证充分休息及睡眠，作息规律。

⑤ 出现鼻部不适，随诊；再次发生鼻出血，立即回院就诊。

## 第四节　咽部其他疾病

### 咽异物

#### 一、定义

咽部异物为耳鼻咽喉科的常见急症之一，易被发现和取出，如处理不当，常延误病情，发生严重并发症。较大异物或外伤较重者可致咽部损伤。

#### 二、病因及发病机制

发生咽部异物的常见原因：①匆忙进食，误将鱼刺、肉骨、果核等咽下。②儿童喜将玩物含入口中，哭闹、嬉笑或跌倒时，异物易坠入喉咽部。③精神异常、昏迷、酒醉或麻醉未醒时发生误咽。④老年人义齿松脱坠入下咽。⑤企图自杀者，有意吞入异物。⑥医疗手术中误将止血棉球、纱条留置于鼻咽部或扁桃体窝中，未及时清除而形成异物。

#### 三、临床表现

① 咽部有异物刺痛感，吞咽时症状明显，部位大多比较固定。

② 如有刺破黏膜，可见少量血液（血性唾液）。

③ 较大异物存留咽喉，可引起吞咽及呼吸困难。

④ 异物大多存留在扁桃体窝内、舌根、会厌谷、梨状窝等处。鼻咽部异物少见，常见呕吐或呛咳而将食物、药片等挤入鼻咽部。

## 四、辅助检查

① 根据口咽视诊、鼻咽镜检查及间接喉镜检查，一般能做出咽异物诊断。

② X 线拍片可发现不透 X 线的异物及其形态、大小和位置。

## 五、治疗

口咽异物如鱼刺、竹签等，可用镊子夹出。舌根、会厌谷、梨状窝等处异物，可在间接或直接喉镜下用咽异物钳取出。对已发生感染者，应用抗生素控制炎症后再取异物。异物穿入咽壁而并发咽旁脓肿者，酌情选择经口或颈侧切开排脓，同时取出异物。

## 六、观察要点

观察病人的面色、呼吸情况，判断有无异常梗阻呼吸道的可能。

## 七、护理要点

① 协助医师做好异物取出相关准备，儿童、烦躁及意识不清者应做好约束、固定。

② 配合医师予取出异物，操作过程注意安抚病人情绪，指导其保持安静，防止异物移位。

③ 有感染者应遵医嘱使用抗生素治疗。

# 茎突过长症

## 一、定义

茎突过长症又称茎突综合征或 Eagle 综合征。正常茎突平均长度约 2.5cm，超过此长度为茎突过长。一般多见于 20 岁以上的成人。

## 二、病因及发病机制

茎突位于颞骨底面和乳突区相接处，起自茎乳孔的前内方，颈静脉窝的外后方，呈细长条状或圆柱状骨性突起。与茎突过长症发生有密切关系的是茎突下颌韧带和茎突舌骨韧带，通常易骨化，尤以茎突舌骨韧带最为常见。

（1）茎突位于咽侧壁下，过长则使周围神经受压，局部黏膜紧张，神经末梢感受器受刺激而产生咽部一系列症状。而颈内动、静脉，甚至舌动脉和面动脉受压，会影响血液循环，并刺激动脉壁上的交感神经，从而使受累的动脉分布区出现各种症状。

（2）一般来说，茎突的方位异常（正常情况下，其向前、向内各偏斜 30°），形态异常（如出现分叉、钩状、双茎突）、连接异常（如茎突根部与体部仅为纤维组织连接）改变了原有咽旁间隙的狭小空间，压迫相邻的神经血管也可引起症状。

（3）也有本身并无茎突综合征样症状，而是因为局部黏膜的瘢痕收缩而引起。如扁桃体摘除术后，扁桃体窝瘢痕收缩使茎突处黏膜紧张，压迫神经，特别是累及舌咽神经而产生咽痛。茎突周围血管畸形、异位或颈部其他疾病使血管、神经移位，而抵触正常的茎突也会引起症状。

## 三、临床表现

1. 症状

（1）咽部疼痛　起病缓慢，病史长短不一，可起自扁桃体窝、舌根周围及舌根部，一般仅为咽部不适感或胀痛、钝痛或刺痛，但也可为剧烈的撕裂痛或刀割痛。咽痛可为阵发性的闪电样发作，也可为持续性，可因说话及吞咽或头部转动而加剧。

（2）咽异物感或梗阻感　较为常见，多为一侧，如刺感、紧缩感、牵拉感等。吞咽时更为明显，在讲话、头部变动和夜间加剧。也可有痒感和紧迫感，并可在转头时引起阵咳。

（3）颈动脉压迫症状　茎突方位过度向内偏斜时，多压迫颈内动脉，疼痛或不适感向上放射至头顶部或眼部；而向外偏斜者，则易压迫颈外动脉，疼痛或不适感多始于颈部，相当于扁桃体窝处，放射至同侧面部。

（4）头痛　可出现颊、眶、额、颞、顶、枕部的疼痛，多为胀痛、钻痛、搏动性痛和游走性痛，可因吞咽、头位变动、吹冷风后发作或加剧。

（5）耳痛　可为耳内疼痛，也可为乳突部疼痛。

（6）其他　有时可有耳鸣、流涎、失眠等神经衰弱的表现，也可引起咳嗽。

2. 体征

扁桃体窝处触诊可触及坚硬的条索状物或尖锐状骨性硬物。

## 四、辅助检查

1. 查体

触诊扁桃体区可扪到坚硬条索状或刺状突起，病人可诉此处为不适之处，并可诱致咽痛或咽痛加重，多为单侧过长。

2. X线片

常显示其长度过长（超过2.5cm以上），或有偏斜、弯曲等情况，应注意两侧对照比较，并结合病史进行综合分析。

3. CT

茎突过长、周围有钙化组织。

4. 彩色B超

彩超检查可以弥补X线、CT检查的缺陷，清楚直观显示茎突的长度、粗细、内倾角、与颈动脉关系。

## 五、治疗

1. 以手术切除为主

可经咽或颈外进路进行。无论使用哪种手术方式，术后均予以抗生素，以预防颈深部感染。

（1）经咽进路　适合于扁桃体窝可触及过长茎突的病例，手术可采用局麻或全麻，先按常规切除扁桃体，然后指触定位茎突尖部，以血管钳轻轻分离咽缩肌，暴露茎突尖端，继之以环形筛窦刮匙套入茎突尖端向上推动，以游离附着于其上的组织，然后以咬骨钳将之切断，不需缝合，操作时勿用暴力或锐器，以免将之折断或损伤血管及神经。

（2）颈外进路　适合于咽部触诊不明显的病例。采用全麻，仰卧，头转向对侧，于下颌角后缘约 2cm 跨过胸锁乳突肌做斜行切口，切开颈深筋膜，暴露胸锁乳突肌前缘，于颈内外动脉上面辨认茎突骨肌及二腹肌，摸到茎突尖，为避免损伤颈外动脉分支，应在骨膜下尽量向上分离茎突，用咬骨钳将茎突切断，逐层缝合，术后 7 天拆线。

2. 非手术治疗

（1）抗癫痫药　可缓解舌咽神经疼痛，连续使用 1 周。

（2）解热镇痛，营养神经　阿司匹林、维生素 $B_1$ 及其他辅助药物，观察治疗 5 天。

（3）封闭疗法　0.5% 普鲁卡因 3ml 加地塞米松 5mg，每日 1 次，连续 3 天于下颌角和喉上神经或局部痛点封闭。其他部位如颈上神经节，颈动脉鞘或茎突末端周围三点局部浸润注射局麻药物或类固醇。

（4）抗骨质增生药物　可使过长的茎突尖软化，减轻对局部肌肉、神经及血管的刺激。

## 六、观察要点

嘱病人将口中分泌物吐出，勿咽下，以便观察有无出血情况，注意分泌物的色、质、量。少量出血、血液为暗红色等为正常情况，若出血较多时及时通知医生处理，经颈外进路手术者应注意观察切口敷料的情况，少量渗血为正常，若敷料渗血较多，要注意做好标记，及时通知医生处理。

## 七、护理要点

1. 非手术治疗护理

指导病人按医嘱正确用药并注意观察药物的疗效及不良反应；适当的运动锻炼，均衡营养，充足睡眠，规律作息，不过度疲劳等，提高机体自身抵抗力。

2. 手术治疗护理

手术病人给予咽科手术病人护理常规。无论何种手术方式，术后护理重点均包括：预防出血、感染和减轻疼痛。

（1）预防出血

① 体位　全麻未醒者取侧俯卧位，头偏向一侧；清醒后及局麻者取半卧位。

② 饮食　告知病人进食温凉的半流质，避免辛辣刺激食物。若采用经咽进路的手术方式者，因术中涉及扁桃体切除，手术当日应进食冷流质饮食，次日改为半流质，2 周内忌吃硬食及粗糙食物。鼓励病人少食多餐，注意饮食均衡以增强机体抵抗力。

③ 活动　注意休息，避免剧烈活动；轻咳嗽，轻轻吐出口腔分泌物。

（2）预防感染

① 经常开窗通风，保持空气流通。

② 早晚刷牙、进食后使用漱口液漱口，以保持口腔卫生。

③ 监测病人的生命体征，尤其是体温的变化，手术后 3 天体温升高或一直持续 38.5℃以上，及时与医生沟通。必要时遵医嘱合理使用抗生素。

④ 切口敷料渗血渗液较多时及时更换，以保持敷料清洁干燥。

（3）减轻疼痛

① 该疾病术后一般较为疼痛，应经常巡视病房，倾听病人主诉，分辨疼痛的类型、判断是常疼痛还是术后切口感染等因素引起，应做好疼痛护理。

② 非药物止痛法　指导病人通过听音乐、看电视等方式分

散注意力，也可采用冰袋冷敷法减轻疼痛。

③ 必要时遵医嘱给予止痛剂并观察疗效。

# 第十三章 喉部疾病护理

## 第一节 喉部炎症性疾病

### 急性喉炎

#### 一、定义

急性喉炎是指以声门区为主的喉黏膜的急性弥漫性卡他性炎症。常常是上呼吸道感染的一部分，喉黏膜因炎症而充血、肿胀。常因受凉、疲劳、烟酒过度而诱发本病，也与发音、用嗓音过度或化学气体及粉尘吸入等职业环境有关。

#### 二、病因及发病机制

（1）感染　为主要病因，多发生于上呼吸道感染后，在病毒感染的基础上继发细菌感染。常见的致病病毒包括流感病毒、副流感病毒、鼻病毒、腺病毒；常见细菌有金黄色葡萄球菌、溶血性链球菌、肺炎双球菌等。

（2）有害气体　吸入氯气、氨气、一氧化氮等有害气体、吸入过多的生产性粉尘，可引起喉部黏膜的急性炎症。

（3）职业因素　教师、演员、售货员等使用嗓音较多，如发声不当或用嗓过度时，常易诱发此病。

（4）外伤　异物刺激，颈部或咽喉部外伤及检查器械均可损伤喉部黏膜，也可造成喉黏膜水肿或黏膜下血肿从而继发急性喉炎。

## 三、临床表现

（1）全身症状　一般成人较轻，儿童及重症患者可有发热、畏寒、头痛、疲倦及食欲缺乏等。

（2）局部症状

① 开始可有鼻塞、流涕、咽喉发痒、疼痛或咽喉异物堵塞感。

② 继而出现声音嘶哑、说话费力，重者可完全失声。

③ 咳嗽症状明显，初起为阵发性干咳、夜间加重，后期为咳出脓痰。

④ 可出现不同程度的喉鸣，呼吸困难，一般无喉梗阻。

## 四、辅助检查

一般患者喉镜检查有助于诊断。必要时行 X 线胸片、支气管镜检查、细菌培养等检查，有助于鉴别诊断。

## 五、治疗

① 解除喉阻塞，一旦确诊，应及早使用有效、足量的抗生素控制感染，配合较大剂量的糖皮质激素，常用泼尼松口服，地塞米松肌内注射或静脉滴注。

② 给氧、解痉和化痰治疗，保持呼吸道通畅。重度喉阻塞或经药物治疗后喉阻塞症状未缓解者，应及时行气管切开。

③ 加强支持疗法，注意患儿的营养与电解质平衡，保护心肺功能，避免发生急性心功能不全。

## 六、观察要点

① 监测生命体征，发现异常及时通知医师进行处理。

② 病情较重者，需严密观察病人的呼吸情况，糖皮质激素应用后的效果。

## 七、护理要点

（1）常规护理

① 建立静脉通道，给予足量的抗生素和激素，补充液体和营养，防止全身衰竭。

② 吸氧，保持呼吸道通畅。

③ 禁食、禁水、防窒息，急性症状缓解后可给予营养丰富的流食。

④ 经常通风换气保持室内空气新鲜，温度在 18 ～ 20℃，湿度为 60%。

⑤ 遵医嘱给予雾化吸入稀释痰液，利于咳出。

⑥ 小儿要避免哭闹防止加重病情。

⑦ 做好心理疏导，告知家长本病虽然发展迅速，但治疗及时一般可治愈。

（2）健康指导

① 适当的体育锻炼，保持良好的作息时间，调整身体状态和良好心态，从而提高自身免疫力，避免感冒。

② 避免过度用声和滥发噪声。

③ 宜清淡饮食，避免辛辣、刺激性食物或烟、酒，多食蔬菜、水果。

④ 保持室内空气流通、湿润。

⑤ 远离过敏原，避免过敏性食物。

⑥ 积极治疗上呼吸道感染和临近病灶如鼻窦炎、咽炎、气管炎。

# 慢性喉炎

## 一、定义

慢性喉炎是指喉部慢性非特异性炎症，临床上将其分为慢性单纯性喉炎、肥厚性喉炎和萎缩性喉炎。

## 二、病因及发病机制

慢性喉炎确切病因还不十分明了，可能与下列因素有关：

① 用声过度，本病多见于长期用嗓的人员，如教师、商店营业员、纺织厂的职工、因长时间讲话或在嘈杂的环境中长时间大声讲话。

② 长期吸收有害气体或粉尘，如长期吸烟，长期在粉尘环境中工作。

③ 鼻腔、鼻窦或咽部慢性炎症，这些部位的炎症可直接扩展到喉部，也可因鼻阻塞，外界空气未经鼻腔处理直接经口吸入刺激喉黏膜。

④ 急性喉炎长期反复发作或迁延不愈。

⑤ 下呼吸道有慢性炎症，长期咳嗽及脓性分泌物刺激喉部黏膜。

## 三、临床表现

（1）症状

① 声嘶是慢性喉炎的主要症状，声嘶程度可轻重不等。有些病人晨起时发声尚正常，但讲话多了后就出现声嘶，另有一些病人晨起时声嘶较重，讲一段时间话后或分泌物咳出后声嘶反而减轻。大多数病人禁声一段时间后声嘶缓解，但用声过度声嘶则又加重。

② 喉部常有不适感，如刺痛、烧灼感，异物感、干燥感等。病人借咳嗽以求暂时减轻喉部不适感觉，这种咳嗽常为无分泌物的干咳。

③ 有的病人喉部分泌物增加，形成黏痰，讲话时感费力，需咳出后讲话才感轻松。

④ 萎缩性喉炎可有痉挛性咳嗽，结痂为引起痉挛性咳嗽的原因，故常有痂块或黏稠分泌物随咳嗽排出，有时其中带有少量血液。

（2）体征　喉黏膜慢性弥漫性充血，声带失去正常光泽，变暗红，表面可见与其边缘平行的扩张血管，声带边缘变钝，在发声时，可见声带软弱，振动不协调。黏膜表面可有稠厚黏液，常在声门间连成黏丝。

## 四、辅助检查

（1）实验室检查　合并感染时白细胞增加。

（2）喉镜检查　喉黏膜弥漫性充血，有时有轻度肿胀，声带呈粉红色，边缘变钝。声带表面有时可见黏痰；肥厚性喉炎声带肥厚，严重者两侧声带前部互相靠在一起，声门不能完全打开；萎缩性喉炎表现为喉黏膜变薄、干燥，严重时有痂皮形成，声门闭合时有梭形裂隙。

（3）间接喉镜检查　表现为黏膜充血，血管扩张，咽后壁有散在的淋巴滤泡，常有少量黏稠分泌物附着在黏膜表面。

## 五、治疗

### 1. 一般治疗

避免长时间过度用声，戒除烟酒，改善工作环境，在粉尘环境中作业者应加强防护，积极治疗鼻腔鼻窦的慢性炎症，解除鼻阻塞，控制咽部及下呼吸道的感染。

### 2. 局部治疗

（1）吸入疗法　蒸气吸入或用抗生素或中草药液雾化吸入。

（2）物理疗法　用微波或超短波理疗。

## 六、观察要点

① 每次雾化吸入前监测体温，了解患者咽痛情况，咽部充血水肿消退情况。

② 协助病人排痰，观察痰液的色、质、量等变化。

③ 雾化吸入过程中密切观察病人反应及雾量大小，根据病情调节雾量，病人出现胸闷、气急、呼吸困难等情况时，应暂停吸入，立即通知医师。

## 七、护理要点

（1）介绍疾病与环境关系，尽量避免长期受粉尘的刺激；介绍疾病的治疗方法、预后、自我保护内容及注意事项等知识，使病人树立战胜疾病的信心。向病人说明疾病与职业、日常用声的关系及正确的用声方法，了解病人的心理感受。

（2）慢性喉炎一般不需要住院治疗，护士需加强用药指导，提高病人的遵医行为。

（3）病人或家属教育

① 告诉病人保护嗓音，注意正确用声，避免长时间用嗓或高声喊叫。

② 改变不良生活习惯，戒除烟酒，忌辛辣刺激性食物。

③ 加强劳动保护，避免职业性吸入有害气体及粉尘。

④ 提高身体抵抗力，预防感冒，感冒期间尽量少说话。

## 急性会厌炎

### 一、定义

急性会厌炎又称急性声门上喉炎，是由病毒和细菌引起的会厌急性感染，也可由变态反应、物理、化学刺激引起。主要表现为会厌及杓会厌襞的急性水肿伴有蜂窝织炎性变，可形成会厌脓肿，病情发展极快，如处理不及时或处理不当，极易导致死亡。

### 二、病因及发病机制

（1）原发性　细菌或病毒感染是急性感染性会厌炎最常见原因，尤以B型嗜血流感杆菌最多，其他常见的致病菌有金黄色葡萄球菌、链球菌、肺炎双球菌等，也可与病毒混合感染。身体抵抗力降低、喉部创伤、年老体弱者均易感染细菌而发病。

（2）继发性　由急性扁桃体炎、急性咽炎、急性舌扁桃体炎、口腔炎、鼻炎等邻近病灶蔓延而侵及会厌部。亦可继发于急性传染病后。

（3）外伤性　创伤、异物、刺激性食物、吸入刺激性有害气体、放射线损伤等均可引起声门上黏膜的炎性病变。

（4）变态反应　当抗原进入机体后，产生相应的IgE抗体，再次接触相同抗原时，发生肥大细胞和嗜碱性粒细胞脱颗粒，释放大量血管活性物质，导致血管扩张，通透性增加，引起会厌、杓会厌襞的高度水肿。抗原多为药物、血清、生物制品或食物。药物中以青霉素最多见，阿司匹林、碘或其他药物次之；食物中以虾、蟹或其他海鲜多见。

## 三、临床表现

（1）全身症状　起病急骤，有畏寒、发热、头痛、全身不适等症状，儿童及老年患者症状更为严重。

（2）局部症状　多数患者有剧烈咽喉疼痛，吞咽时加重，重者饮水呛咳，张口流涎。语声亦因会厌肿胀而含糊不清。会厌肿胀较重者，可出现吸气性呼吸困难，严重者可发生窒息。因声带常不受累，故很少有声音嘶哑。

## 四、辅助检查

（1）血象检查　白细胞常在 $10\times10^9$/L 以上，中性粒细胞增多，有核左移现象，血液培养可能有乙型溶血性流感杆菌阳性。

（2）X 线检查　喉部摄片可见咽喉腔阴影明显缩小，会厌肿大，杓状软骨及喉室带阴影模糊。喉侧位摄片对不易做喉镜检查的婴儿有助于诊断，对危重的病例，临床已明确诊断者，可以不拍片以免延误治疗及失去抢救的机会。

## 五、治疗

一旦确诊，需住院治疗。尽快控制感染，静脉注射足量的抗生素和糖皮质激素，如头孢类抗生素、地塞米松等。急性变态反应性会厌炎患者首先进行抗变态反应治疗。如喉阻塞程度较严重则按喉阻塞的处理原则治疗。如会厌舌面脓肿形成，或脓肿虽已破裂仍引流不畅时，应行切开排脓。

## 六、观察要点

密切观察患者的呼吸形态及生命体征变化，及时发现呼吸困难、吸气性软组织凹陷、喉喘鸣等喉阻塞症状，立即向医师汇报。必要时吸氧、监测血氧饱和度。

## 七、护理要点

1. 一般护理

患者需严格卧床休息，取半坐卧位或坐位。鼓励多饮水，进食高热量、易消化流质或半流质清淡食物，忌辛辣、硬、刺激性食物，防止脓肿破溃引起误吸。

2.口腔护理

可用复方硼砂漱口液漱口，既可减轻口腔异味，又可促进伤口愈合。

3.治疗配合

（1）用药指导　按医嘱及时给予足量的抗生素和激素类药物。注意观察药物的疗效及不良反应。

（2）保持呼吸道通畅　及时吸痰，配合蒸气或雾化吸入，床旁备置气管切开包，严重呼吸困难患者做好气管切开术前准备。向患者讲解本病的特点及危害，使其理解并配合治疗、护理措施，不随意离开病房。

（3）疼痛护理　向患者解释疼痛的原因及疾病过程，鼓励患者树立信心。疼痛剧烈时可遵医嘱使用镇静剂。不发音或少发音、轻咳嗽，以利声带休息。

4.心理护理

由于起病急，表情变化快，咽痛剧烈，缺氧导致烦躁不安、面色苍白、出汗等患者常有焦虑和恐惧心理，要做好心理护理。

5.健康指导

（1）平时应加强锻炼，增强机体抵抗力。

（2）要保持口腔卫生，戒除烟酒，少吃辛辣刺激性食物。

（3）告知患者及其家属本病具有一定的危害性，应予以重视，及时治疗会厌邻近器官的急性炎症，以防蔓延。一旦复发，及时就诊。

## 声带小结及声带息肉

### 一、定义

声带息肉好发于一侧声带的前、中 1/3 交界处边缘，为半透明、白色或粉红色表面光滑的肿物，多为单侧，也可为双侧，是常见的引起声音嘶哑的疾病之一。是喉部常见疾病，是慢性炎症的一种，临床上将声带息肉分为两型，一种是局限性声带息肉，表现为声带边缘前中 1/3 交界处有表面光滑半透明、带蒂的新生物。另一种是广基息肉样变。

## 二、病因及发病机制

多见于职业用声或用声过度的人，如歌唱演员、教师以及喜欢喊叫的儿童。故目前认为长期用声过度或用声不当是本病的病因。膜部的中点即声带前、中 1/3 交界处，该处在发声时振幅最大，用声过度或用声不当会导致该处形成小结。

## 三、临床表现

患者有不同程度的声哑、喉鸣及呼吸困难。喉部不适、干燥感，喉部分泌物增加，咳痰，并注意了解痰液性状。

## 四、辅助检查

一般检查以尿常规检查、血液常规检查为主。有肿瘤可疑者应做组织病理、咽喉镜、耳鼻咽喉的 CT 检查。

## 五、治疗

（1）早期声带小结可通过禁声使声带充分休息，小结可自行消失。进行一段时间（约 3 个月）的发声训练，改变错误的发音习惯，也可成功治疗声带小结。儿童声带小结可在青春期自然消失。对不可逆又较大、且声嘶症状明显的小结可考虑在全身麻醉下经支撑喉镜行喉显微手术切除。

（2）声带息肉的主要治疗方法是手术。手术方法包括在表面麻醉下经纤维喉镜或电子喉镜切除或在全身麻醉下经支撑喉镜行喉显微手术切除。术后应根据病情轻重情况声带休息 2 ～ 4 周。

## 六、观察要点

观察患者呼吸情况，如有不适及时与医师联系。嘱患者轻轻将口中分泌物吐出，观察其性状。术后避免剧烈咳嗽。

## 七、护理要点

1. 术前护理

（1）向患者解释手术的目的、基本过程、术中可能出现的不适，以及如何与医师配合。

（2）全身麻醉患者按全身麻醉术前护理常规。

2. 术后护理

（1）饮食护理　表面麻醉患者术后 2 小时可进温、凉流食或软食 3 天。

（2）促进声带创面愈合　术后休声 2 ～ 4 周，使声带充分休息，减轻声带充血水肿。

3. 健康指导

（1）告诉患者注意保护嗓音，注意正确的发音方法，避免长时间用嗓或高声喊叫，防止术后复发。

（2）戒烟酒，忌辛辣刺激性食物。

（3）预防上呼吸道感染，感冒期间尽量少说话，使声带休息，同时积极治疗。

# 喉水肿

## 一、定义

喉水肿为喉部黏膜下疏松部位组织液浸润的病变。由多种病因造成。可分为感染性和非感染性两种。喉水肿是耳鼻喉科常见症状，急性严重者可引起窒息死亡。

## 二、病因及发病机制

（1）感染性疾病　一般非特异性感染如急性喉炎、喉软骨膜炎、喉脓肿、扁桃体周围炎和脓肿、咽侧和咽后间隙感染。特殊感染如喉梅毒、喉结核。

（2）非感染性疾病　各类喉创伤、喉血管神经性血肿以及变态反应和一些全身性疾病均可引起喉水肿。喉血管神经性水肿：是多系统损害的遗传性血管神经性水肿在喉局部的表现，是一种家族遗传性病变。是因为病人血清中C1-酯酶抑制剂（C1-INH）含量低、功能不全或缺乏所致。C1-INH对多种特异性蛋白裂解酶有广泛而重要的调节作用，从而影响纤维蛋白溶解、凝血、激肽形成和补体系统。如其含量低，使过敏毒素和缓激肽释放过多，血管通透性增高，局部形成水肿。变态反应：常见的有青霉素针剂、碘化钾口服液等药物导致的过敏反应，也见于食用海鲜食品等引起喉水肿。此类变态反应主要为由IgE介导的Ⅰ型超敏反应。

## 三、临床表现

急性感染性喉水肿及非感染性喉水肿主要症状均有声嘶、语音含混、咽喉梗阻感。急性感染性喉水肿可伴有发热、喉痛，严重者可有吸气性呼吸困难及喉喘鸣、软组织凹陷等喉梗阻表现。非感染性者有原发疾病的临床表现。如遗传性血管神经性喉水肿，反复出现无痛性水肿，多数在10岁时开始，表现为睑、唇、面部、四肢部位出现硬性水肿，伴有浅红色斑。其他系统亦可出现水肿症状，如上呼吸道、消化道黏膜水肿并伴有相应的症状；中枢神经系统可出现脑水肿引起头痛等颅内压增高表现。

## 四、辅助检查

间接喉镜检查急性感染性喉水肿可见喉黏膜广泛红肿，表面附有分泌物。非感染性喉水肿黏膜则苍白水肿，尤其是杓会厌襞、声带。遗传性血管神经性喉水肿有数小时发病，一般72小时后逐渐消退的特点。

## 五、治疗

主要是针对病因进行治疗。感染性喉水肿予以针对性的广谱抗生素抗感染、消肿，同时静脉滴注糖皮质激素，给予雾化吸入局部用药。变应性喉水肿可口服抗组胺药物。对遗传性血管神经性喉水肿，尤其是发作频繁、症状严重者可用促进C1-INH合成类药物，并补充外源性C1-INH浓缩剂。对急性发作病人，可应用浓缩 C1-INH 制剂静脉注射使其达正常水平。喉水肿严重导致喉梗阻已有气管切开术指征者应先行气管切开，再进行病因治疗。

## 六、观察要点

根据病情，立即按医嘱给予足量糖皮质激素、抗生素或抗组胺类药物等，同时给予吸氧，告知病人用氧注意事项，密切观察病人的呼吸情况，做好气管切开的准备工作。

## 七、护理要点

（1）心理护理　加强与病人及家属的沟通，观察病人的面容表情、情绪状态，了解病人的心理状态。分析引起病人焦虑、恐惧的原因。向病人解释喉喘鸣、声嘶、呼吸困难产生的原因及目前的治疗方法和疗效，减轻病人和家属的恐惧心理，帮助病人树立信心。告知病人医生护士会经常巡视病房，了解疾病的进展情况，做好气管切开及各种抢救仪器、设备的准备工作，一旦病人病情变化，可立即投入使用。

（2）气管切开护理

① 及时行气管切开术，按气管切开术护理。喉水肿症状好转后，可先试堵管 48 小时，若病人无胸闷、气促、呼吸困难等不适时可考虑拔除气管套管。

② 气管切开术后病人不能发音，伤口疼痛难以表达，常会出现焦虑、烦躁，故术后 24 小时内需专人护理，细心观察病人，及时处理病人的不适，多用眼神与病人交流，增强病人对护理人员的信任：待病情缓解后可给予病人使用书写板，与病人进行书面沟通，亦应多与病人交谈，猜测病人的要求，病人可以点头或摆手示意。同时指导病人家属多与病人交流，以稳定病人情绪。

（3）对症护理　病人由于吞咽疼痛，进食困难，故护士应鼓励病人进食流质或半流质饮食，并注意营养的摄入，餐后及时漱口，保持口腔清洁。

（4）健康指导　告知病人和家属，该病发展迅速，若不及时救治易导致死亡，因此有症状或不适要及时就诊；有药物过敏史者及过敏体质者应避免与过敏原接触；平时应注意休息、劳逸结合、经常参加体育锻炼，提高机体抵抗力，避免咽喉部感染；避免咽喉部外伤及与有害气体接触；积极治疗全身性疾病；对于遗传性血管神经性喉水肿的病人应按医嘱长期用药治疗，预防喉水肿发生，进行拔牙或咽喉部检查等操作前应按医嘱加大药物使用剂量。

## 喉关节炎

### 一、定义

环杓关节炎和环甲关节炎总称喉关节炎。

### 二、病因及发病机制

引起全身其他部位关节炎症的病变也可使喉的关节发生炎症，如风湿病、类风湿病、感染、痛风及喉外伤等均可引起环杓关节炎和环甲关节炎。

### 三、临床表现

① 喉痛或咽喉异物感，吞咽及讲话时加重，并可向耳部放射。

② 声嘶，由于环杓关节是司声带运动，环甲关节调节声带的张力，因此喉关节发生炎症时，会有不同程度的声嘶。

### 四、辅助检查

（1）实验室检查　感染引起的喉关节炎白细胞及中性粒细胞可增加。

（2）内镜检查　环杓关节炎时，可见患侧的杓区黏膜肿胀、充血。间接喉镜下，用喉钳行杓区触诊患侧杓区会有明显触痛。

（3）免疫学检查　风湿病引起则红细胞沉降率加快，如为类风湿病变，则类风湿因子阳性。

（4）喉肌电图　重度失神经损害表现为电位时限延长，电位数量减少，出现纤颤电位或波幅降低。

## 五、治疗

（1）非手术疗法　针对病因积极治疗，外伤或一般炎症引起者，可给予局部理疗如透热疗法，药物离子（水杨酸）透入。

（2）休息　急性发作期以声带休息为主。

（3）药物治疗　全身使用糖皮质激素及抗生素。风湿或类风湿病人，可口服水杨酸制剂。

（4）关节腔内注射　注射前根据病人心理承受程度可做局部麻醉；在注射药物前，应将关节内的积液尽可能抽吸干净，以减少因药物被稀释而影响治疗效果。

（5）手术疗法　待炎症消退后，行直接喉镜检查，用喉钳推动病人杓状软骨，试行杓状软骨拨动术，适时发声和深呼吸，以防关节僵硬。

## 六、观察要点

注意观察疗效及不良反应。

## 七、护理要点

（1）解释疾病治疗的目的、意义、注意事项，教会病人自我放松的方法，减轻焦虑。

（2）疼痛明显时给予局部外敷，必要时，遵医嘱给予镇静、止痛药物。

（3）落实各项检查的健康宣教和疾病知识宣教，告知检查的必要性及相关注意事项，使病人掌握自我保健知识。

（4）喉关节炎手术患者给予喉科病人围手术期护理常规。

（5）病人或家属教育

① 防止外伤、避免剧烈活动或重体力劳动。

② 出院后按医嘱规范用药。

③ 养成良好的饮食习惯，饮食要营养均衡、易消化、忌烟酒、辛辣食物。

④ 积极治疗风湿及类风湿疾病，防止复发。

# 第二节　喉外伤及喉异物

## 喉烫伤及烧灼伤

### 一、定义

喉部烫伤或烧灼伤是指喉、气管、支气管黏膜受到强的物理因素刺激或接触化学物质后，导致局部组织水肿、充血，以致局部组织坏死等病变。包括物理因素所致的烧灼伤、烫伤、放射损伤及化学物质腐蚀伤。一般单纯的喉烫伤及烧灼伤较少见，常与头面部烫伤及烧灼伤合并。因声门在刺激下会反射性关闭因而上呼吸道的烧灼伤较下呼吸道较多见。

### 二、病因及发病机制

① 直接吸入或喷入高温液体、蒸汽、化学气体。

② 误吞或误吸入强酸、强碱等化学剂。

③ 火灾时吸入烟尘、氧化不全的刺激物等。

④ 接受直线加速器等放射治疗时的放射线的损伤或核辐射的损伤。

上呼吸道黏膜可自然冷却，能吸收热气中的热能。当其受到热力损伤时，声门受到刺激会反射性关闭进行自我保护。若热气在声门关闭前已进入下呼吸道，则下呼吸道也受到损害。烧伤后表现为鼻、口、咽、喉和下呼吸道黏膜充血、水肿和坏死，累及黏膜下层、软骨，可导致窒息、肺不张或肺部感染。若为放射性损伤早期有炎症反应，之后可发生纤维化、放射性软骨炎、软骨坏死。

### 三、临床表现

根据喉烫伤及烧灼伤的程度，临床上可将其分为轻度、中度及重度。

（1）轻度　损伤部位在声门及声门以上。声音嘶哑、喉痛，伴有吞咽困难等吞食腐蚀剂或热液可见口周皮肤烫伤，胃、食管黏膜烧灼及全身中毒症状。头面部皮肤烧伤，上呼吸道黏膜充血、肿胀、水疱、溃疡及假膜形成。

（2）中度　损伤部位在隆突以上。除轻度的症状外，还有吸气性呼吸困难、窒息。除轻度的体征外，还包括喉黏膜水肿、糜烂；呼吸音粗糙，可闻及干啰音及哮鸣音。

（3）重度　损伤部位在支气管甚至达肺泡。呼吸急促、剧烈咳嗽，可咳脓血痰，可导致肺不张、肺水肿甚至呼吸功能衰竭。下呼吸道黏膜水肿、糜烂等。

## 四、辅助检查

如无其他特殊情况，一般不需进行辅助检查。

## 五、治疗

1.急救措施

（1）早期处理　热液体烫伤者可给予口含冰块、冰水漱口、颈部冷敷。强酸或强碱烧伤者应即刻用清水冲洗口腔及咽部，同时采用中和疗法。强酸可给予牛奶、蛋清或2%～5%碳酸氢钠溶液；强碱可用食醋、1%稀盐酸或5%氯化氨等涂抹伤口或吞服，或使用中和药物雾化吸入。酚类烧伤时，先用稀乙醇溶液，再用水漱口、冲洗。

（2）全身治疗　补充液体，充分补液，维持水、电解质平衡。重度需行气管插管，亦可给予高压氧治疗。纠正休克，保护心肺功能。合理应用抗生素预防感染，可用糖皮质激素预防呼吸道黏膜水肿。

2.保持呼吸道通畅

及时去除口鼻腔及咽喉部的分泌物，保持呼吸道通畅。

3.留置胃管

鼻饲饮食，给予全身营养支持治疗，改善机体营养。强酸、强碱烧伤时留置胃管可防止食管因下咽和瘢痕挛缩而封闭。

## 六、观察要点

密切观察病人呼吸的情况，做好气管切开的准备工作。

## 七、护理要点

① 若病人主诉疼痛难以忍受，可遵医嘱给予止痛药，并做好药物的相关宣教和指导。协助和指导病人药液漱口或雾化吸入，以减轻损伤。

② 耐心解答病人对疾病的相关疑问，用病人容易接受的方式讲解疾病相关的知识。安抚其情绪，告知病人积极配合治疗的重要性，取得病人的配合。

③ 清洁口腔，及时清除口腔及咽喉部的分泌物，保持清洁，防止感染的发生。监测病人体温的变化，若体温升高，则应及时通知医生予以处理。遵医嘱全身使用抗生素。

④ 保持呼吸道通畅　遵医嘱应用糖皮质激素防止呼吸道黏膜水肿，应用解痉药物解除支气管痉挛。

⑤ 给予病人全身支持治疗，观察病人生命体征，水、电解质的变化，了解病人心肺功能的状况，如发现异常及时通知医生，并配合好相关的治疗工作。

⑥ 做好鼻饲管的护理，妥善固定，保持导管的通畅，保证病人全身营养的供给，提高机体抵抗力，促进病人恢复。

# 开放性喉创伤

## 一、定义

开放性喉外伤指喉部皮肤和软组织破裂，其伤口与外界相通的喉创伤，包括切伤、刺伤、炸伤、枪弹伤等，可累及喉软骨、软骨间筋膜，穿通喉内；贯通性喉外伤则指喉创伤穿通喉腔。开放性喉外伤易累及颈动脉及颈内静脉，发生大出血而造成死亡。

## 二、病因及发病机制

① 刀剪等锐器自伤。

② 斗殴中被匕首、砍刀等锐器所伤。

③ 交通事故或各类意外时，破碎的挡风玻璃或尖锐的金属物器所伤。

④ 弹片、枪炮击中喉部。

⑤ 意外爆炸事故中被碎裂物击伤。

## 三、临床表现

（1）出血　开放性喉外伤所造成的伤口有时出血较凶猛，极易发生出血性休克，若出血难以控制可致病人立即死亡。若血液流入呼吸道则可窒息。

（2）皮下气肿　因空气通过喉内和颈部伤口进入软组织内而产生。向周围扩展时可达面部及胸腹部，向下进入纵隔则形成纵隔气肿。若累及肺尖部胸膜壁层可致气胸。

（3）呼吸困难　开放性外伤后病人常因喉软骨骨折、移位，喉黏膜出血、肿胀致喉狭窄、梗阻；伤口出血流入呼吸道造成呼吸道阻塞；有气胸时可导致病人出现不同程度的呼吸困难。

（4）声嘶　声带、喉返神经损伤或环杓关节脱位可致声嘶或失声。

（5）吞咽困难　喉部及咽部损伤导致吞咽疼痛妨碍吞咽动作。当伤口穿通咽部、梨状窝或食管时，则有唾液和食物自伤口溢出，造成吞咽困难。出血、休克、呼吸困难是开放性喉外伤的三个危急症，应及时予以处理。

（6）伤口情况　伤口未与喉、咽相连，可见唾液从伤口流出；伤口与喉、咽相连可见咽壁、喉内组织及裸露的血管、神经。若伤口内有血凝块或异物不可轻易取出，以免造成大出血。

## 四、辅助检查

一般不需要特殊辅助检查。

## 五、治疗

1.急救措施

优先处理危及生命的损伤，应先控制出血、防止休克、解除呼吸困难。

（1）控制出血　检查伤口，找出出血点，并结扎出血血管。若位置较深，不易结扎或找不到出血点，可先用纱布填塞喉、气管两侧。若出血凶猛者，可用手指压迫止血同时探查颈部动脉有无裂口，有裂口可行缝合术或血管吻合术；若颈内静脉破裂，可行近心端结扎。因可能引起严重的中枢神经系统并发症如偏瘫等，故只在万不得已时方行颈总或颈内静脉结扎术。

（2）解除呼吸困难　此点极为重要，应先用吸引器吸出喉部血液或唾液，同时给予吸氧并取出异物。若情况危急，可将气管插管或气管套管由伤口处插入，伤口内填纱布，防止血液流入气道。之后可视情况行气管切开术。

（3）休克的处理　严密监测病人生命体征的变化。如病人出现神志模糊、血压下降、脉搏细速等休克表现时，护士应及时予以开放静脉通路并遵医嘱予以快速输注葡萄糖、平衡盐溶液或代血浆和全血，并给予强心剂等来纠正。

（4）其他治疗　给予抗生素、糖皮质激素、止血药物并及时注射破伤风抗毒素。

2.手术治疗

（1）咽喉部浅表伤

① 若受伤时间短，无污染者，应在清创后逐层缝合。

② 若有污染，应在彻底清创后延期缝合。

（2）咽喉切伤及穿通伤

① 尽量保留破碎的软骨与组织，复位、缝合。

② 若出现咽及食管瘘，应严密缝合周边黏膜以防形成咽瘘并予以喉内放置喉模并加以固定防止喉狭窄。

③ 若喉返神经断裂可视具体情况行喉返神经吻合术。

(3) 喉腔内存在异物　浅表异物可于手术中取出。也可行 X 线检查明确异物与周围各组织的关系，做好充分准备后再予以取出。

3. 营养支持

在关闭伤口前，予以插入鼻饲管进行肠内营养。必要时，可行颈部食管造瘘术或胃造瘘术，以确保病人营养的供给同时也可减少吞咽动作，利于伤口的愈合。

## 六、观察要点

严密观察病人呼吸情况的变化，及时吸出喉部血液及唾液，取出异物，并予以吸氧。

## 七、护理要点

① 病人喉部若受伤较重，其疼痛较剧烈，此时应做好病人情绪的安抚。并遵医嘱合理使用止痛药物。

② 喉部开放性外伤因其伤口可见，病人及其家属的恐惧及焦虑情绪较重，此时护士应耐心做好病人及家属的安抚并详细回答病人及家属对疾病的疑问。告知病人应调整好自身情绪积极配合治疗，以期早日康复。

③ 若有喉阻塞，应行气管切开术，此时护士应做好相关准备，积极配合并做好气管切开的护理。同时可遵医嘱使用糖皮质激素类药物以防喉水肿。

④ 严格执行无菌原则，保持伤口的清洁。若伤口敷料有污染或血迹时，应及时换药。同时遵医嘱合理使用抗生素。

⑤ 向病人介绍疾病相关的自我护理知识。对于予以鼻饲饮食的病人，应向其解释鼻饲饮食的意义并告知其相关注意事项。对于行气管切开放置套管的病人，应注意保持呼吸道通畅。

⑥ 若病人出血量大，出现神志模糊、血压下降、脉搏细速等休克表现时，护士应迅速建立静脉通路配合医生抢救，找出出血点迅速止血，并进行抗休克处理。

⑦ 对因气胸或纵隔气肿而行胸腔闭式引流的病人应做好其

胸腔闭式引流的护理，妥善固定导管，维持有效的引流。

⑧ 术后在病人病情允许的情况下可指导其做力所能及的事，帮助其逐步恢复自理能力。

⑨ 对于带管回家的病人，应教会其气管套管的相关护理，防止异物进入套管内，并保持呼吸道的通畅。告知复诊时间，嘱其定期随访。若出现呼吸不畅等情况时，应及时来院就诊。对于拔管后的病人，应告知其注意保持伤口的清洁，按时换药，定期随访。

## 闭合性喉创伤

### 一、定义

闭合性喉外伤是指颈部皮肤及软组织无伤口的喉外伤。轻者仅有颈部软组织的损伤，重者可发生喉软骨移位、骨折等，危及病人生命。

### 二、病因及发病机制

颈部遭受外来暴力的直接打击，如拳击、撞击、扼伤、自缢、各类意外事故。偶尔可因强烈张口与剧烈呕吐导致环甲关节与环杓关节脱位而致喉损伤。来自侧方的外力可使喉部移向对侧，故损伤较轻；前方的外力由前向后将喉部推挤致颈椎，此时则伤情多较重。

### 三、临床表现

1. 症状

（1）疼痛　以喉及颈部为著，触痛多明显。发声及吞咽时加重，有时可向耳内放射。

（2）声音嘶哑或失声　声带、室带黏膜出血、水肿可导致声音嘶哑，喉软骨骨折、脱位或喉返神经损伤可致失声。

（3）咳嗽及咯血　咳嗽由挫伤刺激引起，伤及喉黏膜轻者仅有痰中带血，重者如喉软骨骨折伤及血管时可致咯血。

（4）颈部皮下气肿　因咳嗽时空气进入喉部周围组织，轻者仅局限于颈部，重者可累及面颊、胸等部位，累及纵隔时则可导致呼吸困难。

（5）吞咽困难　常因喉痛而致，其疼痛感明显，吞咽时加重，有时也可因咽喉黏膜撕裂导致吞咽困难。

（6）呼吸困难　多因喉狭窄而致，若伤及双侧喉返神经可引起吸气性呼吸困难。

（7）休克　严重的喉挫伤可导致外伤性或出血性休克。

2.体征

① 颈部肿胀变形，皮肤呈片状或条索状瘀斑。

② 喉部有明显触痛，可触及喉软骨碎片摩擦音。

③ 若有皮下气肿则可扪及捻发音。

## 四、辅助检查

（1）间接或纤维喉镜检查　判断喉部受伤的情况，如喉黏膜有无水肿、血肿出血、撕裂，声门有无变形及声带活动情况。

（2）颈部正侧位片、CT、MRI 检查　判断喉骨骨折部位、气管损伤情况及颈部、喉部软组织和血管损伤情况。

## 五、治疗

（1）按一般外科挫伤治疗　对于仅有软组织损伤、无咯血和喉软骨移位或骨折及其他并发症的病人，可嘱其保持安静、颈部制动、进食流质或软食、减少吞咽动作。可酌情给予止痛剂。喉黏膜水肿、充血者可给予抗生素或糖皮质激素。同时应严密观察病人呼吸及皮下气肿的情况，病人发生严重的呼吸困难或窒息时，应做好气管切开的准备。

（2）气管切开术　有明显吸气性呼吸困难者应行气管切开术。

（3）直接喉镜下喉软骨固定术　适用于中度喉挫伤、有喉软骨骨折及轻度移位者。行该固定术前应先行气管切开术。其手术方式为：在气管切开后行直接喉镜或支撑喉镜检查，复位移位的喉软骨，并在喉镜下放入塑料或硅胶制的喉模，其上端由丝线经鼻腔引出固定，下端通过气管造口固定于气管套管。

（4）喉裂开喉软骨复位术　该手术是在气管切开后行喉裂开术，术中将破裂的软骨尽量保留、复位，可用局部组织瓣或会厌、颊黏膜游离的黏膜瓣、颈前肌肌膜瓣对喉内黏膜进行缝合。若一侧杓状软骨完全撕脱并伴移位，可予以切除。如果只有部分杓状软骨撕裂可行复位并使用黏膜将其修复。将骨折的喉软骨进行复位，用钢丝或尼龙线进行固定，喉内放置喉模型，将其上端经鼻腔引出，下端经气管切开处引出并分别予以固定，用来扩张喉腔，防止术后造成喉狭窄。术后 4 ～ 8 周经口取出喉模。病人术后应进行随访，如有狭窄趋势，可行喉扩张术。直接喉镜下喉软骨固定术及喉裂开喉软骨复位术两种术式，术后丝线均应进行妥善固定，防止丝线脱出。

（5）鼻饲　饮食对于受伤严重或术后的病人，10 天内应给予鼻饲饮食，以减少喉部活动，减轻疼痛及呛咳，以利创伤的愈合。

## 六、观察要点

密切观察病人的呼吸情况，注意其有无呼吸困难或缺氧症状，并嘱其切勿随意离开病房。

## 七、护理要点

（1）一般护理

① 做好病人的心理护理，了解病人的社会状况。喉创伤多为突发性，病人一时难以接受，护士应给予充分的理解，对其提出的问题予以耐心的解答。并与病人家属进行沟通，使其给予病人有效的支持，以减轻病人焦虑不安的情绪，积极地配合治疗。

② 对于非手术治疗的病人可嘱其保持安静、颈部制动、进流质或软食，并嘱其减少吞咽动作，严密观察其呼吸及皮下气肿的情况，床旁备好气管切开包，做好气管切开的准备。同时可遵医嘱合理使用抗生素及糖皮质激素。

③ 了解病人疼痛的范围及性质，解释疼痛产生的原因。若病人疼痛感较轻，可通过听音乐或看书报杂志等方式来转移其对

疼痛的注意力、放松心情。若病人疼痛感剧烈，可遵医嘱给予止痛剂，并及时评价使用效果。

④ 若病人有明显的吸气性呼吸困难或缺氧症状，应及时行气管切开术。病人咽喉部分泌物应及时吸出，可给予持续氧气吸入。无休克征象者，保持颈部舒展，以利通气。

（2）气管切开的护理

① 术前需禁食、禁水，若为紧急情况，则无此限制。

② 做好相关宣教，向病人说明手术的目的及必要性，手术中的配合及术后的注意事项，取得病人及其家属的配合和理解，减轻其恐惧、焦虑的情绪。

③ 告知病人不可随意离开病室，防止意外的发生。

④ 气管切开术后保持呼吸道通畅，将相应的气管套管的内芯放在随手可取之处，以备急用。

⑤ 定时清洗、消毒内套管，并及时放入，防止因内套管取出时间过久而造成分泌物阻塞外套管。小儿或病人分泌物较多时则需增加清洗次数，防止分泌物结痂阻塞呼吸道（成人一般需4～6小时清洁套管内管1次，儿童应适当缩短时间间隔）。

⑥ 及时清除气管内分泌物，若分泌物黏稠可用超声雾化吸入。定时向气管套管内滴入湿化液湿化气道。维持适宜的室内温度及湿度（温度维持在20～25℃，湿度维持在60%～70%）。

⑦ 鼓励病人多饮水、适当地下床活动，指导其进行有效的咳嗽、咳痰。若病人难以将痰液咳出，可使用吸引器进行吸痰。

⑧ 妥善固定，防止脱管。气管套管系带应打三个外科结，以能容纳一个手指的松紧为宜。及时调整系带的松紧度，因气管切开后1～2天可能会产生皮下气肿，待其消退后系带会变松，此时应及时调整系带的松紧度。告知病人剧烈咳嗽时应用手指轻抵外套管管翼部分，防止外套管脱出。

（3）喉软骨固定或骨折复位病人术后护理

① 监测病人生命体征的变化并做好相关记录。

② 预防感染，严格执行无菌操作，遵医嘱合理使用抗生素。

③ 做好病人的口腔护理。

④ 观察颈部皮肤血运情况，有无红肿、脓性分泌物。

⑤ 指导病人取保护性体位，即采用垫高病人枕部偏头侧位，保持头部前倾 15° ～ 30° ，以免发生喉咽腔裂开造成严重的吞咽困难等并发症。

⑥ 喉内放置的喉模其上端丝线由鼻腔引出，下端经气管切开口引出并分别固定。术后应注意观察丝线的固定情况，并告知病人不可随意拉扯丝线。

⑦ 术后 7 ～ 10 天内可给予鼻饲饮食，减少喉部活动，促进伤口愈合。

（4）健康教育　病人术后应注意头部体位并做好相关保护措施，以利术后恢复。术后病人应定期随访，4 ～ 8 周后可取出喉模。取出后若病人出现呼吸困难等症状时应立刻来院就诊。

## 喉异物

### 一、定义

喉异物多发生于 5 岁以下的幼儿，该疾病危险度高，极易发生窒息进而造成病人死亡。若病人将异物吸入声门裂，因其为呼吸道狭窄处，极易导致喉阻塞。同时喉异物亦可引起喉痉挛从而导致病人窒息死亡。

### 二、病因及发病机制

喉异物的种类较多，其中以鱼骨、果核、饭粒等较为常见，花生米、各种豆类等坚果约占一半。多因幼儿在进食时突然大声哭笑或受到惊吓等而误吸入喉部。当儿童口含钉、针等金属物体或小玩具等塑料物品时，若突然跌倒、哭闹、嬉笑时，也极易将其误吸入喉部。当异物误吸入喉嵌顿在声门区，则导致喉部异物。

### 三、临床表现

根据异物的大小和种类其临床表现各不相同。

（1）较小异物　声嘶、吸气期喉喘鸣、阵发性剧烈咳嗽。

（2）较大异物　立即引起失声、剧烈咳嗽、发绀、吸气性呼吸困难，严重者可于数分钟内窒息死亡。

（3）尖锐异物　刺伤喉黏膜，可导致喉痛、吞咽痛、发热或呼吸困难等症状。

## 四、辅助检查

① 喉镜检查可发现异物，若异物位于声门下有时不易发现。

② 喉前后位和侧位 X 线片、喉部 CT 扫描，必要时行胸片检查，可对喉部异物进行确诊，同时亦可明确异物的形状、存留部位和嵌顿情况，为取出异物提供依据。

## 五、治疗

① 间接喉镜或纤维喉镜下异物取出术：适用于能合作且异物位于喉前庭以上的病人。在喉表面麻醉后，在间接喉镜下取出，若异物较为细小可在纤维喉镜下取出。

② 直接喉镜下异物取出术：给予全身麻醉，术前禁用镇静剂，防止因使用镇静剂产生呼吸抑制，从而导致通气不足加重呼吸困难。此种治疗方式成人、幼儿均可采用。

③ 若病人气道阻塞严重、异物较大并伴有呼吸困难，经评估后难以迅速在直接喉镜下取出异物时，可先行气管切开术，待呼吸困难缓解后，给予全身麻醉后再于直接喉镜下取出。

④ 待异物取出后应给予抗生素、糖皮质激素进行超声雾化吸入以防止喉水肿、肺炎、支气管炎的发生。

## 六、观察要点

密切观察病人的生命体征及缺氧症状的变化，注意病人有无口唇发绀或四凹征的发生（四凹征指胸骨上窝、锁骨上窝、胸骨剑突下及肋间隙软组织凹陷），若病人发生上述症状应立即通知医生进行处理。

## 七、护理要点

① 幼儿病人多由家属陪伴前来就诊且哭闹不止，病人家属也会因幼儿的哭闹而感到焦虑不安。此时护士应安抚家属的情绪，使其情绪得以稳定。同时，亦需要取得家属的理解与配合，共同合作使幼儿病人停止哭闹配合诊疗工作。对于成年病人，护士可向其解释疾病的相关知识，使病人尽量放松，帮助其树立信心。

② 安抚幼儿病人，避免因哭闹而增加耗氧量从而加重呼吸困难。若为成年病人则可嘱其静卧，减少耗氧量。同时要避免不良刺激。

③ 积极与患儿家属进行沟通，了解病人的发病史，同时将治疗配合事项告知其家属。评估病人因呼吸困难造成的语言沟通障碍的程度，当病人说话困难时应告知其尽量放松并注意观察其口形的变化，耐心倾听，满足病人的需求。

④ 对于幼儿病人应向其家属做好相关宣教。告知家属，幼儿进食时应避免其大声哭笑或受到惊吓。避免幼儿将针、硬币等异物含于口中。在喂食过程中应将鱼骨、碎骨等挑出。防止幼儿吸食果冻类食物，以免误吸入呼吸道。

⑤ 若病人需行手术治疗，护士则应做好相关术前术后的宣教及护理工作。并对病人进行心理评估及相关心理护理，解除其因手术而产生的不良情绪。

# 第三节 喉阻塞

## 一、定义

喉阻塞又称喉梗阻，为耳鼻喉科常见急症之一，是因喉部或其周围邻近组织病变的影响，使喉部通道发生狭窄、不完全或完全性阻塞，引起程度不同的呼吸困难。若不紧急处理，可引起窒息死亡。由于幼儿喉腔较小，黏膜下组织疏松，神经系统不稳定，如发生喉阻塞的机会较成人多。喉阻塞不是单独的疾病，而是由各种不同病因引起的临床症状。

## 二、病因及发病机制

（1）喉部炎症　小儿急性喉炎、急性喉气管支气管炎是引起急性喉阻塞的常见原因。成人患急性会厌炎、喉脓肿、喉软骨膜炎也可发生喉阻塞。此外，喉特异性感染，如喉结核、喉梅毒等，也可引起喉阻塞。

（2）喉部外伤　喉部挫伤、切割伤、烧灼伤、火器伤、高热蒸汽吸入或毒气吸入后，可因黏膜肿胀，软骨骨折、移位等原因使喉腔变窄，呼吸困难。外伤后期，由于组织粘连，瘢痕收缩，会导致后遗瘢痕性喉狭窄、喉阻塞。

（3）喉部异物　常见于儿童。喉部、气管异物不仅造成机械性梗阻，并可引起喉痉挛。

（4）喉部水肿　喉血管神经性水肿、药物过敏反应、支气管镜检查或气管内插管时间过长、操作粗暴，损伤喉部黏膜，均可导致黏膜肿胀而致喉阻塞。心、肾疾病引起的全身性水肿，若累及喉部也可引起喉阻塞。

（5）喉部肿瘤　喉癌、多发性喉乳头状瘤较为常见。喉部邻近组织的较大肿瘤，如甲状腺肿瘤等，压迫喉腔时亦可致喉阻塞。

（6）先天性喉畸形　喉蹼、先天性喉喘鸣、喉软骨畸形等。

（7）声带瘫痪　两侧声带外展性瘫痪时声门裂变小，导致喉阻塞。

## 三、临床表现

（1）吸气性呼吸困难　是喉阻塞的重要症状和体征。表现为吸气运动加强，时间延长，吸气深而慢。发生原因：声门处最狭窄，声带边缘略向上倾斜，正常情况下，吸气时气流将声带斜面向下、向内推压，但同时伴有声带外展运动，声门裂变大，呼吸通畅。当喉部病变时，声带黏膜充血肿胀，吸气时声带边缘被向下、向内推移，使原本已变窄的声门变得更狭窄，吸气更困难。

（2）吸气期喉喘鸣　吸气时气流通过狭窄的声门裂，形成气流漩涡冲击声带，随着声带震动而发生的尖锐鸣声，称为喉喘鸣音。

（3）吸气期软组织凹陷　吸气时胸腔内负压加大，胸廓周围软组织出现凹陷，如胸骨上窝，锁骨上下窝，剑突下或上腹部软组织凹陷，出现“四凹征”。

（4）声音嘶哑　如病变主要侵犯声带及其邻近区域，声音嘶哑常为首发症状。

（5）缺氧表现　口唇发绀、面色苍白、肢端湿冷、出汗、烦躁不安、心律失常、脉快无力、呼吸浅快，甚至窒息、心力衰竭而死亡。

## 四、辅助检查

主要有影像学和内镜检查，必要时做血气分析。

## 五、治疗

根据不同的病因以及呼吸困难的程度确定治疗方案。对于急性喉阻塞患者，应迅速解除呼吸困难，以免造成窒息或心力衰竭。

## 六、观察要点

对Ⅰ度和Ⅱ度喉阻塞患者应密切观察病情变化和喉阻塞程度，如病情加重及时通知医师。对Ⅲ度和Ⅳ度喉阻塞患者应密切观察呼吸、脉搏、血氧饱和度、血压、神志、面色、口唇颜色等变化，并立即报告医师。

## 七、护理要点

1.保持呼吸道通畅，预防缺氧、窒息等并发症

① 及时根据医嘱用药，并注意观察患者用药后的效果。如为异物、喉部肿瘤、喉外伤或双侧声带瘫痪引起，及时做好术前准备，以便随时手术。必要时予雾化吸入，低流量吸氧。

② 备齐急救物品。对Ⅱ度和Ⅲ度喉阻塞患者，在行气管切开术前应准备气管切开包、适宜型号的气管套管、床旁插灯和吸引器等，放于患者床旁。

③ 需行气管切开术的患者，给予气管切开术患者的常规护理。

④ 给患者创造安静的休息环境，室内保持适宜的温度和湿度。协助取半卧位，卧床休息，减少耗氧量。尽量减少患者活动量和活动范围，以免加重呼吸困难或发生意外。小儿患者尽量减少任何外界刺激，避免因哭闹而加重呼吸困难。

2. 心理护理

向患者解释呼吸困难产生的原因、治疗方法和疗效，使患者尽量放松，减轻恐惧心理，帮助患者树立信心，避免不良刺激，以免进一步加重呼吸困难和缺氧症状。对喉阻塞较严重的患者，护士应守护在患者床边，随时观察病情变化，做好安慰和解释工作，减轻患者紧张和恐惧。

3. 健康指导

（1）对住院期间未能拔管而需带管出院的患者，应教会患者或家属：①消毒内套管、更换气管垫的方法；②湿化气道和增加空气湿度的方法；③洗澡时防止水流入气管，不得进行水上运动；④外出时注意遮盖套管口，防止异物吸入；⑤定期门诊随访；⑥如发生气管外套管脱出或再次呼吸不畅，应立即到医院就诊。

（2）喉阻塞由多种原因引起，如炎症、异物吸入、药物过敏等，而且后果严重。因此，应通过各种途径向公众大力宣传喉阻塞的原因和后果以及如何预防喉阻塞，包括增强免疫力，防止上呼吸道感染；养成良好的进食习惯，吃饭时不大声谈笑；家长应注意不要给小儿吃豆类、花生、瓜子等食物，防止异物吸入；有药物过敏史者应避免与过敏原接触；喉外伤患者应及早到医院诊治等。

## 第四节　喉肿瘤

### 喉乳头状瘤

#### 一、定义

喉乳头状瘤为喉部常见的良性肿瘤，可能与人乳头状瘤病毒（HPV）感染有关，可发生于任何年龄，甚至新生儿，以 10 岁以下儿童多见。发生在儿童者常为多发性，生长快，易复发。发生在成人者有恶变倾向。

## 二、病因及发病机制

（1）病毒感染学说　目前认为HPV感染是喉乳头状瘤发病的主要原因。HPV是一类呈腹状结构的DNA肿瘤病毒，包括50种亚型，人类是HPV的惟一天然宿主。病毒进入人体后，在潮湿的皮肤黏膜基底层潜伏，潜伏期1个月至数年。根据HPV的致癌危险性可分为低危型、高危型和中间型。低危型包括HPV6、11、13、32等，可引起皮肤黏膜良性病变；高危型常在癌变组织中检出，主要有HPV16、18、45、52、56，中间型有HPV31、33、35、45等，在良恶性组织中均能检出，但不是主要型别。

（2）慢性炎症刺激学说　有学者用电镜观察到喉乳头状瘤细胞吞噬嗜中性粒细胞的征象，推测喉乳头状瘤的发生或复发和炎症刺激有关。

（3）内分泌代谢紊乱学说　国内外均有报道，认为喉乳头状瘤的发生及病情变化和雌激素的水平有密切关系，因此也有用雌激素治疗本病的报道。

（4）凋亡抑制学说　有学者检测到喉乳头状瘤细胞中凋亡抑制基因BCI-2表达升高，Bax表达降低，从而促进细胞生长。

（5）血红素氧合酶－一氧化碳途径学说　血红素氧合酶作为重要的生物活性物质，广泛存在于动物细胞的微粒体中，而COX-2作为诱导型血红素氧合酶，其上升是癌发生的关键步骤。研究表明，喉乳头状瘤组织中血红素氧合酶表达升高。

## 三、临床表现

1. 症状

（1）声音嘶哑　声音嘶哑呈持续性，逐渐加重，嘶哑程度与肿瘤大小并非一致，但与发生部位有关。发生于声带边缘的肿瘤早期就有声音嘶哑；发生在其他部位不影响声带闭合者，声音嘶哑出现较晚，累及到声带时才出现。

（2）喉部异感症　发生在声带以外的肿瘤，喉部异物感是早期的惟一症状。

（3）喉痛、咳嗽　肿瘤溃烂时可有喉部疼痛、咳嗽，尤其肿瘤生长于声带时有刺激性咳嗽。

（4）喉鸣、呼吸困难　肿瘤较晚期、生长很大、堵塞呼吸道而致呼吸困难或出现喉鸣。

2. 体征

早期可无明显阳性体征，出现呼吸困难多表现为吸气性呼吸困难，可出现三凹征。

## 四、辅助检查

（1）间接喉镜检查　可见声带、室带或声门下淡红色或暗红色，表面不光滑，呈乳头状增生。

（2）影像检查　X 线或 CT 检查可明确肿瘤大小、侵犯范围等，以助制订手术方案。

（3）组织学检查　在喉镜下取活组织送病理检查明确诊断，因有恶变的可能，成年人取活检最好取多个部位。

## 五、治疗

治疗的方法较多，但支撑喉镜下应用 $CO_2$ 激光切除是最有效的治疗手段，儿童易复发，需多次手术。并发喉梗阻者，应行气管切开术。

（1）间接喉镜下手术切除术　成年人能够配合手术而且是单发的小乳头状瘤可在间接喉镜下切除，此方法简单，实用，花费很低。

（2）直接喉镜下或支撑喉镜下肿瘤切除术　适用于肿瘤位于前联合，间接喉镜下取出困难者或肿瘤大、基底广、多发者。

（3）支撑喉镜下应用 $CO_2$ 激光切除术　在支撑喉镜下用 $CO_2$ 激光切除有较好疗效，如果能配上手术显微镜，术野更清晰。

（4）喉裂开术　喉裂开术在治疗中不常用，只有多次反复发作者，肿瘤较大引起呼吸困难或有恶变倾向者才行喉裂开术，以希望能够根治。术中切除肿瘤后同时行冷冻创面，增加手术效果。

（5）全喉切除术　广泛的喉乳头状瘤已破坏了喉的软骨时，使喉已丧失了正常功能，虽为良性肿瘤，但喉已变废，只好切除全喉，有利于肿瘤根治。

（6）物理治疗　喉乳头状瘤物理治疗方法较多，如电灼术、冷冻术等。临床上应用较多的是冷冻术，但儿童需行气管切开术，以免术后喉水肿而致呼吸困难。对于较大的乳头状瘤在切除后冷冻，术后用激素以防水肿。

（7）免疫治疗　应用α干扰素（α-IFN）配合外科治疗对乳头状瘤有肯定的抑制作用，已成为治疗乳头状瘤的有效辅助手段。但α-IFN 应用疗程长，可引起致热原反应、贫血、白细胞和血小板减少、转氨酶升高等并发症，且突然停药可导致疾病反跳加重。

## 六、观察要点

（1）术前　严密观察病情变化，观察病人有无喘鸣、呼吸困难等症状，如有气急、胸闷、发绀、三凹征等症状，应及时给予气管切开。

（2）术后　密切监测生命体征，观察有无呼吸困难症状。

## 七、护理要点

1. 术前护理

① 关心病人，了解病人心理，关心、安慰病人。向病人介绍疾病反复发病的特点，主要的治疗方法及手术方式，让病人减少对手术的恐惧，积极配合治疗。

② 嘱病人避免外出活动，少说话，多喝水，不要大声喊叫等，预防上呼吸道感染，避免声带水肿。

③ 术前加强营养，增强手术耐受力。做好口腔护理，保持口腔清洁。

④ 完善术前检查和准备。

2. 术后护理

（1）出血

① 给予半卧位，保持室内安静。

② 颈部冷敷。

③ 严密监测生命体征，记录口中分泌物的色、质、量。

④ 保持静脉输液通畅，根据医嘱使用止血药。

⑤ 床旁备气管切开包。

（2）喉头水肿

① 半坐卧位或抬高床头。

② 按医嘱给予地塞米松肌内注射或静脉滴注。

③ 吸氧，保持呼吸道通畅，监测血氧饱和度。

④ 床旁备气管切开包。

（3）舌体麻木

① 听取病人主诉，告知病人舌体麻木是因为术中喉镜压迫舌体、舌根时间过长引起，嘱其不必紧张。

② 给予温冷的半流质饮食。

③ 保持口腔清洁，多漱口。保持口腔清洁，术后 3 天内给予漱口水清洁口腔。

（4）禁声期的护理　术后禁声1周，以减少声带摩擦及水肿。因术后声带过早活动，可使未痊愈的创面相互摩擦，不仅延长恢复期，还会使病变复发。禁声期间，细心观察病人表达的信息，包括目光、表情、头、手等人体部位的姿态，认真观察病人的肢体语言可判断其生理需求和心理活动，给予及时处理。

（5）干扰素治疗的护理　注射前向病人介绍药物治疗的目的、意义。告知病人注射疗程长需坚持用药，注射当天病人可能有高热、皮疹等现象，嘱其多饮水，不必紧张，高热 24 小时后会自行退去。定期随访，观察用药后反应和治疗效果，并逐步延长注射间隔时间，用药期间监测肝功能和血常规。

3. 康复指导

（1）指导病人建立良好的卫生生活习惯，禁烟、酒及辛辣刺激性食物。

（2）定期复查，成人喉乳头状瘤易癌变，嘱病人于术后 3 个月、6 个月、1 年复查，若有复发及时手术治疗。

（3）同时鼓励病人加强运动功能锻炼，如散步、打太极拳等，提高机体抗病能力。

（4）注意保暖，预防感冒。

（5）指导家属给病人合理饮食，增加营养，增强自身抵抗力。

## 喉癌

### 一、定义

喉癌是来源于喉黏膜上皮组织的恶性肿瘤，是喉部最常见的恶性肿瘤。随着工业化的发展，近年来喉癌的发病率呈上升趋势。在我国，喉癌的发病率有很大的地区差异，东北地区发病率较高，城市高于农村，病人以男性居多。

### 二、病因及发病机制

喉癌的发生目前尚无确切病因，可能是多种因素共同作用导致，主要有以下几个方面：吸烟、饮酒、空气污染、职业因素、病毒感染、性激素、微量元素缺乏、放射线等。

### 三、临床表现

喉癌的临床表现以声音嘶哑、呼吸困难、咳嗽、吞咽困难及颈淋巴结转移为主，有时会伴有咯血、口臭、咽部异物感。根据癌肿发生的部位和病变的程度，症状表现不一。

### 四、辅助检查

（1）病理组织活检　确诊喉癌的主要依据。

（2）喉镜检查　喉镜检查必不可少，可观察病变的部位、大小、形态及声带的活动度，有利于早期发现肿瘤。

（3）X 线及 MRI 检查　可显示病变的部位、特征、范围、周围结构、受累程度及有无淋巴结转移等。

（4）触诊　仔细触摸颈部有无肿大淋巴结、喉体是否增大、颈前软组织和甲状腺有无肿块。

## 五、治疗

（1）非手术治疗　放射治疗在治疗头颈部鳞状细胞癌上一直有很重要的作用，而现今临床上显示放化疗结合能够获得更好的肿瘤控制。单纯放射治疗适用于早期声带癌、比较局限的声门上癌、全身情况差不宜手术者、晚期肿瘤不宜手术者。术前放射治疗在治疗头颈部肿瘤上有使肿瘤缩小、提高手术切除率的优点，术前通常4周内照射40～50Gy，间隔2～4周后进行手术。术后放射治疗适用于对复发肿瘤或发现有远处转移的病人，最佳时间为在术后4周内进行。化学治疗主要应用于3个方面：手术或放射治疗前所采用的诱导化学治疗、手术或放射治疗后所采用的辅助化学治疗、短期内使肿瘤缩小姑息化学治疗。化学治疗的方案以氟尿嘧啶+顺铂为首选，近年来紫杉醇、多西他赛、尼妥珠单抗、吉西他滨等新药的联合运用显示了较好的疗效。

（2）手术治疗　手术治疗是治疗喉癌的主要手段，应在彻底切除肿瘤的前提下，尽可能保留和重建喉功能，手术方式有部分喉切除术、全喉切除术及全喉切除后喉功能重建。根据有无淋巴结转移行颈部淋巴结清扫术。

（3）颈部淋巴结转移的处理　颈淋巴结清扫是治疗喉癌伴颈淋巴结转移的较有效的方法。

（4）喉切除术后的功能重建及言语康复　喉全切除术后，病人失去发音能力，对病人心理造成了很大的影响。术后3个月，病人化疗、放射治疗结束后，为提高病人生活质量，可采取三种方法改善全喉切除术后病人发音功能，重建方式主要有食管发音术、人工喉和电子喉、食管气管造瘘术。

## 六、观察要点

① 化疗病人应密切观察有无胃肠道反应、血象变化，嘱病人减少探视，避免接触上呼吸道感染病人，做好保护性隔离。

② 术后密切观察生命体征的变化；观察伤口渗血情况；观察气管套管及口腔内分泌物的色、质、量；观察颈胸部有无皮下血肿，切口周围有无淤血或血肿等。

## 七、护理要点

1. 非手术治疗的护理

非手术治疗的病人指导其忌烟、酒，避免进食辛辣食物，减少对喉的刺激，养成良好的生活习惯，加强口腔护理。

2. 放射治疗的护理

放射治疗病人在治疗期间应密切观察因放射治疗引起的喉头水肿、痉挛而导致的呼吸不畅，必要时吸氧，静脉滴注地塞米松减轻喉头水肿、痉挛等症状的发生。放射治疗后仍要保持照射野区的皮肤清洁干燥，减少物理和化学刺激，定期检查。放射治疗时会因为局部照射造成口腔黏膜溃疡，病人进食疼痛，应给予清淡易消化的食物，多喝水，勤漱口，进食含蛋白质、维生素丰富的流食或半流质饮食。当病人疼痛剧烈时给予利多卡因稀释液漱口，减轻进食时疼痛；当病人出现进食困难时，应注意病人有无电解质紊乱，必要时予以鼻饲或静脉营养注射。

3. 化疗护理

化疗期间嘱病人多饮水，以减少药物对肾脏的毒性反应。注射前为病人留置中心静脉导管，减少药物对静脉的刺激。

4. 心理护理

做好病人的心理护理，增强其战胜疾病的信心，将治疗全过程大致予以介绍，要使病人有精神准备，度过手术后语言困难、进食困难、需要使用鼻饲管、气管套管的难关。

5. 术后护理

（1）预防出血　全麻未醒者取去枕平卧位，头偏向一侧；清醒后及局麻者取半卧位。

（2）预防感染

① 做好口腔护理，保持口腔卫生。

② 定时翻身拍背、吸痰、保持气道通畅。观察痰液的色、质、量，吸痰时注意无菌操作，避免交叉感染。

③ 观察体温变化，如体温＞38.5℃，应及时告知医生。

④ 遵医嘱应用抗生素。

（3）鼻饲护理

① 体位　取半卧位。

② 告知病人安置胃管的重要性，加强自我保护意识。

③ 鼻饲前检查胃管是否在胃内。

④ 鼻饲量一次不可过多，每次200～250ml。鼻饲温度38～40℃。

## 第五节　喉部其他疾病

### 喉息肉

#### 一、定义

喉息肉发生于声带者为声带息肉，喉息肉多为声带息肉。男性发病多于女性，以青壮年多见。

#### 二、病因及发病机制

可由用声不当与过度用声、上呼吸道病变、吸烟、内分泌紊乱、变态反应等原因引起。

#### 三、临床表现

主要为声嘶，息肉垂于声门下腔者常伴有咳嗽。巨大的息肉位于两侧声带之间者，可完全失声，甚至可导致呼吸困难和喘鸣。

#### 四、辅助检查

喉镜检查可见声带游离缘前中部表面光滑、半透明带蒂或不带蒂的新生物。息肉多成灰白色或淡红色，偶有紫红色，常呈绿豆黄豆大小。声带息肉一般单侧多见，亦可两侧同时发生。带蒂的声带息肉可随呼吸气流上下活动，有时隐匿于声门下腔，检查时容易忽略。喉动态镜下可见声带周期性差，对称性、振幅、黏膜波减弱或消失，振动关闭相减弱。

## 五、治疗

以手术切除为主，可辅以糖皮质激素、抗生素及超声雾化等治疗。声门暴露好的带蒂息肉，可以考虑间接喉镜下手术摘除。息肉较小或有蒂且不在前联合者，可电视纤维喉镜下行息肉切除术。有条件者可选择全麻气管插管经支撑喉镜显微或激光显微切除息肉。

## 六、观察要点

① 密切观察患者呼吸困难情况，必要时做好气管切开准备。

② 注意观察患者声嘶情况及进食情况。

③ 术后严密观察患者伤口出血的量、性质、颜色、呼吸情况，如做气管切开，则按气管切开术后护理。

## 七、护理要点

1. 常规护理

（1）做好心理护理，使患者积极配合治疗及护理。

（2）有呼吸困难者给予吸氧，遵医嘱给予激素、抗生素治疗。

（3）做好各项术前准备工作。

（4）术后适当休声，练习科学发声，以防复发。

2. 健康教育

（1）禁烟酒、刺激性食物如葱、蒜、辣椒等。

（2）勿长时间高声讲话，科学发声。

（3）清除职业性致病因子，避免接触有害气体。

（4）养成良好的卫生习惯。

（5）积极治疗急慢性喉炎、鼻炎、鼻窦炎、咽炎及上呼吸道感染。

（6）积极治疗心、肾疾病及糖尿病、风湿病等全身性疾病。

# 会厌囊肿

## 一、定义

会厌囊肿常因会厌黏膜下黏液腺管受阻而致黏液潴留或喉先天性畸形疾病造成。可发生于会厌谷、会厌舌面和游离缘等处，可发生于任何年龄。

## 二、病因及发病机制

会厌囊肿可分为先天性会厌囊肿和后天性会厌囊肿。前者也称之为喉黏液囊肿，一般为喉小囊扩大并充满黏液所致。后者常见的有潴留囊肿和表皮样囊肿。潴留囊肿多由喉部慢性炎症刺激引起黏膜下黏液腺管阻塞所形成，少数因喉先天畸形、外伤或发育期黏液腺管阻塞后腺腔扩张、黏液潴留所致，或由其他良性肿瘤囊性变引起。会厌表皮样囊肿常因甲状舌管的残余或异位所致，其特点是具有完整包膜和黏稠内容物。

## 三、临床表现

症状因囊肿大小及部位而异。囊肿较小者平时自觉症状少或无，偶有异物感，多在喉部检查时发现。囊肿较大者可有喉不适及异物感，若涉及声门则有声嘶或刺激性咳嗽。少数大囊肿可引起喉阻塞或窒息，尤其新生儿或婴儿先天性囊肿。位于喉室者，常表现为呼吸困难与喘鸣，喉鸣多为持续性，哭闹时加重，也可表现为哭声微弱含混。继发感染时有喉痛。

## 四、辅助检查

间接喉镜、纤维或电子喉镜检查可发现囊肿样新生物位于会厌舌面正中或会厌谷、会厌溪、杓会厌皱襞，呈半球型，广基，表面光滑，显灰白、浅黄或淡红色，间有细小血管纵横其上。巨大囊肿上界可达口咽。囊壁薄，触之有波动感。穿刺可吸出乳白或褐色液体。

## 五、治疗

（1）手术治疗　会厌囊肿摘除是最常用的手术方式。表面麻醉或气管插管全身麻醉后，采用支撑喉咽镜或Davis开口器并配以压舌板显露囊肿并烧灼，达到止血及消除残留囊壁组织的目的。常用电刀、激光、微波、超声刀等进行摘除手术，目前等离子射频消融术应用得也较为普遍。对于巨大的囊肿可将囊液抽吸出大部分，再用上述方法将其切除。年老体弱者可单纯穿刺抽吸，吸净囊液后，注射无水乙醇使其内外侧囊壁粘连。

（2）非手术治疗　如雾化吸入药物、服用活血化瘀的药物缓解症状，配合用消炎药治疗等。

## 六、观察要点

术后密切观察病人出血情况及生命体征，有异常应汇报医生，协助进行处理。

## 七、护理要点

（1）心理护理　向病人说明会厌囊肿为良性疾病，一般不会发生严重后果，药物治疗可以缓解症状，但治愈需要手术。术前向病人及家属详细讲解手术过程，消除其恐惧心理，稳定情绪。

（2）呼吸道护理　先天性会厌囊肿患儿床边准备好吸痰装置，密切观察患儿呼吸情况，给予低流量吸氧、持续心电监护及血氧饱和度监测，维持血氧饱和度在90%以上。一旦患儿出现发绀、呼吸暂停或窒息等情况，立即采用侧卧位，出现呼吸道梗阻时及时进行吸痰、抢救。

（3）手术护理　手术治疗病人给予喉部手术围术期常规护理。

（4）健康教育

① 生活规律，睡眠充足，保证居住环境清洁干燥；积极锻炼身体，提高机体抵抗疾病的能力。

② 戒除烟酒，忌辛辣刺激性食物，少吃粗糙或有棱角食物，以减少喉部刺激及炎症发生。

③ 积极治疗上呼吸道炎症。婴幼儿如出现喉鸣，尤其伴呼

吸困难，明显三凹征时，应考虑本病的可能性，须立即就近求医就诊。

## 喉角化症

### 一、定义

喉角化症是喉部淋巴组织异常角化引起。该病较咽角化症少见，如有发生，也常伴有咽角化症，角化物分布也远不如扁桃体角化症的角化质密集。多发生于40岁以下女性。

### 二、病因及发病机制

喉角化症病因不清，多认为是一种细菌感染产生的角化质，发病与喉淋巴组织慢性炎症有关，用声不当及用声过度所致声带机械性损伤、吸烟、空气中有害物质的刺激以及维生素A的缺乏可能是造成喉角化症的原因。

### 三、临床表现

主要症状为异物感，如病变发生在声带，则表现为是声嘶，并随着病变的发展而加重，可伴喉部梗阻感、烧灼感，有时喉痒，剧烈咳嗽可咳出白色角化物质。

### 四、辅助检查

喉镜下可见黏膜上皮的不规则突起，如乳头状黄白色赘生物或疣状病变，也可为不规则状覆有厚角质层的黏膜隆起，多发生在一侧声带中部，以钳子触之角化质较坚硬，不易去除，拔出后均有一出血创面。其组织细胞学变化比喉白斑大而明显，喉黏膜上皮可有程度不同的不典型增生。声带运动良好。

### 五、治疗

（1）药物治疗　使用抗角化药物维甲酸、异维甲酸或维胺酯等，一般2～4周。B族维生素、抗生素及糖皮质激素等可配合抗角化药物同时使用，注意激素使用时间不可过长，10～15天为1个疗程。

（2）湿化治疗　用生理盐水，亦可适当加抗生素雾化吸入，配合抗角化药物同时使用。

（3）手术治疗　对病变较厚、重度不典型增生病人，可行支撑喉镜下手术剥除角化灶或$CO_2$激光手术清除病变。

## 六、观察要点

如果不积极治疗可有癌变倾向，需密切观察，定期随访，必要时活检，以排除癌变。

## 七、护理要点

1. 心理护理

向病人说明该病有恶变可能，需要严密观察、口服药物或手术治疗。术前向病人及家属详细讲解手术过程，消除其恐惧心理，稳定情绪。

2. 手术护理

手术治疗病人给予喉部手术围术期常规护理。

3. 健康教育

（1）声带休息　术后2周内尽量少说话，可采用手势或书写等方式交流。

（2）嗓音保护　戒烟酒，忌辛辣刺激性食物，积极锻炼身体，调整心理状态，脱离不良环境，以减少喉部刺激及炎症发生。避免长时间、高强度、高音调用声。

（3）定期复查　喉角化症及喉白斑病有复发及癌变可能，嘱病人于术后1、3、6个月及1年定期复查，如有复发及时治疗。如出现声嘶等症状应及时就诊。

# 喉白斑病

## 一、定义

喉白斑病为喉黏膜上皮生长异常或成熟异常及过分角化而堆

积形成的白色斑块病变。多见于声带，具有恶变倾向。绝大多数发生在 50 ～ 60 岁的男性。

## 二、病因及发病机制

喉白斑病与吸烟、嗜酒、喉慢性炎症等局部刺激及维生素 A、B 缺乏有关，但真正病因尚不清楚。

## 三、临床表现

主要症状为异物感，如病变发生在声带，则表现为是声嘶，并随着病变的发展而加重，可伴喉部梗阻感、烧灼感，有时喉痒，剧烈咳嗽可咳出白色角化物质。

## 四、辅助检查

可于喉任何部位黏膜发生，但于声带和室带更多见，喉镜下检查呈现为黏膜表面的灰白色斑块或斑片，大小约数毫米。轻者，白斑质软，边界清楚，稍高出于黏膜表面。重者呈疣状或颗粒状。如伴有糜烂或新生物应考虑可能有恶变。

## 五、治疗

（1）手术治疗　上皮中、重度不典型增生病人可进行显微喉镜下喉白斑切除术。

（2）中医治疗　从中医上看，喉白斑病主要由于肺肾阴虚、兼有痰湿瘀阻导致，可采用清热养阴、化痰散瘀的药物如麦冬、天冬、生甘草等。

## 六、观察要点

密切观察病情变化，定期随访，必要时活检，以排除癌变。

## 七、护理要点

1.心理护理

向病人说明该病有恶变可能，需要严密观察、口服药物或手术治疗。术前向病人及家属详细讲解手术过程，消除其恐惧心理，稳定情绪。

2. 手术护理

手术治疗病人给予喉部手术围术期常规护理。

3. 健康教育

（1）声带休息　术后 2 周内尽量少说话，可采用手势或书写等方式交流。

（2）嗓音保护　戒烟酒，忌辛辣刺激性食物，积极锻炼身体，调整心理状态，脱离不良环境，以减少喉部刺激及炎症发生。避免长时间、高强度、高音调用声。

（3）定期复查　喉角化症及喉白斑病有复发及癌变可能，嘱病人于术后 1、3、6 个月及 1 年定期复查，如有复发及时治疗。如出现声嘶等症状应及时就诊。

# 喉淀粉样变

## 一、定义

喉淀粉样变是由浆细胞产生的蛋白样物质、内皮细胞产生的少量多糖等构成的淀粉样物沉积在喉部血管、黏液腺周围的平滑肌和结缔组织内的一种病变。该病发生率较低，多见于 40 岁左右人群。其发生部位以声带、喉室和声门下腔多见。

## 二、病因及发病机制

尚不十分清楚，目前主要有两种学说：

（1）新陈代谢紊乱学说　当某一器官罹患慢性炎症时，血液和淋巴循环发生障碍，引起局部蛋白质代谢紊乱和球蛋白的积聚而导致淀粉样变。

（2）组织退行性变学说　在出现淀粉样变前，局部原存在新生物（多为声带息肉或纤维瘤），此后在此新生物内发生退行性变而产生淀粉样物质沉着。亦有人认为喉淀粉样变与全身免疫缺陷有关。

## 三、临床表现

常见症状为异物感、刺激性咳嗽和声音嘶哑，渐进性加重，可以伴有咽痛、咽喉部不适（干燥感、胀满感、球状感）以及吞咽困难。病变广泛者可发生呼吸困难甚至窒息。症状一般呈缓慢进行性，病程为数月至数年不等。大部分病人有明显的食管反流。

## 四、辅助检查

应评估局部病变的范围并判定是否属系统性淀粉样变性。

（1）CT、磁共振成像　显示为喉部肿物，增强扫描病变可以出现明显强化。

（2）内镜检查　内镜下彻底检查全呼吸道，包括鼻、鼻咽、喉、气管、支气管，应注意该病的多灶性倾向。喉镜检查常见新生物呈增厚、隆起、肿块状，病变部位表面黏膜光滑；多位于声带、喉室或声门下腔，暗红色或橘黄色，呈现一种双声带的征象，有时可以增大将声带遮掩。

（3）组织病理学检查　明确诊断需通过活检及特殊染色才能确诊。

（4）全身系统检查　对于弥漫型病人应进行血清蛋白测定、红细胞沉降率、外周血象和骨髓象、肝肾功能、胸片、尿常规和尿 Bence-Jones 蛋白检查。

## 五、治疗

由于淀粉样蛋白质经 H 离子桥结合形成的原纤维十分稳定，可耐受酶的作用，一旦形成难于消退，药物治疗效果不满意。目前主要治疗是手术彻底切除病变。保护声带功能是喉淀粉样变性外科治疗的主要目标，因此手术要求避免出现进行性、广泛的瘢痕，尤其声门区域。

对于局部病变，可在内镜下切除。孤立结节或肿块，可在间接、直接、支撑喉镜下切除病变；广泛的病变，要做喉裂开、声门上切除、甚至全喉切除术，也可在显微内镜下用激光、冷冻刀切除；对弥漫性沉积型喉淀粉样变性病人，需行多阶段多次切除，以减少术后并发症的发生。有明显呼吸困难者，术前可行气管切开以改善症状。手术要尽量避免损伤环状软骨，即使切除也勿超过环状软骨周径的1/4，以免发生喉狭窄。

## 六、护理要点

（1）加强心理护理　向病人说明喉淀粉样变为良性疾病，无有效的药物治疗，根治需要手术。术前向病人及家属详细讲解手术过程，消除其恐惧心理，稳定情绪。

（2）手术护理　手术治疗病人给予喉部手术围术期常规护理。

（3）健康教育

① 戒除烟酒，忌辛辣刺激性食物，积极锻炼身体，提高机体抵抗疾病的能力，以减少喉部刺激及炎症发生。

② 对于出现声嘶等症状及时就诊。

③ 积极治疗声带息肉或纤维瘤等喉部良性占位性病变。

# 喉气管狭窄

## 一、定义

喉气管狭窄一般为后天性，是因多种原因损害喉气管后未得到及时或正确的早期处理而导致的后遗症。瘢痕性喉气管狭窄是由气管的损伤、黏膜溃疡、坏死，气管软骨和软骨膜炎性浸润或缺损，逐渐形成蹼状、条状瘢痕所致。非瘢痕性喉气管狭窄可见于因喉返神经病变或环杓关节炎造成的声带固定，以及受压的气管软骨软化或吸收。气管狭窄可影响呼吸功能，患者往往需长期佩戴气管套管呼吸，不能正常说话，丧失劳动力，给患者身心带来极大的痛苦。

## 二、病因及发病机制

喉气管狭窄的病因多种多样，主要由喉外伤及喉内伤（医源性损伤）引起。

（1）喉闭合性外伤　车祸是闭合性外伤的最常见原因，此外还有运动伤、拳击伤等。喉闭合性外伤的急性期处理不及时或不恰当是喉气管狭窄形成的重要因素。

（2）开放性喉外伤　包括切割伤、爆炸伤和贯通伤等。

（3）喉气管插管损伤　由于插管时间过长或气囊压力过大造成的喉气管黏膜及软骨损伤。

（4）喉部手术　各种喉部气管手术，如喉部分切除术、高位气管切开术等导致的喉腔、气管瘢痕性狭窄。

（5）胃食管反流性疾病　反流液的腐蚀可以引起声门下及喉部的狭窄。

（6）物理化学性损伤　如强酸、强碱、热烧灼、放射性损伤等。

## 三、临床表现

（1）呼吸困难　根据狭窄的程度不同、呼吸困难症状轻重不等，平时轻活动时加重。由于喉狭窄的形成是一个缓慢的过程，患者对呼吸困难可逐渐适应。因此，在轻度呼吸困难时患者常不感到憋气，直到呼吸困难严重时患者才有憋气感觉。在上呼吸道感染时，呼吸困难加重，甚至可出现窒息，有些患者在喉狭窄发生前就已做气管切开，主要表现为堵管后呼吸困难而不能拔除气管套管。

（2）喘鸣　呼吸时，特别是吸气时，气流通过狭窄的喉腔可出现喘鸣，睡眠时喘鸣加重。如患者已做气管切开，虽不出现喘鸣，但常有刺激性咳嗽。

（3）声嘶或失声　声门区的狭窄，瘢痕粘连的前蹼或后部蹼影响发音比较明显，表现为声嘶、声弱或失声。声门上、下区狭窄伴有声带麻痹时，也有声嘶，并可出现呛咳。声门下区及气管的严重狭窄或闭锁时，由于气道不通而不能发声。狭窄切除后，如声带运动正常发育可恢复。

（4）其他　如咳痰困难，分泌物积存可引起阵发性咳嗽，甚至进食呛咳等。

## 四、辅助检查

(1)颈部检查　视诊与扪诊常发现外伤或感染的瘢痕、软骨的缺损或变形。由于气管切开术引起的狭窄，多可发现气管切口位置过高等。

(2)喉镜或气管镜检查　间接或直接喉镜检查可见狭窄的喉腔呈裂缝或不规则的孔隙，狭窄区有束带状、皱襞状或膜状的瘢痕组织，或盖住声门，或在前连合形成蹼状粘连，也可位于声门以下。用小号支气管镜或导光纤维窥镜经声门或气管切口的瘘口进入，有助于了解声门下区及气管狭窄情况。

(3)影像检查　应做常规的喉气管正侧位X线摄片及体层摄片，必要时行CT和MRI检查。经口咽部或气管切口注入造影剂，做喉气管造影，以查明腔径狭窄的范围与程度、软骨缺损及气道变形的情况。

## 五、治疗

(1)药物治疗　糖皮质激素、硫酸锌等可降低瘢痕的生长和硬度。

(2)物理疗法　内镜下冷冻，激光除去瘢痕，治疗后易长出新的瘢痕，故单独使用的少。

(3)扩张疗法　成人已很少应用，只用于小儿轻度喉气管瘢痕狭窄。

(4)手术治疗　适用于中度以上的狭窄者，常采用的手术治疗有喉气管整复术、喉气管腔再造术、横行切除断端吻合术、喉气管腔扩大术。

## 六、观察要点

(1)遵医嘱给予持续床旁心电监测，观察生命体征变化，尤其是血压及血氧饱和度($SpO_2$)，如$SpO_2$持续低于90%，应调高氧流量，并报告医师，配合采取相应处理。

（2）注意观察呼吸情况，狭窄位于喉部时，气管切开后，呼吸困难于堵管时才呈现。

## 七、护理要点

1. 术前护理

（1）全面评估患者　包括健康史及其相关因素、身体状况、生命体征以及神志、精神状态、行动能力等。血、尿、粪便常规检查，心电图、X线胸片、喉镜、磁共振及CT片。

（2）心理护理　部分患者因失声，不能表达其主观意愿及内心活动，应与其交流，取得信任及配合，术前让患者有良好的心理准备。

（3）饮食护理　术前1天晚进食清淡饮食，术晨0:00禁食、禁水。

（4）协助患者做好术前相关检查工作　如影像学检查、心电图检查、X线胸片，血、尿、粪便检查等。

（5）做好术前护理　备口周皮肤、颈部皮肤。

（6）口腔护理　保证口腔的清洁是预防感染的基础，术前1天开始用1∶5000呋喃西林漱口。

2. 术后护理

（1）气管切开护理　气管切开后，保持呼吸道湿润通畅。

① 增加雾化吸入次数。

② 呼吸道湿化，避免堵塞气管套管。

③ 保持呼吸道通畅，随时吸痰，动作轻柔，防止出血或脱管。按时煮沸、清洗气管套管。

④ 气管套管口处覆盖双层湿纱布，起湿化及防止异物进入。

⑤ 气管套管固定带松紧度适宜。

⑥ 保持室内空气的温度和相对湿度，减少家属的陪伴。

（2）饮食护理　部分患者出现进食时呛咳，对其进行饮食训练，必要时给予鼻饲饮食，进餐前与进餐后均要用水冲管，防止堵塞，观察胃管的刻度，防止脱出。

3. 心理护理

根据患者的生活环境、个性及不同手术类型，给予心理疏导和安慰，以增强战胜疾病的信心。术后患者不能说话，要多巡视患者，注意患者情绪，可以用书写与其交流，多鼓励患者。

4. 健康指导

（1）可进食清淡、易消化饮食，高热量、富含维生素、高蛋白质食物，切勿暴饮暴食，戒烟酒，避免辛辣、刺激性食物。

（2）加强体育锻炼，增强体质，避免上呼吸道感染。

（3）3 个月内勿剧烈运动或过度兴奋大笑，防治伤口出血。

（4）定期门诊复查，有伤口出血、呼吸困难等情况随时就诊，随诊 5 年。

（5）带气管套管出院的自我护理方法　气管套管清洗消毒的方法是随气管套管的弯度向外拔出内套管，清洗干净，放入锅内开水煮沸 30 分钟，待套管冷却后再放入；按时煮沸、清洗气管套管。更换气管切口处纱布，气管内滴药，以利稀释软化痰液，使呼吸道分泌物易于咳出，预防肺部感染。洗头或洗澡时要防止污水流入造口内。套管口覆盖双层湿纱布。

（6）生活规律，保持乐观情绪，避免情绪激动。

（7）保持室内温度、相对湿度适宜。

（8）喉气管狭窄患者病程较长，患者出院后的家庭护理至关重要。向其家属讲清套管的清洗及煮沸消毒的方法和 T 形管的护理方法。

## 先天性喉蹼

### 一、定义

先天性喉蹼为胚胎发育时两侧声带之间前部未能分开所致。喉蹼可以在喉的任何平面横跨过喉腔，最常见为声门喉蹼，其次为声门下、声门上。也有声门后部喉蹼和近于完全闭锁者。罕见有声门和声门上的双喉蹼。

喉蹼长度和厚度可不相同，声门型喉蹼较薄，为一透明“U”形膜覆盖于真声带前2/3表面，与声带前面一半的融合，外侧端附着声带突，中间呈拱形。甲状软骨畸形通常伴有声门下喉蹼。

## 二、病因及发病机制

为患儿喉部先天发育不全所致。

## 三、临床表现

1. 症状

① 小喉蹼患儿哭声嘶哑。

② 中等大喉蹼可引起声嘶、呼吸困难、喉喘鸣以及软组织凹陷，患儿哭声弱或者无声，哺乳困难。

③ 大的喉蹼可引起患儿窒息甚至死亡。

2. 体征

严重者出现吸气性呼吸困难及吸气性三凹征。

## 四、辅助检查

（1）直接喉镜检查　对确定喉蹼具体部位、累及范围很有帮助。

（2）影像学CT扫描、MRI　对确定喉蹼的厚度，尤其是声门下和少见的双喉蹼有一定的作用。

## 五、治疗

直接喉镜或者支气管镜下将喉蹼撕裂或穿破。如无明显呼吸困难者可待患儿长大后再行处理。对于较大患儿或成人喉蹼已纤维化且较厚，则需手术治疗。

## 六、观察要点

护理的重点是观察患儿的呼吸情况。

## 七、护理要点

（1）气管切开患儿按气管切开的手术护理。

（2）病人或家属健康指导

① 注意有无呼吸困难、喉喘鸣和吸气性软组织凹陷等症状。

② 特别注意全麻患儿术后有无血性分泌物吐出及有无频繁吞咽动作。

③ 注意保暖，积极预防上呼吸道感染。

④ 注意患儿生长发育过程中声音的变化。

## 喉痉挛

### 一、定义

喉痉挛是喉内肌痉挛性疾病，喉部肌肉反射性痉挛收缩，声带内收、声门部分或完全关闭，导致病人出现不同程度的呼吸困难甚至完全性的呼吸道梗阻。小儿喉痉挛好发年龄为 2 ～ 3 岁，男孩多于女孩。

### 二、病因及发病机制

① 气道内操作如浅麻醉下吸痰、放置口咽或鼻咽通气管、气管插管或拔管对咽喉部产生的刺激。喉痉挛也是麻醉并发症之一，常发生于浅麻醉状态下拔出气管导管后，分泌物或血液刺激声带局部可引起喉痉挛，口咽通气管、直接喉镜、气管插管操作等直接刺激喉部均可诱发喉痉挛。对于麻醉未完全清醒的病人，气管拔管后最容易发生喉痉挛。

② 气道内血液、分泌物或呕吐的胃内容物等刺激诱发所致。

③ 神经系统疾病。

④ 小儿喉痉挛与营养不良、低血钙有关。受惊、腺样体肥大、便秘等也可诱发此病。

### 三、临床表现

突然发生吸气性呼吸困难及喉喘鸣，惊恐不安、出冷汗、面色发绀似窒息，但多在深吸气后症状立即消失。发作持续时间短暂，仅数秒至 1 ～ 2 分钟，可反复发作或连续发作。发作时及发作后均无声嘶、发热等症状。喉镜检查多无异常。

1.喉痉挛症状

（1）吸气性呼吸困难　吸气性呼吸困难表现为吸气运动加强、吸气用力增加，吸气时间延长，吸气深而慢，感觉吸气费力，吸气时可见鼻翼煽动。

（2）胸腹运动矛盾　胸骨上窝凹陷，继续加重则吸气时由于胸腔负压增加，锁骨上下窝、肋间隙、剑突下窝发生吸气性凹陷。

（3）缺氧　由于呼吸道梗阻而致缺氧，病人出现烦躁、坐卧不安、严重缺氧则出现四肢发冷、面色苍白或发绀、额部出冷汗、血压升高，甚至出现心力衰竭、昏迷、死亡。

（4）吸气性喉鸣　吸入气流急速通过狭窄的声门裂时，气流的摩擦和声带颤动即可发出哮鸣音。

2.呼吸困难分度

（1）轻度　吸气性喉鸣声调低（鸡啼样喉鸣），无明显通气障碍。

（2）中度　吸气性喉鸣声调高，粗糙，气道部分梗阻，呼吸"三凹征"(锁骨上凹、胸骨上凹，肋间凹)。

（3）重度　具有强烈的呼吸动作，但气道接近完全梗阻，无气体交换，发绀、意识丧失。瞳孔散大、心跳微弱甚至骤停。

## 四、辅助检查

一般不需要特殊辅助检查。

## 五、治疗

（1）紧急处理

① 面罩加压纯氧吸入，轻提下颌可缓解轻度喉痉挛。

② 立即停止一切刺激和手术操作缓解轻、中度喉痉挛。清除咽喉部分泌物，保持呼吸道通畅。

③ 重度喉痉挛，紧急情况下可采用 16 号以上粗针行环甲膜穿刺给氧或行高频通气。也可应用琥珀胆碱静脉注射或肌内注射后行气管插管。

（2）治疗

① 吸氧，保持呼吸道通畅。

② 成人嘱其保持镇定，用鼻慢慢呼吸。

③ 静脉给予地塞米松。上呼吸道感染者给予抗生素。雾化吸入治疗可缓解喉痉挛。

④ 小儿补充钙剂和维生素 D 等。

## 六、观察要点

遵医嘱正确用药，观察用药后症状是否有所缓解。

## 七、护理要点

① 医护人员应向病人及其家属介绍疾病的病因、发作特点、持续时间及相关自我护理、急救护理的知识，消除其紧张、恐惧的情绪，获得病人及其家属的配合。

② 小儿喉痉挛发作时嘱其保持安静、解松衣扣，转移其注意力，减少活动，减少耗氧。并可用冷毛巾覆盖面部，嘱深呼吸，吸氧，保持呼吸道通畅，急性发作时避免进食。成人发作时保持镇静，护士应做好其心理护理，嘱病人勿焦急、紧张，闭口用鼻深呼吸。

③ 立即开放静脉通路，遵医嘱为病人合理正确使用激素类药物及解痉药物。注射药物时应尽量选择较粗直的静脉，避开静脉瓣及骨隆起部位；药物注射后应严密观察药物的疗效；激素类药物对静脉的刺激较大，注射后应观察病人注射部位皮肤情况，局部有无红肿及静脉炎的产生。长期用药病人应定时检查血常规及观察有无代谢异常的表现。

④ 高热患儿应加强散热，做好物理降温，指导家长不要过度保暖导致疾病加重。体弱病人遵医嘱补充钙剂和维生素，勤晒太阳。

# 第十四章 头颈疾病护理

## 第一节 咽及颌面部疾病

### 甲状舌管囊肿

#### 一、定义

甲状舌管囊肿又称甲舌囊肿，是指在胚胎早期甲状腺发育进程中甲状舌管退化不全、不消失而在颈部遗留形成的先天性囊肿。囊腔内常有上皮分泌物堆积，囊肿可通过舌盲孔与口腔相连，继发感染时囊肿可破溃形成甲状舌管瘘。该病是小儿颈部常见的先天性疾病之一，一般在 7 岁之前发现，也有因无感染或进展缓慢到中年甚至老年才发病。

#### 二、病因及发病机制

甲状腺始基在胚胎第 4 周时自咽前方向颈部移行，以后下降形成甲状腺舌导管，在胚胎第 8 ～ 10 周时导管逐渐萎缩消失，起始处仅留有一浅凹，即舌盲孔，远端形成甲状腺。如果甲状舌管不消失，残存的上皮组织聚集，可形成囊肿，即甲状舌管囊肿。如果合并有感染，则可出现局部红肿、破溃，形成瘘管。

#### 三、临床表现

1. 症状

（1）全身症状　病人偶有吞咽不适或颈部胀痛感，一般多无特殊症状，常在无意中或体检时发现。

（2）局部症状　囊肿大小不一，多位于舌骨与甲状腺之间。直径多在 3 ～ 4cm，肿块表面光滑，边界清楚，无压痛，可随吞咽或伸舌动作上下移动。但推移时，肿块不能随左右上下活动。当甲状舌管囊肿合并声音嘶哑、吞咽困难、发音困难、呼吸急促，应当考虑甲状舌管囊肿向喉内扩展的可能。

（3）并发感染　囊肿可迅速扩大，并伴有局部疼痛和压痛。若破溃可形成经久不愈的瘘管。感染明显者，可伴有发热、疲乏等全身症状。

2. 体征

① 在舌骨至颈静脉切迹之间正中线或稍偏侧可触及囊性肿物。囊肿表面光滑，与皮肤无粘连，可随吞咽动作上下活动。

② 合并感染时，挤压瘘口可排出黏液或黏液脓性分泌物，在瘘口深处上方可触及一与舌骨相通的条索状物。压迫舌根部舌盲孔周围亦可见分泌物溢出。

③ 有反复感染或手术者，颈部留有陈旧性瘢痕。

## 四、辅助检查

（1）超声检查　B 超作为首选，可鉴别肿块是囊性还是实质性，也可用于排除异位甲状腺。

（2）影像学检查　CT 或 MRI 能提供囊肿的特性、大小及其与周围组织关系。

（3）放射性核素显像　对本病的诊断也有一定帮助，可评估肿块的大小，了解有无有活性甲状腺组织的存在，并有利于与甲状腺肿物的鉴别。

（4）囊肿穿刺　可抽出淡黄色黏液，内含脱落上皮细胞和胆固醇结晶。

（5）瘘管造影　可明确瘘管的位置和走向，有助于手术治疗。

（6）病理检查　有大量的脱落上皮细胞。

## 五、治疗

主要为手术切除。手术时机：颈部甲状舌管囊肿无感染者，1 岁以上手术比较安全，如有感染趋势者应尽早手术。舌根部囊肿其发病率虽然只占本病的 1% ～ 2%，因影响呼吸道通畅或有吞咽困难，手术不受年龄限制，应尽早行手术；颈部感染者，待炎症消退 2～3 个月后行手术为宜。

## 六、观察要点

① 术后密切观察病人的呼吸情况，包括呼吸频率、节律、深度和血氧饱和度的变化，及时倾听病人有无胸闷不适等异常主诉。

② 观察引流液性状，包括引流液的色、质、量，如有异常及时通知医生。

③ 详细记录 24 小时的引流液，为病情变化提供信息。

## 七、护理要点

（1）手术患者给予咽部手术围术期常规护理。

（2）全麻清醒后 3 小时给予半卧位，进食温凉易消化的半流质饮食。

（3）做好引流管护理是术后护理的关键。

① 保持引流管固定　防止弯曲、折叠，更换衣服时尤应小心。

② 维持引流管通畅　定时挤捏靠近切口的引流管端，确保正常负压状态。

（4）病人及家属健康宣教

① 保持局部皮肤清洁，一旦有感染迹象时及时就医及早手术。

② 加强锻炼，增加机体抵抗力，防止感冒。

③ 饮食宜清淡，富于营养，忌酸辣刺激性食物。

④ 定期门诊随访，如有不适，及时就诊。

⑤ 鼓励病人正确面对自身形象的改变。

# 鳃裂囊肿和鳃裂瘘管

## 一、定义

鳃裂囊肿和鳃裂瘘管是颈部常见的先天性疾病，系胚胎发育异常所致。在咽部和颈部均有开口的称完全性瘘管；只有一个开口通向咽部或颈部皮肤的称为不完全性瘘管，或称为窦道；两端均无开口，残存于组织内的上皮间隙因分泌物堆积而致囊性突起称为囊肿。常为单侧发病，也可发生于双侧，儿童和青少年多见。

## 二、病因及发病机制

鳃裂囊肿和瘘管发生的原因：鳃沟和鳃囊发育异常、鳃沟不完全闭合、鳃器官上皮遗留、鳃沟和鳃囊间的隔膜破裂及颈窦残留。

## 三、临床表现

1. 症状

（1）鳃裂瘘管　在颈侧胸锁乳突肌前缘可见瘘口，呈针尖样小孔或凹陷，易被忽视，有分泌物溢出时才会发现。较大的完全性瘘管，在小儿进食时有水或奶自瘘孔溢出。继发感染时出现局部疼痛红肿且反复发作。部分病人可自觉口腔内有臭味。

（2）鳃裂囊肿　一般无症状，无意中发现颈侧有一无痛性肿块，大小不一。发展缓慢，多在成年后逐渐增大。与周围组织无粘连，可活动。继发感染时肿块局部有压痛。脓肿向咽侧壁突出者，可有咽痛、吞咽困难、打鼾等表现。

2. 体征

① 颈部发现瘘管开口或扪及囊性肿物或条索状物。

② 有感染病史者瘘口周围常有瘢痕组织形成。

③ 感染期可形成脓肿，局部多有波动感。

## 四、辅助检查

（1）视诊或触诊　可见瘘管在体表的开口或可触及囊性包块。

（2）喉镜检查　第三和第四鳃裂瘘的内口位于梨状窝，在喉镜暴露下，颈部加压时可发现有分泌物从内瘘口溢出。

（3）超声检查　B超示颈前区出现无回声肿块，单侧发生或双侧同时发生。

（4）影像学检查　X线碘油造影可显示囊肿和瘘管的部位和

走向。CT 扫描可确定病变的位置和范围，如有含液气的肿块，则可能为颈部的鳃裂囊肿。

（5）囊肿穿刺　穿刺液呈淡黄色、浆液性、黏液性或脓性。

（6）味觉试验和亚甲蓝着色　从外瘘口注入味觉刺激剂（如糖水），检查病人口内味觉。注入亚甲蓝则见咽部着色。

## 五、治疗

手术彻底切除囊肿和瘘管是最有效的根治方法。如有继发感染时，先控制炎症，然后手术。

## 六、观察要点

① 术后注意敷料外观的渗血情况，如敷料大面积渗透时，及时通知医生处理，予以更换加压包扎，必要时使用止血药物。

② 术后监测体温的变化，注意局部有无红肿，防止感染的发生。

## 七、护理要点

1. 术前根据瘘管或囊肿的部位，做好相应的皮肤准备

① 颈部者，剃发至患侧颈上 3 ～ 5cm。

② 耳郭周围者，则应剃去患耳周围头发（距发际 2 ～ 3cm）。

③ 术晨将女病人头发梳理整齐。

2. 术后护理

① 体位及饮食　取平卧或健侧位，给予流质或半流质饮食并注意休息。

② 防止感染　继发感染者，可遵医嘱使用有效抗生素并观察效果。

3. 病人或家属健康指导

① 避免受凉，预防感冒，及时治疗上呼吸道感染。

② 保持切口局部清洁、干燥。

③ 1 周后拆线，如切口在耳郭周围，拆线 3 天后方可洗头。

④ 如切口感染者，继续加强换药，禁洗头。

⑤ 教会病人适当的修饰技巧，增强其社会交往的自信心。

# 颌面部间隙感染

## 一、定义

在正常的颌面部解剖结构中，存在着许多潜在的筋膜间隙，为疏松结缔组织、神经、血管和腺体等占据。当感染发生时可在这些间隙中形成蜂窝组织炎并沿间隙扩散。此类感染多为牙源性和腺源性，进展迅速，并可能引起颅内并发症、败血症等严重并发症。

## 二、病因及发病机制

正常颌面部各层组织之间存在潜在的筋膜间隙，当感染侵入这些间隙时，化脓性炎症使疏松结缔组织溶解液化，炎症产物充满其中，此时才出现明显的间隙。感染可局限于一个间隙内，也可循阻力薄弱的组织扩散，形成弥散性的多个间隙感染，如口底。

## 三、临床表现

常表现为急性炎症过程，根据感染的性质、途径、部位不同而表现不同。一般局部表现为红、肿、热、痛、功能障碍。重者高热、寒战。因感染部位不同，可有其他特殊表现。如咀嚼肌受累，可出现张口受限，进食困难。炎症侵及喉头、咽旁、口底可引起局部水肿，使咽腔缩小或压迫气管，或致舌体抬高后退，造成不同程度的呼吸和吞咽困难。腐败坏死性感染局部红、热体征不明显，但软组织有广泛性水肿，全身中毒症状严重，或出现严重并发症，浅层间隙感染炎症局限时可扪及波动感；深层间隙感染则局部有凹陷性水肿及压痛点。穿刺抽脓检查：化脓性感染脓液呈黄或粉红色；腐败坏死性感染脓稀薄、污黑且常有恶臭。蜂窝组织炎所致局部及全身症状严重时，患者感到紧张及焦虑，表现出烦躁不安、失眠、沉默或多语，对疾病的预后十分担忧。

## 四、辅助检查

（1）血常规　可出现白细胞计数升高，中性粒细胞比例升高等。

（2）影像学　明确病灶牙，帮助诊断。

（3）血培养、脓培养　确定病原菌及抗生素药敏试验。

（4）脓肿穿刺　确定脓肿是否形成，获取脓液标本。

## 五、治疗

预防牙源性感染，如下颌第三磨牙冠周炎、根尖周炎、颌骨骨髓炎等及扁桃体炎、涎腺炎、颌面部淋巴结炎、面部疖、痈，口腔溃疡等的发生，保持口腔卫生，加强营养。

## 六、护理要点

1.常规护理

① 耐心向患者解释病情及治疗计划，减轻紧张情绪，消除顾虑。

② 提供安静舒适的环境，减少不良刺激，让患者充分休息。

③ 注意生命体征的变化，严密观察局部及全身症状。脓肿形成后协助医师切开引流。如肿胀严重引起呼吸困难者，必要时行气管切开术。

④ 遵医嘱给予止痛剂、镇静剂，应用抗生素治疗原发病灶。对于病情严重者给予全身支持疗法，输血输液，维持电解质平衡。

⑤ 给予高营养易消化的流质饮食，张口受限者采取吸管进食。

⑥ 保持口腔清洁　病情轻者，嘱其用温盐水或漱口液漱口；重者进行口腔护理，用3%过氧化氢清洗。

⑦ 感染控制后，嘱患者及时处理病灶牙，对不能保留的患牙及早拔除。

2.健康教育

（1）饮食指导

① 多饮水，增加尿量以利于毒素的排泄。

② 进高蛋白、清淡、易消化的流质或半流质饮食，如肉汤、

牛奶、面条、蒸蛋等，以加强全身营养、提高机体抵抗力和组织修复能力。

（2）体位、休息指导

① 高热时，注意卧床休息，减少机体的消耗，有利于机体康复。

② 行脓肿切开引流术后，取半坐卧位，有利于伤口引流，以保证引流通畅。

（3）口腔清洁指导　用漱口液漱口每天 3 ～ 4 次，保持口腔清洁，防止口腔感染。

（4）并发症的预防

① 不要挤压颜面部肿胀的部位，尤其是危险三角区（鼻根至两侧口角之间的三角区），以防止感染扩散，因细菌经面部小静脉流入海绵窦，可引起海绵窦血栓性静脉炎。

② 出现呼吸急促、烦躁不安要立即告诉医护人员。因为颌面部蜂窝组织炎易波及邻近的组织器官如咽喉部、会厌等引起急性咽喉、会厌充血、水肿而影响呼吸危及生命，需要施行急救处理。

（5）出院指导　如为牙源性感染所致的间隙感染，应积极处理病灶牙，注意口腔卫生，坚持锻炼，增强体质。

## 第二节　颈部肿物

### 颈部淋巴结炎

#### 一、定义

颈部淋巴结炎多由口腔感染、上呼吸道感染等通过颈部相应区域的淋巴回流途径，引起颈部淋巴结感染。其病原菌主要是金黄色葡萄球菌及溶血性链球菌。本病常见于儿童。

#### 二、病因及发病机制

不同部位的感染沿淋巴管侵入相应的区域淋巴结引起炎症，

感染来源有牙源性及口腔感染，头、面、颈部皮肤的损伤，疖、痈和上呼吸道感染及扁桃体炎等。

## 三、临床表现

（1）急性化脓性淋巴结炎　初期局部淋巴结肿大变硬，自觉疼痛或压痛；淋巴结尚可移动，边界清楚，与周围组织无粘连。全身反应甚微或有低热，体温一般在38℃以下。化脓后局部疼痛加重，包膜溶解破溃后可侵及周围软组织而出现炎性浸润块；浅表皮肤充血、肿、硬，此时淋巴结与周围组织粘连，不能移动。脓肿形成时，局部皮肤有明显压痛点及凹陷性水肿，浅在的脓肿可查出明显波动感。此时全身反应加重，出现高热、寒战、头痛、全身无力、食欲减退，小儿可烦躁不安；白细胞总数急剧上升，可达（20～30）$\times10^9$/L以上，如不及时治疗，可并发毒血症、败血症，甚至出现中毒性休克。

（2）慢性淋巴结炎　多发生在病人抵抗力强而细菌毒力较弱的情况下。临床常见于慢性牙源性及咽部感染或急性淋巴结炎控制不彻底而转变为慢性。病变常表现为慢性增殖性过程。临床特征是淋巴结内结缔组织增生形成微痛的硬结，淋巴结可活动、有压痛，但全身无明显症状；如此可持续较长时间，但机体抵抗力下降，可反复急性发作。即使将原发感染病灶清除，增生长大的淋巴结也不可能完全消退。

（3）组织细胞坏死性淋巴结炎　又称坏死性淋巴结炎或亚急性坏死性淋巴结炎。好发于青少年女性，与感染尤其是病毒性感染所致变态反应有关。首发症状多为不明原因的突发高热，热型为稽留热或弛张热，继之颈部表浅淋巴结肿大伴有压痛，质中偏硬，且常有触痛，其他部位淋巴结也可同时肿大，白细胞减少，红细胞沉降率加快，PPD或OT试验阴性，免疫球蛋白增高，部分病例末梢血及骨髓象出现异型增生的网状细胞，有一过性肝脾肿大，单用抗生素或抗结核治疗无效，糖皮质激素及免疫抑制剂治疗效果明显，一般不复发。

## 四、辅助检查

（1）血常规检查　白细胞及中性粒细胞计数增高。

（2）颈部B超　有助于明确淋巴结的部位、大小、数目以及与周围组织的关系。

## 五、治疗

① 急性淋巴结炎初期病人需要安静休息，全身给予抗生素，局部用物理疗法或用中药六合丹、西黄丸外用金黄膏外敷治疗。已形成脓肿者应及时切开引流，同时进行原发感染病灶的处理。

② 慢性淋巴结炎一般不需治疗，但有反复急性发作者应寻找病灶，予以清除，如淋巴结肿大明显或需鉴别诊断，也可采用手术摘除。

③ 组织细胞坏死性淋巴结炎主要用肾上腺皮质激素治疗，常用泼尼松口服，每日1.0mg/kg，每周递减2.5～5mg至药量完全减完。有明显疼痛或触痛者予吲哚美辛等对症处理。

## 六、观察要点

密切注意病情及生命体征的变化，随时说明病情发展的过程。特别注意观察病人体温的变化，体温高达38.5℃以上时，可给予温水浴并鼓励病人多饮水。对颈部左侧软化淋巴结定期给予穿刺排脓及局部用中药六合丹、西黄丸外用金黄膏外敷。只有通过密切观察早期发现症状及时处理，才能使病人全面的康复。

## 七、护理要点

（1）心理护理　颈部淋巴结炎易与鼻咽癌淋巴转移、恶性淋巴瘤相混淆，因此当发热、淋巴结肿大、抗生素治疗效果不明显时，病人常表现出紧张、焦虑等心理状态。护士应注意多与病人沟通，及时发现其心理变化，给予相应的指导，加强健康宣教，介绍颈部淋巴结炎相关知识，培养乐观情绪，增强自信心，以积极的心态面对疾病，配合治疗及护理。

（2）基础护理　病室内保持安静，定时开窗通风，保持空气清新，每日用紫外线消毒2次，每次半小时。注意卧床休息。医务人员严格执行无菌技术操作。做好皮肤护理，每天定时用温水擦洗，保持皮肤清洁无汗液。加强每日2次的口腔护理。

（3）饮食护理　加强营养，给予高热量、高蛋白、富含维生素的食物，以增强抵抗力，促进机体修复能力。

# 结节性甲状腺肿

## 一、定义

结节性甲状腺肿是一种常见的甲状腺病症，又称腺瘤样甲状腺肿，发病率高，有报道可达人群中的4%，以中年女性多见。

## 二、病因及发病机制

结节性甲状腺肿是一种良性疾病，由于机体内甲状腺激素相对不足，致使垂体TSH分泌增多，在这种增多的TSH长时期的刺激下，甲状腺反复增生，伴有各种退行性变，最终形成结节。甲状腺结节的发病机制与病因目前仍不明了，很可能是多因素所致，如遗传、放射、免疫、地理环境因素、致甲状腺肿因素、碘缺乏、化学物质刺激及内分泌变化等多方面综合刺激所致。

## 三、临床表现

多数患者无症状。较大的结节性甲状腺肿可引起压迫症状，出现呼吸困难、吞咽困难和声音嘶哑等。少数病例可发生功能自主性甲状腺腺瘤，出现甲亢。

## 四、辅助检查

（1）甲状腺B超　检查甲状腺的大小，探测结节的位置、大小、数目。

（2）甲状腺扫描　常用的甲状腺扫描有放射性核素$^{131}$I和$^{99m}$Tc，即$^{131}$I扫描、$^{99m}$Tc扫描。甲状腺结节因对碘的摄取能力不同而图像不同，$^{99m}$Tc可像碘一样被甲状腺所摄取，但不能转化。甲状腺扫描可显示甲状腺的吸碘率，有利于判断甲状腺功能；结节性甲状腺肿时可显示有多个稀疏区，稍大的结节可呈凉结节或冷结节。恶性结节不能摄取碘，恶变区将出现放射稀疏区，根据其摄碘能力，可分为无功能的冷结节、正常功能的温结节和高功能的热结节。放射性核素或 $^{99m}$Tc 扫描的缺点是不能完全区分良性或恶性结节，而仅是一个初步判断分析。

（3）甲状腺功能测定　甲状腺功能大多正常。但是要注意TSH，如升高提示甲状腺功能偏低，需要补充甲状腺激素治疗；如降低需排除合并甲亢的可能。如甲状腺球蛋白抗体（TGA）或甲状腺过氧化物酶抗体（TPOAb）升高，提示有桥本病的可能。

（4）血甲状腺球蛋白和降钙素测定　这两项指标有助于排除甲状腺癌。当甲状腺有结节时，需进行测定。甲状腺癌时甲状腺球蛋白可升高；降钙素升高是甲状腺髓样癌的特异性指标。

（5）甲状腺 CT 或 MRI　当怀疑有甲状腺癌的可能时，需做甲状腺 CT 或 MRI 辅助诊断。

（6）甲状腺吸 $^{131}$I 率　结节性甲状腺肿吸 $^{131}$I 率正常或增高，但无高峰前移。出现 Plummer 病时，吸 $^{131}$I 率升高，或虽在正常范围内而高峰前移。

（7）甲状腺穿刺组织病理检查　应用细针针吸活检术检查，对甲状腺结节的诊断有一定价值，比较安全。穿刺结果有助于手术治疗指征，其细胞学准确度达 50% ～ 97%。但也可取样有误，特别是有囊性变患者及结节较小者，如＜ 1cm 的病变，穿刺准确度可有困难。细针活检不能确定，还可用粗针再穿刺活检，其结果可能更加准确。但穿刺针进入恶性结节癌肿以后，可将癌细胞扩散至其他处，应特别注意。为了术前明确结节性质，也可采用开放性甲状腺组织活检，以利全面分析。

## 五、治疗

（1）不治疗、临床随访　对于部分结节性甲状腺肿的患者如果甲状腺肿生长缓慢，局部无症状，甲状腺功能正常，可以不给予特殊治疗，临床密切随访，定期体检、B 超检查，观察甲状腺肿生长情况，必要时可以行穿刺细胞学检查。另外，要定期检测血清 TSH 水平，及早发现亚临床甲状腺功能亢进或甲状腺功能减退。

（2）放射性碘（$^{131}$I）治疗　可以使甲状腺体积缩小，在欧洲应用较多，在美国主要应用于毒性甲状腺肿的治疗，适用于有手术禁忌证的患者。$^{131}$I 可以致永久性甲状腺功能减退。

（3）手术治疗　手术治疗的主要目的是解除局部压迫症状，并能取得可靠的病理资料。手术方法需根据不同病情、甲状腺肿的大小、结节情况等决定。常用的手术方式有甲状腺部分切除、甲状腺次全切除或甲状腺全切除等。术后复发大多采用甲状腺全切除，避免多次手术导致喉返神经损伤。

## 六、观察要点

1. 生命体征

对于甲状腺手术患者，术后床旁备好气管切开包及无菌手套，要密切观察患者生命指征情况。

2. 引流液

术后密切观察引流液的颜色、性质和量。

3. 手术并发症的观察与护理

（1）出血的观察和护理　出血是临床甲状腺手术的常见并发症之一。如术后 24 小时内引流量超过 150ml，且患者出现呼吸困难、口唇发绀、烦躁以及颈部有紧压感或伤口渗液，说明有活动性出血可能，应立即汇报医生，还应迅速给氧，开通静脉通道，检查床边备用的急救物品，为随时抢救做准备，同时还应通知手术室做好准备。同时要对患者及其家属做好安抚，消除其紧张情绪，使其主动配合检查、治疗。

（2）神经损伤的观察和护理　一侧喉返神经损伤可出现声音嘶哑，双侧喉返神经损伤可出现失声或严重的呼吸困难。发生后，要协助患者坐位或半坐位进食，试给半固体食物，吞咽勿匆忙。一般理疗后即可恢复。

（3）手足抽搐的观察和护理　术后应密切观察病情，患者面部、口唇周围和手足有无针刺感、麻木感，重症可出现面肌和手足阵发性痛性痉挛，出现此症状应及时报告医生，并取血作血清钙、磷测定，以便早期诊断，及时治疗。静脉输入钙剂，饮食要适当控制，限制含磷较高的食物。

## 七、护理要点

（1）术前护理

① 为病人行入院宣教，告知其管床医师及护士；通过与病人交谈及病友间的交流，消除顾虑和恐惧心理；通知其术前禁食禁饮，预防感冒。

② 通过交谈、宣教材料、讲座等形式为病人讲解疾病的相关知识。

③ 保持病房环境安静舒适，避免病人情绪激动。

（2）术后护理

① 手术后患者会表现出担忧、焦虑等情绪，护理人员及时和患者进行沟通交流，告知患者手术成功顺利完成，向患者讲述甲状腺疾病手术后的相关知识，介绍术后并发症，手术成功案例，增强患者信心。并以娴熟、扎实的专业技能获得病人的信赖，使之以最佳的心理状态配合治疗。

② 指导病人咳嗽或进食时用手正确按住伤口，以免牵拉伤口加重疼痛。

③ 限制患者的颈部活动，头部两侧砂袋固定，避免咳嗽、呕吐，消除出血诱因。

④ 指导患者咳嗽时按住伤口，深呼吸，有效咳嗽，及时吐出分泌物。

（3）康复锻炼指导　保持头颈部于舒适位置，鼓励患者早期下床活动，在床上变换体位，起身、咳嗽时可用手固定颈部以减少震动。指导患者深呼吸、有效咳嗽，必要时行超声雾化吸入。帮助其及时排出痰液，保持呼吸道通畅，预防肺部并发症。拆线后教会患者练习颈部活动，促进功能恢复。

# 甲状腺腺瘤

## 一、定义

甲状腺腺瘤是最常见的起源于甲状腺滤泡细胞的良性肿瘤，目前认为本病多为单克隆性。根据病理形态学表现可分为乳头状型、滤泡型和混合型三种，腺瘤具有完整的包膜。以 40 岁以下的女性多发。

## 二、病因及发病机制

甲状腺腺瘤的病因未明，可能与性别、遗传因素、X 射线照射、TSH 过度刺激等有关。

## 三、临床表现

大多数病人无任何症状，多在无意间或体检时发现颈部有圆形或椭圆形结节，多为单发，质稍硬，表面光滑，无压痛，随吞咽上下移动。腺瘤生长缓慢。若乳头型腺瘤因囊壁血管破裂而发生囊内出血时，肿瘤体积可在短期内迅速增大，局部出现胀痛。

## 四、辅助检查

放射性 $^{131}I$ 或 $^{99m}Tc$ 可了解肿块的大小和位置；影像学检查（B 超和 X 线检查）可了解甲状腺腺瘤的大小、位置、数目及与邻近组织的关系；细针穿刺细胞学检查为确诊性检查，正确率很高。

## 五、治疗

由于甲状腺腺瘤有诱发甲亢（20%）和恶变（10%）的可能，原则上应早期手术切除。一般行患侧甲状腺大部分切除，若腺瘤小可行单纯腺瘤切除。切除标本须经病理学检查，若为恶性应按甲状腺癌治疗。

## 六、观察要点

1. 一般观察

监测生命体征的变化。带引流管者保持引流管的固定通畅，防止引流管扭曲、受压、脱出，观察记录24小时引流量。

2. 术后并发症的观察和护理

（1）术后出血　多发生在术后24小时之内，如出血量大，可因血肿压迫气管造成窒息。密切观察心率、血压、呼吸、神志、敷料渗血情况，若病人出现烦躁、心率加快、血压下降、呼吸困难或伤口敷料被渗血浸湿时应立即通知医生。

（2）呼吸困难　甲状腺术后病人，可因气管软化塌陷、伤口内血肿压迫、喉返神经损伤、喉头水肿或伤口敷料包扎过紧等原因，造成呼吸困难，甚至发生窒息。故床旁应常规备气管切开包，以备急用。凡有呼吸困难发生，应立即通知医生。

（3）神经损伤　一侧喉返神经损伤主要表现有声音嘶哑、音调降低或呛咳。双侧喉返神经损伤可导致失声或严重的呼吸困难，甚至窒息，须立即通知医生做气管切开。喉上神经内支损伤可使喉部感觉丧失，饮水时发生咳嗽、误咽等。在病人全麻清醒后，可嘱病人大声说话、饮少量的水，以了解有无神经损伤。

（4）甲状旁腺损伤　术后病人有手足抽搐、麻木时提示有甲状旁腺损伤的可能，严重者四肢抽搐、喉肌痉挛。典型的四肢症状为：五指并拢，拇指内收，掌指关节屈曲，腕掌关节过度屈曲呈“鹅颈”状。发现此类情况应及时报告医生，监测血钙、磷。遵医嘱口服钙片或静脉内注射钙剂，注射时注意切勿将药液漏于皮下，以免发生组织坏死。

（5）甲状腺危象　多发生在术后12～36小时，应注意病人有无体温突然升高（至40～42℃），并伴有抽搐、烦躁不安、谵妄、脉搏增快、血压增高等，若有此类症状应及时通知医生，配合抢救。

## 七、护理要点

1. 术前护理

① 与病人多交流，给予心理支持，消除其顾虑和恐惧心理。让病人树立战胜疾病的信心，能积极配合治疗。

② 全麻病人按全麻术前常规护理。

③ 完善本病术前所需各项检查，包括术前常规检查和颈部影像学检查。

④ 备皮范围上自下唇，下至乳头连线，两侧至斜方肌后缘，包括两侧腋窝。

⑤ 教会病人头低肩高体位，每日可用软枕练习数次，使机体适应术中颈部过伸的体位。

⑥ 如术前需服用碘剂时，应教会病人正确服用的方法，以免影响手术和术后愈合。

2. 术后护理

（1）饮食　术后3小时后可先饮温开水，如无呛咳后方可给予半流质饮食。饮水有呛咳的病人指导其抬头进餐，弯腰低头吞咽，即可顺利进食进水。要控制含磷较高的食物，如牛奶、蛋黄、鱼等。禁浓茶、咖啡等兴奋性饮料。

（2）体位　取平卧位，待病人全麻清醒后抬高床头30°～45°，取半坐位，有利于减轻疼痛和保持呼吸通畅。指导病人在变换体位时用手托住颈部，翻身时头部与身体一起转动，以保护伤口。

（3）疼痛的护理　给予心理安慰，疼痛严重者可遵医嘱给予止痛药或镇痛泵止痛，观察止痛的效果并予舒适的体位减轻疼痛。

3. 健康教育

① 指导病人术后早期下床活动，保持头颈部处于舒适位置。变换体位、起身、咳嗽时用手固定颈部以减少震动。拆线后教会病人练习颈部活动，如练习吞咽动作，防止伤口粘连，促进功能恢复。指导声嘶者作发声训练。

② 指导病人出院后经常观察颈前部、胸前皮肤有无红、肿、痛现象，经常检查颈部、耳后有无淋巴结或包块，如有异常及时就医。

③ 需服用甲状腺素者，嘱其按时按量服药，若出现疲乏、行动迟缓、嗜睡、记忆力明显减退、且注意力不集中或因周围血

循环差和能量产生降低而异常怕冷、无汗，应及时就诊。

④ 遵医嘱定期门诊复查。3 ～ 6 个月后酌情 1 ～ 2 年复查 1 次。

# 甲状腺癌

## 一、定义

甲状腺癌是最常见的来源于甲状腺上皮细胞的恶性肿瘤，约占全身恶性肿瘤的 1%。女性发病率高于男性。儿童甲状腺结节中，甲状腺癌的比例高达 50% ～ 70%。

## 二、病因及发病机制

除髓样癌外，绝大部分甲状腺癌起源于滤泡上皮细胞。其发病原因至今尚未完全清楚，可能与放射线、TSH 长期刺激、遗传因素和致癌基因作用有关。按肿瘤的病理类型可分为乳头状癌、滤泡状腺癌、未分化癌、髓样癌。

## 三、临床表现

早期多无明显症状，仅在颈部发现单个、固定、质硬、表面高低不平、随吞咽上下移动的肿块。肿块逐渐增大，吞咽时上下活动度降低。未分化癌可在短期内出现上述症状，除肿块增长明显外，还伴有侵犯周围组织的特性。晚期常因压迫喉返神经、气管和食管而出现声音嘶哑、呼吸和吞咽困难。若压迫颈交感神经节，可产生 Horner 综合征，颈丛浅支受侵时可有耳、枕、肩等处疼痛。局部转移常位于颈部，出现硬而固定的淋巴结；远处转移多见于扁骨（颅骨、椎骨、胸骨、盆骨）和肺。髓样癌的病人可出现腹泻、心悸、面色潮红和血钙降低等症状，还可伴有其他内分泌腺体的增生。

## 四、辅助检查

放射性 $^{131}$I 或 $^{99m}$Tc 可了解肿块的大小和位置；细针穿刺细胞学检查为确诊性检查，正确率很高；影像学检查（B 超和 X 线检查）了解甲状腺癌的大小、位置、数目及与邻近组织的关系；血清降钙素检查有助于髓样癌的诊断。

## 五、治疗

以手术为主。一般多行患侧腺体连同峡部全切除，对侧腺体大部分切除，并根据病情及病理类型决定是否加行颈部淋巴结清扫术或放射性碘治疗等。未分化癌通常采用放、化疗。

## 六、观察要点

术后严密观察引流液的色、量及性质。一般术后 1 小时内引流液为 10 ～ 20ml，如果短时间内引流量突然增加，超过 100ml，颜色鲜红，应考虑为内出血，要迅速协助医生做紧急处理。若引流液为褐色，并呈水样液体，应考虑为乳糜漏。正常情况下，术后 24 小时内的引流液量为 30 ～ 120ml，颜色由深红逐渐变为淡红色。术后 24 ～ 48 小时，颜色由淡红逐渐变为淡黄色，引流量逐渐减少，当少于 10ml 时，即可拔管。

## 七、护理要点

1. 术前护理

（1）与病人多交流，给予心理支持，消除其顾虑和恐惧心理。让病人树立战胜疾病的信心，能积极配合治疗。

（2）全麻病人按全麻术前常规护理。

（3）完善术前所需各项检查　包括术前常规检查和颈部影像学检查。

（4）备皮范围上自下唇，下至乳头连线，两侧至斜方肌后缘，包括两侧腋窝。

（5）教会病人头低肩高体位，每日可用软枕练习数次，使机体适应术中颈部过伸的体位。

（6）如术前需服用碘剂时，应教会病人正确服用的方法，以免影响手术和术后愈合。

2. 术后护理

（1）全麻病人按全麻术后常规护理。

（2）对于加行颈部淋巴结清扫术的病人，术后应保持引流装置呈负压状态，妥善固定。

（3）对于行预防性气管切开的病人，应做好气道的护理。定时湿化吸痰，注意痰液的色、质、量。痰液黏稠者，遵医嘱给予雾化吸入并观察效果。教会病人有效咳嗽的方法（深吸气后，用胸腹部的力量做最大咳嗽，咳嗽的声音应从胸部发出，避免仅在喉头上发声及无效咳嗽）。指导协助病人练习咳嗽时坐起，头颈躯干向前弯曲，用手压住手术切口部位，减少颈部震动引起的术后切口疼痛，深吸气后声门禁闭，用力咳嗽，形成气道冲击力，使痰液排出。

（4）心理护理　了解病人的焦虑程度，指导病人调整心态，帮助病人面对现实，配合后续治疗。

3. 健康教育

（1）指导病人术后早期下床活动，保持头颈部处于舒适位置。变换体位、起身、咳嗽时用手固定颈部以减少震动。拆线后教会病人练习颈部活动，如练习吞咽动作，防止伤口粘连，促进功能恢复。指导声嘶者作发声训练。

（2）口服 $^{131}$I 病人注意事项

① 注意休息，特别是服药后前几天，避免剧烈运动和精神刺激，并预防感染、加强营养。

② 勿揉压甲状腺，多饮水，及时排空小便，经常口含维生素 C，促进唾液分泌。

③ 2 个月内禁止用碘剂、溴剂，以免影响 $^{131}$I 的重吸收而降低治疗效果。

④ 女病人 1 年内避免妊娠。

⑤ 为减少对健康人不必要的辐射，服药后 14 天尽可能远离他人，特别是小儿，在条件允许的情况下最好能独居 14 天，忌随意排泄大小便，污染环境。

# 颈动脉体瘤

## 一、定义

颈动脉体瘤（CBT）为发生在颈总动脉分叉处的一种化学感受器肿瘤，多位于颈动脉三角区，属良性肿瘤，少数可发生恶变。无年龄及性别差异，女性稍多于男性，以 30 ～ 50 岁为主。

## 二、病因及发病机制

起源于颈动脉体，高原居民、慢性缺氧和慢性心肺疾病病人有高发倾向。

## 三、临床表现

颈部可触及无痛性肿块，位于颈动脉三角区，生长缓慢，病史长达数年或数十年，发生恶变者，短期内肿瘤迅速生长。早期或肿瘤较小时，一般无症状，或有轻度压迫感。肿块较大时可压迫邻近器官或神经，出现相应的症状，如声嘶、吞咽困难、舌肌萎缩、伸舌偏斜、呼吸困难及 Horner 综合征（表现为上睑下垂，瞳孔缩小及病侧的面部血管扩张和不出汗）等。恶性特征为淋巴结或远处转移及切除后复发。

## 四、辅助检查

B 超和数字减影血管造影（DSA）检查对本病诊断价值较大，多数病人显示患侧颈动脉分叉部肿块，其内有丰富的血管或血窦，颈动脉分叉部呈杯状增宽。CT 检查可以了解肿瘤的位置、大小以及与颈动脉的关系。MRI 检查用于与颈神经鞘瘤等疾病的鉴别诊断。

## 五、治疗

目前对于颈动脉体瘤的治疗方法包括外科手术、放射治疗及栓塞治疗。深度 X 线照射有时可使瘤体缩小，但不能彻底根除，所以外科手术切除为最主要的方法。多采取动脉外膜下肿瘤切除术。当肿瘤确实无法手术切除或病人一般情况较差时，可以应用放射治疗。

## 六、观察要点

1. 一般观察

① 密切观察血压、脉搏及体温等生命体征，如有异常及时报告医生。

② 由于颈部组织水肿或血肿易压迫气管引起呼吸困难，故需密切观察呼吸及血氧饱和度的变化，局部包扎不宜过紧，以保持呼吸道通畅。床旁备好气管切开包。

③ 对于术中或术后输血的病人应观察有无全身皮肤瘙痒、斑丘疹，呼吸困难等过敏反应；若病人主诉腰酸，尿液为酱油色时应怀疑溶血反应，应立即停止输血，报告医生处理。

2. 并发症的观察和护理

（1）切口出血　遵医嘱给予局部沙袋压迫。注意敷料的渗血情况，渗血较多时应及时更换敷料，发现颈部血肿或有活动性出血时立即通知医生处理。保持颈部引流通畅，观察并记录引流液的性质及量。24 小时内正常引流量在 100 ～ 150ml，颜色暗红。若 24 小时内负压引流量大于 200ml，颜色鲜红，提示有活动性出血，需及时报告医生处理。

（2）神经麻痹　注意观察病人有无声嘶，进食呛咳、吞咽困难、说话费力、音调降低、鼻唇沟变浅、鼓腮漏气等表现。一旦出现，应立即通知医生，保持呼吸道通畅，防止黏痰难以咳出导致窒息，必要时行气管切开术。同时给予鼻饲流质饮食，遵医嘱使用营养神经的药物，并观察药物的疗效。

（3）脑梗死　密切观察病人有无呼吸浅慢、情绪烦躁、失语、肢体张力减弱、嗜睡等症状，如发现立即通知医生，必要时急查 CT，配合抢救。

## 七、护理要点

1. 术前护理

（1）心理护理　该手术复杂、危险性大，可能出现偏瘫或大出血等严重并发症而危及生命，病人对手术充满恐惧。护士应主动了解病人的心理需求，针对病人不同的心理状态与病人进行沟通，鼓励病人树立战胜疾病的信心。

（2）全麻病人按全麻术前护理常规。

（3）完善本病术前所需的其他检查，做好备血，一般备同型血 600 ～ 1200ml。

（4）行颈部备皮，同时作股前三角区的清洁，做好备取大隐静脉重建颈内动脉的准备。

（5）行颈动脉 DSA 检查或选择性血管栓塞治疗的病人应做好检查前的解释工作及皮肤准备、碘过敏试验等。检查或治疗后卧床 24 小时，股动脉穿刺处予沙袋压迫 8 小时，保持插管侧大腿伸直位，禁屈髋关节和膝关节。观察生命体征变化，穿刺处有无渗血、足背动脉搏动情况、末梢循环状况，肢体肌张力及运动功能变化等。注意有无偏瘫、失语、头痛等脑或心血管栓塞症状及过敏反应，发现异常及时报告医生处理。

（6）颈总动脉压迫训练　所有病人于术前 2 周左右开始行颈总动脉压迫训练（Matas 试验），即用拇指于环状软骨平面，第 6 颈椎横突处，胸锁乳突肌前缘向后向内压迫颈总动脉，以阻断颈总动脉血流，每日 1 ～ 2 次，由每次压迫 5 分钟逐步延长至 15 分钟以上。其目的是促使大脑 Willis 环前后交通动脉进一步开放，促进代偿性脑供血，提高手术耐受性和安全性。

2. 术后护理

（1）饮食　术后 3 小时可进食流质或半流质，以高热量、富含维生素、易消化的软食为宜。

（2）体位与活动　对单纯行肿瘤剥除的病人取半卧位，卧床休息。对行颈动脉切除的病人要颈部制动，绝对卧床休息 1 周，

1周后可在床上坐起或协助床旁适度活动，如不出现头晕等不适，可逐步增加活动量。

（3）疼痛的护理　给予心理安慰，疼痛严重者可给予止痛片或镇痛泵，观察止痛的效果，并予舒适体位减轻疼痛。

（4）做好基础和生活护理，卧床期间协助病人更换体位，鼓励病人做双足踝的屈伸和股四头肌收缩等活动，防止压疮和下肢深静脉血栓形成。

3. 健康教育

① 指导病人术后注意保护头颈部，动作宜慢，不可猛抬头或仰头，避免做回头动作，翻身时头与身体一起转动，以防伤口裂开。拆线后嘱病人做适当的颈部活动，促进功能恢复。

② 嘱病人禁烟酒及辛辣的食物，多吃水果蔬菜，保持大便通畅。

③ 鼓励病人尽早生活自理，注意劳逸结合，适当选择力所能及的活动。

④ 需用药（如阿司匹林、丹参）的病人，做好用药指导。

⑤ 告知病人门诊随访的重要性，嘱其定期门诊复查。出院后3个月内每月复查1次；随后每隔3个月复诊1次，连续3次；以后每隔半年、1年复诊1次，防止肿瘤复发或转移。

## 腮腺肿瘤

### 一、定义

腮腺肿瘤中良性肿瘤发病率较高，以混合瘤最常见，其次为腺淋巴瘤和嗜酸性瘤。腮腺恶性肿瘤发病率位居涎腺恶性肿瘤首位，以黏液表皮样瘤发病率最高，腺样囊性癌次之，恶性混合瘤较少见。

### 二、病因及发病机制

病因及发病机制尚未十分清楚。

## 三、临床表现

（1）症状　耳垂周围出现无痛性包块，一般单侧发病，病程长短不一。病人可合并不同程度的面瘫。

（2）体征　触诊包块呈结节性或囊性。包块界限清楚，能活动或粘连、固定。

## 四、辅助检查

① 仔细触诊包块的大小、范围、软硬等、呈结节性或囊性。包块界限是否清楚、固定，能否活动或有无粘连。

② 腮腺造影、核素扫描或B型超声检查可了解肿瘤侵犯的范围。

③ 一般术前不做活检，必要时做术中冰冻活检确定性质。

## 五、治疗

（1）手术治疗　为首选方式。腮腺所处的特殊颜面部位，神经分布异常复杂，血运也比较丰富，术中应注意保护重要的神经及血管。

① 腮腺良性肿瘤需行手术治疗。多形性腺瘤是最常见的良性肿瘤，其包膜常不完整，采用单纯沿包膜剥离的方法，即剜除术，常有复发，故手术原则应从包膜外正常组织进行，同时切除部分腺体。手术中应避免肿瘤破裂，以免发生瘤细胞种植。

② 腮腺恶性肿瘤的治疗亦以手术为主。对于范围广泛、恶性程度高、易发生血行性转移的腮腺恶性肿瘤，尚需采用综合治疗，以提高肿瘤的控制率。对于年轻、职业要求高、强烈要求保留面神经的病人，当面神经与肿瘤紧贴但尚可分离而不致肿瘤破裂，且肿瘤的病理类型为低度恶性时，可仔细分离并保留面神经，术中采用液氮冻融3次，术后给予放射性治疗，以杀灭可能残留的肿瘤细胞。

（2）放射治疗　腮腺癌对放射线不敏感，采用传统的单纯放射治疗很难达到根治效果。术后辅助放射治疗可以有效控制肿瘤并提高生存率。高能射线对腮腺癌的控制更为有效。

（3）术后化疗　腮腺癌有可能发生远处转移，特别是腺样囊性癌及腮腺导管癌远处转移率可达 30% 左右。因此，部分腮腺癌术后还需配合化疗加以预防。目前尚未发现非常有效的化疗药物。

## 六、观察要点

1. 术后伤口观察

由于颌面颈部血管、淋巴管丰富，术后创口渗出液较多，多留置伤口引流管，术后应保持伤口引流通畅，确保有效负压吸引，避免引流管被挤迫、阻塞或脱出等。观察引流液及伤口敷料渗液性质及量，做好记录。

2. 术后并发症的观察与护理

（1）涎腺瘘　多发生于术后 3 天，故术后应加压包扎 1 周，包扎期间观察病人面部有无淤血肿胀；若出现涎腺瘘，则拆线后仍应加压包扎 1 ～ 2 周，遵医嘱予餐前口服阿托品，抑制涎液分泌。

（2）味觉出汗综合征　术后 3 ～ 6 月可出现。表现为当咀嚼饮食或刺激分泌唾液时，术侧局部出汗并伴有发红现象，可能与手术中刺激神经、术后局部肿胀压迫神经及瘢痕粘连等因素有关，肿胀消退即可恢复。应做好心理护理、饮食指导，忌食酸性或刺激性食物。

（3）面神经麻痹　腮腺与面神经在解剖上密切相连，手术常不可避免地导致面神经水肿或损伤。术后可使用丹参、维生素 $B_1$、维生素 $B_{12}$ 注射液、烟酸等药物以增加面神经周围微血管的供血量，改善局部微循环，并辅以针灸、理疗、推拿、热敷等方法促进神经功能的恢复。

## 七、护理要点

1. 术前护理

（1）一般护理　测量生命体征，对于术前检查有异常情况者及时与医生沟通，及时对症处理以完善术前准备。

（2）口腔护理　腮腺导管开口于口腔，因此保持口腔清洁尤为重要，术前予漱口水含漱，有龋齿或口腔疾病病人应及时治疗。

（3）皮肤准备　手术前做好术区备皮、剃发至病人耳后4横指。男病人剃胡须，女病人在术晨将头发梳到健侧，以充分暴露手术部位。

（4）遵医嘱留置胃管。

*2.术后护理*

（1）体位　全身麻醉未清醒者，应取去枕平卧位，偏向一侧，口角置弯盘。及时清除口腔分泌物或呕吐物，以免污染伤口或引起误吸、窒息。麻醉清醒后给予半卧位，以利于伤口分泌物引流并减轻头部充血、局部肿胀。

（2）保持呼吸道通畅　口腔手术范围广、时间长、创面大且靠近颅底及呼吸道，故术后应严密观察生命体征、面色、口唇颜色、有无烦躁不安等，及时吸出口腔分泌物。密切观察呼吸及血氧饱和度的变化、保持呼吸道通畅，必要时行气管切开。

（3）疼痛护理　因手术创伤及加压包扎等因素，术后病人常出现伤口疼痛。可取半卧位，以减低伤口张力及减轻伤口水肿；若包扎太紧可适当放松；告知病人疼痛的原因及可能的持续时间，指导病人通过自我放松的方法减轻疼痛，如听音乐、转移注意力等。必要时遵医嘱给予止痛剂或镇静剂。

（4）饮食护理　手术后伤口加压包扎，导致病人伤口疼痛，张口、咀嚼困难，在此期间可鼓励其进食高热量、高蛋白、无渣、温凉流质或半流质饮食，勿食酸性食物，尽量减少咀嚼，少量多餐。

（5）加强口腔护理　保持口腔清洁。

*3.心理护理*

由于腮腺肿瘤病人面颊部有不同程度大小包块隆起，影响病人外观，及术后可能出现面瘫等，普遍存在紧张、焦虑、恐惧心理，所以应做好心理护理，指导其减压的方法。

# 舌癌

## 一、定义

舌癌是口腔癌中最常见的一种，男性比女性多见，近年来的患者也渐渐趋向于年轻化。舌癌多发生于舌缘，其次为舌尖、舌背，常见的是溃疡型或浸润型。一般恶性程度较高，生长快，浸润性较强，常波及舌肌，致舌运动受限。

## 二、病因及发病机制

病因至今尚未完全认识，多数认为其发生与环境因素有关，如热、慢性损伤、紫外线、X 线及其他放射性物质都可成为致癌因素，例如舌及颊黏膜癌可发生于残根、锐利的牙尖、不良修复体等的长期、经常刺激的部位。另外，神经精神因素、内分泌因素、机体的免疫状态以及遗传因素等都被发现与舌癌的发生有关。

## 三、临床表现

① 好发于舌侧缘中 1/3 部位，局部有溃疡或浸润块；常有明显自发痛及触痛，且可反射至耳颞部。

② 肿瘤广泛浸润时，可波及舌及舌下神经和舌肌群而有舌感觉麻木与运动障碍。

## 四、辅助检查

① 活组织检查可明确肿瘤病理性质。

② MRI、CT 以明确肿瘤浸润范围。

## 五、治疗

① 早期位于舌侧缘的病变可采取外科手术切除，简单而方便。离开病变 1cm 在正常组织内切除，术后一般不会引起语言及其他功能障碍。

② 中晚期病例应首选手术治疗。对波及口底及下颌骨的舌癌，应施行一侧舌、下颌骨切除及颈淋巴联合清扫术；若对侧有

转移时，应做双侧颈淋巴清扫术。

③ 舌癌的颈淋巴结转移率较高且发生较早，所以临床上触不到肿大的淋巴结，并不等于未转移，手术治疗时一般主张同时行选择性、功能性颈淋巴清扫术。

④ 舌缺损超过 1/2 以上者应行一期舌再造术。

⑤ 中晚期患者原则上需术后放疗。

## 六、观察要点

① 术后密切监测患者意识、瞳孔、生命体征、心电图及病情变化、引流物颜色和性状、皮瓣颜色、液体出入量等情况，并及时做好记录，同期行双侧颈淋巴清扫术者，应密切观察有无颅内高压症状和四肢的活动情况。

② 术后密切观察引流液量，并将每天 24 小时的引流液量记录在病历上。一般术后 12 小时内不超过 300ml，若引流液量超过 300ml 或短时间内引流过快、过量，引流液呈鲜红色，应注意静脉或动脉有无出血；若无引流物流出或流出甚少而患者颌面部、颈部肿胀明显，甚至影响呼吸，可能为引流管阻塞或放置于创口部分的引流管位置不正确影响引流所致，应通知医师及时处理。使用中心负压吸引装置时，注意引流瓶内的引流液不应超过引流瓶容积的 2/3，要及时倒掉引流瓶内的引流液，以免阻塞中心负压吸引装置。

③ 术后观察引流物颜色。正常情况下引流物颜色逐渐变淡，24 小时后引流量逐渐变少。若引流液为乳白色，应考虑为乳糜漏（术中损伤胸导管或淋巴导管所致），应及时通知医师，拔除负压引流管，局部加压包扎。

## 七、护理要点

### 1. 舌癌切除术的术前护理

（1）心理护理　因舌癌术前、术后都会影响患者张口、说话和进食，使患者十分担忧预后，因此而产生恐惧、不安和悲观心理，护士对此应进行有针对性的心理护理，以消除患者的恐惧，使患者处于接受治疗的最佳心理状态。

（2）饮食护理　鼓励患者平衡膳食。对不能进食者应从静脉给予必要的营养补充，如通过静脉给予氨基酸、葡萄糖等营养素，以保证机体对营养的需要。

（3）口腔护理　术前应根据患者具体情况进行牙周洁治，及时治疗口腔及鼻腔的炎症，可给予适当的消毒含漱剂，如1%～3%过氧化氢溶液及0.5%氯己定含漱剂，让患者含漱，以防止术后创口感染。

（4）术前常规准备　按口腔颌面外科术前护理要求，做好术前的各种准备工作，如备血、皮肤准备等。应在术前教会患者有效的咳嗽排痰方法，让患者戒烟及学会在床上进行大小便等。

（5）特殊护理

① 语言沟通障碍的护理　术后由于舌切除或气管切开，部分患者可能出现言语不清，对此在术前可以教会患者一些固定的手势用以表达基本的生理需要，或可用书面的形式进行交流，对于不能读写的患者，还可制作图片让患者选择想表达的内容。

② 修复体准备　做一侧下颌骨切除术者，术前应为患者做好健侧的斜面导板，并且患者术前试戴合适，以便于术后立即佩戴，防止下颌偏位，影响患者呼吸。

③ 需进行舌再造术者按医嘱做好邻近组织瓣或游离组织瓣整复术的术前准备。

2. 舌癌切除术的术后护理

（1）体位　意识未清醒的患者取去枕平卧位，头偏向一侧。意识清醒的患者采取半卧位，有利于减轻颌面部水肿，减少缝线处张力，并有利于分泌物的排出和伤口引流，以防止误吸。如有游离皮瓣者，应采取平卧位，头制动3～5天，以防止皮瓣痉挛。

（2）保持呼吸道通畅　舌癌患者因切除一侧舌体或同时切除下颌骨，术后易引起舌后坠而发生呼吸道阻塞，故应严密监测患者呼吸、血压、脉搏的变化，同时应及时吸净患者口腔和咽腔内的分泌物，并观察分泌物的颜色、性质和量，防止呕吐物或血液吸入气管内而引起呼吸困难或窒息。若患者保留有气管插管或通气道，则应维护人工气道处于正确位置，待病情允许时方可拔除。术后患者舌体可用7号缝线牵拉固定以防舌后坠，但应注意将缝线固定稳妥。如气管已切开者，应注意观察气管套管固定是否良好，有无滑脱，移位；应定时对气道进行雾化治疗，以防止痰液等分泌物阻塞气道；还应定时检查气囊状态，避免出现漏气或过度充气现象。

（3）伤口护理 注意伤口渗血情况，保持负压引流管通畅。因头面部具有丰富的血运，故术后应严密观察颈部敷料及口内创口有无渗血或出血；注意观察负压引流管是否通畅，应对引流量做详细的记录，并按负压引流护理常规进行护理。

（4）口腔护理 患者术后因张口受限，咀嚼困难，有时还伴有口内创口渗血，又不便漱口，故需定时做口腔冲洗，可用1%～1.5%过氧化氢溶液冲洗口腔，使局部创面的血性分泌物及形成的血痂形成泡沫而脱落，然后再用生理盐水冲洗干净。根据病情许可，可改用氯己定溶液漱口，3～4次/天。口腔冲洗对减少口腔臭味、防止创口感染、减少创口渗出、促进创口愈合，将起到重要的作用。

（5）饮食护理 全身麻醉患者清醒3小时后无呕吐，可给少量温开水或糖水，以后视恢复情况给予流质、半流质饮食。大多数患者术后主要通过鼻饲流质食物来补充营养，术中或术后第1天即可插胃管，一般留置7～10天。当伤口愈合良好，就可以进行口饲，即将口饲管沿患者口角放置于患者咽部，用30ml注射器抽吸流质食物通过口饲管缓慢注入患者食管。

3. 负压引流的护理

（1）使用负压引流球注意保持负压状态，观察有无漏气，若有异常应及时通知医师更换。使用中心负压吸引装置时，应注意管道连接是否正确，应保持管道通畅。

（2）保持负压引流通道通畅 患者行走、起卧时注意保持负压引流管不打折、不扭曲。确保创口处的引流通道是从高到低的，以利于最佳引流。随时检查引流管内有无血凝块阻塞。

（3）维持适当的负压吸引压力　负压吸引压力应维持在13.3～16kPa即100～200mmHg。负压吸引压力过大，会导致静脉回流受阻；负压吸引压力过小，会使创口内积液不能及时吸出而影响创口的愈合。

（4）拔除负压引流管　根据创口情况，一般术后3天，24小时引流量少于30ml时即可拔除负压引流管，拔除后应行创口加压包扎。拔除引流管后，护士应继续观察创口肿胀情况。

4. 舌癌切除行游离皮瓣及复合组织瓣移植术的护理

（1）术前护理

① 术前向患者及其家属详细说明手术的全过程，倾听患者及其家属对手术的要求，并做好解释工作，使患者及其家属有充分的思想准备，消除他们对手术的顾虑，使他们与医护人员密切配合，为取得良好的手术效果创造条件。

② 受区除一般术前常规准备外，还应注意，如整复面部缺损，周围皮肤必须完全正常，不能有感染存在；口腔黏膜缺损，需要修复口内缺损者，需进行牙周洁治，并每日用1%～1.5%过氧化氢溶液或其他漱口剂清洁口腔数次。

③ 注意受区和供区有无局部感染和残余感染，以及有无皮炎、湿疹等情况。如有炎症，均应积极治疗，待其痊愈后方可手术。有关受区及供区的术前准备与皮肤组织移植术相同。

④ 维持足够的血容量是手术成功的因素之一，因此应做好输血准备。

（2）术后护理　除按口腔颌面外科手术后的护理要求进行护理外，还应严密观察受区游离组织瓣血液循环、颜色、温度等情况，注意供区包扎的敷料是否稳固及有无渗出，受区感染是手术成败的关键。

① 术后患者取平卧位，注意让患者头颈部适当制动（在医嘱的方向制动），以利吻合的血管在无张力下愈合。患者的头部两侧放置沙袋加以固定，因活动过度，常可导致压迫血管，形成

血栓而使游离组织瓣不成活。

② 室内应安静、温湿度适宜，室温应维持在25℃左右，湿度可在50%～60%，防止受区受低温的刺激而引起血管痉挛。寒冷季节可采用红外线取暖器保温，但要与受区保持一定距离，以免发生烫伤。

③ 观察移植皮瓣的变化是诊断静脉栓塞的主要指标。包括皮瓣颜色、组织温度、皮纹、质地等。

④ 有负压引流的患者，应保持引流通畅，防止引流管受压或折叠而阻塞管道。还要注意吸引压力的调节，这对吻合血管的游离组织瓣移植尤为重要，负压过大，可直接压迫静脉回流；负压过小，则又可因积血或积液而间接压迫静脉，致静脉回流障碍。这些情况，都将严重影响组织瓣的成活。使用负压引流球的患者，应密切观察负压球有无漏气，以避免局部创口积液而影响皮瓣成活及创区组织愈合。

⑤ 遵医嘱术后常规应用抗凝药物，如口服肠溶阿司匹林，静脉滴注低分子右旋糖酐500～1000ml/天；应用扩血管药物，如口服或肌内注射双嘧达莫（潘生丁），静脉补液加丹参注射液，此外也可静脉滴注654-2，每500ml溶液内加10mg，以保持组织瓣供血通畅，减少血栓的发生。因此在患者术后补液过程中，应合理分配扩血管药物，使整个补液过程中均有扩血管药物的应用。

⑥ 手术后组织瓣观察时间一般为7～10天，此期内均可出现异常情况，1周后则趋于稳定。术后1～2小时应严密观察移植组织瓣的颜色和毛细血管充盈反应，并测量皮瓣温度，认真做好记录。

⑦ 不同供区应有不同的观察点。应用额部皮瓣时，供区有游离植皮，应注意创口包扎松紧是否适宜，有无渗血。取前臂皮瓣时，供区也有游离植皮，且应用夹板固定腕部，使手臂抬高20°～30°，以利于手指末端静脉回流及减少术后肿胀，包扎时应注意手指末端血供，如手指末端静脉回流良好，说明包扎压力

适当。取肋骨肌皮瓣移植的患者，术后应用腹带或胸带包扎并注意有无气胸等。取髂骨肌皮瓣移植的患者，术后应正确应用沙袋及腹带加压包扎，可起到压迫止血的作用。

⑧ 患者每日所需的总热量不得少于 10450J，以为患者提供充足的热量、必需的营养素和各种维生素。术后患者一般采用鼻饲流食 7 ～ 10 天。进食后应保持口腔清洁，以减少感染机会，保证游离组织瓣成活。

5. 颈淋巴清扫术的护理

（1）术前护理

① 物品准备　口腔癌手术器械、口腔癌手术敷料包、电刀、吸引器、纱布、冲洗桶、冲洗球、10 号刀片、7×17（圆针 2 个、角针 2 个）、5×12 圆针、1 号线、4 号线、7 号线、3-0 丝线、组织剪刀、直角钳、灯罩、电刀清洁片。

② 备皮范围包括面颊部、颈部、耳周及锁骨上下。

③ 行同期双侧颈淋巴清扫术时，需根据病情做好预防性气管切开术的准备。并应让患者及其家属充分了解手术的危险性及预后等情况。

④ 根据手术的范围做好充分的输血准备。

⑤ 术前须彻底控制呼吸道感染病灶。

（2）术中护理

① 配合手术助手铺单，颈术侧垫小三角枕。

② 7×17 角针、1 号线缝合固定术野手术单。

③ 美蓝画线。

④ 递术者及其助手一人一块干纱布，递 10 号刀片给术者，切开皮肤。

⑤ 电刀切开皮下组织和颈阔肌层，递手术助手双齿钩牵拉皮下组织，递生理盐水纱布给术者。

⑥ 掀起皮瓣，递 7×17 角针、1 号线给术者，将皮瓣缝在敷料上，做牵拉线，充分暴露术野。

⑦ 递术者蚊式钳分离组织。

⑧ 术者在颈阔肌深面翻开皮瓣分离前界至颈中线，后至斜方肌前缘，上至下颌角，下至锁骨上缘。

⑨ 术者剪断颈外静脉近心端，切断胸锁乳突肌并将断端结扎，翻开胸锁乳突肌。递蚊式钳给术者分离颈动脉鞘周围组织，递剪刀给术者剪开颈动脉鞘。然后递蚊式钳给术者分离出颈内静脉，递直角钳给术者穿过颈内静脉，递双 7 号线给术者结扎颈内静脉，再递 4 号线给术者结扎颈内静脉近心端，递组织剪刀给术者剪断颈内静脉，递 5×12 圆针、1 号线给术者结扎颈内静脉下端。操作时应注意保护颈总动脉、迷走神经。

⑩ 术者游离手术下界，切断肩胛舌骨肌下端，掀起已切断的组织，继续向上分离至颌下区下方。

⑪ 清扫颌下三角：术者在下颌骨下缘切开深筋膜，保留面神经的下颌缘支，暴露面动脉和面前静脉并切断之，然后切除颌下腺及颌下淋巴组织。

⑫ 取下整块颈清扫组织：术者在乳突下方 2cm 处切断胸锁乳突肌上端，切除腮腺下叶并严密缝合腮腺断端，游离颈内静脉远心端，切断后结扎，将整块颈清扫组织取下。

⑬ 术者用蒸馏水或生理盐水冲洗颈部创面，用电刀或双极电凝止血；递生理盐水纱布给术者擦拭。

⑭ 放置负压引流管，注意对负压管的穿刺针头进行保护，避免扎伤医师的手部，同时避免扎伤患者颈部血管。

⑮ 关闭创口缝合之前认真清点纱布。

⑯ 递 7×17 圆针、1 号线缝合创口肌层和皮下组织，聚维酮碘棉球消毒局部皮肤，递 7×17 角针、1 号线或 3-0 线缝合皮肤，聚维酮碘棉球再次消毒局部皮肤，递角针、1 号线缝合固定负压引流管。

⑰ 检查负压球，观察是否有堵塞、漏气情况，如有异常应及时更换，最后连接负压引流管。

⑱ 递自粘无菌敷料给术者覆盖创口或在创口处涂油膏，让创口暴露。

⑲ 清理手术器械及物品，可重复使用的器械及物品消毒灭菌后备用。

（3）术后护理

① 术后适当补液，防止水与电解质平衡失调。行同期双侧颈淋巴清扫术者，需适当限制液体出入量。术后应加强患者饮食护理，争取能够早日经口进食。

② 行同期双侧颈淋巴清扫术者，应早期经胃管给予氢氧化铝，以减少应激性溃疡的发生。

③ 术后应取半卧位，有助于头部静脉回流，尤以双侧颈淋巴清扫术者更应注意术后体位的选择。创口愈合后，尤其在副神经未保留者，应嘱其及早进行上臂及肩部的功能锻炼，以减少肩部肌萎缩和减轻不适症状。

6. 功能锻炼

舌癌术后患者可以在护士的指导下进行以下功能锻炼。

（1）肢体锻炼　行颈部淋巴清扫术的患者，术后多主诉同侧手臂和肩部疼痛并有功能障碍。患者术后第 2 天或第 3 天即可进行肩部或臂部的被动运动。去除引流管和敷料后，患者可进行主动运动和肌肉的锻炼。不论从生理还是从心理上来看，患者每天 1 ～ 2 次的运动训练是必不可少的。坚持不懈的训练可预防运动能力下降，减少畸形发生。热疗也可减轻肌肉和关节处的不适，但要注意避免烫伤或引发肌肉痉挛。

（2）语言功能的训练　舌癌术后的患者，语言功能训练是重点，应在语言训练师指导下进行。

（3）吞咽功能的锻炼　舌癌术后患者要将食物推入口咽有一定的困难。对于这种患者，可手术解除“口含”阶段的状况。早期可先让患者进少量水，再将食物放入患者咽部开始练习吞咽过程，其方法是：将流质食物灌入 60ml 注射器再接塑料管，将接管放置于咽腔。此方法进食前还应指导患者屏气或用 Valsalva 手法关闭声带。教会患者“声门上吞咽”的训练方法：咳嗽去除气管内分泌物、吸气、屏气关闭声门；将食物放入口内，努力吞咽食物，使食物进入咽部；咳嗽去除声带上积聚的食物，吞咽、呼吸。通过上述步骤，可减少患者的误吸。为确保操作过程准确无误，训练时护士应站在患者身边，帮助患者掌握训练方法。

7.健康指导

（1）日常活动、休息指导　告知患者出院后可继续日常活动；睡眠时应适当抬高头部。

（2）饮食指导　患者出院1个月内避免进食辛辣、较硬的食物；选择的食物应营养丰富、均衡。

（3）伤口保护指导　避免压迫、撞击术区；术后用柔软的牙刷刷牙，进食后漱口；保持切口处干燥，洗脸时勿触及伤口，洗头时避免水污染伤口。

（4）用药指导　遵医嘱服药。

（5）修复体使用指导　指导患者正确摘戴修复体与清洁修复体。

（6）出现异常症状应立即返院检查　如出现呼吸困难，伤口出血、裂开、肿胀，体温超过38℃或其他任何异常症状应及时就诊。

## 第三节　颈部创伤

### 颈部开放性创伤

#### 一、定义

颈部开放性创伤常可导致喉气管、咽食管、颈脊等部分或完全断裂，并引发颈部气肿、气胸、血胸甚至窒息、心包压塞和大出血休克等病情非常凶险，死亡率2%～10%。颈部包含颈椎、咽、喉、气管、食管及重要血管和神经通过，有下颌骨、胸骨、锁骨、肩、颈椎等给予支撑保护，但其开放性创伤仍不少见。

#### 二、病因及发病机制

颈部开放性创伤可伤及喉软骨、软骨间筋膜、并穿通喉内。

开放性喉外伤多易累及颈动脉及颈内静脉，发生大出血，枪弹伤则易形成贯穿伤，且可伤及食管及颈椎。其常见的病因为刀、枪、炮、弹片及刺刀等引起的切伤、刺伤及裂伤等；工矿爆破或车间工作时为碎片击中，交通事故中，破碎挡风玻璃及铁器等撞伤等。

## 三、临床表现

（1）喉气管损伤　常有气泡逸出，或有声嘶或失声表现。喉软骨骨折移位时，喉前后径变短，可立即发生声嘶或失声。自觉吞咽疼痛，吞咽困难，咳嗽无力，不能转动头部，可有喉水肿，喉黏膜下水肿体征。

（2）咽食管损伤　有吐血、呕血及吞咽疼痛和困难，吞咽时唾液、食物或空气可自咽食管破口处漏出，亦可有颈部皮下气肿、气胸和纵隔气肿。咽食管损伤易并发颈深部或纵隔感染。

（3）血管和神经损伤　动脉伤多见于颈总与颈外动脉。甲状腺上动脉的出血猛烈；颈部大静脉损伤也能引起大量出血，主要危险是空气栓塞；神经损伤多见于喉上神经、喉返神经、迷走神经与膈神经等。

（4）甲状腺损伤　切割伤病人易发生甲状腺损伤。腺体可能被切破，也可能被切去一部分，容易形成血肿。

（5）胸膜顶损伤　呼吸道虽通畅，但病人有呼吸困难，检查发现有气胸或血气胸。

（6）颈椎损伤　轻者可无症状，或轻微颈痛，头颈保持固定位置，运动受限，颈椎可有压痛或畸形。颈椎损伤较重者，可出现高位截瘫或在损伤以下脊神经分布区感觉障碍。

## 四、辅助检查

（1）X 线检查　胸部侧位片纵隔气肿时，胸骨侧位 X 线片可见胸骨后有空气存在。颈椎 X 线片可以协助排除有无颈椎移位和骨折等情况。疑有舌骨骨折时，头颈 X 线片可协助诊断。

（2）CT 扫描。

（3）必要时做颈部血管造影。

（4）行纤维食管镜检查　咽食管损伤时可行纤维食管镜检查，直接观察咽食管损伤情况。

（5）间接喉镜、纤维喉镜和气管镜检查　疑有喉气管断裂、喉软骨骨折和皮下气肿等情况，可进行间接喉镜，或纤维喉镜，或气管镜等检查，以协助诊断。

## 五、治疗

### 1.解除呼吸道阻塞

立即解除勒缢，清除压迫气管的血肿和气管内血液等阻塞物，多需紧急行气管切开术，如气管破损可先经破损处插入麻醉插管或带有气囊的硅胶气管套管，清理气道内的分泌物及血性液体，建立人工气道，同时给氧。

### 2.止血与抗休克

大血管的损伤，第一现场抢救尤为重要。紧急情况下可用拇指直接压迫血管主干或直接压迫出血部位。颈总动脉或其分支出血，可于伤侧胸锁乳突肌中点、环状软骨平面，用手指向着第六颈椎横突压迫颈总动脉，或用纱布直接填塞创口压迫止血，然后用不环绕颈部的胶布固定。其他伤口可行包扎或向伤道内填压，或缝合和结扎血管止血。颈部伤口不能用环形包扎，因为有可能压迫静脉回流，加重局部水肿，引起呼吸困难。如损伤在一侧，可于健侧用夹板或把健侧上肢上举贴于头部作为支架行单侧加压包扎。颈部大血管损伤者进一步的治疗应可靠结扎或行血管缝合修补。出血较多者同时应予输血、输液、防止休克。

### 3.解决吞咽困难

吞咽困难者可进行鼻饲饮食或输液。

### 4.清创和抗感染

彻底清创，去除异物及坏死组织，对位缝合，放置引流争取一期愈合。早期给予抗生素及破伤风抗毒素，可有效预防感染及并发症发生。

5. 异物处理

原则上均应彻底清除。

6. 气管及食管创伤的处理

（1）气管损伤　须迅速缝合气管破口，多需行气管切开，待气管外伤愈合后观察有无气道狭窄，决定能否拔除气管套管。

（2）食管损伤　禁饮食，并行扩创将食管伤口修齐，双层内翻缝合，术中留置胃管或营养管，术后禁饮食 12 ～ 15 天，观察伤口愈合情况后，渐恢复正常饮食。

## 六、观察要点

（1）生命体征　详细记录体温，脉搏，呼吸，血压，出入量，血氧饱和度等。注意有无活动性出血，及时对症处理。

（2）严密观察呼吸状况　注意观察呼吸频率、幅度，有无异常呼吸，血氧饱和度是否下降，进行床旁监护，随时了解病人的病情变化。如果病人血氧饱和度低于 90%，血气分析氧分压低于 9.3kPa（70mmHg），自主呼吸困难，遵医嘱予以呼吸机辅助呼吸。

（3）出血与窒息　大出血时局部伤口引流有限，使颈围进行性增大，血肿压迫气管而造成窒息。术后嘱病人禁止颈部过度牵拉使吻合口裂开；严密观察颈部有无肿胀、引流是否通畅、敷料有无渗血及病人的意识、生命体征情况；保持排便通畅；以免用力排便而增加切口破裂的危险。

（4）颈部神经损伤　迷走神经与颈动脉伴行，颈动脉损伤时常合并迷走神经损伤；术中探查时盲目钳夹止血可造成神经损伤。因声带运动由喉返神经支配，喉黏膜感觉及使声带紧张的环甲肌运动由喉上神经支配，故术后鼓励病人发声，注意有无声调降低或声音嘶哑及进食、进水时有无误咽或呛咳等。

## 七、护理要点

1. 术前护理

（1）及时纠正休克　尽快恢复有效循环血量是抢救成功的关键。对伴有休克的病人快速建立静脉通路，给予扩容升压治疗，尽早恢复有效循环，保证重要器官重新得到充分的血液灌注。但要密切观察，防止因滴速过快引起心衰和肺水肿。随时观察及处理其他并发伤，如头外伤、骨折等。

（2）短时间内做好术前的配血、输血、备皮、药物过敏试验等各项准备工作。

（3）做好心理护理　由于病人的恐惧和紧张会加重呼吸困难，因此应安慰病人，稳定情绪，给病人以精神支持和鼓励，告诉病人应配合各种治疗处置如气管切开、胸腔闭式引流术等，并做好手术的解释工作。

2. *术后护理*

（1）保持呼吸道通畅，防止肺不张　气管损伤会使血液积于呼吸道，加上术后早期麻醉的影响，气道内分泌物增多。如不及时排出，易导致气道阻塞。故需加强气道湿化，每 1 ～ 2 小时 1 次。协助咳痰、翻身、叩背。教会正确的咳痰方法。必要时给予吸痰，以保持气道通畅。

（2）预防和控制肺部感染　①术后遵医嘱给予抗感染治疗，观察体温及痰液变化。②严格无菌操作。对于应用呼吸机及气管切开的病人，加强管道消毒管理。每日更换呼吸管路。气管套管及敷料每日更换 2 次。吸痰管应一次一用一处理。③注意双肺呼吸音是否清晰、对称，有无消失、湿啰音及痰鸣音。根据病情变化积极对症处理。

（3）体位　病人术后宜采取半卧位。如果损伤的位置靠近隆突或偏上，需采取颈前屈位，保持 10 天左右，以后可稍活动，逐步增加伸展运动。

（4）饮食　咽喉创伤通常给予鼻饲饮食，以保证营养供给并减少吞咽动作，减轻喉痛及呛咳，使创伤的喉咽部得到静止休息，利于创口愈合。保持胃管固定通畅，定时灌入流质，要注意食物和鼻饲器具的卫生，防止引起肠胃炎，拔管前先要饮食训练，无呛咳方可拔管。

（5）疼痛的护理　术后疼痛是机体对手术造成的组织损伤刺

激后的一种反应，引起的组织改变能影响术后病人的恢复，必要时应使用镇痛药，观察用药的敏感度。

（6）引流管的护理　妥善固定，安全放置。告知病人及家属引流管的重要性及注意事项：防止扭曲、受压、堵塞、脱落，保持其通畅，严格执行无菌操作技术，防止逆行感染。

# 颈部闭合性创伤

## 一、定义

颈部闭合性创伤可由勒缢、拳击、车祸、地震灾害及各种钝器撞击等所引起，虽颈部皮肤无伤口，但可波及颈动脉、咽喉、气管、食管、舌骨、肌肉及颈椎等，而发生皮下气肿、颈部神经、血管及咽喉与气管的损伤。

## 二、病因及发病机制

喉部外伤导致喉、气管被挤压于颈椎体之前，使喉软骨、气管、软组织严重损伤。当钝力直接从正面撞击颈部时，气管被挤压于脊柱上，引起气管软骨环破碎及后部软组织撕裂，甚至导致气管与环状软骨分离，损伤严重。当钝力从侧面撞击颈部时，气管向对侧移位，损伤较轻，常无骨折及脱位，仅引起气管黏膜损伤。

## 三、临床表现

1.喉部闭合性外伤

（1）喉部疼痛　在吞咽或转动头部时感疼痛加剧，触诊压痛明显。

（2）喉源性呼吸困难　喉气管黏膜水肿、喉返神经受损、喉软骨骨折错位，均可造成不同程度的呼吸困难。

（3）声嘶、咳嗽、咯血　喉返神经受损、环状软骨骨折及杓状软骨脱位均可引起声嘶，严重者甚至失声。刺激性咳嗽，因刺激性咳嗽又可加重喉水肿和出血，声带水肿。

（4）颈部皮下气肿、纵隔气肿、气胸　喉气管软骨骨折黏膜撕裂，病人咳嗽或呼吸时，空气可由裂口进入颈部软组织形成皮下气肿，造成窒息进一步加重。气肿向纵隔扩散，在纵隔的结缔组织间隙内聚积形成纵隔气肿和气胸。

2.气管闭合性外伤

（1）气管损伤处疼痛　在吞咽或转动头部时疼痛加剧，放射至同侧耳部。吞咽时疼痛应警惕是否损伤食管，一旦损伤可并发气管食管瘘，重者引起纵隔炎。

（2）咳嗽、咯血　气管壁受到损伤后血液流入气管，引起阵发性刺激性咳嗽伴有泡沫血痰。若损伤血管，可引起大出血。

（3）呼吸困难和发绀　气管黏膜损伤肿胀、软骨损伤均可导致呼吸困难和发绀，多呈进行性加重。若气管环状软骨脱位，则引起严重呼吸困难，重者导致窒息死亡。

（4）气肿　气体通过气管损伤处进入皮下组织，产生气肿，为气管损伤的一项重要体征。气肿可以是局限性，也可以是进行性，即在短时间内迅速向上下扩张，严重者常并发纵隔气肿和气胸。

（5）声嘶　伴有喉挫伤或损伤喉返神经者可出现声嘶，重者失声。

## 四、辅助检查

（1）胸部X线平片　了解有无纵隔气肿和气胸。

（2）间接喉镜、纤维喉镜、支气管镜检查　可了解喉腔损伤的情况与程度。

（3）CT扫描与MRI检查　查明颈椎及喉软骨损伤部位等情况，增强扫描还可了解软骨组织损伤情况。

（4）颈动脉造影术　血管呈带捆形或圆锥形变窄是典型的颈动脉栓塞表现。

## 五、治疗

（1）喉部闭合性外伤应尽早修复损伤，尽可能进行功能修复手术。

① 一般治疗　无呼吸困难或皮下气肿者须绝对卧床休息和限制头部运动，密切观察病情变化并采取对症处理。

② 气管切开　病情严重伴呼吸道梗阻症状，在清除咽喉部分泌物及血块后仍无改善应及时行气管切开术。

③ 开放性复位　适用于喉闭合损伤有软骨骨折和软组织损伤者。开放性复位应在伤后 48 小时内进行，手术同时应积极控制感染。

（2）气管闭合性外伤应保持呼吸道通畅，根据气管损伤的部位和程度立即采取相应的手术疗法。

① 颈部气管裂伤伴有皮下气肿者，应立即行气管切开术。

② 颈部气管裂伤或断离者，应行颈部切口修补气管或断端吻合术。

③ 胸部气管损伤应及时解除呼吸困难，可采用硬质支气管镜了解损伤部位，进行开胸修补气管损伤。

## 六、观察要点

迅速伤情评估，详细了解受伤史，包括受伤时间、受力部位、力量大小、首先着地部位、受伤后至就诊之间的病情变化等。严密观察生命体征的变化，观察病人意识和表情、皮肤色泽及温度、血压与脉压、呼吸、脉搏、体温、尿量的变化，并做好详细记录，预见性地积极配合医生进行救治。创伤病人的皮肤颜色是反映休克的早期指标，烦躁不安是休克的前驱症状，手足发凉是休克的典型表现，应予以保暖。对失血性休克病人应快速地建立有效的静脉通路，选用静脉留置针，快速补充血容量。必要时遵医嘱给予留置尿管和胃管。

## 七、护理要点

### 1. 保持呼吸道通畅

颈部闭合性创伤病人损伤气管导致休克，因循环血量减少，肺内血流灌注减少，肺泡缺氧，应迅速清除呼吸道异物及分泌物，遵医嘱给予吸氧，以提高肺静脉血氧浓度。严重呼吸困难者，立即行气管插管或气管切开。

2. 建立有效的静脉通路

对失血性休克病人应快速地建立有效的静脉通路，选用静脉留置针，快速补充血容量。

3. 体位护理

妥善安置病人，立即将病人安置在单独、安静的病室内，给予水平仰卧位，水平仰卧位时重力对于循环系统的作用减少，回心血量增加，适用于循环血量不足的病人。有呕吐者，应将头偏向一侧，防止误吸。对于损伤气管造成呼吸困难者给予床头抬高30°卧位。

4. 饮食护理

加强营养支持，给予高热量、高蛋白、易消化的食物，以增强抵抗力，促进机体修复能力。

5. 基础护理

及时、有效、规范地每日2次进行口腔护理。建立翻身卡，每2小时翻身1次，避免长时间卧床造成压疮。适时进行床上擦浴，保持皮肤清洁。病情允许时进行拍背，鼓励病人进行有效咳嗽，预防坠积性肺炎的发生。血压平稳后取半卧位，有利于呼吸和引流。协助病人床上适当活动，双腿交替支撑床面，轻轻移动臀部，使骶尾部能离开床面，利于受压部位血液循环，防止压疮发生。早下床活动，促进胃肠功能的恢复。

6. 心理护理

颈部闭合性创伤大多属于意外的损伤或者车祸、地震等灾难所致，病人很难接受事实，在整个救治护理过程中给予病人心理支持，为病人提供人文护理。多与病人沟通，积极解答病人及家属提出的问题，减轻其身体上的痛苦，消除其紧张恐惧心理。使病人和家属有充分的思想准备，积极主动配合抢救和治疗。

# 第四节　食管、气管及支气管异物

## 食管异物

### 一、定义

食管异物是耳鼻喉科常见急症之一，其异物可发生于任何年龄，多见于老人及儿童。患者因误咽导致异物嵌顿于食管内，部位以食管入口处为最多见，其次为食管中段，发生于下段者少见。食管异物的并发症较多，若处理不当甚至可危及生命。

### 二、病因及发病机制

食管异物的发病率很难获得准确的统计，主要因为大多数病例均散在各级医院，病例漏报率比较高。食管异物发病男性多于女性（约3∶1），同时还与饮食习俗、精神状况及食管疾病等因素有关，常见病因如下。

（1）机体因素　食管异物容易发生在幼儿及老人。磨牙发育不全、食物未经充分咀嚼，或有口含小玩物的不良习惯及进食时哭闹嬉戏等，是幼儿发生食管异物常见原因。老年人牙齿脱落、咀嚼功能较差、口内感觉欠灵敏、咽反射迟钝、食管口较松弛等，易导致食管异物发生。

（2）神志和精神状态　深睡、醉酒、昏迷、麻醉状态下容易咽下异物和活动性义齿，精神失常者不能自理自制而误吞或轻生者有意吞入较大物品以自杀，均可导致食管异物发生。

（3）民俗习惯　如一些沿海地区有鱼虾蔬菜混煮混食的习惯，有些北方地区粽子里包有含核的大枣等，均可导致误咽。

（4）医源性因素　如全麻时松动的牙齿或义齿等脱落。

（5）不良职业习惯　如木工、电工、修鞋匠、缝纫工等有口含钉子、针等工作物品的不良习惯，有时误吞可以导致食管异物的发生。

（6）食管因素　食管本身的疾病如食管瘢痕狭窄或食管肿瘤时引起管腔变细，也是食管异物发生原因。

食管异物常见嵌于食管入口处，其次为食管中段第二狭窄处，发生于下段者较为少见。异物种类以鱼刺、肉骨、枣核、义齿等为最多见。

## 三、临床表现

1. 症状

（1）吞咽困难　其程度与异物形状、大小、有无继发感染等有关，严重者饮水也困难。吞咽困难明显时，可伴有流涎、恶心、呕吐等症状。

（2）吞咽疼痛　疼痛程度因异物形状、大小与性质及有无继发感染等而不同。异物较小或较圆钝时，常仅有梗阻感，疼痛较轻；尖锐异物或棱角异物位于食管入口时，伴有压痛；胸段食管异物则出现胸骨后疼痛，可放射至背部；食管穿孔并发纵隔感染与脓肿时，疼痛加剧，伴有高热。

（3）呼吸道症状　异物较大，向前压迫气管后壁，可出现呼吸困难。可发生于小儿，常可引起呛咳。

（4）发热　引起食管炎、食管周围炎、纵隔炎和颈深部感染等并发症时，患者可有体温升高、全身不适等症状。损伤血管则可有出血、黑便等。

（5）其他　食管异物致食管穿破而引起感染者发生食管周围脓肿或脓胸，则可见胸痛、吐脓，损伤血管则可有出血、黑便等。

2. 体征

食管上段异物多有颈下段或胸骨上窝的压痛。由于食管阻塞，咽部检查可见梨状窝积液。

3. 并发症

（1）颈部皮下气肿或纵隔气肿　食管穿孔后，吞咽时空气经穿孔外溢，进入颈部皮下组织或纵隔内，处理及时并无明显感染时，可逐渐自行吸收。

（2）食管周围炎　是食管异物最常见并发症，多发生于尖形、粗糙不规则异物或嵌顿于食管时间较长异物，可发生食管破裂穿孔，致炎症向外扩散引起食管周围炎症。感染较重，形成积脓时，称为食管周围脓肿；化脓性炎症经食管后隙侵及咽后隙，可并发咽后脓肿。

（3）纵隔炎与脓肿　食管穿孔后，炎症可由此扩散至上纵隔形成纵隔炎与脓肿。胸部食管异物常嵌顿于主动脉弓及支气管分叉部位，一旦发生穿孔最易形成化脓性纵隔炎，是最常见的一种较严重并发症。患者多有高热、脓毒血症等全身中毒表现，X 线平片显示为纵隔明显增宽。炎症继续发展，还可引起胸膜炎、脓胸、血气胸、心包炎、肺坏疽等并发症。

（4）大血管溃破　食管中段异物嵌顿，未及时取出致食管管壁穿破者，易导致食管周围化脓性感染；病变累及主动脉弓或锁骨下动脉等大血管，可引起致命性大出血。临床表现为大量呕血或便血。

（5）气管－食管瘘及食管狭窄　异物嵌顿压迫食管壁致管壁坏死，累及气管、支气管时，可并发气管－食管瘘。食管异物所引起的局部糜烂与溃疡最易造成食管狭窄。

（6）下呼吸道感染　非尖形异物长期存留于食管内可并发支气管炎、气管肺炎、肺不张、支气管扩张及肺脓肿等。

此外，食管异物尚可出现颈椎关节炎与骨髓炎等并发症，甚至可压迫脊髓。

## 四、辅助检查

（1）X 线检查　对于枣核、鱼刺、肉骨等在 X 线平片上不显影的异物，应做食管钡剂检查，这是诊断食管异物最常用的方法。凡疑有食管穿孔时，禁用钡剂食管造影，改用碘油食管造影。

（2）饮水试验　嘱患者饮水，若面部出现痛苦表情或不敢下咽，则有诊断意义，提示尖形异物嵌于颈部食管。怀疑食管穿孔者不宜采用此法。

（3）颈部检查　在胸锁乳突肌前缘向内侧压迫食管时有刺痛，或移动气管有疼痛，此对尖形刺激性异物有诊断意义。

（4）食管镜检查　可直接发现和取出异物。

（5）纤维食管镜检查　主要用于金属异物或疑有食管穿孔、出血等情况的患者。

## 五、治疗

应尽早行食管镜检查，发现异物及时取出。

（1）取出异物　可经食管镜或直接喉镜、纤维/电子食管镜、Foley 管法取出异物，用以上方法难以取出时，可考虑应用颈侧切开或开胸术。

（2）并发症的治疗　出现严重并发症，如食管周围脓肿或咽后壁脓肿，应行颈侧切开引流。出现食管穿孔者，请胸外科协助处理。

## 六、观察要点

① 观察患者一般情况，有脱水发热，应遵医嘱给予补液和应用抗生素。

② 严密观察生命体征，若出现高热、呼吸困难、皮下气肿、局部疼痛加重、吞咽时呛咳及大量呕血或便血等情况，应及时通知医生。

## 七、护理要点

（1）术前护理

① 异物确诊后应嘱患者立即卧床休息，禁饮禁食。如为尖锐带钩异物则应绝对卧床，防止异物活动刺伤主动脉引起严重并发症。

② 心理护理　评估患者恐惧程度，耐心讲解有关的治疗方法及预后，细心安慰，解除患者紧张情绪。

③ 协助做好辅助检查　如急查血常规、出凝血时间、心电图、胸片、食管钡剂检查等。

（2）术后护理

① 饮食　异物完整取出且无明显黏膜损伤者清醒后 3 小时可给予流质或半流质饮食，2 ～ 3 天后改为普通饮食。对异物停留时间较长（＞ 24 小时），疑有食管黏膜损伤者，应至少禁饮食 1 ～ 2 天，予静脉补液及全身支持治疗。怀疑穿孔者，遵医嘱预防性使用抗生素，鼻饲流质饮食，8 ～ 10 天后症状消失，穿孔愈合后方可进食流质。

② 遵医嘱使用抗生素并注意观察药物疗效。

③ 若并发食管穿孔，则应胃管鼻饲流质饮食，维持水、电解质平衡。

④ 若异物入胃，应向患者解释大多可排出，以解除其思想顾虑，并注意观察异物排出情况。

（3）健康教育

① 对患者及家属进行有关预防食管异物发生的健康教育，进食时应专心、要细嚼慢咽，不宜过于匆忙，以防误咽。

② 带有活动义齿或牙齿松动的老人或儿童不要进食黏性强的食物，义齿有损坏时及时修整。睡前、全麻或昏迷的患者，应及时取下活动的义齿。

③ 纠正儿童将硬币及玩具等放入口内玩耍的不良习惯，以免不慎误咽。

④ 告知患者误咽异物后应立即就医，切忌自行吞咽饭团、馒头、韭菜等食物，以免加重损伤，增加手术难度，甚至出现严重并发症。

⑤ 术后 1 周内勿食过热食物，忌烟酒及刺激性食物。

⑥ 出院后 1 个月或遵医嘱到医院复查。

## 气管、支气管异物

### 一、定义

气管、支气管异物可分为内源性和外源性两类。前者为呼吸道内的假膜、干痂、血凝块、干酪样物等，后者为外界物质误入气管、支气管，如植物性、动物性、矿物性和化学品等。临床上气管、支气管异物以外源性异物多见，多发生于5岁以下儿童，3岁以下最多。老年人咽反射迟钝，也易产生误吸。偶见于成人。气管、支气管异物是耳鼻喉科常见急症之一，如治疗不及时可发生窒息及心肺并发症而危及患者生命。

## 二、病因及发病机制

① 婴幼儿牙齿发育与咀嚼功能不完善，不能将坚硬食物（如花生、瓜子等）嚼碎，喉的保护性反射功能亦不健全，异物吸入时声门不能及时关闭。

② 对气管支气管异物危害性认识不足，婴幼儿将物体或玩具置于口中玩耍，在跑、跳、跌倒、游戏、嘻逗或哭闹时，异物很容易吸入呼吸道；成人工作时，将针、钉等工具含于口中，遇外来刺激或突然说话、哭笑或绊倒等而误将异物吸入。

③ 全麻、昏迷及酒醉病人吞咽功能不全，可误吸呕吐物或已松动的牙（义）齿。

④ 各种医疗、护理操作不慎，如鼻腔异物钳取不当，咽、喉滴药时注射针头脱落，均可导致异物落入气管。

## 三、临床表现

1. 症状

异物经过声门进入气管时，均有憋气和剧烈咳嗽，有时异物可被侥幸咳出。若异物嵌顿于声门，可发生极度呼吸困难，甚至窒息死亡。当异物停留于大小相应的气管或支气管内，此时无症状或只有轻微症状。异物局部刺激和继发性炎症或堵塞支气管时，可出现咳嗽、肺不张或肺气肿的症状。

（1）肺气肿　异物较小、局部黏膜肿胀较轻时，异物呈呼气瓣状阻塞，吸气时支气管扩张，空气尚能经异物周围间隙吸入；呼气时支气管收缩，管腔变窄将异物卡紧，空气排出受阻，致远端肺叶出现阻塞性肺气肿，严重者肺泡破裂而形成气胸与纵隔气肿等。

（2）肺不张　异物较大或局部黏膜肿胀明显时，使支气管完全阻塞，空气吸入受阻，远端肺叶内空气逐渐被吸收，而发生阻塞性肺不张。病程若持续过久，远段肺叶因引流受阻，可并发支气管肺炎或肺脓肿等。

2. 体征

气管异物未固定时，可随呼吸和咳嗽在气管内上下跳动，于颈下段或胸骨上段正中位置听到“拍击音”。支气管异物因异物相对固定，听诊时一侧呼吸音减弱或消失。合并感染者，肺部听诊可闻及干湿性啰音。呼吸困难明显者，可出现“四凹征”，即胸骨上窝凹陷、锁骨上窝凹陷、肋间隙凹陷及剑突下凹陷。

3. 并发症

轻者有支气管炎和肺炎，重者可有肺脓肿和脓胸等。并发出血、气管 - 食管瘘。

## 四、辅助检查

1. X线检查

不透光的金属异物在正位及侧位 X 线透视或摄片下可直接诊断。对透光异物则可根据其阻塞程度不同而产生肺气肿或肺不张等间接证据而诊断。胸部透视可直接观察纵隔摆动的情况。但除了金属异物外，多数异物不能直接在X线平片中显示其具体位置。

（1）阻塞性肺气肿　胸部 X 线透视时，可发现患侧肺部透亮度明显增加，横膈下降，活动度受限，呼气时支气管变窄，空气不能排出，患侧肺内压大于健侧，心脏及纵隔被推向健侧；吸气时健侧肺内压力增加，心脏及纵隔又移向患侧，从而出现纵隔摆动现象。此为重要的 X 线体征，正确诊断率可达 90%。

（2）阻塞性肺不张　X 线透视时，患侧肺野阴影较深，横膈上抬，心脏及纵隔移向患侧，呼吸时保持不变。

2. CT检查

有助于确定有无异物及其部位。

3. 支气管镜检查

如不能确诊者，行气管镜检查，具有诊断、鉴别诊断及治疗作用。多能直接发现管腔内异物。

## 五、治疗

气管、支气管异物有危及生命的可能，异物取出是惟一的治疗方法。因此应及时诊断，尽早行异物取出术，以保持呼吸道通畅。

（1）经直接喉镜异物取出术　适用于气管内活动的异物。成人可用黏膜表面麻醉，婴幼儿则无需麻醉或全麻下进行。用直接喉镜挑起会厌，暴露声门，将鳄口式喉异物钳钳口闭合，横径与声门裂平行，置于声门上，待吸气声门开放时，伸入声门下区，扭转钳口 90°，使钳口上下张开，待呼气或咳嗽时，异物随气流上冲的瞬间，夹住异物取出。

（2）经支气管镜异物取出术　直接喉镜下不能取出的气管异物及绝大多数支气管异物需经支气管镜取出异物，最好在全身麻醉下进行。

（3）纤维支气管镜或电子支气管镜异物取出术　位于支气管深部小的金属异物，可在纤维支气管镜或电子支气管镜下钳取。

（4）开胸异物取出术　支气管镜下确实难以取出的较大并嵌顿的支气管异物，必要时需行开胸术取出。

## 六、观察要点

① 术前、术后观察患者的生命体征，特别注意呼吸情况变化，如呼吸困难突然加重，应及时报告医师。

② 术前应观察有无早期的感染征象，如发热、咳嗽频繁且多痰，听诊闻及两肺呼吸音不均等或有实性啰音。

③ 异物取出术后应密切观察患者的心率、呼吸、脉搏和血压。对于全麻清醒前的患者应注意吸痰的护理，如翻身拍背、体位引流等有利于痰液排出，防止发生并发症。

④ 若异物取出后呼吸改善不明显，很有可能发生喉水肿。

应立即通知医师，配合抢救。

## 七、护理要点

（1）一般护理

① 术前保持安静，协助患者取卧位或半坐卧位，嘱其卧床休息，减少活动量，避免异物移位发生窒息。通知患者禁食禁水。若患者无明显呼吸困难，但伴有高热、体质虚弱者，宜先行抗感染补液支持疗法，密切观察有无突发呼吸困难的征象，略待体温下降，一般情况好转后再行异物取出术。

② 术前了解异物的种类、大小、形状及部位，做好气管、支气管异物取出术的术前准备，备好抢救物品、氧气及急救药品等。

③ 内镜检查取出异物后，患者需在 4 小时之后方可进食。嘱患者进温凉的半流质，如面条、片汤、稀粥等。禁止吃过热、粗糙、坚硬、辛辣和酸性食物。

（2）治疗配合

① 术前若患者已有气胸、纵隔气肿等并发症时，应首先治疗气胸或纵隔气肿，待积气消失或明显缓解后再行异物取出术；伴有心力衰竭时，应给予强心剂治疗。

② 术前给予患者吸氧、镇咳等药物，但不能使用抑制呼吸的药物。

③ 告知患者及其家属在配合治疗和护理方面的注意事项和要求，积极取得配合。

④ 对于病情危重，呼吸极度困难者，可先行气管切开术，以免发生窒息。

⑤ 遵医嘱给予抗生素和糖皮质激素治疗，控制感染，预防喉水肿。如出现并发症应进行相应治疗和护理。

（3）心理护理　耐心向患者讲解术前、术后可能出现的不适及相应的注意事项，使患者及家属有充分的心理准备，解除顾虑。

（4）健康教育

① 教育小儿不要将玩具含于口中玩耍，若发现后应婉言劝

说，让其自觉吐出，切忌恐吓或用手指强行挖取，以免引起哭闹而误吸入气道。

② 指导家长及保育人员管理好食物及玩具，避免给 3 ～ 5 岁以下婴幼儿吃花生、瓜子、豆类等坚果类食物或吸食果冻等滑润食物。

③ 小儿进食时不可哭闹、嬉笑、追逐、打骂或恐吓。

④ 成人要纠正口中含物仰头作业的不良习惯。

⑤ 重视全麻及昏迷患者的护理，头偏向一侧，活动的义齿应取下，防止呕吐物吸入下呼吸道。

# 第四篇
# 常用药物

# 第十五章 耳科疾病常用药

## 第一节 耳科常用滴耳液

### 氧氟沙星滴耳液

【药理作用】

氧氟沙星对多种革兰阳性菌与阴性菌均具有良好的抗菌活性。绝大多数革兰阴性杆菌对它高度敏感，多数葡萄球菌属、肠球菌属和链球菌属对氧氟沙星敏感，但其敏感性不如革兰阴性菌，对厌氧菌的作用一般较差。除了对 DNA 旋转酶的作用外，杀菌机制比较特殊，不仅能杀灭 RNA 和蛋白合成正常的细菌，还能杀灭 RNA 和蛋白质合成处于抑制状态的细菌；此外，氧氟沙星穿透细菌外膜的能力也较强。以上药理作用的综合，形成本品较强的杀菌作用。

【适应证】

本品适用于敏感菌引起的中耳炎、外耳道炎和鼓膜炎。

【用法与用量】

滴耳。成人每次滴入耳内 6 ～ 10 滴，一日 2 次，滴药后进行耳浴约 10 分钟。可根据病情轻重增减一日滴药次数，疗程一般以 4 周为限。儿童使用应酌情减少滴数。

【不良反应】

偶有耳痛和过敏现象。发生率仅 0.5%，主要有耳痛和瘙痒感。经临床及双盲比较试验表明，血液、肝功能、肾功能、尿检等未发现异常变化；听力检查亦未发现听力下降，并通过脑干听觉诱发电位、扫描电镜检查，提示 0.5% 本品对内耳、中耳无损伤。

【禁忌证】

对氧氟沙星有过敏史的患者禁用。

【注意事项】

① 本品可连续用药 4 周，以后继续用药时应谨慎，不应盲目使用。

② 本品仅限于滴耳，适用于中耳黏膜炎症的局部治疗。如果炎症波及鼓室周围时，除局部治疗外，还应通过口服抗生素进行全身治疗。

③ 使用本品滴耳前，若药温过低，应用手加温滴耳剂的温度，使接近于体温状态时使用（特别是冬季），以免较凉的药液滴入耳内引起眩晕。

④ 如为化脓性中耳炎，滴药后将耳郭向后上方边提边摇动，致使外耳道呈笔直而不出现空气层，药液即能充分到达中耳腔内；鼓膜穿孔较小，滴药时，最好加上吞咽动作。耳浴后用干净的脱脂棉或棉纸等置于耳部，侧头将流出的药液擦净。

## 环丙沙星滴耳液

【药理作用】

本品具广谱抗菌作用，尤其对需氧革兰阴性杆菌的抗菌活性高，对下列细菌在体外具良好抗菌作用：肠杆菌科的大部分细菌，包括枸橼酸杆菌属、阴沟肠杆菌、产气肠杆菌等肠杆菌属、大肠埃希菌、克雷伯菌属、变形杆菌属、沙门菌属、志贺菌属、弧菌属、耶尔森菌等。常对多重耐药菌也具有抗菌活性。对青霉素耐药的淋病奈瑟菌、产酶流感杆菌和莫拉菌属均具有高度抗菌活性。对铜绿假单胞菌等假单胞菌属的大多数菌株具抗菌作用。本品对甲氧西林敏感葡萄球菌具抗菌活性，对肺炎链球菌、溶血性链球菌和粪肠球菌仅具中等抗菌活性。对沙眼衣原体、支原体、军团菌具良好抗微生物作用，对结核杆菌和非典型分枝杆菌也有抗菌活性。对厌氧菌的抗菌活性差。环丙沙星为杀菌剂，通过作用于细菌 DNA 螺旋酶的 A 亚单位，抑制 DNA 的合成和复制而导致细菌死亡。

【适应证】

用于敏感菌所致的下述感染症：中耳炎、外耳道炎、鼓膜炎、乳突腔术后感染等。

【用法与用量】

成人一次 6 ～ 10 滴，一日 2 ～ 3 次。点耳后进行约 10 分钟耳浴，根据症状适当增减滴耳次数，对小儿适当减少滴数。

【不良反应】

① 本品的不良反应较小，偶有中耳痛及瘙痒感。

② 急、慢性化脓性中耳炎用环丙沙星滴耳液后行电测听检查，听力无变化或有不同程度提高，未见听力减退现象。

③ 用药 1 个疗程后，血常规、尿常规和肝功能均无异常发现。

【禁忌证】

对本品及喹诺酮类药物过敏者禁用。

【注意事项】

① 本品只用于滴耳。

② 本品一般适用于中耳炎局限在中耳黏膜部位的局部治疗。若炎症已累及鼓室周围时，除局部治疗外，应同时给予口服制剂等全身治疗。

③ 使用本品时若药温过低，可能会引起眩晕。因此，使用温度应接近体温。

④ 出现过敏症状时应立即停药。

⑤ 使用本品的疗程以 4 周为限。若继续给药时，应慎用。

## 苯酚甘油滴耳液

【药理作用】

本品含苯酚、甘油。苯酚为外用消毒防腐剂，可凝固蛋白，起杀菌作用。

【适应证】

用于急、慢性中耳炎及外耳道炎。急性弥漫性外耳道炎、急性鼓膜炎、急性化脓性中耳炎鼓膜未穿孔者。

【用法与用量】

滴耳，3 次 / 天。

【不良反应】

用药仅限于 3 ～ 5 天，多用可导致听力下降。

【禁忌证】

鼓膜有穿孔流脓或急性外耳道炎、鼓膜炎外耳道有积脓者禁用。

【注意事项】

本品不宜长期连续使用。

## 过氧化氢滴耳液

【药理作用】

本品为氧化性消毒剂，含过氧化氢（$H_2O_2$）2.5% ～ 3.5%。在过氧化氢酶的作用下迅速分解，释出新生氧，对细菌组分发生氧化作用，干扰其酶系统而发挥抗菌作用。但本品作用时间短暂。有机物质存在时杀菌作用降低。局部涂抹冲洗后能产生气泡，有利于清除脓块，血块及坏死组织。

【适应证】

适用于化脓性外耳道炎和中耳炎、文森口腔炎、齿龈脓漏、扁桃体炎及清洁伤口。

【用法与用量】

洗耳，2 ～ 3 次 / 天。软化耵聍，7 ～ 8 次 / 天，1 ～ 2 天后冲洗或取出耵聍。

【不良反应】

高浓度对皮肤和黏膜产生刺激性灼伤，形成一疼痛“白痂”。以本品连续应用漱口可产生舌乳头肥厚，属可逆性。本品溶液灌肠时，当含过氧化氢（$H_2O_2$）浓度≥ 0.75% 可发生气栓和（或）肠坏疽。

【注意事项】

① 遇多数氧化物或还原物质即迅速分解。

② 遇光、久贮、长时间振摇均易变质。

③ 1% ~ 3% 过氧化氢漱口还可用于溃疡性咽峡炎、坏死性牙龈炎、口炎等。

④ 滴耳后，应小心擦洗干净，以免中耳腔或外耳道残留较多水性液体，导致不宜干耳。

⑤ 一般用于鼓膜紧张部较大穿孔或中耳引流条件较好的患者。

## 复方氯霉素滴耳液

【药理作用】

① 本品一般为抑菌剂，在血药浓度升高或病原体特别敏感时，也可能具有杀菌作用。

② 本品通过与细菌核糖体 50S 结合，以阻止细菌的蛋白合成。

③ 对许多革兰阳性需氧菌（包括肺炎链球菌和其他链球菌）和许多革兰阴性菌（包括流感嗜血杆菌、脑膜炎球菌、沙门菌属和志贺菌属）均有活性。

④ 对许多厌氧菌（包括产黑素类杆菌、脆弱类杆菌、梭状芽孢杆菌属、梭杆菌属和费氏球菌属）、立克次体、衣原体和支原体也均有活性。

【适应证】

用于治疗敏感细菌感染引起的外耳炎、急慢性化脓性中耳炎、急慢性中耳炎及急性耳道炎伴流脓者。

【用法与用量】

滴于耳道内，一次 2 ~ 3 滴，一日 3 次。

【不良反应】

偶见过敏反应。有轻微内耳毒性。

【禁忌证】

对本品过敏者禁用。新生儿和早产儿禁用本品。

【注意事项】

① 本品虽是局部用药，但因氯霉素具有严重的骨髓抑制作用，孕妇及哺乳期妇女使用后亦可能导致新生儿和哺乳婴儿产生严重的不良反应，故孕妇及哺乳期妇女宜慎用。

② 如耳内分泌物多时，应先清除，再滴入本品。

③ 使用后应拧紧瓶盖，防止污染。当药品性状发生改变时禁止使用。

④ 儿童必须在成人监护下使用。

⑤ 请将本品放在儿童不能接触的地方。

## 第二节 耳科常用口服药

### 前列地尔

【药理作用】

前列腺素 $E_1$（$PGE_1$）存在于不同种属哺乳动物的组织和体液中，具有广泛的药理活性：可舒张血管、抑制血小板聚集、抑制胃肠道分泌及刺激肠和子宫平滑肌等。$PGE_1$ 可通过改善红细胞的变形性（增加红细胞的柔韧性）、抑制血小板凝聚、抑制白细胞激活（中性粒细胞活化）和溶解血栓（增加纤维蛋白溶解活性）来提高血液流动性，改善微循环。$PGE_1$ 能激活细胞内腺苷酸环化酶，使血小板和血管平滑肌内的环磷酸腺苷（cAMP）水平成倍地增加，致使血小板产生惰性化及血管扩张，患者注射本品后的血小板体外试验对一般诱聚剂的反应均低下。

【适应证】

主要用于治疗慢性动脉闭塞症如血栓闭塞性脉管炎，慢性动脉粥样硬化症所致的肢体慢性溃疡，微血管循环障碍所致的四肢静息性疼痛。耳科主要用于治疗耳鸣。

【用法与用量】

治疗耳鸣：前列地尔每日 200μg，每 5 日增加 200μg 至每日 800μg，连用 1 个月，可使耳鸣减轻，睡眠改善。有报道对噪声或声损伤造成的耳鸣有效率达 42%。

【不良反应】

① 休克　为最严重的不良反应，但偶见。注射时应注意观察，发现异常应立即停药，并采取相应措施。

② 注射部位　偶见发红、硬结、瘙痒或局部血管疼痛。

③ 循环系统　有时发现胸闷、面红、心悸、心动过速、室上性早搏、头晕或血压下降。一旦出现，立即停药后可消失。心力衰竭患者使用本品可能加重心力衰竭症状，少数病人在前列地尔治疗期间产生肺水肿或全心衰竭。血压下降的病人应仰卧，将腿抬高。如果症状持续，应尽快检查心脏，如有必要可给予拟交感神经药。

④ 消化系统　可出现食欲缺乏、呕吐、腹胀、便秘等症状，偶有丙氨酸氨基转移酶（ALT）、天冬氨酸氨基转移酶（AST）上升等肝功能异常。

⑤ 神经系统　头晕、头痛、疲劳，偶见发麻。

⑥ 皮肤　偶见荨麻疹或皮疹、瘙痒感。

⑦ 血液系统　偶见白细胞总数减少，但嗜酸性粒细胞相对增多。

⑧ 泌尿系统　睾丸痛、睾丸肿胀、尿频、尿急、排尿困难。

【禁忌证】

严重心衰或心功能不全者，妊娠、可能妊娠的妇女及哺乳妇女、既往对本品有过敏史者及有多发性骨髓瘤和白血病的患者。

【注意事项】

已存在心功能不全的病人、青光眼或眼压增高、活动性胃溃疡、患有严重慢性阻塞性通气障碍的病人、正在使用抗凝剂的病人及有脊髓损伤者应慎用。

## 倍他司汀

【药理作用】

本品为一种类组胺药物，具有扩张毛细血管，改善微循环作用，其作用较组胺持久，又能抑制组胺的释放，产生抗过敏作用。其刺激胃酸分泌的作用甚微。临床用于内耳眩晕等症是因为可增加颈动脉血流量，扩张毛细血管前小动脉，促进脑微循环，对脑动脉硬化、缺血性脑血管病（包括短暂性脑缺血发作、脑血栓形成、脑栓塞等）、头部外伤或高血压所致的直立眩晕、耳鸣等也有效。

【适应证】

梅尼埃病（内耳眩晕症）。

【用法与用量】

成人口服给药，每次 4 ～ 8mg，一日 2 ～ 4 次，每日量最高不超过 48mg。肌内注射，每次 2 ～ 4mg，一日 2 次。静脉滴注，每日 20mg，以 500ml 液体稀释，用每分钟 30 ～ 35 滴的速度滴入。2 周为 1 个疗程。

【不良反应】

偶有口干、胃部不适、心前区疼痛、心悸、皮肤瘙痒等。

【禁忌证】

嗜铬细胞瘤患者及对本品过敏者禁用。

【注意事项】

消化性溃疡、支气管哮喘、肝脏疾病患者慎用。

## 地芬尼多

【药理作用】

本品为强效抗晕止吐药，能扩张血管，增加椎基底动脉血流量，调节前庭神经系统，阻断前庭末梢传出的前庭眩晕性冲动，抑制呕吐中枢和（或）延脑催吐化学感受区，从而发挥抗眩晕及镇吐的作用。此外，本品尚有轻微抗 M 胆碱作用，大剂量可使血压下降。本品抑制阿扑吗啡所致呕吐作用比氯丙嗪强，抑制由冷热刺激而引起的眼球震颤作用比茶苯海明强 3 倍，且无嗜睡作用，亦无抗组胺作用。临床实践证明，本品对各种原因引起的眩晕及呕吐有效，特别是对内耳前庭和迷路引起的眩晕和呕吐疗效较好。

【适应证】

① 用于各种原因引起的眩晕与呕吐，如基底动脉供血不足、梅尼埃病、自主神经功能紊乱、高血压、低血压、脑干损伤、外伤或药物中毒等。

② 对晕动病有预防和治疗作用。

【用法与用量】

成人口服给药，每次 25 ～ 50mg，每日 3 ～ 4 次。肌内注射，每次 20 ～ 40mg，每日 4 次。

儿童（6 个月以上）口服给药，每次 0.9mg/kg，每日 3 次。

【不良反应】

（1）心血管系统　偶见一过性低血压、心悸等。

（2）中枢神经系统　可引起幻觉、意识模糊、精神错乱或定向力障碍。此外也可引起嗜睡、不安、抑郁、睡眠障碍、头晕或头痛。

（3）胃肠道　可引起口干、恶心、食欲减退、消化不良或胃灼热感。

（4）眼　可引起视物模糊、复视。

（5）皮肤　可引起皮疹。

（6）其他　可有耳鸣。

【禁忌证】

对地芬尼多过敏者、肾功能不全者、6 个月以内幼儿。

【注意事项】

① 青光眼、胃溃疡、胃肠道或泌尿生殖道梗阻、窦性心动过速患者及妊娠妇女慎用。

② 预防晕动病时应在出发前 30 分钟服药。

③ 用药期间如出现精神错乱应中止治疗。

# 第十六章　鼻科常用药

## 第一节　鼻部喷剂

### 麻黄碱滴鼻液

【药理作用】

本品能收缩血管，解除鼻塞，改善鼻腔通气，促进鼻窦引流和鼻部止血，并可减轻局部炎症，对黏膜上皮纤毛活动影响较少。

盐酸麻黄碱为拟肾上腺素药，可直接激动血管平滑肌的α、β受体，使皮肤、黏膜以及内脏血管收缩。用于鼻部可作为减鼻充血剂，缓解因感冒等引起的鼻塞症状。作用缓和，可持续约2小时。

【适应证】

治疗各种原因引起的鼻黏膜充血、肿胀引起的鼻塞、急慢性鼻炎、鼻窦炎。

【用法与用量】

滴鼻或喷入鼻腔，小儿宜用0.5%的溶液，每次2～4滴，每日3次；鼻出血时可用浸有本品的棉片塞入鼻腔。

【不良反应】

无明显不良反应，偶有鼻腔干燥。偶见一过性轻微烧灼感、干燥感、头痛、头晕、心率加快，长期使用可致心悸、焦虑不安、失眠等。

【禁忌证】

萎缩性鼻炎、鼻腔干燥者禁用；冠状动脉硬化及甲亢患者不宜使用；高血压患者慎用。

【注意事项】

① 长期应用易产生耐受性，不宜长期滴用，以免引起药物性鼻炎。

② 对婴幼儿有轻度中枢兴奋作用。

③ 一般用药1～2周，需按医嘱使用。

④ 必须用正确的滴鼻方法才能达到治疗作用。擤出鼻涕后，患者平卧，肩与床沿平齐，头后仰下垂，使鼻孔垂直向上，在每侧鼻孔滴3～4滴药液，30秒钟后头向左、向右偏斜各30秒钟，然后头恢复原位维持30秒钟，最后坐起将头前低，这样可使药液充分分布于整个鼻腔，尤其是各个鼻道，有利于窦口开放。

## 麻黄碱呋喃西林滴鼻剂

【药理作用】

本品同麻黄碱滴鼻液，呋喃西林具有杀菌作用。本品使黏膜收缩，以利通气并减轻炎症反应。

【适应证】

治疗急慢性鼻炎，鼻窦炎。

【用法与用量】

滴鼻：2～3滴，每日3次。

【不良反应】

无明显不良反应，偶有鼻腔干燥。偶见一过性轻微烧灼感、干燥感、头痛、头晕、心率加快，长期使用可致心悸、焦虑不安、失眠等。

【禁忌证】

禁用于萎缩性鼻炎、冠心病、甲亢。

【注意事项】

连续用药不宜超过2周。对婴幼儿有轻度中枢兴奋作用。

**糠酸莫米松鼻喷雾剂**

【药理作用】

糠酸莫米松是一种局部用糖皮质激素，发挥局部抗炎作用的剂量并不引起全身作用。用药后7小时可起效。

【适应证】

本品适用于治疗成人和12岁以上儿童的季节性或常年性变应性鼻炎，对于中至重度季节性变应性鼻炎患者，建议在花粉季节开始前2～4周使用本品作预防性治疗。

【用法与用量】

通常先手揿喷雾瓶6～7次作为启动，直至看到均匀的喷雾，然后鼻腔给药，每揿喷出本品约100mg，内含相当于50μg糠酸莫米松的糠酸莫米松-水化合物，如果喷雾器停用14天以上，则应在以后使用时重新启动。每次用药前应充分振摇容器。成人（包括老年患者）和＞12岁儿童，用于预防和治疗的常用推荐量为每侧鼻孔2喷（每喷为50μg），每天1次（总量为200μg），当症状被控制时，剂量可减至每侧鼻孔1喷（总量100μg），即能维持疗效。如果症状未被有效控制，则剂量可增至每侧鼻孔4

喷（400μg），在症状控制后减少剂量，首次给药后 12 小时即能产生明显的疗效。

【不良反应】

在临床研究中报道的局部不良反应有鼻出血、鼻腔黏液带血（8%）、咽炎（4%）、鼻灼热感（2%）及鼻刺激（2%）。这些不良反应常见于使用皮质激素类鼻喷雾剂时。出血一般具有自限性，同时程度较轻，与安慰剂（5%）相比发生率较高，但与阳性对照的皮质激素（15%）相比发生率相近或较低，其他反应均与安慰剂相当。

【注意事项】

对于鼻黏膜的局部感染，在未经处理时不应使用本品。由于皮质激素具有抑制伤口的作用，因而对于新近接受鼻部手术或受外伤的患者，在伤口愈合前不应使用鼻腔用皮质激素。对于使用本品达数月或更长时间的患者，应定期检查鼻黏膜，如果鼻咽部发生局部真菌感染，则应停止本品或需给予适当处理，持续存在鼻咽部刺激可能是停用本品的一项指征。对于活动性或静止性呼吸道结核感染，未经处理的真菌、细菌、全身性病毒感染或眼单纯疱疹的患者慎用本品。

### 曲安奈德鼻喷雾剂

【药理作用】

曲安奈德鼻喷雾剂的活性成分是曲安奈德。它是一种强效局部用糖皮质激素，在鼻腔内抗炎作用较强。它能增强内皮细胞、平滑肌细胞和溶酶体膜的稳定性，抑制免疫反应和降低抗体合成，从而使组胺等过敏活性物质的释放减少和活性降低，并能降低抗原、抗体结合时激发的酶促过程，抑制支气管收缩物质的合成和释放，抑制平滑肌的收缩反应。在治疗剂量下不会产生全身性不良反应。

【适应证】

本品是一种强效的局部皮质激素类药，能有效治疗季节性及常年性变应性鼻炎。

【用法与用量】

成人和＞12 岁的儿童，两侧鼻孔各 2 喷（220μg/ 天），每日 1 次；4～12 岁的儿童，两侧鼻孔各 1 喷（110μg/ 天），每日 1 次；老年人用量同成年人，或遵医嘱；为达到最佳疗效，应有规律地用药。

【不良反应】

偶发鼻干、咽痛症状。

【注意事项】

① 本品为水性溶媒，不含抛射剂。不会造成局部刺激，有较好的耐受性。

② 该药起效迅速，使用 1 日后，就可以使症状缓解，使用 1 周后达到最佳疗效。

③ 曲安奈德由定量泵将药液喷于鼻黏膜局部，用量小，不会引起系统性不良反应。

④ 该药的局部不良反应轻微，安全性好，可长期使用。

⑤ 为达到最佳疗效，应有规律用药。最高疗效未必会在头数次使用中达到。

## 布地奈德鼻喷雾剂

【药理作用】

局部吸入用糖皮质激素经不同的机制抑制 IgE 介导的过敏性炎症而达到治疗效果。在细胞水平，其穿过细胞膜和特异性糖皮质激素受体结合以改变 mRNA 的表达，最终作用于过敏原诱发的速发相和迟发相炎症反应。

【适应证】

（1）季节性变应性鼻炎、常年性变应性及非变应性鼻炎。

（2）治疗或预防鼻息肉。

【用法与用量】

（1）季节性变应性鼻炎、常年性变应性及非变应性鼻炎 ①成人、≥6 岁儿童：推荐起始剂量为 256μg/ 天（2～4 喷 / 天），此剂量可于早晨 1 次喷入或早晚分 2 次喷入，例如，每次每个鼻孔内喷入 1 喷（64μg），两个鼻孔共 2 喷（128μg），每日 2 次，即 4 喷 / 天（256μg/ 天）；或早晨每个鼻孔内喷入 128μg，两个鼻孔共 256μg。在获得预期的临床效果后，减少用量至控制症状所需的最小剂量，临床试验表明，一些患者每日早晨每个鼻孔喷入 32μg 作为维持剂量是足够的。老人用量同成人。②治疗变应性鼻炎：最好在接触变应原前开始使用，有时需要同时控制变态反应所致的眼部症状。

（2）治疗或预防鼻息肉　鼻息肉手术后使用本品，可降低鼻息肉的复发率。常用剂量为 128μg/ 天（每个鼻孔 64μg，两个鼻孔共 128μg），每日 2 次。

【不良反应】

可能发生以下不良反应：①使用鼻腔喷雾剂后即刻出现的局部症状，如鼻干、打喷嚏，轻微的血性分泌物或鼻出血；②皮肤反应（荨麻疹、皮疹、皮炎、血管性水肿）；③极少数患者在鼻腔内给予糖皮质激素后出现溃疡和鼻中隔穿孔。

【禁忌证】

对处方中任何一成分有过敏史者禁用。

【注意事项】

① 肝功能损害使口服摄入布地奈德的全身利用率增加，但对于鼻喷雾剂其临床意义不大。因为鼻腔喷用后，经口摄入部分对全身利用率的影响很小。

② 对真菌性鼻炎和病毒性鼻炎患者需特别注意慎用。

③ 已有临床试验报告，本品可长期使用，不良反应发生率不随治疗时间的延长而增加。但在未获取大量经验之前，不主张对儿童进行连续、长期的治疗。

④ 当患者口服激素治疗改为本品治疗时，必须特别小心；因为可能会出现垂体 - 下丘脑 - 肾上腺轴（HPA）功能的紊乱。

⑤ 若连续长期治疗，需定期做鼻黏膜检查（每个月 1 次），以防鼻中隔黏膜发生溃疡或导致鼻中隔穿孔。

⑥ 肺结核患者使用本品应慎重。

⑦ 使用该药时，以右手握瓶，喷嘴略偏向鼻腔外侧喷左鼻腔；同法，以左手握瓶，喷嘴略偏向鼻腔外侧，喷右鼻腔。这样，以减少药液直接作用于鼻中隔黏膜上。

⑧ 在治疗几日以后才能达到完全效果。在治疗季节性鼻炎时，尽可能在接触过敏原前即使用本品。

## 丙酸倍氯米松鼻气雾剂

【药理作用】

为强效外用糖皮质激素类药，具有抗炎、抗过敏和止痒等作用，能抑制支气管渗出物，消除支气管黏膜肿胀，解除支气管痉挛。

【适应证】

预防和治疗常年性及季节性变应性鼻炎，也可用于血管舒缩性鼻炎。

【用法与用量】

鼻腔喷入给药。成人一次每鼻孔 2 揿（100μg），一日 2 次；也可一次每鼻孔 1 揿（50μg），一日 3 ～ 4 次。一日总量不可超过 8 揿（400μg）。

【不良反应】

① 少数患者可出现鼻、咽部干燥或烧灼感、打喷嚏、味觉及嗅觉改变以及鼻出血等。

② 偶见过敏反应如皮疹、荨麻疹、瘙痒、皮肤红斑，眼、面、唇以及咽喉部水肿。

③ 罕见眼压升高、鼻中隔穿孔。

【禁忌证】

① 对本品任何成分过敏者禁用。

② 严重高血压、糖尿病、胃十二指肠溃疡、骨质疏松症、有精神病史、癫痫病史以及青光眼患者禁用。

【注意事项】

① 本品仅限鼻腔喷雾使用。

② 注意避免以下诱因：花粉、尘螨、动物毛屑、真菌、气味烟雾、温湿变化、情绪变化、饮食刺激。

③ 儿童（尤其 6 岁以下小儿）、孕妇及哺乳期妇女应用时应咨询医师或药师。

④ 本品连续使用超过 3 个月，请咨询医师或药师。

⑤ 如鼻腔伴有细菌感染，应同时给予抗菌治疗。

⑥ 当本品性状发生改变时禁用。

⑦ 本品不可过量使用，如使用过量或发生严重不良反应时应立即就医。

⑧ 儿童必须在成人监护下使用。

⑨ 请将此药品放在儿童不能接触的地方。

## 丙酸氟替卡松水溶性鼻喷雾剂

【药理作用】

丙酸氟替卡松与其他皮质激素相比，对糖皮质激素受体有最大亲和力，结合更快、分离更慢，显示了更长的作用时间。它对呼吸道组织的特异性增加可能导致强效和全身不良反应小。

【适应证】

本品用于预防和治疗季节性变应性鼻炎（包括枯草热）、常年性变应性鼻炎。它具有强效的抗炎活性，但是当局部作用于鼻黏膜时，未检测出其全身活性。

【用法与用量】

本品仅用于鼻腔吸入。用于预防和治疗成人和儿童（12 岁以上）的季节性变应性鼻炎和常年性变应性鼻炎：每天 1 次，两侧鼻孔各 2 喷，以早晨用药为好。部分患者需每天 2 次，两侧鼻孔各 2 喷。当症状得到控制时，维持剂量为每天 1 次，两侧鼻孔各 1 喷。如果症状复发，可相应增加剂量。应采用能够使症状得到有效控制的最小剂量。最大剂量为每侧鼻孔不超过 4 喷 / 天。老年患者用量同成年患者。4 ～ 11 岁儿童：每天 1 次，两侧鼻孔各 1 喷。部分患者需每天 2 次，两侧鼻孔各 1喷，最大剂量为每个鼻孔不超过 2 喷 / 天。必须规律地用药才能获得最大疗效。

【不良反应】

经鼻应用皮质激素后曾有发生鼻中隔穿孔的报道，但极为罕见，通常发生于曾有鼻腔手术史的患者。与其他鼻部吸入剂一样，本品可引起鼻、喉部干燥、刺激、令人不愉快的味道和气味，鼻出血和头痛曾见诸报道。与其他鼻喷雾剂一样，可能会发生对全身的作用，特别是当在大剂量且长期使用时。变态反应，包括皮疹、面部或舌部水肿曾有报道。

【禁忌证】

对本品中的任何组成成分过敏者禁用。

【注意事项】

鼻腔感染应予恰当治疗，但这并非是应用本品的禁忌证。应用本品数天后才能产生最大疗效。当肾上腺功能受损时，若由全身应用皮质激素治疗改为本品时，则必须特别谨慎小心。

用药前轻轻摇动，待均匀后再用，保存于30℃以下。

## 盐酸赛洛唑啉鼻腔喷雾剂

【药理作用】

本品是长效鼻血管收缩剂，属肾上腺素能类药物，是直接作用拟交感神经胺和鼻黏膜小血管上的α受体，产生血管收缩的药理活性，从而减少血流量，使鼻黏膜充血肿胀得以缓解和消除。

【适应证】

用于感冒引起的鼻塞、急性鼻炎、慢性鼻炎、鼻窦炎、变应性鼻炎、肥厚性鼻炎及其他鼻腔疾病引起的鼻塞、鼻道结痂等。

【用法与用量】

滴鼻给药，每次2～3滴，每日2次。

【不良反应】

有一过性鼻腔烧灼感，亦有干燥感、头痛、头晕、心率加快等。

【禁忌证】

接受单胺氧化酶抑制剂或三环类抗抑郁药治疗的患者、对本品过敏患者及幼儿禁用本品。

【注意事项】

长期使用本品者，如连续用1周，需停药1～2天再用。

## 盐酸羟甲唑啉喷雾剂

【药理作用】

本品血管收缩作用强而持久，可持续 12 小时，继发性血管扩张作用较轻。本品为咪唑类衍生物，属 $\alpha_1$ 肾上腺素受体激动药。可直接作用于血管平滑肌上的 $\alpha_1$ 受体而引起血管收缩、减少已充血血管的血流量及缓解组织水肿，故有利于鼻窦引流及鼻通气。但药物作用仅为暂时性，长期用药可引起血管反弹性扩张、肿胀以及药物性鼻炎等。

【适应证】

用于急慢性鼻炎、鼻窦炎、变应性鼻炎、肥厚性鼻炎。

【用法与用量】

成人和6岁以上儿童，一次一侧1～3喷，早晨和睡前各1次。

【不良反应】

① 用药过频易致反跳性鼻充血，久用可致药物性鼻炎。

② 少数人有轻微烧灼感，针刺感、鼻黏膜干燥以及头痛、头晕、心率加快等反应。

③ 罕见过敏反应。

【禁忌证】

① 萎缩性鼻炎及鼻腔干燥者禁用。

② 孕妇及 2 周岁以下儿童禁用。

③ 正在接受单胺氧化酶抑制剂（如帕吉林、苯乙肼、多塞平等）治疗的患者禁用。

④ 对本品过敏者禁用，过敏体质者慎用。

【注意事项】

① 严格按推荐用量使用，连续使用不得超过 7 天，如需继续使用，应咨询医师。

② 高血压、冠心病、甲状腺功能亢进、糖尿病等患者慎用。

③ 2 ～ 6 岁儿童应在医师指导下使用。

④ 如使用过量或出现严重不良反应，应立即就医。

⑤ 本品性状发生改变时禁止使用。

⑥ 请将本品放在儿童不能接触的地方。

⑦ 儿童必须在成人监护下使用。

⑧ 如正在使用其他药品，使用本品前请咨询医师或药师。

## 盐酸氮䓬斯汀鼻喷雾剂

【药理作用】

本品除具有拮抗组胺作用外，尚有多种抗过敏作用，本品对引起过敏反应的白三烯和组胺等物质的产生，释放有抑制和直接的拮抗作用，可抑制试验性喘息和鼻过敏。

【适应证】

可用于季节性或常年性变应性鼻炎。

【用法与用量】

1 喷 / 鼻孔，早晚各 1 次，每日 2 次（相当于每日 0.56mg 盐酸氮䓬斯汀剂量）或遵医嘱。喷药时保持头部直立。在症状消失前应坚持使用本品，但连续使用不超过 6 个月。

【不良反应】

少数患者喷药时会产生鼻黏膜刺激，个别患者出现鼻出血。若给药方法不正确（如头部后仰）用药时会有苦味的感觉，偶尔会产生恶心症状。

【禁忌证】

对盐酸氮䓬斯汀、依地酸高度敏感的患者禁用，6 岁以下儿童禁用。

【注意事项】

首次用药或用药后贮存超过 3 天后再次用药应连续按压几次，直到有均匀的雾状喷出。

## 色甘酸钠滴鼻液

【药理作用】

色甘酸钠为对氧萘酮类衍生物，是一种新型的抗过敏药。本品为抗过敏药物，作用机制为稳定肥大细胞膜，抑制其释放组胺、白三烯、5- 羟色胺、缓激肽及慢反应物质等致敏介质，从而预防过敏反应的发生。

【适应证】

用于防治变应性鼻炎。

【用法与用量】

滴鼻，成人一次5～6滴，一日5～6次；儿童一次2～3滴，一日3～4次。对于季节性患者，在易发季节应提前2～3周使用。

【不良反应】

可见鼻刺痛、烧灼感、喷嚏、头痛、嗅觉改变，罕见鼻出血、皮疹等过敏反应。

【禁忌证】

对本品过敏者禁用。

【注意事项】

① 应按推荐方法用药。

② 使用后应将瓶盖盖好，避免瓶口污染。

③ 用药前应清洁鼻腔。

④ 如出现不良反应，立即停药，并咨询医师或药师。

⑤ 当本品性状发生改变时禁用。

⑥ 儿童必须在成人监护下使用。

⑦ 请将此药品放在儿童不能接触的地方。

## 第二节　鼻部疾病口服药

### 西替利嗪

【药理作用】

本品作用强而持久，具有选择性的抗 $H_1$ 受体特性，不易透过血脑屏障，是一种无镇静不良反应的抗过敏药。与特非那定相比，本品对 $H_1$ 受体的选择性更高，本品对组胺释放剂48/80，P物质血管活性肠肽及神经肽引起的皮肤反应均有较强的阻抑作用。其10mg的作用相当于特非那定180mg。本品起效较阿司咪唑快。本品能有效地、完全地封闭外周 $H_1$ 受体，降低发生变态反应所必需的组胺浓度，防止嗜酸性粒细胞移行及介质释放，使后期变态反应亦受到抑制。服用本品后不影响病人的精神警觉性，无困倦及嗜睡等不良反应。本品亦无明显的抗胆碱及抗5-羟色胺作用。

【适应证】

常用于变应性鼻炎、眼结膜炎等。

【用法与用量】

口服，每次10mg，每日1次；1～12岁儿童每次5mg，每日1次；6岁以下儿童，每日0.2mg/kg。

【不良反应】

一般耐受良好，偶见轻微的困倦、头痛、口干、疲乏、恶心等。

【禁忌证】

① 对西替利嗪过敏、严重肝病、严重心脏病、心律失常、心电图异常（明显或可疑QT间期延长）或低钾血症者禁用。

② 孕期尤其是前3个月和哺乳期禁用。

【注意事项】

① 12岁以下儿童暂不推荐使用。

② 肾功能障碍者应适当减量。

③ 严重肝肾功能不全者、饮酒及经常服用安眠药的患者应慎用。

④ 对驾驶、高空作业、潜水等人员用药量应严格控制在安全范围内。

### 茚唑啉

【药理作用】

本品是血管收缩剂，其作用机制直接作用于α-受体，产生拟交感神经作用和周围血管收缩作用，使局部的鼻黏膜血管产生强烈的收缩和缺血，但这种缺血经肉眼和显微镜检查并未引起组织学改变。

【适应证】

用于治疗鼻黏膜充血及急慢性感冒引起的鼻黏膜水肿。

【用法与用量】

用 0.1% ～ 0.4% 溶液滴鼻，按 1 日 0.02mg/kg 计，分 5 次给药。成人最大治疗剂量为 1 次 0.02mg/kg。

【不良反应】

口服后，由于拟交感神经作用，可诱发血压升高、心率减慢、血糖升高及尿频，但在局部鼻内给药时，即使大剂量也不影响心率和血压，故认为本品滴鼻应用，安全范围广，耐受性良好。

## 阿司咪唑

【药理作用】

本品口服后能较快被胃肠黏膜吸收，但与食物同服可明显降低其生物利用度。在给药后 1 ～ 4 小时达药峰浓度，服药 4 ～ 8 小时内原型药物达到最高组织浓度，作用出现较慢，3 ～ 4 日后方显效。血药浓度呈双相下降。由于本品的作用时间长，停药后可维持作用达数周，给药一次可以抑制过敏反应症状 24 小时。本品的血浆蛋白结合率达 96%，具有广泛的首过效应及组织分布。本品可以透过胎盘屏障，但不易通过血脑屏障，在中枢神经系统的分布量极低。本品在肝内代谢，本品的代谢产物去甲基阿司米唑仍具有药理活性。阿司咪唑原型的半衰期平均为（1.6±0.7）日，代谢物去甲基阿司咪唑的半衰期可长达 9 ～ 13 日，故本品的作用时间是各种抗组胺药物中最长的。本品的主要代谢产物通过胆汁由粪便排出，亦有一小部分经尿、汗液及乳汁排出体外。晚期肾衰病人进行透析并不能降低血药浓度。

【适应证】

本品主要用于各种速发型变态反应病，包括急慢性及冷性荨麻疹、慢性和季节性变应性鼻炎、变应性结膜炎、皮肤划痕症、血管性水肿、变应性皮炎、异位性皮炎、溃疡性结肠炎、光泽苔藓、婴儿湿疹、药物变态反应、代谢物变态反应、光敏性皮炎、昆虫变态反应、花粉症、变应性喉水肿、变应性咳嗽等。对于瘙痒症、激素性皮炎等亦有缓解症状的作用。

【用法与用量】

1. 成人

口服给药，一般每次 10mg，一日 1 次。

（1）光泽苔藓　每日 5 ～ 10mg，用药 10 日，可使皮疹消退。

（2）溃疡性结肠炎　每日 10mg，每晚服 1 次，3 周为 1 个疗程，停药 10 日，疗效优于水杨酸偶氮磺胺吡啶。

2. 儿童

口服给药，6 岁以下每日按体重 0.2mg/kg; 6 ～ 12 岁每日 5mg; 12 岁以上剂量同成人。

【不良反应】

长期使用后可促使食欲和体重的增加。与其他 $H_1$ 组胺受体拮抗剂类似。偶见嗜睡、倦怠等不良反应。

【禁忌证】

① 对本品曾有不良反应或过敏者应禁用。

② 肝功能不全的患者禁用。

【注意事项】

① 孕妇慎用。

② 个别病人于用药期间可出现皮疹、皮痒、皮肤局限性水肿、支气管痉挛或光敏性皮炎。亦有极少数病人服药时出现头晕、头痛、肌肉痛、关节痛、肝功能改变、嗜睡、倦怠或意识障碍，但此类症状的出现是否与药物有关尚无定论。

③ 连续用药 1 个月以上者，可能出现体重轻度增加，这可能是由于本品能刺激背侧丘脑下的“饱食中枢”，增进食欲所致，故对长期用药者，宜定期测量体重，如有增加趋势，宜减量用药或更换药物，另外也应注意节食。

④ 本品空腹服用吸收率最高。本品不宜超剂量服用。

⑤ 本品可于晚间或晨间顿服。对于症状定时发作的病人，亦可于发病前 1 小时服药 1 次。

⑥ 6 岁以下儿童一般不用片剂，可用阿司咪唑混悬液，按每日每公斤体重 0.2mg 给药。

⑦ 本品在使用中应严格采用常规剂量，不可因疗效不满意而随意增量，以防止毒性反应。

⑧ 长期服用阿司咪唑，可能出现对本品的耐药性或蓄积作用，故对于慢性变态反应病人，连续用药在 1 个月以上者，宜适当更换其他种类的抗组胺药。

⑨ 有报道本品过量服用曾出现心律不齐、心电图 QT 间期延长、室性心律失常，甚至出现严重心律紊乱、室颤、心跳骤停者。

⑩ 过量毒性反应或药物配伍反应出现时，常以晕厥、心悸、心律失常为先导，此时应立即停药，采取支持疗法，卧床休息，必要时给予催吐或洗胃。同时应进行心电监护，若发现有 QT 间期延长应持续进行监护与支持治疗，给予适当的抗心律失常药，但应避免给予可使 QT 间期延长的药物。血液透析不能促进本品的清除。

## 特非那定

【药理作用】

本品为 $H_1$ 受体拮抗药，具有特异的外周 $H_1$ 受体拮抗作用，有抗 5- 羟色胺、抗胆碱和抗肾上腺素能的作用，可轻度扩张支气管。本品及其代谢物不能通过血脑屏障，因而基本上无中枢神经系统的不良反应，这可能与本品的脂溶性低，较少与神经细胞亲和有关。定量脑电图测定结果表明，口服本品剂量高达 200mg 也不引起任何中枢神经系统反应。成人单次口服 600mg（治疗剂量的 10 倍）仍耐受良好。

【适应证】

用于季节性变应性鼻炎（花粉症）、常年性变应性鼻炎、急慢性荨麻疹等变应性皮肤病。

【用法与用量】

口服，成人每次 60mg，一日 2 次。6 ～ 12 岁儿童每次 30 ～ 60mg，一日 2 次；3 ～ 5 岁每次 15mg，一日 2 次。

【不良反应】

① 偶见头痛、胃肠功能紊乱和皮疹，镇静作用和口干现象不明显。大剂量可引起心律失常。

② 少数病人偶见用药中出现精神忧郁、心悸、失眠、肝功能失常、月经失调、肌肉关节痛、出汗、尿频、视力障碍、皮肤感觉异常等。一般于停药后均可自然缓解。

③ 用药期间在极少数病人可出现对本品的过敏症状，主要表现为皮疹或皮痒，应及时停药并采取对症处理。

④ 近年来国外有报道服用本品后患者出现心律失常，心电图 QT 间期延长，甚至出现心跳骤停及猝死，主要由于本品有心肌毒性作用引起，多见于超量用药或肝功能不正常的患者。

【禁忌证】

① 对特非那定及其药物添加剂有过敏史者禁用。

② 有心脏病、心律不齐或正在使用抗心律失常药者应禁用本品。

③ 过敏性抗原特异性皮肤试验、抗原激发试验或气道反应性测定前最好免用本品。

④ 孕妇及哺乳期妇女最好免用本品。

⑤ 3 岁以下儿童一般免用本品。

【注意事项】

① 本品应在饭后服用。

② 本品不能超量服用，成人每日剂量应控制在 120mg 之内。一旦发现病人有超量用药时应立即停药，必要时还应采取洗胃、催吐等措施，以防止药物过量吸收。

③ 用药期间如出现头晕、头痛、心悸、胃肠不适、怠倦等不良反应或出现超量中毒反应时应及时停药。

④ 本品单用对减轻鼻塞或鼻充血效果不佳，如果鼻充血严重，常将本品与减充血药如伪麻黄碱合用。

## 盐酸赛庚啶

【药理作用】

其 $H_1$ 受体拮抗作用较氯苯那敏、异丙嗪强，并具有较强的抗 5- 羟色胺作用及轻度的抗胆碱、抗抑郁和中枢镇静作用，此外尚有降血糖和增进食欲的作用。其降糖作用可能是通过抗组胺和抗5-羟色胺作用，抑制垂体分泌生长激素和促皮质素，使两者降低而增加胰岛素分泌，其食欲增进作用可能是由于抑制下丘脑视觉中枢所致。其分子结构与酮替芬甚相似，故本品还有一定的肥大细胞及嗜碱性粒细胞膜保护或介质缓解作用。

【适应证】

用于变应性鼻炎的治疗等。

【用法与用量】

口服，每日4～20mg，分次服用。一般为每次4mg，每日3次。

有报道口服本品4mg，每日3次，同时静脉滴注低分子右旋糖酐注射液250ml，对梅尼埃病有良效。用药后1～2天症状减轻，多在3～5天内终止发作，有效率可达80%以上，优于传统的单纯抗组胺疗法。

【不良反应】

不良反应主要为$H_1$受体拮抗剂共有的一些反应如嗜睡、乏力、口干、头晕、恶心以及多食、体重增加、干扰胰岛素及生长激素的分泌等。偶有中枢兴奋、皮疹、尿潴留、瞳孔缩小、乳汁分泌减少，并可引起可逆性中毒性精神病。

【禁忌证】

青光眼、前列腺肥大、尿潴留、幽门梗阻、消化道溃疡及孕妇、哺乳期妇女、早产儿、新生儿禁用。

【注意事项】

驾驶员及高空作业者慎用。

## 盐酸氮䓬斯汀

【药理作用】

本品除具有拮抗组胺作用外，尚有多种抗过敏作用，本品对引起过敏反应的白三烯和组胺等物质的产生、释放有抑制和直接的拮抗作用，可抑制试验性喘息和鼻过敏。

【适应证】

可用于变应性鼻炎，作用强而持久。

【用法与用量】

口服：每次 1 ～ 4mg，每日 2 次。12 岁以上患者，每鼻孔喷 2 下，每日 2 次。

【不良反应】

可见嗜睡，偶有倦怠感，发生率 3% ～ 18%，味觉异常也较为常见，发生率 2% ～ 26%；其他不良反应较少见，如偶有口干、恶心、手足麻木、腹痛、腹泻、食欲欠佳、脸面发热、体重增加，也有转氨酶活性升高，出现药疹等，其发生率均在 5% 以下。

【禁忌证】

对盐酸氮䓬斯汀及其他辅料过敏者禁用。

【注意事项】

① 动物试验证实大剂量有致畸作用，妊娠妇女应慎用。

② 目前儿童安全性尚未确定。

③ 有嗜睡作用，驾驶员及具危险性的机械操作者应禁用或慎用。

④ 乙醇可增强本品的中枢抑制作用，服药期不宜饮酒。

**鼻窦炎口服液**

【药理作用】

疏散风热，清热利湿，宣通鼻窍。

【适应证】

用于风热犯肺，湿热内蕴所致的鼻塞不通，流黄稠涕；急、慢性鼻炎，鼻窦炎见上述证候者。

【用法与用量】

口服，每次 10ml，每日 3 次，20 日为 1 个疗程。

【不良反应】

目前尚未检索到不良反应的报道。

【禁忌证】

尚不明确。

【注意事项】

① 服药期间，应戒烟酒，忌辛辣，以免生热助湿，加重病情。

② 本品含苍耳子，故不宜过量、久服。

③ 及时清除鼻腔积留鼻涕，多做低头、侧头运动，以利窦内涕液排出。

④ 本品含木通，孕妇慎用。

### 鼻渊通窍颗粒

【药理作用】

鼻渊通窍颗粒，疏风清热，宣肺通窍。

【适应证】

用于急鼻渊（急性鼻窦炎）属外邪犯肺证，证见：前额或颧骨部压痛，鼻塞时作，流涕黏白或黏黄，或头痛，或发热，苔薄黄或白，脉浮。

【用法与用量】

开水冲服，每次 15g（1 袋），每日 3 次。

【不良反应】

偶见腹泻。

【禁忌证】

尚不明确。

【注意事项】

需在医生指导下用药；脾虚腹胀者慎用；服药期间勿食辛、辣等食物。运动员慎用；本品含蔗糖，糖尿病患者请遵医嘱。

# 第十七章　咽喉头颈疾病常用药

## 第一节　漱口液

### 西帕依固龈液

【药理作用】

健齿固龈，清血止痛。

【适应证】

用于牙周疾病引起的牙齿酸软，咀嚼无力，松动移位，牙龈出血以及口舌生疮，咽喉肿痛，口臭烟臭。

【用法与用量】

含漱 2 ～ 3 分钟，吞服无妨。每次 3 ～ 5ml，每日 3 ～ 5 次。

【不良反应】

尚不明确。

【禁忌证】

尚不明确。

【注意事项】

① 忌烟、酒及辛辣食物。

② 以牙龈出血为主症者，应排除血液系统疾病后方可使用。

③ 按照用法用量使用，小儿、年老体弱者应在医师指导下使用。

④ 用药同时应注意口腔卫生，并配合牙周治疗以增加疗效。

⑤ 对本品过敏者禁用，过敏体质者慎用。

⑥ 本品性状发生改变时禁止使用。

⑦ 儿童必须在成人的监护下使用。

⑧ 请将本品放在儿童不能接触的地方。

⑨ 如正在使用其他药品，使用本品前请咨询医师或药师。

## 复方硼砂溶液

【药理作用】

本品有防腐、抗菌、消毒、收敛作用。

硼酸遇甘油后，生成一部分甘油硼酸，遇碳酸氢钠发生气泡，生成甘油硼酸钠。液态酚和甘油硼酸钠均有消毒作用。

【适应证】

适用于急慢性咽炎、扁桃体炎、口腔炎、齿龈炎、喉炎等作含漱用，也可作口腔疾病的清洁剂。

【用法与用量】

本品 1 份加温水 2 ～ 3 份含漱用。

【不良反应】

（1）外用一般毒性不大，用于大面积损害，吸收后可发生急性中毒，早期症状为呕吐、腹泻、皮疹、中枢神经系统先兴奋后抑制。

（2）可有脑膜刺激症状和肾损伤。严重者发生循环衰竭和（或）休克，于 3 ～ 5 日死亡。

【禁忌证】

婴儿禁用本品。

【注意事项】

由于本品排泄缓慢，反复应用可产生蓄积，导致慢性中毒，表现为厌食、乏力、精神错乱、皮炎、秃发和月经紊乱。

## 第二节　喷雾剂

### 复方地喹氯铵喷雾剂

【药理作用】

地喹氯铵是一种化学杀菌剂，对革兰阴性和阳性菌，尤其是溶血性链球菌、金黄色葡萄球菌、铜绿假单胞菌和变形杆菌均有较强的杀灭作用。此外，对白色念珠菌、奋森螺旋体以及一些毛癣菌、真菌均敏感。地喹氯铵为一种阳离子表面活性剂，能吸附于细菌的细胞壁上，改变其通透性，导致菌体内的酶和代谢中间产物漏出，干扰细菌的代谢，并使菌体蛋白变性，从而发挥杀菌作用。

【适应证】

① 急慢性咽炎、喉炎、咽峡炎、扁桃体炎，以及因烟酒刺激所引起的咳嗽、气短、多痰等症。

② 咳型哮喘以及咽源性的咳嗽、气短、多痰等症。

③ 牙周病、牙龈炎、冠周炎、口腔黏膜病。

④ 适用于扁桃体切除和拔牙等口咽部的术前预防感染及术后创口消毒。

【用法与用量】

成人2喷，儿童减半，每4～6小时1次，或遵医嘱。使用时，先张口，将喷管轻轻伸入口内，对准咽腔，在患者深吸气的同时揿压喷雾，使药物能达到喉部，甚至气管。儿童需在成人监护下使用。

【不良反应】

因不经血清而直接杀灭致病菌，故对肝、肾功能无影响，临床出现不良反应极其罕见。正常喷雾量吸入、吞服无妨，但对本品过敏者禁用。

【禁忌证】

尚不明确。

【注意事项】

① 本喷雾剂系专科设计，可变换任何角度伸入口腔，直接对准病变部位揿压喷雾。为避免交叉感染，喷雾剂应专人专用，用后可用清水擦洗，以保持清洁卫生。

② 伴有局部红肿、明显化脓或发热、白细胞增高等全身症状的病例，应该全身联合应用抗生素。

③ 应用本品治疗的同时，需治疗邻近病灶，如鼻及鼻窦疾病等。

## 第三节 口含片

### 西地碘片

【药理作用】

本品中含有效碘浓度仅为10μg时，对乙型溶血性链球菌、厌氧消化链球菌作用8分钟，其杀菌率就可达100%；若浓度提高为25μg时，仅作用2分钟，即可全部杀灭。对坏死梭杆菌和不解糖类杆菌，本品中碘浓度为50μg时，分别作用2分钟和6分钟，即可100%杀灭。本品是以碘分子形式起作用，故活性大，杀菌力强，用于治疗口腔、咽喉局部感染性疾病，具有良好的药效学基础。此外，本品对细菌繁殖体、芽孢和真菌也具有同样良好的杀菌或抑菌作用。

【适应证】

适用于慢性咽炎、复发性口腔溃疡、糜烂型扁平苔藓、白色念珠菌感染性口炎、慢性牙龈炎及牙周炎。

【用法与用量】

慢性牙龈炎、牙周炎口含2片，每天4次；其他病种均为1片，每天4次。复发性口腔溃疡，每周为1个疗程；慢性牙周炎和牙龈炎，2周为1个疗程；慢性咽炎、白色念珠菌感染性口炎和糜烂型扁平苔藓，2～4周为1个疗程。

【不良反应】

个别口腔溃疡较重的患者含药后可出现一过性刺激感，但不影响疗效。

【禁忌证】

有碘过敏史的患者禁用。

【注意事项】

正在测试甲状腺功能的患者，应考虑可能会因碘的吸收而影响测试结果；因碘吸收后可通过胎盘屏障，并从乳汁中排出，故妊娠期或哺乳期妇女避免应用。

## 地喹氯铵

【药理作用】

本品为一种阳离子表面活性剂，能吸附于细菌的细胞壁上，改变其通透性，使菌体内的酶、辅酶和代谢中间产物外漏，妨碍了细菌的呼吸和糖酵解过程，并使菌体蛋白变性，从而发挥杀菌作用。本品的药理作用特点是杀菌范围广、作用快、效力强，几乎无毒性和刺激性，而且其杀菌性不会因血清等有机物的存在而降低。

【适应证】

适用于急慢性咽喉炎、扁桃体炎、牙龈炎等。

【用法与用量】

含片：1片，每2～3小时1次，必要时可重复给药。

【不良反应】

本品未观察到明显毒性和刺激性。偶有恶心、胃部不适，罕见皮疹等过敏反应。

【禁忌证】

对本品过敏者禁用。

【注意事项】

① 本品遇光易引起变质，不宜与肥皂、苯酚、阴离子表面活性剂等配伍。

② 本品只用于体表及开放体腔，不用于体内给药。

## 地喹氯铵/短杆菌素

【药理作用】

本品是一种阳离子表面活性剂，内含地喹氯铵0.25mg，短杆菌素1mg。杀菌范围广、作用快、效力强，几乎无毒性和刺激性。其中短杆菌素系多肽抗生素，含有短杆菌肽和短杆菌酪肽两种环状肽化合物，有显著杀菌作用。主要用于浅表部位的革兰阳性菌感染，可抵抗一些革兰阴性菌。本品优点是杀菌作用不受组织液、脓液等的影响；对局部组织无毒性；细菌对本品极少产生耐药性。地喹氯铵和短杆菌素二者合用有协同作用，使药效增强。

【适应证】

适用于急慢性咽炎、扁桃体炎、喉炎及口腔炎、舌炎等。

【用法与用量】

含服：1片，每2～3小时1次。

【不良反应】

① 偶见恶心、胃部不适。

② 罕见皮疹、皮肤瘙痒等过敏反应。

【禁忌证】

对本品过敏者禁用。

【注意事项】

① 本品包装要保证遮光，即拆即含服。

② 勿与阴离子表面活性剂配伍用。

③ 本品吞服无效，只能含服。

# 第五篇
# 操作篇

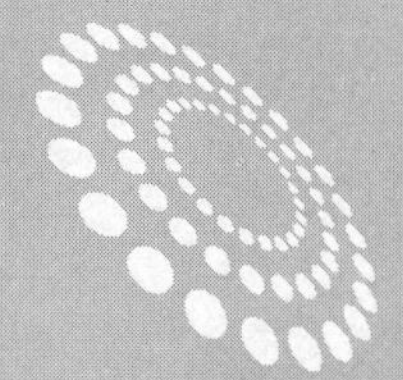

# 第十八章 标本采集

## 第一节 血培养标本

### 一、目的

采集血液测定血液中某些化学成分的含量和做血清学检验及细菌培养，以协助诊断和治疗。临床收集的血标本分 3 类：全血标本、血清标本、血培养标本。

### 二、操作标准

1. 用物准备

静脉采血法常用用物：2% 碘酊、75% 乙醇、消毒镊、棉签、压脉带，一次性注射器、针头、标本容器（干燥试管、抗凝管或血培养瓶），写有患者科室、床位、姓名和检查名称的化验单、乙醇灯和火柴。

2. 操作步骤

（1）查对医嘱，贴化验单副联于标本容器上。

（2）携用物至床旁。

（3）向患者解释抽血目的及配合方法。

（4）全血及血清标本的采集

① 选择合适静脉穿刺点，在穿刺点上方约 6cm 处系压脉带，用 2% 碘酊消毒皮肤，再用 75% 乙醇脱碘。

② 嘱患者握拳使静脉充盈，按静脉穿刺法穿刺血管，见回血后抽取所需血量，松压脉带，嘱患者松拳，用干棉签按压穿刺点，迅速拔出穿刺针，按压穿刺点 1 ～ 2 分钟。

③ 将血液顺管壁注入已选好的标本容器。

（5）血细菌培养标本的采集

① 在患者应用抗生素治疗之前，且于发热高峰时采取血液细菌培养标本为宜。

② 若所用的培养瓶瓶口是以橡胶塞外加铝盖密封的，可将铝盖中心剔除，并用2%碘酊及70%乙醇消毒瓶盖。如瓶口是以棉花塞及玻璃纸严密封包的，则先将封瓶纸松开。

③ 血培养通常从肘正中静脉等部位采血（亚急性细菌性心内膜炎则从股动脉取血为宜），严格消毒后，穿刺取血5ml，迅速插入橡皮塞内，将血液注入瓶中轻轻摇匀。或取血后，将培养瓶上棉塞取出，迅速在乙醇灯火上消毒瓶口，然后将血注入瓶中，再将棉塞经火焰消毒后盖好，并扎紧封瓶纸送检。

（6）洗手，记录，送检。

## 三、护理注意事项

① 采血前向患者耐心解释，以消除不必要的疑虑和恐惧心理。

② 严格执行无菌技术操作。

③ 防止标本溶血。造成溶血的原因：有注射器和标本容器不干燥、不清洁；压脉带捆扎时间太长，淤血过久；穿刺不顺利损伤组织过多；抽血速度太快，血液注入容器时未取下针头或用力推出产生大量气泡；抗凝血用力振荡等。溶血后的标本，不仅使红细胞计数和血细胞比容降低，还使血清（浆）化学成分发生变化，因此必须避免。

④ 为了避免淤血和浓缩，压脉带压迫时间不可过长，最好不超过半分钟。

⑤ 抽血时，只能向外抽，不能向静脉内推，以免空气注入形成气栓，造成严重后果。

⑥ 采集血标本后应将注射器活塞略后抽，以免血液凝固使注射器粘连和针头阻塞。

⑦ 采血用的注射器应用消毒液浸泡消毒后，再毁形处理。

⑧ 严禁在输液、输血的针头或皮管处取血标本，最好在对侧肢体采集。

## 第二节　粪便标本

### 一、目的

临床上通过检查粪便判断消化道有无炎症、出血和寄生虫或感染，并根据粪便的性状和组成了解消化道的功能及消化道疾病。

### 二、操作标准

1. 用物准备

清洁便盆，检便盒（内附检便匙或棉签），写有患者科室、床号、姓名和检查名称的化验单。

2. 操作步骤

（1）粪常规标本的采集

① 查对医嘱，贴化验单副联于检便盒上，携用物至床旁。

② 核对患者并向其解释目的和收集大便的方法。

③ 请患者排空膀胱，解便于清洁便盆内，用检便匙或棉签取中央部分或黏液脓血部分少许，置于检便盒内。

④ 清洁便盆，置消毒液中浸泡。

⑤ 洗手，记录，送检。

（2）粪细菌培养标本的采集

① 一般取约拇指头大的粪便，置于无菌容器内立即送检即可。

② 应取粪便中脓液或黏液部分送检，才能有较高的病原菌检出率。

③ 无法获得粪便时，可采用直肠拭子，即用无菌棉拭子经生理盐水或甘油缓冲盐水湿润后，插入肛门内 4 ～ 5cm 处，轻轻

转动一圈后取出，放入含少量甘油缓冲盐水的灭菌试管中送检。或用采便管取粪便后，置试管中送检。但不适用于霍乱弧菌，拟培养霍乱弧菌时，可取标本 1ml 直接种入碱性胨水中送检。

### 三、护理注意事项

① 一般检验应留取新鲜粪便 5g 左右（指头大小）或稀便 2ml，以防止粪便迅速干燥。

② 粪便标本应选择脓血黏液等病理成分，若无病理成分则可多部位取材。粪便标本应收集于清洁干燥、内层涂蜡的有盖硬纸盒内送检，便于检验后焚烧消毒。

③ 粪便标本中不得混入尿液、消毒剂及污水。标本应在采取后 1 小时内进行检查。

④ 检查粪便隐血试验，患者应于试验前 3 日禁食肉类及动物血，同时禁服铁剂及维生素 C。

⑤ 通常采取自然排出的粪便，但在无粪便排出而又必须检查时，可经肛门指诊或采便管拭取标本。

### 四、粪常规正常参考值

正常的粪便外观为黄褐色成形软便，无特殊臭味和寄生虫体。镜检下仅见已消化的无定形的细小颗粒或偶见淀粉粒、脂肪小滴、植物细胞、螺旋等。无细胞或偶见白细胞。

## 第三节　尿标本

### 一、目的

采集尿液标本用于检查尿液的色泽、透明度、相对密度、蛋白、糖、细胞和管型、尿液细胞计数、细菌培养等，以了解病情，协助诊断和治疗。临床尿标本分 3 种：常规标本、12 小时或 24 小时标本以及尿培养标本。

## 二、操作标准

1.用物准备

（1）尿常规采集所需用物　容量为100ml的清洁尿杯及写有患者科别、床号、姓名、检查名称和化验单。

（2）尿培养标本采集所需用物　导尿用物、屏风，无菌有盖标本瓶，写好患者科别、床号、姓名、检查名称的化验单、乙醇灯、试管夹。

（3）12小时或24小时尿标本采集所需用物　容量为3000～5000ml清洁带盖容器、防腐剂及患者科别、床号、姓名、检查名称的化验单。

2.操作步骤

（1）常规尿标本的采集

① 查对医嘱，贴化验单副联于尿杯上。

② 携用物至床旁，核对患者，并向其解释留尿的目的及方法。

③ 给予尿杯，留取尿液1/3杯。

④ 洗手、记录、送检。

（2）尿培养标本采集　一般可采集中段尿做细菌培养。女患者留取中段尿，可由护士协助。

① 查对医嘱。

② 操作者用2%温肥皂水棉球擦洗外阴部，应由里向外，从上到下擦洗前庭、大小阴唇及周围皮肤。然后再用温开水依上法冲洗，并戴无菌手套，用拇指、示指将大小阴唇分开后，用0.1%苯扎溴铵（新洁尔灭）溶液冲洗外阴部，自尿道口向下冲洗。

③ 点燃乙醇灯，烧灼无菌试管口，在距离尿道口5～10cm处接中段尿约10ml后，将试管口和棉塞一起烧灼后送检。男患者可嘱其用0.1%苯扎溴铵溶液等清洗消毒尿道口，直接留取中段尿于无菌试管中即可。但均应留取清晨第1次尿。

（3）12小时或24小时尿标本采集

① 查对医嘱，贴化验单副联于尿杯上。

② 携用物至床旁，核对患者，并向其解释留尿的目的和方法。

③ 可下床活动的患者，给予带盖容器，请其至厕所解尿，根据需要留取12小时或24小时的全部尿液。行动不便者，协助在床上使用便盆或尿壶，收取足量尿液于容器中。留置导尿的患者，于尿袋下方引流处打开活塞收集尿液。

④ 洗手，记录，送检。

### 三、护理注意事项

① 容器要清洁干燥，最好是一次性使用的纸制或薄型塑料容器。

② 女性患者要避免阴道分泌物或月经血混入尿内，男性则要避免前列腺液或精液混入。小儿或尿失禁患者可用尿套或尿袋协助收集。会阴部分泌物过多时，应先清洁或冲洗，再收集尿液。

③ 尿液标本收集后应立即送检，夏季1小时内，冬季2小时内完成检验，以免细菌污染，尿内化学物质及有形成分发生改变。

## 第四节 痰标本

### 一、目的

根据医嘱采集患者痰液标本，进行临床检验，为诊断和治疗提供依据。

### 二、操作标准

1. 操作前准备

（1）评估患者　询问了解患者身体状况，向患者解释，取得配合，昏迷患者病情平稳。观察患者口腔黏膜有无异常和咽部情况。

（2）个人准备　仪表端庄，服装整洁，洗手戴口罩。

（3）用物准备　无菌手套、一次性痰培养器。

（4）环境准备　安静、舒适。

2.操作步骤

① 核对医嘱及患者。

② 洗手，戴无菌手套。

③ 助手协助打开痰培养器，若为呼吸机辅助呼吸患者，助手协助摁下纯氧和静音按钮。

④ 痰培养器接负压吸引器。

⑤ 助手协助固定患者头部，若为气管插管患者，助手协助断开患者气管插管接头处。

⑥ 吸痰管插入到合适深度后，开放负压吸引痰液。当标本瓶内痰液达到需要量时关闭负压，退出吸痰管，痰培养器加盖。

⑦ 再次核对患者姓名。

⑧ 洗手，记录。

## 三、注意事项

① 严格无菌操作，避免污染标本，影响检验结果。

② 在抗生素使用前采集价值高。

③ 痰液标本采集最好在上午进行。

④ 连续采集 3 ～ 4 次，采集间隔时间＞ 24 小时。

⑤ 不能用无菌水冲洗吸痰管，否则会稀释标本。

⑥ 退吸痰管时不能开放负压，否则会引起上呼吸道分泌物污染标本。

⑦ 标本送检不超过 2 小时，不能及时送检者可暂存 4℃冰箱。

⑧ 痰液标本采集后应评估标本量、颜色、形状，进行痰液涂片，检查确定标本来源，若怀疑细菌感染，应进行革兰染色、细菌培养和药物敏感试验。

⑨ 送检标本应注明来源、检验目的和采样时间，使实验室能正确选用相应的培养基和适宜的培养环境。

# 第十九章 仪器操作

## 第一节 鼻咽内窥镜

### 一、目的

观察鼻咽各壁、软腭背面、鼻中隔后缘、后鼻孔、咽鼓管咽口、咽鼓管圆枕、咽隐窝及腺样体；观察鼻咽黏膜有无充血、粗糙、出血溃疡、隆起及新生物等。

### 二、用物

鼻内窥镜、光源。

### 三、操作步骤

（1）患者取坐位或半坐卧位。

（2）1% 或 2% 丁卡因及麻黄碱或 1% 肾上腺素鼻腔黏膜表面麻醉。注意重点麻醉中鼻甲前上端嗅裂、中鼻道、蝶筛隐窝等部位。

（3）一般习惯于由鼻咽部开始，自后向前检查。

（4）用 30° 角内窥镜自鼻腔沿鼻底放入，边放边观察，直到深入鼻中隔后缘。

（5）用转动镜窗观察鼻咽部各壁情况，然后退回到鼻腔再详细观察鼻腔各解剖部位。

（6）检查鼻腔顶部时用 30° 视角镜更好。

### 四、注意事项

（1）检查中应按顺序逐一部位进行全面观察，以免漏掉病变，然后对病变部位或可疑病变部位进行重点检查。

（2）注意鼻腔及鼻咽各壁的形态，有无充血、水肿、干燥、萎缩、溃疡、出血，新生物的形态、生长特征、范围、原发部位，分泌物颜色、来源，各鼻窦旁开口及附近的状态及窦口有无分泌物、息肉、新生物等，遇有可疑新生物时应取活检。窦内脓液可吸出做细菌学检查。

（3）检查脑脊液鼻漏时应注意观察鼻顶、鼻咽顶壁、中鼻道各自然开口，咽鼓管口及蝶窦开口有无清水样液体流出。

## 第二节　纤维喉镜

### 一、目的

对喉部和喉咽部进行检查、活检、息肉摘除、异物取出等手术。

### 二、用物

纤维喉镜、内窥镜摄录显示及打印系统。

### 三、操作步骤

（1）患者一般采取仰卧位，也可取坐位。

（2）麻醉

① 通常成人给予黏膜表面麻醉，常用 1% 丁卡因或 2% 利多卡因。在麻药中可加少量肾上腺素以止血和减慢麻药吸收速度，延长麻醉时间。

② 用喷雾器先喷少许麻药于患者咽中，观察 3 ～ 5 分钟，看是否有麻药反应，如有变态反应立即停药。一般口咽部喷 2 次，拉住舌头后，下咽和喉再喷 2 ～ 3 次。

（3）医师站在患者头侧端，右手拿镜体，镜体远侧端涂少许甲基硅油润滑剂，拇指控制操纵柄，左手持镜体远端，自一侧前鼻孔选鼻腔比较宽的一侧慢慢放入鼻腔，边放边看清楚鼻腔结构及病变。

（4）沿鼻底抵达后鼻孔及鼻咽部，穿过鼻咽部向下达口咽和下咽，由远而近地看舌根、会厌、会厌谷、会厌皱、会厌舌面、喉面、会厌结节、假声带、喉室及声带、前联合及声门下、梨状窝。发现病灶后再将视野中心对准病灶。

（5）观察声带运动。嘱患者发“咿”音时可看声带运动。

（6）有些患者鼻腔狭窄，自鼻腔不能通过，可改自口腔中放入。自口腔放入时为防止患者咬坏镜子，在口腔中放一个塑料开口器，纤维喉镜自开口器中间通过。

## 四、注意事项

（1）检查前要详问病史，除外禁忌证。术前4～6小时禁食、水，向患者解释检查过程、注意事项。

（2）为减少口腔分泌物，术前30分钟皮下注射0.5mg阿托品，儿童酌减。有心脏病者以东莨菪碱代替阿托品，因为阿托品会使心跳加快而东莨菪碱则不会。

（3）喷药时先喷舌根部，会厌舌面，然后拉起会厌，喷会厌喉面及声门上和声门下，每次喷药间隔1～2分钟。

（4）喷药过程中不断观察患者反应，解释喷药后咽部有麻木感，消除患者紧张心理，决不能在麻醉过程中离开患者，以免出现变态反应时不能及时处理或抢救。

（5）鼻腔麻醉时应比较两侧鼻腔，选用鼻腔较宽的一侧进行表面麻醉。

# 第三节　间接喉镜

## 一、目的

（1）观察喉咽及喉部有无异常，如充血、肿胀、增生、溃疡。

（2）观察声带运动有无障碍，声带有无增厚、结节、息肉。

（3）观察犁状窝有无积液、声门下有无异常等。

## 二、操作步骤

1.物品准备

（1）额镜、间接喉镜、立灯、纱布、压舌板。

（2）药品　1% 丁卡因。

2.操作方法

（1）患者取正坐位，上身微向前倾，检查者坐于患者对面，选择一合适的喉镜。

（2）检查时嘱患者张口，尽量舌外伸，以纱布块裹住舌前部，用左手拇指、中指夹住舌部，食指将上唇推开，无名指和小指托住颏部轻轻加压，受检者头部徐徐前屈或后仰。

（3）对好额镜反光，右手持喉镜，先将镜面在乙醇灯上加热至镜面上的水汽消散为止。于检查者手背上试测镜背，需微温不烫方可使用。

（4）将喉镜深入咽部，镜面向下直抵软腭，并将软腭及悬雍垂向后推移，将镜柄托于口角以便固定。

（5）检查者此时将光线对准镜面，左右前后移动喉镜，并嘱患者发“咿”声，使会厌前移于圆镜中，观察喉部的影像及声带的活动度。

## 三、注意事项

（1）检查前向患者说明检查的目的、步骤及检查时的感觉，以消除其顾虑，并说明在检查时应配合的要点，争取患者的合作。

（2）检查时，如患者紧张不能忍受，可稍事休息，做平静呼吸，再做检查。

（3）咽部感觉敏感、恶心影响检查时，可喷少量 1% 丁卡因溶液于咽部。

（4）患者不能伸舌，在不能抓住舌的前部时，可借用压舌板的帮助，切勿强行向下拉舌，以免损伤舌系带。舌背隆起太高者，也须用压舌板。

（5）使用压舌板时不能伸入过深，压迫力量不能过重，以免引起恶心和疼痛感。

（6）间接喉镜加温时应注意温度，以免烫伤。

（7）患者配合不佳时，应细心指导，尽量使检查达到目的。

## 第四节 直接喉镜

### 一、目的

（1）间接喉镜检查不成功或未能详尽者。

（2）喉部活组织标本采取及直接涂拭喉部分泌物做检查。

（3）喉病的治疗，如良性肿瘤切除术、喉瘢痕性狭窄扩张术、电灼术、局部用药及取出喉和气管内异物等手术。

（4）气管内麻醉或支气管镜检查不宜下管者，可借直接喉镜协助。

### 二、操作步骤

1. 物品准备

（1）直接喉镜、纱布、喷雾器。

（2）药品 1% 丁卡因。

2. 操作方法

（1）检查前嘱患者禁食。

（2）用 1% 丁卡因向黏膜喷雾或滴入喉腔进行麻醉。

（3）患者取仰卧位，头颈后伸，超出检查台，并固定其头颈部。

（4）检查者左手持镜，放一厚层纱布块保护上列牙齿，以右手食指推开上唇，以免被镜压在牙上受伤。然后将镜沿舌背右侧送入口腔，渐移向中线深入直达舌根。

（5）检查者插入直接喉镜，使口腔和喉腔处于一条直线上，以期窥清喉腔各部。

## 三、注意事项

（1）操作中动作轻柔，不可粗暴，以免损伤喉腔黏膜发生出血或继发感染，导致不良后果。

（2）行直接喉镜检查时，体位应正确，防止损伤黏膜和牙齿。

（3）使用丁卡因做黏膜表面麻醉，总量不得超过 60mg，并注意观察反应，以防过敏和中毒。使用黏膜麻醉剂的患者，应等麻木感消失后才可进食，以防烫伤及异物伤等。

（4）检查后 2 小时内应禁食，以预防呛咳。

（5）在直接喉镜检查时，偶可发生喉痉挛，多因麻醉不够充分、手术操作不细致或受检查情绪紧张所致。一旦发生喉痉挛，应立即停止检查，嘱其做有节律的深呼吸，多能缓解。

# 第五节　激光治疗仪

## 一、目的

（1）利用激光穿透力强，将激光能量输入人体深部组织，对机体产生弱激光的刺激效应，作用于病灶部位，改善局部血液循环，从而消除组织水肿，加速炎性渗出物和毒素的排泄，以达到消炎止痛的目的。

（2）激光照射伤口，可加快成纤维细胞增殖、上皮细胞及新生血管再生，有利于伤口愈合，加速骨痂形成及受损神经组织的恢复。

（3）提高白细胞的吞噬能力，增加血清溶酶体、免疫球蛋白和补体滴度，使淋巴细胞分化加快、抗体产生增加，从而提高免疫功能。

## 二、操作步骤

1. 物品准备

多功能电源插座、治疗床、激光防护镜、半导体激光治疗仪。

2. 操作方法

（1）首先检查治疗仪机箱上的红色“紧急开关（紧急激光终止）”按钮是否处于弹起位置，如未处于弹起位置，需向右旋转90°使之处于弹起位置。将治疗仪电源插头插入220V电网电源50Hz标准三孔插座内。

（2）用钥匙打开“钥匙开关总电源”，黄色指示灯亮。

（3）调节面板上的“定时选择”键，分别按动每位数字上下的“+”“−”键即可设定照射时间。选定治疗时间后，按动“定时复位键”。

（4）根据临床情况选定所需要的照射功率值。按动面板上功率调节键1、2、3，激光功率显示器显示所设定的不同激光输出功率值。

（5）扳动支架，调节激光端口到治疗部位合适距离，选定合适的光斑，即可进行照射治疗。

（6）打开“待机/准备”按键，按键上绿色指示灯亮。

（7）待延时2s后，按动“激光启动”键，面板上数字灯亮，激光输出。

（8）计时器工作到设定时间，机内发出报警声，激光停止输出，治疗完成。

（9）关闭“待机/准备”按键，再关闭钥匙开关总电源，去除连机电网电源。

## 三、注意事项

（1）激光束禁止直接照射眼睛，使用时应戴防护镜。眼睛危害距离0.5m，最长观察时间10s。

（2）激光治疗仪禁用于局部性角化过度、萎缩性鼻炎、癌病变。

（3）激光光纤为精密光学件，易损坏，切勿将光纤折成90°，勿牵拉光纤。

（4）工作中需要紧急关闭电源时，将“紧急开关”的红色按钮按下即可。恢复工作时将“紧急开关”按钮向右旋转 90° 使之处于弹起位置即可。

（5）当治疗仪在工作中发生断电现象时，如短时恢复了供电，且各按钮保持原状，则应按动“激光启动”键，激光才能再次输出。

（6）激光治疗仪避免在含有可燃性麻醉气体的环境中使用。

（7）激光治疗仪清洁后应充分晾干后方可通电使用。

## 第六节　多功能监护仪

### 一、定义

多功能监护仪指能够对患者生理参数进行实时、连续监测的医用仪器设备。

### 二、目的

对生命体征不稳定患者进行监护。

### 三、原理

主机由各种传感器物理模块和计算机系统构成，负责信号检测和处理，包括信号模拟处理、数字处理及信息输出。

### 四、基本结构

由主机、显示器、各种传感器及连接系统等四部分组成。

### 五、操作标准

1. 操作前准备

（1）评估患者病情、意识状态及皮肤情况，对清醒患者，告知监护的目的及方法，取得患者合作。

（2）评估监护仪各功能是否良好。

（3）个人准备　仪表端正，服装整洁，洗手。

（4）用物准备　心电监护仪、电极片 5 个、70% 乙醇、纱布、弯盘、笔、记录卡、洗手液。

（5）环境准备　安静、无强光照射、无电磁波干扰。

2. 操作步骤

（1）开机　机器自检，输入患者资料，选择屏幕。

（2）ECG 监测　①相应体表位置贴上心电极片：左右锁骨中线第 2 肋间，右侧腋前线与第 5、6 肋间处，并连接 ECG 导联线，即进入监测状态。②选择最佳导联（Ⅱ或Ⅴ）。③设置报警上下限。④必要时选择滤过器，将干扰波滤掉，使 ECG 显示更清晰。

（3）经皮 $SaO_2$ 监测　①将监测指套套入患者拇指，感应灯对应甲床（小儿：感应灯对应指腹），即从监护屏上反映出动态 $SaO_2$ 数据。②设置报警上下限。

（4）无创动脉血压（NBP）监测　①选择自动测量、重复测压的时间和报警上下限。②将血压袖带包裹患者上臂。③按测压按钮测压。

（5）有创动脉血压（ABP）监测　①压力传感器管道连接 0.01% 肝素盐水并排气。②压力传感器一端连接电缆，一端连接动脉穿刺管。③将压力传感器固定于相应右心房水平位置上，调节零点，即进入监测状态。④设置报警上下限。

（6）CVP 监测操作　①测压导管一端连接压力传感器，另一端以 0.01% 肝素盐水排气后连接于深静脉穿刺管。②将换能器置于右心房水平，调节零点。

（7）直肠温度监测　肛温探头用石蜡油润滑后（小儿 2～3cm，成人 6cm）插入肛门固定即进入监测状态。

（8）及时观察、记录。

（9）关机　停用时关掉机器开关。

（10）整理　①患者：根据病情取合适体位，交代注意事项。②用物：将各电缆、导线、袖带、指套清洁，消毒后备用。③操作者：洗手，记录。

## 六、注意事项

（1）各监护线应与患者连接紧密，勿脱落。

（2）安放电极贴前须皮肤脱脂，避免干扰，各电极贴位置安放正确。

（3）无创血压袖带捆绑正确。

（4）有创血压监测时，换能器须与心脏同一水平，肝素液冲洗或采血后应将传感器重新校零。

（5）各参数报警范围调节适当。

## 七、维护和保养

各监护线用后均应擦拭消毒，仪器定时清洁；各导联线不能打折；无创血压袖带，当未捆绑患者手臂时，不能启动主机测量血压；发现故障应及时排除或报修。

# 第二十章 其他操作

## 第一节 肌内注射

肌内注射（IM）是将少量药液注入肌肉组织内的方法。人体肌肉组织有丰富的毛细血管网，毛细血管壁是多孔的类脂质膜，药物透过的速度较透过其他生物膜快。自肌内注射的药物通过毛细血管壁达到血液内，吸收完全而迅速。

### 一、目的

① 由于病情或药物因素不宜采用口服给药。

② 要求药物在较短时间内发生疗效而又不适于或不必要采用静脉注射。

③ 药物刺激性较强或药量较大，不适于皮下注射。

## 二、注射部位的选择

一般选择肌肉较厚，离大神经、大血管较远的部位。常用部位有臀大肌、臀中肌、臀小肌、股外侧肌及上臂三角肌。

1.臀大肌内注射定位法

臀大肌位于臀部浅层、大而肥厚，在臀部形成特有的膨隆，覆盖臀中肌下半部及其他小肌。臀大肌起自髂骨翼外面和骶骨背面，肌束粗大斜向外下，经髋关节的后方止于髂胫束和股骨的臀肌粗隆。臀大肌肌肉肥厚、痛感缓和、收缩性小、便于进针，所以是最常用的肌内注射的部位。注射时应避免刺伤坐骨神经（坐骨神经起自骶丛神经，自梨状肌下孔出骨盆，在臀大肌深面，经坐骨结节与股骨大转子之间至大腿后面，在股二头肌深面下降达腘窝。自大转子尖至坐骨结节中点向下至腘窝为体表投影）。

常用定位方法有两种。

（1）十字法　自臀裂顶点向左或向右引一水平线，然后从髂嵴最高点向水平线作一垂直平分线，将臀部分为 4 个象限，选其外上象限并避开内角，为注射部位。

（2）联线法　取髂前上棘与尾骨联线的外上 1/3 处为注射部位。

2.臀中、小肌内注射法

臀中、小肌位于臀大肌深面，为扇形，起自髂骨翼外面，肌束向下集中形成短腱，止于股骨大转子。此处血管、神经较少，脂肪组织较薄，多用于手术台上、昏迷、不能侧卧的患者以及小儿。

常用定位方法有两种。

（1）构角法　以食指指尖与中指指尖分别置于髂前上棘与髂嵴下缘处，髂嵴、食指与中指构成的三角区为注射部位。

（2）三指法　髂前上棘外侧三横指处（以患者自己的手指的宽度为标准）。

3.股外侧肌内注射法

取大腿中段外侧，膝关节上 10cm，髋关节下 10cm 处，宽约 7.5cm。此区域大血管少，神经干很少通过，同时部位较广，适用于多次注射或 2 岁以下幼儿。

4. 上臂三角肌内注射法

上臂三角肌起自锁骨的外侧段、肩峰和肩胛岗，逐渐向下方集中，止于肱骨体外侧面的三角肌粗隆。取上臂外侧，肩峰下 2 ～ 3 横指处。此处肌肉较臀部肌肉少，药物不易吸收，只能做少量注射。

## 三、患者卧位

臀部肌内注射时，为使局部肌肉放松，减轻疼痛与不适，可采用以下姿势。

1. 侧卧位

患者侧卧，上腿伸直，放松，下腿稍弯曲。

2. 俯卧位

患者俯卧，足尖相对，足跟分开，头偏向一侧。

3. 仰卧位

使药液注入患者臀中肌或臀小肌内。常用于危重患者及不能翻身的患者。

4. 坐位

门诊患者接受注射时常用的体位。可供上臂三角肌或臀部肌内注射。如为后者，患者坐的位置要稍高一些，以方便操作。

## 四、操作前准备

1. 用物准备

注射盘、2 ～ 5ml 注射器、6½ ～ 7 号针头；遵医嘱备药。

2. 患者准备

向患者解释取得合作；根据患者的具体情况，协助其取安全、舒适卧位。

3. 环境准备

按无菌操作要求进行。

## 五、操作步骤及要点

① 洗手、戴口罩，遵医嘱备好药液。严格执行查对制度和无菌技术操作原则。

② 携用物至患者处，核对，并解释操作的目的与方法，确认患者，建立信任感与安全感，以取得合作。

③ 协助患者取舒适卧位，正确选择注射部位，放松肌肉，减轻疼痛。需长期注射者，要有计划地更换注射部位。

④ 常规消毒或安尔碘消毒注射部位皮肤，防止注射部位感染。

⑤ 再次核对，取吸好药液的注射器，驱尽空气，防止空气进入血液。

⑥ 以左手拇指和食指绷紧局部皮肤，另一手以执笔式持注射器，以中指或无名指固定针栓。用前臂带动腕部力量，将针头迅速垂直刺入，深度约为针梗的 2/3（2.5 ～ 3cm）。掌握进针深度，不可将针梗全部刺入，以防针梗从根部衔接处折断，无法取出。消瘦者及小儿，进针深度应酌减。若针头折断，应嘱患者保持局部与肢体不动，用止血钳夹住断端取出，如全部埋入肌肉，即须请外科医师诊断。

⑦ 松开左手，抽动活塞，观察无回血后，固定针头，以匀速缓慢推药，同时注意观察患者的表情及反应。有回血，可拔出少许再试回抽，无回血方可推药；如仍有回血则应拔出针头重新消毒、注射。油剂药更应持牢针栓，以防用力过大，针头与针筒脱开，药液外溢；混悬液，进针前要摇匀药液，进针后持牢针栓，快速推药，以免药液沉淀，造成堵塞或用力过猛而使药液外溢。

⑧ 注药完毕，用无菌干棉签轻压进针处，快速拔针，并继续按压片刻，减轻疼痛，防止药液外溢与渗血。

⑨ 再次核对，协助患者穿好衣裤，取舒适体位，整理床单位。长期多次注射引起局部硬结者，可采用热敷、理疗或外敷活血化瘀的中药。

⑩ 回治疗室，清理用物。正确处理用物，避免交叉感染。

### 六、病区内集中进行肌内注射

在同一时间为多个患者肌内注射，可节约人力和时间。

① 治疗车上层放注射盘、治疗本、铺无菌巾的治疗盘、注射小牌。治疗车下层放一盛消毒液的容器（用以浸泡用后的注射器）和小面盆（内有擦手小毛巾）。

② 根据注射小牌吸取药液，针梗插入安瓿或针套内，放于无菌盘内，活塞柄对准注射小牌，将余下的安瓿放于注射器后面，以备查对，最后盖上治疗巾。

## 第二节　皮下注射

皮下注射是将少量药液或生物制剂注入皮下组织的技术。

### 一、目的

① 需在一定时间内产生药效，而不能或不宜口服给药时。

② 预防接种。

③ 局部麻醉用药。

### 二、注射部位

注射部位常选择在上臂三角肌下缘，亦可选择在上臂外侧、腰部、背部、大腿前侧、外侧或两侧腹壁。

### 三、操作前准备

（1）用物准备　注射盘、2ml 注射器、$5^1/_2$ ～ 6 号针头；遵医嘱备药。

（2）患者准备　向患者解释取得合作；暴露注射部位。

（3）环境准备　按无菌操作要求进行。

（4）护士准备　洗手、戴口罩。

### 四、操作步骤及要点

① 洗手、戴口罩、遵医嘱备好药液。严格查对制度和无菌操作规程。

② 携用物至患者处，核对，向患者解释操作目的及方法。确认患者，取得合作。

③ 选择注射部位，按常规消毒或安尔碘消毒，防止注射部位感染。需长期反复皮下注射者要有计划地经常更换注射部位，达到在有限的注射部位，吸收最大药量的效果。三角肌下缘注射时，针头稍向外侧，避免损伤神经。

④ 再次核对，排气确保无误，安全注射。

⑤ 左手绷紧局部皮肤，右手以平执式持注射器，示指固定针栓，针尖斜面向上，与皮肤呈 30° ～ 40° 角，快速刺入皮下，进针约 1/2 或 2/3，松左手，以食指、拇指抽动活塞，抽吸无回血后，缓慢推注药液。持针时，手不可触及针梗以免污染。针头刺入角度不宜超过 45°，以免刺入肌层，对皮肤有刺激作用的药物一般不做皮下注射。

⑥ 注射完毕快速拔针，并用干无菌棉签按压，减轻疼痛，防止药液外溢。注射胰岛素者，局部不可揉压。

⑦ 再次核对、协助患者取舒适卧位、整理床单位。

⑧ 整理用物。

## 第三节　皮内注射

皮内注射是将少量药液注入表皮和真皮之间的方法。

### 一、目的

① 各种药物的过敏试验，以观察有无过敏反应。

② 预防接种。

③ 局部麻醉的先驱步骤。

### 二、注射部位

① 皮肤试验常选择前臂掌侧下段。该处皮肤较薄，易于注射，且此处皮色较淡，易于辨认局部反应。

② 预防接种常选用三角肌下缘部位注射。

③ 需实施局部麻醉处的局部皮肤。

## 三、操作前准备

（1）用物准备　注射盘、1ml 注射器、$4^{1}/_{2}$～5 号针头；遵医嘱备药。

（2）患者准备　向患者解释取得合作；按需要询问药物过敏史；暴露注射部位。

（3）环境准备　按无菌操作要求进行。

（4）护士准备　洗手、戴口罩。

## 四、操作步骤及要点

① 洗手、戴口罩、遵医嘱备好药液。严格查对制度和无菌操作规程。

② 携用物至患者处，核对，向患者解释操作目的及方法。确认患者，取得合作。作皮肤试验者应详细询问用药史、过敏史、家族史。

③ 选择注射部位，以 70% 乙醇消毒皮肤，再次核对，并排除注射器内空气，忌用碘类消毒剂，以免影响对局部反应的观察。

④ 左手绷紧前臂内侧皮肤，右手以平执式持注射器，针头斜面向上与皮肤成 5° 刺入，进针角度过大会进入皮下。

⑤ 待针尖斜面进入皮内后，放平注射器，左手拇指固定针栓，右手注入药液 0.1ml，使局部形成一圆形隆起的皮丘，皮肤变白，毛孔变大。针尖斜面必须全部进入皮内，以免药液漏出。注入药量要准确。

⑥ 注射完毕，迅速拔出针头。切勿按揉，并嘱患者勿揉擦局部，以免影响观察结果；暂勿离开病房，如有不适立即告知。

⑦ 再次核对，15～20 分钟后观察结果，确保无误。

⑧ 协助患者取舒适卧位，整理床单位，清理用物。

⑨ 观察反应并记录。如对结果有怀疑，应在另一侧前臂皮内注入 0.1ml 生理盐水做对照试验。

# 第四节　静脉注射

静脉注射自静脉注入药液的方法，可直接进入血液而达到全身，是作用最快的给药方法。

## 一、目的

① 需迅速发挥药效，尤其在治疗急重症时。

② 药物不宜口服、皮下或肌内注射，只适宜经静脉给药。

③ 注入药物做某些诊断检查，如肾功能试验，胆囊 X 线摄片检查。

④ 输液或输血。

⑤ 静脉营养治疗。

## 二、注射部位

常用的静脉有四肢浅静脉、小儿头皮静脉与股静脉。

（1）四肢浅静脉注射法　上肢常用肘部浅静脉（贵要静脉、正中静脉、头静脉）、腕部以及手背静脉；下肢常用大隐静脉、小隐静脉和足背静脉。

（2）小儿头皮静脉　小儿头皮静脉极为丰富，分支甚多，互相沟通交错成网，且静脉浅表易见，不易滑动易于固定，尤其在冬天选用头皮静脉，患儿不易着凉，故目前患儿多采用头皮静脉穿刺法。常用的头皮静脉有额上静脉、颞浅静脉、眶上静脉、耳后静脉和枕后静脉。

3. 股静脉

股静脉位于股三角区，在股神经和股动脉内侧。

## 三、操作前准备

1. 用物准备

注射盘、止血带、小垫枕（另备胶布和小剪刀），大小合适的注射器及医嘱用药。

2. 患者准备

（1）向患者解释、消除其顾虑以取得合作。

（2）协助患者取坐位或卧位。

（3）选择合适的静脉 ①选择粗直、弹性好、相对较固定的静脉；②避开关节及静脉瓣；③对长期静脉用药的患者，为保护静脉，要有计划地自远心端到近心端选择静脉注射。

3. 环境准备

按无菌操作要求进行。

4. 护士准备

洗手、戴口罩。

## 四、操作步骤及要点

（1）洗手、戴口罩，按医嘱用无菌方法吸好药液。严格执行查对制度和无菌操作规程。

（2）携物品到患者处，核对，并解释操作目的及方法。确认患者，建立信任与安全感，取得合作。

（3）选择合适的静脉，以手指探明静脉方向及深浅，在穿刺部位的肢体下垫小枕，选用粗直、弹性好、不易滑动易固定的静脉，避开静脉瓣及关节。需长期静脉给药者，为保护静脉，应有计划地由小到大，由远心端到近心端选择血管。如采用头皮针穿刺，应备好胶布。

（4）用 2% 碘酊消毒局部皮肤，在穿刺部位上方约 6cm 处扎上止血带，嘱患者握拳，再用 70% 乙醇脱碘，待干（或用安尔碘消毒 2 次），止血带末端向上，以免污染消毒部位，使静脉回流受阻，远心端静脉充盈，以利穿刺。

（5）再次核对，保证安全与正确给药。接上头皮针并排气，用一手拇指绷紧静脉下方皮肤，并使静脉固定；另一手持头皮针小柄（或注射器与针栓），使针尖斜面朝上，针头与皮肤成 20°～25°角，在静脉上方或侧方刺入皮下，再沿静脉走向潜行刺入。

（6）见回血，表明针头已进入静脉，可再顺静脉推进少许，松开止血带，嘱患者松拳，固定针头，缓慢注入药液。如出现局部血肿，应立即拔出针头，按压局部片刻后另选静脉穿刺。对组织有强烈刺激作用的药物，应多备一套盛有生理盐水的注射用具，先注入适量生理盐水，证实针头确实在血管内部后，再换上所需药液推注。根据患者的年龄及药物性质，掌握注入药物的速度，并随时听取患者的主诉，观察局部及病情变化。若局部疼痛、肿胀、回抽未见回血时，提示针头已脱出静脉外，应拔出针头，更换部位注射。

（7）注射毕，将干棉签放于穿刺点上方，快速拔出针头，用干棉签按压片刻或嘱患者屈肘，防止渗血与皮下血肿。在操作全过程中，应严格执行无菌操作规程，防止感染。

（8）再次核对，协助患者取舒适卧位，整理床单位。

（9）清理用物，将注射器及针头浸泡于消毒液中。

小儿常采用头皮静脉进行注射。按医嘱备药时，应注意去甲肾上腺素、钙剂等强刺激性药物不宜采用头皮静脉注射。在穿刺时，婴幼儿由于皮肤细嫩，仅用70%乙醇消毒即可。由于无法使用止血带，术者可用一手拇指绷紧静脉远心端皮肤，使静脉固定，另一手持头皮针小柄沿静脉向心方向，针头与皮肤成15°～20°角，由静脉上方或侧方刺入皮下，再沿静脉走向潜行刺入，见回血后推进药液少许，如无异常，用胶布固定针头后可缓慢推药。

股静脉注射法适用于抢救危重患者或加压输血输液，因与股神经和股动脉邻近，应熟记股静脉位置，以免损伤神经与血管。患者可取仰卧位，下肢伸直略外展外旋，充分暴露注射局部。术者除对注射部位皮肤进行消毒外，还应将自己左手食指与拇指消毒。在腹股沟中1/3与内1/3交界处，用一手食指触得股动脉搏动最明显部位并加以固定；另一手持注射器，在股动脉内侧0.5cm处，针头与皮肤成90°或45°角刺入；抽动活塞见暗红色回血，提示已进入股静脉，即固定针头，注入药物。如为鲜红色回血，提示误入股动脉，应立即拔出针头，局部加压按压。注射完毕，拔出针头，局部用无菌纱布加压止血 3 ～ 5 分钟，然后用胶布固定。

## 五、不同患者的穿刺要点

（1）肥胖患者　肥胖患者皮下脂肪较厚，静脉位置比较深，有时候在皮肤表面较难辨认，但较固定。可先扎上止血带，找到合适的静脉，摸清其走向后放松止血带，常规消毒皮肤后扎上止血带，并消毒左手食指摸准静脉位置，右手持注射器与针头，稍加大进针角度（为 30° ～ 40°），顺静脉走向从血管的正面刺入。

（2）消瘦患者　消瘦患者皮下脂肪少，静脉较滑动，但静脉明显，穿刺时需固定静脉的上下端，正面或侧面刺入。

（3）水肿患者　水肿患者可按肢体浅静脉走行位置，先用手指按压局部，将皮下组织间液暂时推开，使血管形态显露后进针。

（4）脱水患者　脱水患者因静脉充盈不良致使穿刺困难。可做局部热敷、按摩，使血管充盈后进针。

（5）老年人　因老年人皮下脂肪较少，血管易滑动，且脆性较大而易被穿破。可先以一手食指和拇指分别置于穿刺段静脉上下端，固定静脉后再沿其走向穿刺，注意穿刺时用力勿过猛。

（6）天气寒冷　浅表静脉收缩，可先用热毛巾或热水袋热敷局部，使血管充盈显露后进针。

## 六、静脉注射失败的常见原因

① 穿刺后可见回血，但松止血带后，再抽又无回血，若推注药液，局部隆起、疼痛。原因是刺入过浅，当松解止血带时，静脉回缩，使针头脱出，药液注入皮下。

② 穿刺前未探明静脉深浅，针头刺入过深，穿透对侧血管壁。

③ 虽见回血，但推注药液局部即隆起，并感疼痛，可能系针尖斜面仅部分刺入静脉，部分尚在皮下。

④ 穿刺后见回血，局部无隆起，但患者有痛感，针尖斜面部分至全部穿透血管壁，药液注入深部组织。

⑤ 针头进入皮下后，未能“一针见血”，反复沿静脉穿刺，

擦伤血管壁，致使注入的药液外溢，局部肿胀疼痛。

### 七、注意事项

① 有出血倾向的患者禁用此法。

② 局部必须严格消毒。

③ 如一次穿刺失败，切勿反复穿刺，以免形成血肿。

④ 如抽出鲜红色血液，表示误入股动脉，应立即拔出针头，紧压穿刺处数分钟至不出血为止。

## 第五节 静脉输液

静脉输液是将一定量的无菌溶液或药物直接滴入静脉的方法，是利用液体静压的物理原理，即大气压和液体静压形成的输液系统内压高于人体静脉压的原理将液体输入人体内。

### 一、目的

① 补充水分及电解质，维持酸碱度平衡。常用于脱水、酸碱度平衡紊乱患者，如腹泻、剧烈呕吐、大手术后。

② 补充血容量，维持血压，改善微循环。常用于严重烧伤、大出血、休克等患者。

③ 输入药物，解毒，控制感染，利尿和治疗疾病。常用于中毒、各种感染、脑及组织水肿，以及各种需经静脉输入药物治疗的患者。

④ 补充营养，供给热能，促进组织修复，获得正氮平衡。常用于慢性消耗性疾病，不能经口进食及胃肠道吸收障碍，如昏迷、口腔疾病等患者。

### 二、操作步骤

(一) 周围静脉输液法

1. 操作前准备

(1) 用物准备

① 密闭式 注射盘 1 套、药物、输液器、止血带、小垫枕、

胶布、无菌纱布、棉签、开瓶器、输液架。

② 开放式　同密闭式，另加开放式输液瓶（500～1000ml）。

（2）患者准备　使患者了解输液的目的，排空大、小便，取舒适卧位。

（3）环境准备　保持环境安静、整洁，操作地方宽阔。

2. 操作步骤及要点

（1）密闭式输液

① 个人准备　护士洗手、戴口罩，严格无菌操作，避免感染。

② 核对解释　带输液架，止血带到患者床前，核对床号及姓名，解释输液的目的及注意事项，解除患者的顾虑，取得合作；询问是否排尿、排便，避免输液后行动不便；选择静脉，根据病情及药液的性质选择粗直、弹性好的合适静脉，避开关节处。

③ 核对、检查　根据医嘱，核对药液的名称、浓度、剂量，检查药液及输液器质量。严格执行查对制度，避免差错；检查瓶盖有无松动，瓶身有无裂痕，药液有无浑浊、沉淀、絮状物；检查输液器包装有无破损，是否过期。

④ 插输液器　打开液体瓶盖的中心部分，常规消毒，根据医嘱加药，打开输液器，关闭调节器，将输液导管和通气管针头插入瓶塞至针头根部（为玻璃瓶时），备好胶布。根据病情需要有计划的安排输液顺序，合理用药，在瓶签上注明床号、所加药物名称及剂量。

⑤ 再次核对　备齐用物，携至患者床前，将输液瓶倒挂在输液架上，再次核对，再次执行查对制度，避免差错。

⑥ 排气　将茂菲滴管及下端的输液管抬高，手持针栓，打开调节器，使液体流入到滴管的 1/2 或 1/3 满时，迅速倒转滴管，使液体缓缓下降，直至排尽空气，关闭调节器，将输液管放置妥当（或将茂菲滴管下端打折，用手挤压滴管使液体流入到滴管的 1/2 或 1/3 满时，打开调节器，手持针栓，排气）。静脉输液前排出静脉管及针头内的空气，防止发生空气栓塞。

⑦ 消毒皮肤　协助患者取舒适卧位，在穿刺静脉肢体下垫

好小垫枕，放好止血带，用2%碘酊消毒，结扎止血带，再用75%乙醇脱碘（或用安尔碘）再次消毒穿刺部位皮肤，避免感染。在穿刺点上方6cm处结扎止血带。

⑧ 穿刺　再次排气，取下护针帽，嘱患者握拳，手持针头使针尖斜面向上并与皮肤呈20°角进针，见回血后再将针头平行送入血管少许。穿刺前确保滴管下端输液管内无气泡，注意保护针头的无菌状态。

⑨ 固定　松开止血带，嘱患者松拳，打开调节器，观察溶液滴入情况，滴入通畅后用胶布固定，取出止血带及小垫枕。穿刺部位及针梗要专用无菌敷料覆盖。

⑩ 消毒针头　若为硬塑料输液瓶，此时消毒瓶底部插排气针头。

⑪ 调节滴速　一般成人每分钟40～60滴，儿童每分钟20～40滴。根据患者的年龄、病情、药物性质调节滴速。对年老、体弱、婴幼儿、心肺疾病患者及输入高渗盐水、含钾药物、升压药时输液速度宜慢；对严重脱水、心肺功能良好者输液速度可稍快。

⑫ 观察　输液过程中加强巡视，密切观察有无输液反应，及时处理输液故障，防止液体滴尽，针头阻塞或脱出、局部皮肤肿胀，如出现输液反应，应立即减慢或停止输液，并通知医生给予及时处理。

⑬ 及时更换　如需更换输液瓶时，常规消毒瓶塞后，从第一瓶内拔出针头插入第二瓶内，观察溶液滴入通畅后离去。输液过程中及时更换输液瓶，防止空气进入静脉。更换输液瓶时注意无菌操作，防止污染。

⑭ 输液毕　关闭调节器，揭去胶布，用无菌干棉签轻压穿刺点上方，迅速拔针，按压片刻至无出血。输液完毕及时拔针，防空气进入静脉引起栓塞。

⑮ 整理　为患者盖好盖被，整理床单位，协助患者取舒适卧位清理用物，洗手，记录，处理医嘱。

（2）开放式输液　此法能灵活变换输液种类和数量，按需要随时加入各种药物，适用于危重、抢救、手术的患者。

① 同密闭式输液法①~③。

② 除去密闭瓶铝盖，消毒瓶塞及瓶颈，严格无菌操作。

③ 打开输液瓶包装，检查开放式输液器是否完好，一手持输液瓶并折叠输液管，另一手按取用无菌溶液法冲洗瓶口后，倒入 30 ~ 50ml 溶液冲洗输液瓶及输液管，减少输液反应。

④ 将冲洗液排入弯盘后，再倒入所需液体，挂于输液架上。倒入液体时，溶液瓶不得触及输液瓶口。若需加入药物，用注射器抽吸药液后取下针头，在距离输液瓶口 1cm 处注入，并摇匀药液。

⑤ 其余操作同密闭式输液法。

3. 注意事项

（1）严格无菌操作和查对制度。

（2）根据病情需要，有计划地安排输液顺序，如需加入药物，应合理安排，以尽快达到输液的目的，注意配伍禁忌。

（3）需长期输液者，要注意保护和合理使用静脉，一般从远端小静脉开始。

（4）输液前应排尽输液管及针头内的空气，药液滴尽前按需要及时更换溶液瓶或拔针，严防造成空气栓塞。

（5）输液过程中应加强巡视，耐心听取患者的主诉，严密观察注射部位的皮肤有无肿胀，针头有无脱出、阻塞、移位，针头和输液器衔接是否紧密，输液管有无扭曲、受压，输液滴速是否适宜，以及输液瓶内输液量等。

（6）需 24 小时连续输液者，应每日更换输液器。

（二）头皮静脉输液法

1. 操作前准备

（1）用物准备　同周围静脉输液法，另备注射器、无菌生理盐水、头皮针 1 个。

（2）患者准备　使患者了解输液的目的，排空大、小便，取舒适卧位，根据需要剃去局部头发。

（3）环境准备　保持环境安静、整洁，操作地方宽阔。

2. 操作步骤及要点

① 同密闭式输液法①～⑤。

② 必要时剃去局部头发，操作者在患儿头侧选择静脉，助手固定患儿头部及肢体。

③ 用 70% 乙醇消毒局部皮肤。

④ 用 5ml 注射器抽取适量生理盐水，接上头皮针头，以备穿刺时用。

⑤ 用左手拇指、食指分别固定静脉两端，右手持头皮针沿静脉向心方向平行进针。注意保护静脉，避免穿破血管。

⑥ 见回血后，推入少量生理盐水，以确定针头是否在血管内。

⑦ 确定针头在血管内后固定，接上输液器，固定方法同密闭式输液法。

⑧ 调节滴速，一般每分钟不超过 20 滴，根据病情和年龄调节输液速度。

⑨ 其余操作同密闭式输液法。

（三）颈外静脉插管输液法

对于长期持续输液、周围静脉不易穿刺者，长期静脉内滴注高浓度或有刺激性的药物，或行胃肠外营养疗法者，周围循环衰竭的危重患者，用来测量中心静脉压。可采用颈外静脉插管输液法以保证治疗。

颈外静脉属于颈部最大的浅静脉，在下颌角后方垂直下降，越过胸锁乳突肌后缘，于锁骨上方穿过深筋膜，最后汇入锁骨下静脉。颈外静脉位于颈部外侧皮下，行径表浅，位置较恒定，易于穿刺、固定。

要选医用人体硅胶管插入静脉内，此管具有质软、光滑、无毒、不易老化等优点，对人体组织刺激性小，并有短期抗凝作用。如使用得当，能在大静脉内存留较长时间，这样既可以减少患者遭受反复穿刺的痛苦，又可以避免发生静脉炎及栓塞的危险。

1. 操作前准备

（1）用物准备　同周围静脉输液法，另备：① 1% 普鲁卡因注射液、无菌手套、透明敷贴、火柴、乙醇灯；②无菌穿刺包：穿刺针 2 个（长约 6.5cm，外径 2.6mm，内径 2mm）、硅胶管 2 根（长 25 ～ 30cm，外径 1.6mm，内径 1.2mm）、5ml 和 10ml 注射器各 1 只、6 号针头 2 个、镊子、尖头刀片、纱布、孔巾、弯盘；③遵医嘱输入药物。

（2）患者准备　使患者了解颈外静脉插管的目的、卧位及插管的过程，以取得合作。

（3）环境准备　保持环境安静、整洁、宽阔。

2. 操作步骤

（1）同密闭式输液法①～⑥。

（2）协助患者去枕平卧，头偏向对侧，肩下垫一薄枕，使患者头低肩高，颈部伸展平直，充分暴露颈外静脉穿刺部位。

（3）操作者立于床头，选择穿刺点，常规消毒皮肤，打开无菌穿刺包，选颈外静脉外侧缘为穿刺点。

（4）取 5ml 注射器，由助手协助抽取 1% 普鲁卡因在穿刺部位行局部麻醉；用 10ml 注射器抽取生理盐水，以平针头连接硅胶管，排尽空气后备用。

（5）根据静脉粗细选择相应的穿刺针，左手拇指绷紧穿刺点上方的皮肤，助手以手指按压颈静脉三角处，阻断血流，使静脉充盈、暴露。

（6）穿刺前先用刀片尖端，在穿刺点上刺破皮肤作引导，右手持穿刺针与皮肤呈 45° 角进针，入皮后呈 25° 角沿静脉方向穿刺，可减少穿刺针阻力，便于进针。

（7）见回血后，立即抽出穿刺针针芯，左手拇指用纱布按住针栓孔，右手持备好的硅胶管快速由针孔送入 10cm 左右，插管时由助手配合一边抽回血一边缓缓注入生理盐水，插管时动作要轻柔，防止盲目插入使硅胶管在血管内打折，或硅胶管过硬刺破血管发生意外。

（8）确定硅胶管在血管内后，退出穿刺针，再次抽回血检查是否在静脉内，确定无误后，移去孔巾，接上输液器输入液体，若液体滴入不畅，检查硅胶管有无弯曲，是否滑出血管外。

（9）用无菌纱布覆盖在穿刺点上并固定硅胶管，导管与输液管接头处以无菌纱布包扎并用胶布固定在颌下，固定要牢固，防止硅胶管脱落。

（10）输液完毕，用 0.4% 枸橼酸钠生理盐水 1 ～ 2ml 或用 0.5% 肝素 2ml 注入硅胶管内，用无菌肝素帽塞住针栓孔，外用无菌纱布包裹固定于耳下颈部。如硅胶管内有血液凝集，应用注射器抽出血凝块，再注入药物，或边抽出边拔管，切忌将凝血块推入静脉。

（11）每日更换穿刺部位敷料，用 0.5% 过氧乙酸溶液擦拭外露硅胶管，常规消毒局部皮肤。再次输液时，取下肝素帽消毒针栓孔，接上输液器即可，勿用乙醇擦拭，因乙醇易使硅胶管老化。静脉滴注前应先检查导管是否在静脉内。

（12）停止输液拔管时，硅胶管末端接上注射器，边抽吸边拔管，防止残留小血块和空气进入静脉造成栓塞，局部加压数分钟，用 70% 乙醇消毒穿刺部位并覆盖无菌纱布。拔管时动作轻柔，避免折断硅胶管。

（四）锁骨下静脉插管输液法

锁骨下静脉插管输液是通过对锁骨下静脉穿刺插管输液的一种治疗方法。适用于无法从胃肠道摄食者，或大量液体丢失用以补充高热量、高营养及电解质；肿瘤患者接受化疗等刺激性药物及放疗引起严重胃肠道反应；各种原因引起的大出血、休克，需迅速大量液体输入和纠正血容量不足；外周血管穿刺困难；测量中心静脉压；送入心电起搏器电极。

锁骨下静脉位于胸锁关节的后方，与颈内静脉汇合成无名静脉，左右无名静脉汇合成上腔静脉入右心房。此静脉较浅表、粗大，成人的锁骨下静脉直径可达 2cm，全长 3 ～ 4cm，常处于充盈状态，周围有结缔组织固定，血管不易塌陷。硅胶管插入后，可保留较长时间。另外，锁骨下静脉距离右心房较近，当输入大量高浓度溶液或刺激性较强的药液时，由于管腔较粗、血量较多，注入药液随即被稀释，对血管壁的刺激较小。

1. 操作前准备

（1）用物准备　①锁穿包 1 个（内有 10ml 注射器 2 个），5ml 注射器 1 个，7 号针头 2 个，18 号针头 2 个，持针器 1 把，剪刀 1 把，孔巾 1 块，小皮针 1 个，1 号缝线 1 根，纱布 4 块，弯盘 1 个；②一次性中心静脉穿刺装置 1 套（内有穿刺针头 1 个），导丝推进器 1 套（内含导丝），中心静脉导管 1 根，肝素帽；③备皮包 1 个（内有弯盘 1 个），镊子 1 把，小药杯 2 个，中棉球 3 个，棉棍 1 根；④其他用物，如碘酊，乙醇，1% 甲紫（定位用），1% ～ 2% 普鲁卡因 4ml，0.4% 枸橼酸钠盐水 1 瓶，无菌手套。

（2）患者准备　使患者了解锁骨下静脉穿刺插管的目的、卧位及要求，以取得合作。

（3）环境准备　保持环境安静、整洁、宽阔。

2. 操作步骤

（1）首先做好解释工作，解除思想顾虑以取得患者配合，询问有无普鲁卡因过敏史及肺部疾患。观察有无畸形，如驼背，锁骨上有无转移淋巴结及手术瘢痕等，同时听诊肺呼吸音有无异常。

（2）一般采用去枕平卧头侧位，或取头低肩高位（肩下垫枕），必要时也可采取半坐位。

（3）穿刺点定位。取胸锁乳突肌外侧缘与锁骨上缘所形成的夹角平分线上，距顶点 0.5cm 处为穿刺点。用 1% 甲紫标记胸锁关节，再沿胸锁乳突肌外缘与锁骨上缘各画 1 条线，形成一夹角，将该角顶点后移 0.5 ～ 1cm 处画 1 个点为进针点，胸锁关节为穿刺方向。因此，在此处进针较浅，外侧可避开臂丛神经和锁骨下动脉，内侧又与膈神经保持一定距离，与迷走神经、食管和气管相距较远，是比较安全可靠的进针点。

（4）常规清毒皮肤，戴手套，铺孔巾。

（5）准备好中心静脉穿刺装置，用10ml注射器抽吸0.4%枸橼酸钠盐水，用5ml注射器吸1%～2%普鲁卡因2ml。

（6）在预定进针点局部浸润麻醉，穿锁骨下静脉，方向为胸锁关节，角度应与皮肤呈35°～45°，深度一般为2～3cm，边进针边抽回血，回血通畅即达锁骨下静脉。

（7）用特制穿刺针连接注射器（配套注射器），沿试穿方向穿刺锁骨下静脉，在穿刺同时抽吸回血，若见暗红色血即证实已刺入锁骨下静脉。左手固定针头及注射器，右手将导丝推进器连接，自空针尾端小孔将导丝缓缓送进，导丝深度为30cm，将导丝推进器与针头一并退出，保留导丝，将中心静脉导管沿导丝送入血管15cm即可，再将导丝退出，连接肝素帽，用另一注射器接7号针头插入肝素帽内抽吸回血，冲净后关闭导管。

（8）可用活动缝合翼固定穿刺点0.5cm处，皮针缝合与皮肤固定。

（9）无菌纱布覆盖穿刺点处，导管末端蝶形粘膏固定于胸壁上，或用无菌透气膜封闭固定。

## （五）静脉留置针输液法

静脉留置针又称套管针，适用于长期输液者。优点：静脉留置针材料柔软，不会对所留置的静脉造成伤害；保护静脉，减少患者因反复静脉穿刺而造成血管的损伤以及精神上的痛苦；为抢救提供有效的治疗通道；减轻护理人员的工作负担。

### 1.操作前准备

（1）用物准备　同周围静脉输液法，另备静脉留置针。

静脉留置针的内径由粗至细可分为16、18、20、22、24五个型号。16、18号可供成人大量快速输液、输血；24号适用于新生儿、小儿和微小静脉穿刺；20、22号适用于成人常规输液。

静脉留置针由针头部和肝素帽两部分组成。针头部为软硅胶管，后接硬塑回血室，内有不锈钢针芯，针芯尖端突出于软硅胶导管的针头部。肝素帽前端是硬塑活塞，后端有橡胶帽封闭，帽内有腔和中空管道，可容纳肝素。

（2）患者准备　患者了解静脉留置针输液的目的，以取得合作。

（3）环境准备　保持环境安静、整洁、宽阔。

2. 操作步骤

（1）同密闭式输液法①~⑥。

（2）协助患者取舒适卧位，选择穿刺部位，选择弹性好、走向直、清晰的静脉，便于穿刺置管，常规消毒皮肤，结扎止血带，嘱患者握拳，对能下地活动的患者避免在下肢静脉留置。

（3）打开静脉留置针，去除针套，旋转松动外套管，防止套管和针芯粘连，检查静脉留置针型号、包装及有效期，针尖及套管尖端是否完好。

（4）左手绷紧患者皮肤，固定静脉便于穿刺，右手持留置针针翼，保持针尖斜面向上，在血管上方使针头与皮肤呈20°角进针，见回血后，降低穿刺角度5°～15°沿静脉方向再将穿刺针推进0.5～1cm，固定静脉。

（5）左手握住留置针，使针芯固定，左手将外套管全部送入静脉，确保外套管在静脉内。

（6）松止血带，嘱患者松拳，打开调节器，左手按压导管尖端处静脉，抽出针芯，右手取肝素帽迅速插入导管内，动作轻稳、熟练，避免导管口溢血。

（7）常规消毒肝素帽的橡胶塞，将静脉输液针插入肝素帽内，胶布固定留置针，调节滴速，巡视及观察输液情况。

（8）输液完毕，拔出输液针头准备封管，常规消毒肝素帽的胶塞，用注射器向肝素帽内注入封闭液，使导管及肝素帽充满，边推药边退针，使针头完全退出。常规封管液：无菌生理盐水，每次用量5～10ml；停止输液后，每隔6～8小时重复冲管1次；肝素盐水，每毫升生理盐水内含10～100U肝素，每次用量2～5ml，抗凝作用可持续12小时以上。

（9）再次输液时，常规消毒肝素帽，先推注5～10ml无菌生理盐水冲管，再将静脉输液针插入肝素帽内完成输液。每次输液前、后均应检查穿刺部位静脉有无红、肿、热、痛及硬化，询问患者有无不适，如有异常及时拔除导管，并对局部进行处理。

（10）协助患者取舒适卧位，清理用物（同周围静脉输液法）。

（六）静脉输液泵

静脉输液泵是电子输液控制装置，能将微量药液精确、均匀、持续地输入人体内，达到控制输液速度的目的。调节滴速可在4～88滴/分。适用于危重患者、心血管疾病及小儿的治疗和抢救。当输液遇到阻力或在15秒内无药液滴注或电源被切断时，即能自动报警。一旦输液发生故障，电磁开关即将输液管道紧闭，以保证安全。

1. 结构和特点

输液泵的工作特点可分为蠕动控制式输液泵、针筒微量注射式输液泵和智能输液泵。

（1）蠕动控制式输液泵　线性蠕动泵为动力源，代替利用液体重力做动力的传统的吊瓶输液方式，满足不同输液时对压力的要求。它把光机电与微机功能巧妙地结合起来，微机控制声光显示、报警系统，对输液完成、管道气泡、管路阻塞、电池电压不足实时显示和报警，并在输液完成时自动转入保持静脉开入（KVO）状态，提高了输液的安全性和可靠性。蠕动控制式输液泵具有超低速输液、超高速输液、输血、输注高营养液等功能。

（2）针筒微量注射式输液泵　用于长时间、微量给药，其流速均匀、精确度高，在微型计算机控制下推动注射器内活塞向前推注药液，实现匀速微量注射。

（3）智能输液泵　一种智能化的自动输液装置，可代替传统的吊瓶输液，安全、有效、可靠。它以直线蠕动泵为动力泵，配以多路传感器实时监测，用微机进行全面控制。它具有心率检测，并根据心率变化自动调整输液速度等完善的控制功能和多种报警功能，可满足多种情况的输液要求。

2. 操作方法

由于输液泵型号繁多，仅简述使用输液泵的共同操作点。

（1）初次使用任何类型的输液泵前，均应仔细阅读使用说明书，按规定掌握其操作程序和面板上各种标志及其意义。

（2）输液泵使用前应依次检查各部分功能及报警系统，确保其处于良好工作状态。

（3）按无菌技术操作要求连接专用配套输液器、注射器或延长管，排气。

（4）按需要设定输液参数。

（5）开始输液。

（6）输液泵工作中，观察是否处于正常工作状态，及时排除故障，解除报警。

（7）用后清洁消毒，存放在固定地点备用。

## 第六节 静脉输血

静脉输血是将血液通过静脉输入人体的方法。正常成人的血液总量约占体重的8%。体重为60kg的人的血量约为4.8kg，相当于4800ml。若一次失血量不超过全身血量的10%，对机体无明显的损害；若失血量超过全身血量的20%时，对机体有明显的影响，出现各种缺氧的表现，需要及时输血或补液。

### 一、目的

（1）补充血容量 增加有效循环血量，提高血压，增加心输出量，促进循环。用于失血、失液引起的血容量不足或休克患者。

（2）补充血红蛋白 促进血液携氧功能，纠正贫血。用于血液系统疾病引起的严重贫血和某些慢性消耗性疾病的患者。

（3）补充血小板和各种凝血因子 改善凝血功能，预防和控制出血。用于凝血功能障碍的患者。

（4）补充血浆蛋白 维持胶体渗透压，减少组织渗出和水肿，改善营养，维持有效循环血量。用于低蛋白血症的患者。

（5）补充抗体、补体 增强机体抵抗力，提高机体抗感染能力。用于严重感染、细胞或体液免疫力缺乏的患者。

## 二、血液制品的种类

### （一）全血

全血即采集的血液未经任何加工而全部存于保存液中待用的血液，可分为新鲜血和库血。

（1）新鲜血　保留了血液的所有成分。可补充各种血细胞、凝血因子及血小板，适用于血液病患者。

（2）库血　冷藏于4℃的冰箱内，可保存2～3周。库血虽含有血液的各种成分，但白细胞、血小板、凝血酶原等成分破坏较多，随着保存的时间延长，血液中钾离子含量增多，酸性增高。大量输库血时，应防止引起高血钾症和酸中毒。适用于各种原因引起的大出血。

### （二）成分血

随着输血理论与技术的发展，成分输血已在临床上广泛应用，既节省了大量血源，也减少了由于输入全血而引起的不良反应。

成分血是根据血液内各种成分密度的不同，将它们加以分离提纯，按病情需要补充所需成分。

1. 血浆

血浆是指全血分离后所得的液体部分。主要成分为血浆蛋白，不含血细胞，无凝集原。可分为以下几种：

（1）新鲜血浆　含正常量的全部凝血因子，适用于缺乏凝血因子的患者。

（2）保存血浆　适用于血容量及血浆蛋白低的患者。

（3）冰冻血浆　在−30℃低温下保存，有效期为1年，应用时放在37℃的温水中融化。

（4）干燥血浆　是由冰冻血浆放在真空装置下加以干燥而成，应用时可加适量的等渗盐水或0.1%枸橼酸钠溶液溶解，保存期为5年。

2. 红细胞

（1）浓缩红细胞　指新鲜全血经离心或沉淀去除血浆后余下的部分。适用于血容量正常的贫血、一氧化碳中毒、携氧功能缺陷的患者。

（2）洗涤红细胞　指红细胞经生理盐水洗涤数次后，再加入适量的生理盐水。适用于免疫性溶血性贫血及脏器移植术后的患者。

（3）红细胞悬液　由提取血浆后的红细胞加入等量红细胞保养液制成。适用于战地救护和中小手术的患者。

3. 白细胞浓缩悬液

由新鲜全血经离心后再添加羟乙基淀粉注射液制成。适用于粒细胞缺乏伴严重感染的患者，在4℃的温度下保存，48小时内有效。

4. 血小板浓缩悬液

由全血离心后所得。适用于功能障碍性出血或血小板减少的患者。

5. 各种凝血制剂

指凝血酶原复合物等。适用于各种原因引起的凝血因子缺乏的出血疾病。

（三）其他血液制品

1. 白蛋白液

从血浆中提纯而得，能提高机体血浆蛋白和胶体渗透压。适用于低蛋白血症患者。

2. 纤维蛋白原

适用于弥散性血管内凝血（DIC）和纤维蛋白缺乏症的患者。

3. 抗血友病球蛋白浓缩剂

适用于血友病患者。

## 三、血型、血型鉴定和交叉配血试验

（一）血型

1. ABO血型

人的血液中红细胞内含有A、B两种凝集原，根据所含凝集原的不同，将人的血液分为四型，即A、B、AB和O型。在人的血清中还含有与凝集原相对抗的抗A和抗B凝集素。

2. Rh血型

人类红细胞中除含有A、B抗原外，还有C、c、D、d、E、e六种抗原。临床上是以D抗原是否存在来确定Rh阳性还是阴性。受检者红细胞被抗D血清凝集，则受检者为Rh阳性；若不被凝集者为阴性。我国汉族中99%的人为Rh阳性，1%的人为Rh阴性。

（二）血型鉴定

血型鉴定是指鉴别和确定供血者或受血者血型的检测方法。

ABO血型鉴定是采用已知的抗A、抗B血清来检测红细胞的抗原，并确定人的血型。也可采用正常人的A型、B型红细胞作为指示红细胞，检查血清中的抗体来确定血型。Rh血型是用抗D血清检测，若红细胞被抗D血清凝集，则为Rh阳性。

（三）交叉配血试验

指检查受血者和供血者之间、供血者与供血者之间有无不相合抗体的方法。

为了确保输血安全，输血前除做血型鉴定外，还应将供血者和受血者血液作交叉配血试验。其方法包括直接交叉配血试验和间接交叉配血试验。

1. 直接交叉配血试验

用受血者血清和供血者红细胞交叉配合，用来检测受血者血清中有无破坏受血者红细胞的抗体。

2. 间接交叉配血试验

用供血者血清和受血者红细胞交叉配合，用来检测输入血液的血浆中有无破坏供血者红细胞的抗体。

无论直接还是间接交叉配血试验只要有一侧发生凝集反应，就表示血型不合，不能输血，所以试验结果必须均无凝集现象，方可进行输血。

## 四、静脉输血法

（一）输血前准备

（1）备血　根据医嘱抽取血标本，与已填写的输血申请单一起送往血库，做血型鉴定和交叉配血试验。采血时禁止同时采集两个患者的血标本，以免发生混淆。

（2）取血　凭提血单到血库取血，与血库人员共同做好“三查”“八对”工作。“三查”即查血液的有效期、血的质量和输血装置是否完好；“八对”即对姓名、床号、住院号、血瓶（袋）号、血型、交叉配血试验结果、血液种类和剂量，核对无误后在交叉配血试验单上签名。

（3）取血后　勿剧烈震荡血液，以免红细胞被大量破坏而引起溶血。不能将血液加温，防止血浆蛋白凝固变性而引起反应，取回的库血可在室温下放置 15 ～ 20 分钟后再输入。

（4）输血前　须与另一护士再次进行核对，确定无误后方可输入。

（二）操作前准备

1. 用物准备

（1）间接静脉输血法用物同密闭式输液，将输液器换为一次性输血器（滴管内有滤网，9 号静脉穿刺针头）。

（2）直接静脉输血法用物同静脉注射，另备 50ml 注射器数个（根据输血量多少而定）、3.8% 枸橼酸钠溶液。

（3）生理盐水、血液制品根据医嘱准备。

2. 患者准备

使患者了解输血的目的，排空大、小便，使患者舒适，并取得合作。

3. 环境准备

保持周围环境的安静、减少噪声、地方宽阔，以便于操作。

（三）操作步骤及要点

1. 间接静脉输血法

① 洗手、戴口罩、备齐用物、解释、消毒等同密闭式输液法，穿刺成功后，先输入少量生理盐水，严格执行无菌技术操作及查对制度。

② 护士两人再次核对，确定无误后，打开储血袋封口，常

规消毒开口处塑料管，将输血器针头插入塑料管内，轻轻摇匀，将输血袋倒挂于输液架上，轻轻旋转血袋将血液摇匀，避免剧烈震荡。

③ 开始输入血液速度宜慢，观察 15 分钟，如无不良反应，调节滴速，开始速度不超过 20 滴 / 分。根据病情、年龄调节滴速，一般成人 40 ～ 60 滴 / 分，儿童酌减，年老、体弱、严重贫血、心力衰竭患者输血速度宜慢。

④ 向患者及家属交代有关注意事项。

⑤ 输血过程中加强巡视，严密观察病情变化，注意有无输血反应。如出现输血反应，减慢或停止输血并通知医生，进行处理。

⑥ 输血完毕，再继续滴入生理盐水，将血液全部输入静脉再拔针。输血穿刺针头较粗，拔针后按压时间应长。

⑦ 整理床单位，清理用物，记录输血时间、种类、血量、血型、血袋号、有无输血反应。

2. 直接静脉输血法

① 向供血者与患者做好解释，解除顾虑，取得合作。

② 洗手、戴口罩、备齐用物，注射器内加入抗凝剂，每 50ml 血液中加入 3.8% 枸橼酸钠溶液 5ml。

③ 请供血者与患者分别卧于床上，露出一侧肢体，便于操作。

④ 认真核对供血者和患者的姓名、血型、交叉配血结果，严格执行查对制度，避免差错。将血压计袖带缠于上壁并充气，压力维持在 13.3kPa（100mmHg）左右。

⑤ 选择粗大静脉，常规消毒皮肤，抽取血液，立即行静脉注射输给患者。操作时三人配合，一人抽血，一人传递，另一人将抽出的血液输给患者，如此连续进行。推注速度不可过快，随时观察病情变化。

⑥ 连续输血时，只需更换注射器，不必拔出针头。更换注射器时，用手指压迫穿刺部位前端静脉，以减少出血。

⑦ 输血毕，拔出针头，用小纱布按压穿刺点至无出血。

⑧ 清理用物，记录。

（四）注意事项

① 根据配血单采集血标本，禁止同时采取两个患者的血标本，以免出现差错。

② 输血时需两人核对无误后方可输入。

③ 如用库血，认真检查库血质量。正常血液分为两层，上层血浆呈黄色，下层血细胞呈暗红色，两者之间界限清楚，无凝块。如血浆变红，血细胞呈暗紫色，两者界限不清，提示可能溶血，不能使用。

④ 输血前、后及输入两袋血液之间须输入少量生理盐水。

⑤ 输入血液内不可随意加入其他药品，如钙剂、酸性或碱性药物、高渗或低渗溶液，以防止血液变质。

⑥ 输血过程中，应听取患者主诉，密切观察有无输血反应，如发生严重反应，应立即停止输血，采取相应的护理措施，并保留余血以供检查分析原因。

## 五、自体输血法

自体输血法是指收集患者体内血液或在手术中收集自体失血，需要时回输给本人的方法。自体输血既节省血源又可防止发生输血反应，不需作血型鉴定和交叉配血试验，不会产生免疫反应，还可避免因输血而引起的疾病传播。自体输血有三种方法。

（一）自体血液预存法

对于择期手术的患者，在术前 2～3 周内定期抽取患者的血液保存，一般每周或隔周采血 1 次，待手术时再回输给患者。最后一次采血时间应在术前 3 日，以保证机体恢复正常的血浆蛋白水平。

（二）术前血液稀释法

在手术前采集患者的血液，然后从静脉输入晶体或胶体溶液以使血容量保持不变，目的是稀释血液，减少术中红细胞丢失，采集的血液可回输给患者。

（三）术中回收自体失血

在手术中收集失血，采用自体输血装置，加入适量抗凝剂，经过滤后回输给患者。用于脾脏破裂、输卵管破裂，血液流入腹腔 16 小时内，无污染和无凝血者。大量回输自体血时，应适量补充新鲜血浆和血小板，自体输血的总量应限制在 3500ml 以内。

## 六、输血反应及护理

### （一）发热反应

发热反应是输血中最常见的反应。

1. 原因

由于血液、保养液、储血器或输血器被致热原污染；操作时违反无菌原则，造成污染；多次输血后，受血者血液中产生了白细胞抗体和血小板抗体所致的免疫反应。

2. 症状

可发生在输血过程中或输血结束后的 1 ～ 2 小时内，有畏寒或寒战，继而高热，体温可达 40℃，伴有皮肤潮红、头痛、恶心、呕吐等。症状持续 1 ～ 2 小时后缓解。

3. 护理

① 严格管理血库保养液和输血用具，有效去除致热原，严格执行无菌技术操作，防止污染。

② 反应轻者减慢输血速度，症状可自行缓解；反应严重者，立即停止输血，给予对症处理。有畏寒、发冷者注意保暖，高热时给予物理降温，并注意密切观察生命体征的变化。

③ 必要时遵医嘱给予解热镇痛药和抗过敏药，如异丙嗪、肾上腺皮质激素等。

④ 将输血器、剩余血液连同储血袋一同送往化验室进行检验。

### （二）过敏反应

1. 原因

患者为过敏体质，对某些物质易引起过敏反应。输入血液中的异体蛋白质和过敏机体的蛋白质结合，形成全抗原而致敏；献血者在献血前曾用过可致敏的食物或药物，使输入的血液中含致敏物质；多次输血者体内产生了过敏性抗体，当再次输血时，抗原、抗体相结合而发生过敏反应。

2. 症状

多数患者症状发生在输血后期或即将结束时。表现轻重不一，轻者出现皮肤瘙痒、局部或全身出现荨麻疹、轻度血管神经性水肿，多见于颜面部（表现为眼睑、口唇水肿）；重者因喉头水肿出现呼吸困难，两肺可闻及哮鸣音，甚至发生过敏性休克。

3. 护理

（1）勿选用有过敏史的献血者。

（2）献血员在采血前4小时内不宜吃高蛋白和高脂肪食物，宜用清淡饮食或饮糖水。

（3）按反应轻重给予处理。轻者减慢输血速度，给抗过敏药物；重者立即停止输血，遵医嘱皮下注射0.1%肾上腺素0.5～1ml，静脉注射氢化可的松、地塞米松等抗过敏药物。

（4）呼吸困难者给予氧气吸入，严重喉头水肿者行气管切开。

（5）循环衰竭者给予抗休克治疗。

（三）溶血反应

溶血反应是指输入的红细胞和受血者的红细胞发生异常破坏，而引起的一系列临床表现。溶血反应是输血中最严重的反应，分血管内溶血反应和血管外溶血反应。

1. 血管内溶血反应

（1）原因

① 输入了异型血，多由于ABO血型不相容，供血者与受血者血型不符而造成，输入10～15ml血液即可出现症状，反应发生快，后果严重。

② 输入了变质血，输血前红细胞已经变质溶解，如血液储存过久，保存温度过高或过低，输血前将血液加温或剧烈震荡，血液受细菌污染等。

③ 血液内加入高渗、低渗溶液或加入能影响血液pH值的药物，致使红细胞大量破坏所致。

④ Rh因子所致溶血，Rh阴性者首次输入Rh阳性血液后，

不发生反应，但输入 2 ～ 3 周后机体内即有抗 Rh 阳性的抗体产生，当再次接受 Rh 阳性血液时，即可发生溶血反应。Rh 因子不合所引起的反应，可在输血后几小时至几日后才发生，反应发生较慢，较少见。

（2）症状　典型症状是在输入 10 ～ 20ml 血液后发生的，以后随着输入血量的增加而加重，其死亡率高。临床表现可分为三个阶段。

① 开始阶段　红细胞凝集成团，阻塞部分小血管，可引起头胀痛、四肢麻木、腰背部剧痛、心前区压迫感、恶心、呕吐等症状。

② 第二阶段　由于凝集的红细胞发生溶解，大量血红蛋白进入到血浆中，出现黄疸和血红蛋白尿，同时伴有寒战、高热、呼吸困难、血压下降等症状。

③ 第三阶段　大量血红蛋白从血浆中进入肾小管，遇酸性物质变成结晶体，导致肾小管阻塞；另外，由于抗原、抗体的相互作用，引起肾小管内皮缺血、缺氧而坏死脱落，也可导致肾小管阻塞，出现急性肾功能衰竭症状。表现为少尿或无尿，尿内出现蛋白和管型，尿素氮潴留，高血钾症和酸中毒，严重者可导致死亡。

（3）护理

① 认真做好血型鉴定和交叉配血试验，输血前认真查对，杜绝差错，严格执行血液保存制度，不可采用变质血液。

② 出现上述症状立即停止输血，并通知医生给予紧急处理，保留余血和血标本送化验室重新鉴定。

③ 维持静脉输液通道，供给升压药和其他药物。

④ 静脉注射碳酸氢钠，以碱化尿液，增加血红蛋白在尿中的溶解度，防止血红蛋白结晶阻塞肾小管。

⑤ 双侧腰部封闭，并用热水袋敷双侧肾区，以解除肾小管痉挛，保护肾脏。

⑥ 密切观察生命体征和尿量，对少尿、无尿者按急性肾功能衰竭处理，控制入水量，纠正水、电解质紊乱，必要时行透析疗法。

⑦ 出现休克症状，立即配合抗休克治疗。

2. 血管外溶血反应

多由 Rh 系统的抗体，抗 -D、抗 -C、抗 -E 所造成。临床常见 Rh 系统血型反应中，绝大多数是 D 抗原与其相应抗体所致，释放出游离血红蛋白转化为胆红素，循环至肝脏后迅速分解，通过消化道排出体外。血管外溶血反应一般在输血后 1 周或更长时间出现，体征较轻，有轻度发热、乏力、血胆红素升高。对此患者应查明原因，确诊后尽量避免再次输血。

（四）大量输血后反应

大量输血是指在 24 小时内紧急输血量大于或相当于患者总血容量。常见的反应：循环负荷过重（急性肺水肿）、出血倾向、枸橼酸钠中毒反应等。

1. 循环负荷过重原因、症状、护理

同静脉输液反应。

2. 出血倾向

（1）原因　长期反复输血或超过患者原血液总量的大量输血，由于库血中的血小板已基本破坏，使凝血因子减少而引起出血。

（2）症状　患者表现为皮肤、黏膜瘀点或瘀斑，穿刺部位可见大块淤血，或手术后切口渗血。

（3）护理　在短时间内输入大量库血时，应密切观察患者意识、血压、脉搏等变化，注意皮肤、黏膜或手术切口有无出血倾向；遵医嘱间隔输入新鲜血或血小板悬液，以补充足够的血小板和凝血因子。

3. 枸橼酸钠中毒反应

（1）原因　由于大量输血随之输入大量枸橼酸钠，如肝功能不全，枸橼酸钠尚未氧化即和血中游离钙结合而使血钙下降，导致凝血功能障碍、毛细血管张力减低、血管收缩不良、心肌收缩无力等。

（2）症状　患者表现为手足抽搐、出血倾向、血压下降、心率缓慢、心室纤维颤动，甚至出现心跳骤停。

（3）护理　严密观察患者的反应，输入库血 1000ml 以上时，遵医嘱静脉注射 10% 葡萄糖酸钙或氯化钙 10ml，以补充钙离子。

（五）其他反应

如空气栓塞、细菌污染反应以及因输血传播的疾病，如病毒性肝炎、疟疾、艾滋病、梅毒等。

在输血过程中，要严格管理血液制品，严格筛选供血者，严格把握采血、储血和输血操作的各个环节，保证患者输血安全。

## 第七节　动脉注射

动脉注射是将药液加压注入动脉的方法。

### 一、目的

① 抢救重度休克，尤其是创伤性休克患者。

② 用于施行某些特殊检查如脑血管造影、下肢动脉造影等。

③ 用于区域性化疗经动脉注射抗癌药物。

### 二、部位

穿刺点应选择动脉搏动最明显处。常用的动脉有股动脉、颈总动脉、锁骨下动脉和桡动脉。区域性化疗时，头面部疾病采用颈总动脉；上肢疾病采用锁骨下动脉；下肢疾病采用股动脉。

### 三、操作前准备

（1）用物准备　注射盘、合适的注射器、6 ～ 8 号针头、药物、砂袋、无菌手套与无菌治疗巾等。

（2）患者准备

① 股动脉为最常用部位，取仰卧位，两大腿稍分开，穿刺侧大腿外展，砂袋垫于腹股沟下，以显露注射部位。

② 新生儿如采用股动脉垂直进针易伤及髋关节，故多选用桡动脉。

③ 血液病患者禁忌此方法注射，以免引起流血不止。

（3）环境准备　按无菌操作要求进行。

（4）护士准备　洗手、戴口罩。

### 四、操作步骤及要点

① 洗手、戴口罩，按医嘱用无菌方法吸好药液。

② 携物品到患者处，核对，并解释操作目的及方法，建立信任与安全感，取得合作。

③ 选择注射部位。桡动脉穿刺点位于掌侧腕关节上 2cm，股动脉穿刺点位于腹股沟韧带内、中 1/3 处下方约 2cm。颈动脉、桡动脉穿刺者，协助患者取适当卧位；股动脉穿刺者，下肢稍屈膝外展，以充分暴露穿刺部位。

④ 局部皮肤常规或安尔碘 2 次消毒，范围要大于 5cm，待干。严格执行无菌技术，以防感染。

⑤ 术者立于穿刺侧，戴手套或常规消毒左手食指和中指，在已消毒的范围内摸到欲穿刺动脉的搏动最明显处，固定于两指间。

⑥ 右手持注射器，在两指间垂直或与动脉走向呈 40° 刺入动脉，见有鲜红色回血，右手固定穿刺的方向及深度，左手以最快的速度注射药液。注意应切实固定针头，防止针尖在管腔内移动而损伤血管内壁，造成血管栓塞。

⑦ 操作完毕，迅速拔出针头，局部加压止血 5 ～ 10 分钟。观察有无渗血、血肿。

⑧ 协助患者取舒适卧位，整理床单位。

⑨ 回治疗室清理用物，必要时做记录。

## 第八节　下鼻甲注射

### 一、目的

① 使鼻腔黏膜产生无菌性炎性反应，瘢痕组织收缩，从而减轻鼻黏膜肿胀，使下鼻甲体积缩小，改善通气及引流。

② 主要治疗较严重的肥大性鼻炎及变应性鼻炎。

## 二、用物

① 10ml 注射器 1 支。

② 5 号细长针头 1 个。

③ 额镜 1 个。

④ 鼻镜 1 个。

⑤ 1% 丁卡因棉片数片。

⑥ 药品（50% 葡萄糖等）1 份。

## 三、操作步骤及要点

（1）操作前准备

① 洗净双手。

② 将用物及药品放于治疗盘内。

（2）患者取坐位，头正直靠在椅背上，两腿放松，双手放在膝盖上。

（3）左手持鼻镜将鼻前庭撑开暴露下鼻甲。

（4）右手用枪状镊子将备好的棉片放入下鼻甲处，麻醉下鼻甲黏膜 2 分钟。

（5）用 10ml 注射器抽取硬化剂（如 50% 葡萄糖等药物）备用。

（6）用枪状镊子将棉片取出，左手用鼻镜扩大前鼻孔，右手持抽取硬化剂的注射器，在下鼻甲前端进针刺入黏膜下，并直达下鼻甲后端处；先回抽无回血时再缓慢注入硬化剂，边退针边缓缓注入药物，每侧注射 0.5 ～ 2ml。

（7）注射完毕用干棉球填塞鼻孔，压迫穿刺点以免出血。

（8）压迫 10 分钟后将棉球取出。

# 第九节　口服给药

## 一、定义

口服给药是药物疗法最常用的方法，药物经胃肠道黏膜吸收，不直接损伤皮肤或黏膜，既方便简单，又经济安全。但其药效易受胃肠功能及胃肠内容物的影响，并且某些药物会对胃肠产生不良刺激作用，给药前应向患者做好解释说明。

## 二、操作目的及意义

① 通过口服给药达到预防疾病、协助诊断、缓解症状、治疗疾病、维持正常生理功能的目的。

② 不能通过皮下、静脉、肌注等给药或给药无效的药物，只能通过口服吸收的方式达到效果。

## 三、操作步骤

1. 评估

（1）患者病情、意识状态、自理能力、合作程度、心理状态、用药史和药物过敏史。

（2）有无口腔、食管疾病及吞咽困难，有无恶心、呕吐状况。

（3）病情是否与所服药物相符，如若不符，及时与医师进行沟通。

（4）评估患者进餐时间，掌握药物的性质、服药方法、注意事项及药物之间的相互作用。

2. 操作前准备

（1）护士准备　着装整齐、规范，洗手，戴口罩。

（2）用物准备　口服药、温开水、PDA、快速手消毒液、医嘱执行单等。

（3）环境准备　安静、整洁，室温舒适。

3. 操作流程

（1）双人核对医嘱，根据执行单配药并查对，按规定时间发药。

（2）检查所发放的口服药的剂量、服药时间及药袋或外包装有无破损、漏气。

（3）核对患者的床号、姓名（反问患者姓名）、腕带信息、药物名称、浓度、剂量、服用方法等，如病人提出疑问，需核对无误后方可发药。

（4）患者不在病房或因故暂不能服药者，暂不发药，做好交接班并记录。

（5）协助患者服药，并做好解释工作，再次查对药袋。

（6）整理用物，洗手，记录。

## 四、重点及难点

（1）护士需熟练掌握所服药物的作用、不良反应及某些药物服用的特殊要求，注意药物之间的配伍禁忌，严格按照医嘱及药品使用说明书指导患者服药，使药物发挥最大的治疗效果。

（2）鼻饲给药时，应将药物研碎，药粉用水溶解后由胃管注入，前后用温开水冲管并用三种方法确认胃管在胃内，给药后胃管夹闭半小时。

（3）三种确认胃管在胃内的方法　①将胃管末端置于盛水的治疗碗，无气泡溢出；②在胃管末端连接注射器能抽出胃液；③置听诊器于患者胃部（剑突下偏左），快速经胃管向胃内注入10ml 空气，听到气过水声。

（4）口服特殊药物时的用药指导

① 对牙齿有腐蚀作用和使牙齿染色的药物，如酸类、铁剂，可用吸管吸服，避免与牙齿直接接触，服药后及时漱口。服用铁剂忌饮茶，防止铁剂和茶叶中的鞣酸结合形成难溶性铁盐，阻碍吸收。

② 止咳糖浆对呼吸道黏膜起安抚作用，服用后不宜饮水，以免冲淡药物，降低疗效。服用多种药物应最后服用止咳糖浆。

③ 磺胺类药物和发汗药服后宜多饮水。磺胺类药由肾脏排出，尿少时易析出结晶，引起肾小管阻塞；发汗药起降温作用，多饮水可增加药物疗效。

④ 刺激食欲的健胃药应饭前服用；助消化药及对胃黏膜有刺激的药物应在饭后服用。

⑤ 服用强心苷类药物应先测量脉率（心率）及节律，如脉率＜60 次 / 分钟或节律不齐，应停服并报告医师。

## 五、注意事项

① 严格执行查对制度和无菌操作原则，如患者提出疑问，应重新核对，确认无误后方可给药。

② 小剂量液体药物，应精确量取，确保剂量准确。

③ 不同患者的药物不可同时发放。

④ 协助患者服药，确认服下后方可离开，对危重、上消化道出血患者应将药品研碎后给予喂药。

⑤ 药物通常用 40 ～ 60℃温开水送服，不要用茶水服药。

⑥ 观察服药后不良反应，发现异常及时通知医师给予处理。

⑦ 强调按时、安全、正确服药的重要性，提高患者的遵医行为。

# 第十节　氧气吸入

## 一、定义

氧气吸入是指通过给氧，提高动脉血氧分压和动脉血氧饱和度，增加动脉血氧含量，预防和纠正各种原因造成的缺氧状态，促进组织的新陈代谢，维持机体生命活动的一种治疗方法。

## 二、操作目的及意义

（1）提高动脉血氧含量及血氧饱和度。

（2）纠正各种原因造成的缺氧状态。

（3）促进组织新陈代谢。

（4）维持机体生命活动。

## 三、操作步骤

1.评估

① 患者的缺氧程度、呼吸频率、意识状态。

② 鼻腔是否通畅，鼻黏膜有无充血、破溃，鼻中隔有无偏曲。

③ 患者的心理状态、自理程度及合作程度。

2. 操作前准备

（1）患者准备　向患者解释治疗目的和配合方法，操作后并发症，患者知情同意。

（2）护士准备　操作者按要求着装、洗手、戴口罩。

（3）用物准备　手电筒、蒸馏水、治疗碗内盛温开水；吸氧盘内置吸氧装置、一次性吸氧鼻导管或氧气面罩、消毒棉签、胶布、快速手消毒剂；吸氧通知单、医嘱单；检查一次性物品的有效期及质量以及吸氧装置计量的有效期，流量表刻度清晰、无裂痕且与湿化瓶连接紧密，湿化瓶瓶体无裂痕，消毒备用。

（4）环境准备　安全、清洁，远离明火及热源。

3. 操作流程

① 核对患者的床号、姓名（反问患者姓名）及腕带信息。

② 协助患者取舒适体位。

③ 妥善连接吸氧装置　将流量表安装在中心供氧装置上（向外、向下轻拉，确认已连接紧密）一湿化瓶内盛 1/2 ～ 2/3 的蒸馏水，连接流量表→打开氧气开关，观察是否有氧气溢出，装置衔接处有无异常漏气→确认后打开一次性吸氧管，连接于吸氧装置上，鼻导管一端置于包装内。

④ 判断患者鼻道通畅程度，棉签蘸温开水清洁双侧鼻腔。

⑤ 根据医嘱调节氧流量，于手背或眼睑处测试吸氧管是否通畅，将吸氧管头端轻轻插入患者鼻腔并妥善固定。

⑥ 询问并告知患者及家属安全用氧的重要性及注意事项，吸氧管包装袋粘贴于床头，吸氧通知单请患者或家属确认签字后粘贴于床头。呼叫器置于枕边，整理床单位。

⑦ 再次核对，洗手，记录。

⑧ 观察患者病情及给氧的效果。

⑨ 停止吸氧，核对医嘱，评估患者并解释停止吸氧的原因，患者知情同意。

⑩ 先拔出鼻导管，再关闭流量表，取下吸氧装置，清洁患者

鼻部。

⑪ 告知停氧后的注意事项。

⑫ 整理用物，湿化瓶置于500mg/L的健之素消毒液中浸泡，30分钟后捞出，清水冲洗，晾干后备用。氧气表及通气管用75%乙醇擦拭备用。一次性吸氧管按医疗垃圾处理。

## 四、难点及重点

① 急性肺水肿的患者可选用20%～30%的乙醇作为湿化液，以降低肺泡内泡沫表面张力，改善气体交换。

② 注意用氧安全，做好防震、防火、防热、防油，环境清洁。

③ 使用氧气时应先调节好氧流量，再插入鼻导管；停用氧气时应先拔出鼻导管，再关闭流量表；用氧中途改变流量应先分离鼻导管，调节好流量再接上鼻导管，以免一旦开关出错，大量氧气进入呼吸道而损伤肺部组织。

## 五、注意事项

① 氧疗区应禁烟、禁火。

② 鼻腔通畅，鼻黏膜无充血、破溃，鼻中隔无偏曲。

③ 持续吸氧的患者保持导管通畅，每日更换湿化瓶和蒸馏水。

④ 湿化瓶、吸氧导管应定期清洗、消毒和更换。

⑤ 在用氧中经常观察缺氧状况有无改善，氧气装置有无漏气，是否通畅。

⑥ 氧疗时密切监测生命体征，观察发绀、呼吸状态、呼吸节律、心率及精神状态，遵医嘱及时调整。

# 第十一节　超声雾化吸入

超声雾化吸入是应用超声波声能，使药液变成细微的气雾再由呼吸道吸入，药液可随着深而慢的吸气到达终末细支气管和肺泡，以达到治疗效果的给药方法。

## 一、目的

① 治疗鼻部、咽部、喉部、气道及肺部疾病，使药液直接作用于咽喉黏膜上，用于消炎祛痰，稀释痰液，湿化气道，减轻咳嗽。

② 内镜检查前喷布表面麻醉药。

③ 解除支气管痉挛，改善通气功能，预防呼吸道感染。

④ 应用抗癌药物治疗肺癌。

## 二、护理评估

① 操作前告知患者超声雾化吸入法的操作方法及注意事项，使患者具有充分的思想准备，取得患者配合。

② 治疗前询问病史，并做好治疗记录。

## 三、用物准备

超声雾化吸入器、冷蒸馏水、雾化药液，常用的药物有生理盐水、α- 糜蛋白酶、地塞米松等，治疗巾或患者毛巾。

## 四、操作步骤

① 评估患者病情、意识状况、治疗情况、药物过敏史、用药史等。

② 连接雾化器各部件，水槽内加冷蒸馏水，水量以浸没雾化罐底部的透声膜为宜。核对药物，将药液用生理盐水稀释至 30 ～ 50ml 倒进雾化罐，将盖旋紧，连接螺纹管。

③ 接通电源，先打开电源开关，预热 3 ～ 5 分钟，调节定时开关至所需时间，一般 15 ～ 20 分钟，打开雾化开关，调节雾量。

④ 协助患者取舒适体位，将口含嘴或面罩放好，指导其用口吸气，用鼻呼气，做均匀深呼吸。

⑤ 治疗完毕，取下口含嘴或面罩，先关雾化开关，再关电源开关。协助患者擦干面部，清理用物。

⑥ 观察患者反应，并做好记录。

## 五、注意事项

① 使用前，先检查机器各部有无松动、脱落等异常情况。机器和雾化编号要一致。

② 水槽底部的晶状体换能器和雾化罐底部的透明膜薄而脆，易破碎，应轻按，不能用力过猛。

③ 水槽和雾化罐切忌加温水或热水。

④ 如需连续使用，中间需间歇半小时。

⑤ 口含嘴为一次性使用物品，每次使用完毕，应收回集中处理。

⑥ 操作完毕后，应倒掉水槽内的水，擦干水槽备用。

# 第十二节 氧气雾化吸入

氧气雾化吸入是利用高速氧气流通过毛细管口并在管口产生负压，将药液由相邻的管口吸出，所吸出的药液又被毛细管口高速的氧气流撞击成细小的雾滴，成气雾状喷出，随着患者呼吸进入呼吸道以达到治疗目的。

## 一、目的

① 解痉、消炎、减轻水肿　治疗咽喉部炎症。

② 湿化气道、祛痰　通过吸入温暖、湿润的气体减少呼吸道刺激；稀释痰液；促进纤毛运动，使痰液易于咳出。常用于呼吸湿化不足、痰液黏稠、喉部手术及气管切开术后。

## 二、护理评估

① 操作前告知患者氧气雾化吸入法的操作方法及注意事项，使患者具有充分思想准备，取得患者配合。

② 治疗前询问病史，并做好治疗记录。

## 三、用物准备

氧气一筒或空气压缩泵、长橡皮管、喷雾器、雾化药液、清洁纱布或一次性棉片、剪刀、5ml 注射器。

### 四、操作步骤

① 核对治疗单，取喷喉药物用剪刀剪去封口或用 5ml 注射器抽吸药液注入玻璃喷雾器内。

② 用清洁纱布或一次性棉片包住喷雾器开口的上端。

③ 打开氧气或空气压缩泵开关，调节好压力，将橡皮管与喷雾器连接。

④ 患者取坐位，嘱患者将喷雾器开口处放入口腔深部，用示指堵住雾化器排气孔，使气体与药液混合成极细小的气雾从喷口处喷出。嘱患者慢慢呼吸，吸气时间长些，使带药的气雾进入喉及气管内。

⑤ 吸入完毕，关闭开关，清理用物，消毒处理。

### 五、注意事项

① 治疗前，先检查玻璃喷雾器是否完好。

② 空气压力不可过高或过低。

③ 雾化吸入后，应注意观察咳痰是否容易进行，痰量、舒适感及呼吸状态的改变。

④ 声带充血或水肿患者喷雾后，嘱患者禁食刺激性食物及禁烟酒，并休声，以提高治疗效果。

⑤ 严格无菌操作，定期消毒，避免交叉感染。

⑥ 操作中严禁接触烟火和易燃品。

## 第十三节　经口鼻吸痰

### 一、定义

经口鼻吸痰是通过及时、有效地引流气道内分泌物，以保持呼吸道通畅，预防吸入性肺炎、肺不张、窒息等并发症的一种基础护理技术，临床上主要用于年老体弱、危重、昏迷、麻醉未醒等各种原因引起的不能有效咳嗽、排痰者。及时、有效地吸引痰液对疾病的转归有着重要的影响。

## 二、操作目的及意义

① 清除呼吸道分泌物，维持呼吸道通畅，改善缺氧。

② 促进呼吸功能恢复，改善肺通气。

③ 预防并发症发生，促进疾病的转归。

## 三、操作步骤

1. 评估

① 评估患者的意识、生命体征、血氧情况、呼吸状况及合作程度。

② 评估患者人工气道情况、有无吸痰指征，听诊呼吸音。

③ 评估患者有无咳嗽反射。

④ 根据患者的痰液性状、黏稠度，评估痰液是否需要湿化。

2. 操作前准备

（1）患者准备　向患者及家属解释操作目的，取得其理解、配合。

（2）护士准备　着装规范、整洁，洗手，戴口罩。

（3）用物准备　吸引装置 1 套，吸痰管数根（12 ～ 14 号），吸氧装置 1 套（连接吸氧装置），生理盐水 500ml，无菌手套 1 副，无菌纱布，手消毒液 1 瓶，必要时准备压舌板、张口器、电插板等。

（4）环境准备　安静、整洁，室温适宜。

3. 操作流程

（1）核对医嘱，向患者或家属讲解吸痰的目的和意义，取得配合。

（2）连接并检查负压吸引装置，调节压力，一般儿童＜ 40kPa，成人 40 ～ 53.3kPa。

（3）协助患者取仰卧位，打开气道，头部转向操作者。

（4）检查患者口鼻腔，取下活动性义齿。

（5）连接吸氧管，给予患者吸纯氧 2 ～ 3 分钟，观察血氧饱和度、呼吸等情况。

（6）检查吸痰管包装及有效期，打开吸痰管包装前端，戴无菌手套，先左后右；右手抽出吸痰管并盘绕在手上，左手持负压吸引管道，连接吸痰管末端，检查导管完好、通畅。

（7）左手持吸痰管末端，右手持吸痰管前端，迅速并轻轻插入口咽部（一般 10 ～ 15cm），遇到阻力打开负压，边上提边旋转吸引，一次吸痰时间小于 15 秒，退出时必须关闭负压，吸痰过程中观察患者的生命体征、血氧饱和度、气道通畅程度、有无不良反应以及痰液性质、量和颜色，并记录。

（8）吸痰毕，回吸生理盐水冲管，如需再次吸痰应更换吸痰管。

（9）将吸痰管缠绕手中，翻折右手手套，放入医用垃圾桶内。

（10）给予 2 ～ 3 分钟纯氧吸入，待血氧饱和度升至正常水平再将氧浓度调至原正常水平。

（11）固定负压吸引装置，备用。

（12）听诊呼吸音，用无菌纱布拭净患者面部分泌物。

（13）整理床单位，告知患者注意事项，协助摆放舒适体位。

（14）整理用物，及时倾倒贮痰瓶，洗手，做好记录。

## 四、重点及难点

1.严格掌握吸痰指征

避免盲目吸引给患者带来不必要的风险和痛苦。

① 在口鼻腔内看见明显分泌物。

② 听诊气道内有明显痰鸣音。

③ 患者频繁或持续呛咳。

④ 可疑为分泌物引起血氧饱和度（$SpO_2$）明显下降。

⑤ 患者无有效的自主咳嗽能力。

⑥ 突发呼吸困难。

⑦ 怀疑胃内容物或上气道分泌物的误吸。

2. 减少和防止吸痰并发症的发生

（1）气管组织和（或）支气管黏膜损伤　因负压过大或吸痰管开口正对气管壁，且停留时间较长，负压可将小块黏膜吸入管内，而致损伤。

（2）缺氧 / 低氧血症　经人工气道吸痰过程中由于物理刺激和气道压力改变，易导致低氧血症。气管黏膜受到吸痰管的直接刺激，使巨噬细胞释放炎性递质、迷走神经兴奋，以及在吸痰过程中，患者易产生剧烈咳嗽，均可导致气道痉挛狭窄，使气道阻力增大；同时，吸痰中断了机械通气的正压，加之气道抽吸出现负压，又将肺内富含氧的气体吸出；另外，由于肺泡内的正压消失，肺泡萎陷而致肺容积下降，氧合面积减少，引起低氧血症。此种情况尤其在吸引时间长、吸痰管口径大时更易发生。

（3）肺不张　负压吸引，减少肺内含气量，可促进肺不张的发生。

（4）支气管痉挛　因负压吸引的机械刺激，可能诱发支气管痉挛。

## 五、注意事项

① 吸痰时密切观察患者的生命体征、氧饱和度，有无发绀，若患者出现异常，立即停止吸痰。

② 吸痰时，已提拉出的吸痰管禁止再次送入气道内，如痰液未吸净应重新更换吸痰管。

③ 控制吸痰时间，每次＜15 秒，连续吸痰不超过 3 次，动作应轻柔。

④ 选择安全合适的负压，防止因负压过大引起肺泡萎陷，插入和退出吸痰管时必须关闭负压，以免损伤气道黏膜。

⑤ 严格遵循无菌操作原则，保持吸痰管前端和无菌手套不被污染。

⑥ 及时更换痰液收集袋。

## 第十四节　经口气管插管吸痰

### 一、定义

经口气管插管患者由于不能进食，吞咽、咀嚼功能受限，口腔处于经常性开放状态，容易造成口腔黏膜干燥，唾液减少，口腔的自净作用和局部黏膜抵抗力减弱，会使大量细菌在口腔内繁殖，增加口腔感染的机会。由于气管插管和牙垫的存在，不易对患者的口腔进行彻底地清洁，而使经口气管插管患者口腔感染的机会增加，且口咽部分泌物有潜在误吸的危险。患者口咽部细菌的定植和误吸是导致呼吸机相关性肺炎（VAP）的主要原因之一，因此给予经口气管插管患者口腔护理尤为重要。

### 二、操作的目的及意义

① 保持口腔清洁、湿润，使患者舒适，预防口腔及肺部感染等并发症。

② 防止口臭、牙垢，保持口腔正常功能。

③ 观察口腔黏膜和舌苔的变化及特殊的口腔气味，提供病情的动态信息。

④ 减少口腔细菌的移位，降低肺部感染，降低呼吸机相关性肺炎的发生。

### 三、操作步骤

1.评估

① 评估患者的生命体征、血氧饱和度、凝血功能、合作程度。

② 评估患者气管导管插入深度和固定方法，听诊肺部有无湿啰音，吸尽气道内痰液，监测气囊压力 25 ～ 30cm$H_2O$。

③ 检查患者的口腔情况，口腔黏膜有无溃疡、感染、出血、白膜等，牙齿有无松动和缺失，牙龈或舌出血、损伤、溃疡等。

④ 评估患者机械通气监测指标正常，无异常报警。

2. 操作前准备

（1）患者准备　向患者做好解释工作，说明操作的必要性，以取得其配合，需要 2 人进行操作。

（2）护士准备　着装规范、整洁，洗手，戴口罩，戴手套。

（3）用物准备　口护盘、口护包（压舌板、血管钳、棉球）、手电筒、棉签、液状石蜡、胶布、弯盘 1 个、20ml 注射器、口腔护理液（洗必泰、口泰、生理盐水等）、听诊器、吸引装置、一次性吸痰管、无菌手套、口腔固定器、纸巾、气囊压力监测表，必要时备开口器。

（4）环境准备　安静、整洁，室温适宜。

3. 操作流程

① 核对医嘱，确认患者身份，向患者解释操作的目的及意义，取得配合。

② 操作者分别站在患者头胸部两侧，置患者头偏向一侧，床头抬高 15°～30°，头部垫高，使下颌尽量靠近胸骨柄，以减少和防止误吸的发生，观察患者的心率、呼吸、$SpO_2$ 的变化，要求 $SpO_2 > 95\%$。

③ 倾倒呼吸机管路冷凝水，检查及确保气管插管气囊压力为 25～30$cmH_2O$，检查气囊有无漏气。

④ 口腔护理前暂停鼻饲，吸净气道及口腔内的分泌物。

⑤ 去除义齿，对松动的牙齿进行标记，例如用小线缠绕。

⑥ 颌下铺治疗巾，置弯盘。

⑦ 一人取出口腔固定器，检查口腔疾患情况，另一人手持气管插管，监测患者生命体征。

⑧ 双人测量、核对气管插管的深度，取出插管固定器。口腔护理中的配合必须由两名护士同时完成。操作者站于患者一侧进行口腔护理，配合者站于患者另一侧固定气管插管，用手电筒协助检查口腔内情况。

⑨ 打开一次性口护包，铺治疗巾于患者颌下，浸湿棉球，使棉球干湿度适宜，垫弯盘，湿润口唇，嘱患者张嘴，用压舌板

协助按顺序擦拭口腔（顺序：对侧上外侧面、内侧面、咬合面，对侧下外侧面、内侧面、咬合面，颊黏膜，同理近侧各部位，上颚，舌面，舌系带），擦净气管导管表面污迹。

⑩ 若患者无牙齿，可用棉球蘸口服液轻柔地擦拭牙龈及舌面。

⑪ 再次检查口腔，评估口腔护理效果，确认口腔内无棉球残留。

⑫ 涂药、石蜡油或润唇油润唇，用纸巾清洗面部。

⑬ 监测气管插管深度。

⑭ 气管插管位置居中，固定带绕于颈后。口角两侧垫纱布，保证患者舒适、安全。

⑮ 双人核对导管置入深度，再次监测气囊压力（25～30cm$H_2O$）。

⑯ 整理用物，洗手，摘口罩。

## 四、难点及重点

① 二人配合默契，操作过程中防止管路意外脱出。

② 密切监测口腔内黏膜变化，如有白膜发生，必要时遵医嘱做真菌培养。

③ 口腔卫生状况差的患者，每次口腔护理可适当增加擦拭棉球，必要时增加擦拭频次，直至擦净，棉球颜色无明显污迹。

④ 棉球不宜过湿，防止液体进入气道造成呛咳。

⑤ 操作中密切观察患者的生命体征、血氧饱和度和吸痰时的反应，有无发绀情况。如有异常情况发生，及时停止操作，固定气管插管，监测生命体征。

⑥ 患者躁动，不宜进行此操作。

## 五、注意事项

① 操作前后注意插管深度，避免管路滑脱、打折、堵塞，固定稳妥。

② 密切监测气囊压力，观察有无漏气。

③ 擦洗时动作要轻柔，以免损伤口腔黏膜及牙龈，特别是

凝血功能差的患者。

④ 昏迷患者禁忌棉球过湿，压舌板从臼齿处放入，牙关紧闭者不可使用暴力，以免造成损伤。必要时可使用口咽通道或牙垫来协助打开患者口腔。

⑤ 擦洗时棉球不宜过湿，防止因水分过多造成误吸，棉球夹紧，防止遗留在口腔内，如分泌物较多需及时吸引后再继续操作。

⑥ 更换新的牙垫及系带，松紧适宜，牙垫位置适宜，避免压迫、摩擦口唇及口腔黏膜。

⑦ 记录有无口臭、真菌、溃疡、疱疹等口腔并发症，异常情况通知医师，选用合适的口腔护理液和药物。

## 第十五节 口腔护理

口腔是由颊、硬腭、软腭及舌组成，口腔内覆盖有鳞状上皮细胞构成的黏膜，牙齿和唾液腺等组织。口腔具有说话、咀嚼食物、水解多糖类及润滑等重要功能。

口腔是病原微生物侵入人体的主要途径之一，口腔的温度、湿度以及食物残渣极为适宜微生物的生长繁殖，正常人的口腔内经常存有大量致病菌和非致病菌。正常情况下，机体抵抗力较强，饮水、进食、刷牙和漱口等活动，对细菌起到一定的清除作用，此时很少发病。当患病时，由于机体抵抗力下降，饮水、进食减少，为细菌在口腔内生长繁殖创造了条件，常可引起口腔的局部炎症、溃疡，影响食欲和消化功能，还可导致其他的并发症如腮腺炎、中耳炎甚至全身感染。长期使用激素和抗生素的患者，易发生真菌感染。

护士在口腔护理方面的职责包括：评估患者的口腔卫生情况；对患者进行健康教育；协助患者做好口腔护理。

### 一、口腔卫生的评估

#### （一）口腔的评估

① 口唇的色泽、湿润度、有无干裂、出血及疱疹等。

② 口腔黏膜的颜色、完整性，是否有溃疡、疱疹，是否有不正常的渗出液，如血液、脓液等。

③ 牙的数量是否齐全，有无义齿、龋齿、牙结石、牙垢等。

④ 牙龈的颜色，是否有溃疡、肿胀、萎缩或出血等。

⑤ 舌的颜色、湿润度，有无溃疡、肿胀及舌面积垢等。

⑥ 腭部、悬雍垂、扁桃体等的颜色，是否肿胀，有无分泌物等。

⑦ 口腔有无异常气味，如氨臭味、烂苹果味等。

（二）患者自理能力的评估

① 刷牙的方法、次数，口腔清洁的程度。

② 口腔清洁的能力，需要完全协助或部分协助。

③ 了解患者对个人口腔卫生的重要性及预防口腔疾病知识的掌握程度。

## 二、口腔卫生的护理

### （一）口腔卫生指导

（1）与患者讨论口腔卫生的重要性　定时检查口腔卫生情况。指导患者为减少龋齿的发生，应养成早、晚刷牙及餐后漱口的习惯。睡前不应食入对牙齿有刺激性或腐蚀性的食物，减少食物中精制糖类及碳水化合物的含量；当口腔出现过度干燥时，鼓励患者多饮水。

（2）清洁用具使用的指导　选择柔软的可刺激牙龈但却不会导致损伤的牙刷，不可使用已磨损和硬毛的牙刷，因其不仅清洁效果欠佳，而且容易导致牙齿的磨损及牙龈的损伤。牙刷应每隔 3 月更换 1 次。牙膏应不具有腐蚀性，以防损伤牙齿。可根据需要选择使用能抑制细菌生长、预防龋齿和治疗牙齿过敏的药物牙膏。

（3）刷牙方法的指导　刷牙时将牙刷的尖端轻轻放于牙齿周围的龈沟上，与牙齿呈 45°。每次刷 2 ～ 3 个牙齿，每刷完一个部位后，再刷相邻部位。对于前排牙齿的内面，可用牙刷毛面的尖端以环形方式刷洗牙面，再反复刷洗牙齿的咬合面。刷完牙齿后，再由里向外刷舌面，可减少微生物的数量并清除食物残屑。当协助他人刷牙时，可嘱其将舌头伸出，握紧牙刷并与舌头呈直角，用极小的力量，将牙刷刷向舌面尖端，再刷舌头两侧面，之后漱口，重复以上过程，直到口腔完全清洁为止。

（二）义齿的清洁与护理

义齿会积聚一些食物、碎屑、牙菌斑、牙结石等，需要清洁护理，方法与真牙的刷法相同。使用者白天应佩戴义齿，既可以增进咀嚼功能，又能保持良好的口腔外观；晚上可将义齿摘下，使牙床得到保养。将义齿刷洗干净，浸没在冷水杯中（切勿放入热水中，以防变形）。

（三）特殊口腔护理

对于高热、昏迷、危重、禁食、鼻饲、口腔疾患、术后、生活不能自理的患者，护士应准备特殊的漱口液与用物，为患者进行口腔护理，一般每日 2 ～ 3 次。如病情需要，酌情增加次数。

1. 目的

① 保持口腔清洁、湿润，预防口腔感染等并发症。

② 去除口臭、牙垢，增进食欲，保持口腔正常功能。

③ 观察口腔内的变化，提供病情变化的信息。

2. 操作前准备

（1）用物准备

① 治疗盘内　治疗碗 1 个（盛浸湿的无菌棉球）、镊子、弯血管钳、弯盘、压舌板、纱布、水杯（盛漱口液）、吸水管、棉签、石蜡油、手电筒、治疗巾。必要时备开口器。

② 常用漱口液　根据病情或遵照医嘱选择。

——生理盐水：清洁口腔，预防感染。

——复方硼酸溶液（朵贝尔液）：轻度抑菌、除臭。

——1% ～ 3% 过氧化氢溶液：防腐、防臭，适用于口腔感染有溃烂、坏死组织者。

——1%～4%碳酸氢钠溶液：属碱性溶液，适用于真菌感染。

——0.02% 氯己定溶液：清洁口腔，广谱抗菌。

——0.02% 呋喃西林溶液：清洁口腔，广谱抗菌。

——0.1% 醋酸溶液：适用于铜绿假单胞菌感染。

——2% ～ 3% 硼酸溶液：酸性防腐溶液，有抑制细菌作用。

——0.08% 甲硝唑溶液：适用于厌氧菌感染。

③ 外用药　按需准备，口腔溃疡散、西瓜霜、维生素 B、锡类散等。

（2）患者准备　协助患者了解口腔护理的目的和方法，取舒适的体位。

（3）环境准备　床旁桌上无多余用物，方便放置口腔护理盘，以便操作。

（4）护士准备　着装整齐，洗手，戴口罩。

3. 操作步骤及要点

（1）护士洗手，戴口罩，了解病情，按需要准备用物，防止交叉感染、根据病情选择漱口液。

（2）将备齐的用物携至床旁，核对、解释，尊重患者，取得合作。

（3）协助患者侧卧或仰卧，头偏向一侧，面向护士，可避免水分误吸，便于操作。

（4）取治疗巾围于颌下及枕上，置弯盘于患者口角旁，保护床单、被服不被污染。

（5）湿润口唇，用压舌板轻轻撑开颊部，观察口腔。昏迷、牙关紧闭者可使用张口器从臼齿处放入。

（6）用镊子取棉球，传递于止血钳并拧干。擦拭顺序：①压舌板轻轻撑开一侧颊部，用止血钳由内向外扇形擦拭颊部。同法擦拭对侧；②自上向下沿牙齿纵向擦洗上、下牙的外面（由内向外）、内面；③螺旋式擦洗咬合面；④弧形擦洗硬腭，由内向外擦洗舌面、舌下及口腔底，避免棉球过湿，患者将溶液吸入呼吸道。擦洗时每次夹取 1 个棉球，防止棉球遗留在口腔内。用棉球包裹止血钳，避免碰触牙龈引起不适，动作应轻柔，应防止损伤黏膜及牙龈，勿触及软腭、咽部引起恶心。

（7）漱口，扶托患者头部将漱口水吐入弯盘内，用治疗巾擦净口唇。昏迷患者禁忌漱口，避免误吸。

（8）观察口腔，酌情使用药物，如有溃疡，可在患处涂药，促进溃疡愈合。

（9）口唇涂石蜡油，避免口唇干燥。

（10）撤去用物，协助患者取舒适卧位，整理床单位，确保患者舒适，必要时协助患者清洁、佩戴义齿。

（11）清理用物，消毒浸泡，洗手，避免交叉感染。

4. 注意事项

① 擦洗动作要轻柔，避免损伤黏膜及牙龈，尤其是凝血功能差的患者。

② 昏迷患者禁忌漱口，擦洗时须夹紧棉球，每次只夹 1 个，防止棉球遗留在口腔内。棉球不宜过湿，避免患者将溶液吸入呼吸道。

③ 对有义齿的患者，应协助其取下并用冷水清洁，漱口后帮助其佩戴。或浸泡于冷水中，每日更换冷水，禁忌使用热水或乙醇，避免变形。

④ 对长期使用抗生素的患者，应观察其口腔黏膜有无真菌感染。

## 第十六节　鼻饲

### 一、定义

鼻饲是保证不能经口进食者实施肠内营养的有效手段，对改善患者的营养状况、保护肠道的正常功能、减少并发症和促进患者康复起重要的作用。

### 二、目的

① 供给营养，保证患者入量。

② 保证喉咽部手术后患者有效呼吸及营养供给，有利于伤

口愈合。

## 三、操作步骤

1.评估

① 评估患者病情、配合程度、生命体征。

② 评估患者上一次鼻饲时间、鼻饲量。

③ 倾听患者主诉，有无饥饿感、腹痛腹胀，观察有无恶心、呕吐及反流。

2.操作前准备

（1）患者准备　向患者或家属解释鼻饲的目的、注意事项，取得患者配合。

（2）护士准备　着装规范、整洁，洗手，戴口罩。

（3）用物准备　肠内营养袋、水温计、50ml 注射器、听诊器、温开水、肠内营养液（遵医嘱）、鼻饲执行单。

（4）环境准备　安静、整洁，室温适宜。

3.操作过程

（1）遵医嘱将肠内营养液所需用量倒入肠内营养袋，并隔水加至 39 ～ 41℃。

（2）携用物推车至床旁。

（3）向患者解释给药目的，核对患者的床号、姓名（反问患者姓名）及腕带信息，了解患者的身体状况，评估患者鼻腔情况。

（4）协助患者摆好体位，取半卧位，需绝对卧床者可抬高床头 30°。

（5）检查胃管固定情况、胶布有无松动、胃管标记刻度及有效期。

（6）快速手消毒。

（7）确认胃管在胃内　①将胃管尾端置于水中未见气泡溢出；②回抽胃液；③将听诊器放在患者剑突下偏左部位，用 50ml 注射器抽吸 10ml 空气快速向胃管内注入，听气过水声。

（8）将肠内营养袋挂在输液架上，排气。

（9）用注射器抽吸 30ml 温开水冲洗胃管。

（10）连接肠内营养袋与胃管。

（11）调节滴速。

（12）鼻饲过程中观察患者有无呛咳、胃胀，记录鼻饲量。

（13）鼻饲毕，用注射器抽吸 30ml 温开水冲洗胃管，封闭胃管末端并妥善固定。

（14）倾听患者主诉，协助患者取舒适体位。

（15）肠内营养袋清洗晾干备用。

（16）快速手消毒，整理用物。

## 四、难点及重点

（1）操作前需使用 3 种方法确认胃管在胃内，判断患者胃潴留情况，了解患者上一次鼻饲时间、鼻饲量。检查胃管插入深度及标记。

（2）倾听患者主诉，有无饥饿感、恶心、腹痛腹胀、胃酸反流等。

（3）观察患者胃液的颜色，正常胃液为无色半透明或微浑的液体，胆汁反流时呈黄色或草绿色，若为咖啡色、褐色或血性时，应通知医师，留取标本送检。

（4）每次鼻饲量不得超过 200ml，间隔时间大于 2 小时。回抽胃液大于 100ml 时，应遵医嘱暂停。

（5）肠内营养的并发症

① 机械方面　导管堵塞、鼻咽部黏膜溃疡、中耳炎。

② 胃肠道方面　恶心、呕吐、腹痛、腹泻、腹胀、便秘。

③ 代谢方面　脱水、水分过多、血糖高、血糖低。

④ 感染方面　营养液误吸或吸入性肺炎。

## 五、注意事项

① 鼻饲温度保持在 39 ～ 41℃，肠内营养液应采取热水间接加温，以免蛋白凝固。

② 肠内营养袋及注射器需每日更换，并标注更换时间，每

次使用后及时清洗。

③ 生活不能自理者，每日做口腔护理 2 次，保持口腔卫生。

④ 长期留置胃管者，应定期更换胃管，每班观察放置胃管鼻腔的皮肤情况。

⑤ 鼻饲速度不宜过快，鼻饲时应抬高床头 30° 或取半卧位。

⑥ 鼻饲前进行吸痰，清除呼吸道分泌物。

## 第十七节　留置胃管

### 一、定义

留置胃管是由鼻孔插入，经咽部通过食管到达胃部，从管内灌注流质食物、水分和药物的方法。对不能自行经口进食的患者用鼻胃管供给食物和药物，以维持患者营养和治疗的需要。

### 二、操作目的及意义

① 适用于昏迷患者。

② 适用于口腔疾患或口腔手术后患者、上消化道肿瘤引起吞咽困难患者。

③ 适用于不能张口的患者，如破伤风患者。

④ 适用于其他患者，如早产儿、病情危重者、拒绝进食者。

### 三、操作步骤

1. 评估

① 评估患者病情、配合程度、生命体征。

② 确认患者和（或）家属是否签署知情同意书。

③ 评估患者有无留置胃管经历及其心理状态，取得患者合作。

④ 评估患者鼻腔情况，有无鼻部疾病，有无食管静脉曲张或食管狭窄。

2. 操作前准备

（1）患者准备　向患者解释放置胃管的目的、注意事项，取得患者配合。

（2）护士准备　着装规范、整洁，洗手，戴口罩。

（3）用物准备　水温计、50ml注射器、听诊器、温开水、一次性胃管、胶布、皮尺、手电筒、棉签、石蜡油、换药包（含弯盘、止血钳、镊子、纱布）。

（4）环境准备　安静、整洁，室温舒适。

3. 操作流程

（1）双人核对医嘱。

（2）携用物推车至床旁。

（3）核对信息　①反问患者姓名（意识障碍或认知障碍者可询问陪护人员）；②核对床头卡。

（4）协助患者摆好体位，取下义齿，取平卧位或半卧位。

（5）用皮尺测量插入深度，一般成人为45～55cm。

（6）快速手消毒。

（7）铺治疗巾，弯盘放于颌下。

（8）选择鼻孔，用手电筒检查鼻腔内情况。

（9）用石蜡油纱布润滑胃管前端10cm左右。

（10）右手持止血钳夹住胃管前端，左手持纱布托住胃管，缓慢插入鼻腔。清醒患者：插至咽部时（14～16cm），嘱患者做吞咽动作，同时将胃管缓慢插入至适当深度；昏迷患者：左手将其头部托起，使其下颌靠近胸骨柄，缓缓插入预定长度。

（11）确认胃管在胃内　①将胃管尾端置于水中未见气泡溢出；②回抽胃液；③将听诊器放在患者剑突下偏左部位，用50ml注射器抽吸空气快速向胃管内注入，听气过水声。

（12）夹闭胃管末端，用胶布交叉固定在患者鼻翼两侧，并做标记，外露部分固定于面颊部。

（13）告知患者及家属预防拔管的注意事项。有拔管倾向者，与医师沟通后可约束双手。

（14）协助患者取舒适体位。

（15）快速手消毒，整理用物。

## 四、难点及重点

（1）测量插管长度　一般为前额发迹至胸骨柄剑突处或鼻尖经耳垂至胸骨剑突处的距离，一般成人插管长度为 45 ～ 55cm，应根据患者身高等确定个体化长度。为防止反流、误吸，插管长度可在 55cm 以上；若需经胃管注入刺激性药物，可将胃管再向深部插入 10cm。

（2）留置胃管过程中，若患者出现恶心、呕吐应暂停插管，嘱患者做深呼吸及吞咽动作；若出现呛咳、呼吸困难、发绀应判断是否误入气管，应立即拔出，休息片刻后重置。

（3）昏迷患者插管时，应先将头后仰，插至咽喉部，约 15cm，再用手托起患者头部，使下颌靠近胸骨柄，增加咽部通道的弧度，使管端沿咽后壁滑行。

（4）插管成功后，须使用 3 种方法确认胃管在胃内。

## 五、注意事项

① 固定胃管的胶布应蝶形交叉固定，每天更换，并挪动导管在鼻部的位置，以防导管压迫形成鼻部溃疡，每班观察胶布粘贴情况和贴胶布处皮肤情况。

② 长期留置胃管者，应定期更换胃管。

③ 有拔管倾向者，应征得患者家属同意后，予以约束双上肢，并由专人看护。

④ 插管时动作要轻，以防损伤试管和胃黏膜，食管静脉曲张及梗阻者不宜插管。

# 第十八节　血糖检测

血糖为糖代谢紊乱中最常用的筛查指标。血糖监测技术主要用于糖尿病的筛查和血糖监测。

## 一、操作步骤

1.操作前评估

① 评估血糖仪的工作状态，检查试纸的有效期，试纸代码是否与血糖仪一致。

② 评估患者末梢循环及皮肤情况。

③ 评估患者进食时间、进食情况。

2.操作前准备

（1）护士　洗手、戴口罩。

（2）用物　血糖仪，一次性采血器，治疗盘（内放75%乙醇，棉签），执行单，快速手消毒剂。

（3）患者　评估患者合作及自理情况，向患者及家属做好解释工作和注意事项，摆好体位，清洁双手。

（4）环境　明亮、整洁，注意为患者保暖。

3.操作流程

① 核对信息后，做好解释，取得患者合作。

② 协助患者清洁双手，取舒适的体位。

③ 打开血糖仪，插进血糖试纸。

④ 患者手指下垂摆动10次（促进血液循环，一般冬天常采取此措施，夏天可略）。

⑤ 拧下采血器保护帽，绷紧皮肤，采血器放于选定的采血部位，按下取血，采血器置于利器盒内。

⑥ 挤血（方法：从掌根向指尖挤，挤出一大滴血，切忌使劲挤压针尖处，以防组织液挤出影响血糖结果）。

⑦ 吸血或滴血（吸满或滴满，血量不能流出也不能不满）。

⑧ 整理用物，放好血糖仪，快速手消毒或洗手。

⑨ 读数，记录测量结果。

4.护理措施

评估患者的末梢循环及手指皮肤情况，交替选择手指穿刺。做好患者心理护理，消除患者紧张情绪；务必确认患者手指乙醇干透后采集。

## 二、难点及重点

更换新试纸时要确定血糖仪上的号码与试纸号码一致，在血糖测定的过程中，保持操作环境的清洁，务必确认患者手指乙醇干透后采集。

## 三、注意事项

① 更换新试纸时要确定血糖仪上的号码与试纸号码一致（美国强生调整仪器内号码；瑞士罗氏调整密码牌）。

② 取出试纸后立即盖好试纸筒盖。

③ 请务必确认患者手指乙醇挥发干后采血。

④ 采血时请勿用力挤血，稍稍挤压即挤出血为合适。

⑤ 滴或吸血量应使试纸测试区完全变成红色。

⑥ 避免试纸污染，勿与乙醇等挥发性物质共存。

⑦ 在血糖测定的过程中，保持操作环境的清洁，避免局部环境受到血源污染。

# 第十九节　颈部创口引流护理

## 一、目的

颈部手术后，及时引流，观察出血，防止血肿压迫，导致窒息。

## 二、护理

1. 护理常规

遵循密闭、安全、无菌、通畅、观察、计量原则。

（1）密闭　防止漏气，气体进入体内可致逆行感染。

（2）安全　①每根引流管均做好明显标记，标明管道的名称、深度、日期等；②妥善固定管道；③保持患者安静，勿使患者自己将引流管拔出；④意识障碍患者应适当约束。

（3）无菌　严格无菌操作，定期更换引流瓶、引流袋及冲洗导管，引流瓶及引流袋的位置均应低于引流管放置部位，防止逆行感染。

（4）引流袋高度　根据不同引流部位选择相应高度。

（5）观察引流液的色、质、量　若颜色异常或量过多过少、冲洗不平衡，及时通知医师做相应处理。精确记录冲洗引流出入量，防止腹腔内积液，并重视患者主诉，如有腹胀、腹痛等主诉应及时通知医师处理。

（6）保持引流通畅　①引流管不可受压、扭曲、折叠、成角；②患者活动范围适当限制，引流管留有一定的长度，给患者活动余地；③治疗护理动作应轻柔，避免牵拉引流管；④引流液随患者呼吸、脉搏等上下波动示通畅，反之不畅；⑤搬运患者时暂夹闭引流管；⑥ 30 ～ 60 分钟挤压一次（由上至下捏挤引流管），以防纤维血块堵塞。

（7）生命体征　引流期间及夹管后严密观察生命体征变化。

（8）体位　生命体征平稳后可采取半卧位，并经常更换体位以利于引流。负压吸引维持一定压力并经常检查是否有效，防止引流管受压、扭曲或被血块阻塞。

（9）皮肤　保护引流管周围皮肤清洁干燥，用凡士林纱布保护皮肤，若渗出及时换药。

**2. 护理重点**

（1）防止颈部出血，原因术中血管结扎线脱落，颈部血管压力大。诱因为咳嗽、呕吐、过频活动、谈话。

（2）保持通畅，负压吸引。

（3）观察引流液量、颜色、性状，生命体征变化。

（4）防止出血诱因。

（5）床旁常规备气切包、拆线剪、手套。

（6）术后 24 ～ 48 小时拔除引流管。

（7）意外情况处理　①颈部压迫感、气急、呼吸费力、烦躁、发绀、心率加快至窒息，此时应敞开切口，清除血肿，结扎血管，必要时气管切开；②引流液色鲜红、量多、浸湿较多敷料，此时应拆开敷料，结扎血管。

# 第二十节　冷热疗法

## 热疗法

热疗法是应用高于人体温度的物质，作用于机体的局部或全身，使血管扩张，促进血液循环，以达到消炎、解除痉挛、止痛、舒适等目的的治疗方法。

### 一、目的与适应证

（1）促进炎症的消散或局限　热因子可使局部血管扩张，加快血液循环速度，增强新陈代谢和白细胞的吞噬功能。因而在炎症早期应用热疗，可以促进炎性渗出物吸收与消散；炎症后期用热，可促进白细胞释放蛋白溶解酶，溶解坏死组织，使炎症局限。因此，临床多用于某些局部感染与化脓的辅助治疗。

（2）减轻深部组织的充血与肿胀　温热可使皮肤血管扩张，血流量增多。由于全身循环血量的重新分布，可减轻深部组织的充血与肿胀。临床上多采用足浴方法减轻头部充血；手浴方法减轻肺部充血。

（3）缓解疼痛　温热刺激能降低痛觉神经的兴奋性、改善血液循环、减轻炎性水肿、解除局部神经末梢的压力，加速了组胺等致痛物质的运出；同时，热疗可使肌肉、肌腱、韧带等组织松弛，从而缓解疼痛。临床适用于肢体的局部感染、关节、肌肉紧张所致的疼痛。

（4）促进伤口愈合　热可增加局部新陈代谢，改善局部血液循环，使组织得到更多的氧和营养物质，有助于肉芽组织的生长，加速伤口的愈合。

（5）提升体温与保暖　在体表用热后使皮肤血管扩张，促进血液循环，将体热带往全身，使体温升高。临床用于早产儿及身体虚弱、末梢循环不良的患者。

（6）增进舒适　当环境温度较低时，局部或全身应用热疗，可增进温暖与舒适，并且还可以促进睡眠。

## 二、影响热效应的因素

（1）用热的方法　用热的方法有干热和湿热。干热是皮肤接触热的固体，治疗的温度一般在 60 ～ 70℃，如常用的热水袋、电烤灯、红外线等；湿热是皮肤直接接触热的液体，因为水比空气导热性能强、渗透力大，所以湿热的温度要低于干热的温度，一般为 50℃左右。常用的有湿热敷、热浸泡、热坐浴、水疗等。

（2）用热的部位　人体的皮肤薄厚分布不均，如手和脚的皮肤较厚，对热的耐受力强；而躯体的皮肤较薄，对热的耐受力较为敏感，因此临床用热时应防止烫伤。

（3）用热的时间　热疗应用需要有一定的时间才能产生效应，一般在 15 ～ 30 分钟，但应用时间过长所产生的继发效应将抵消治疗效应，同时还会导致不良反应的发生。因此，热疗应用 30 分钟应停止，让组织有复原的时间。

（4）用热的面积　人体接受热疗面积的大小与机体反应的强弱有关。用热面积大，机体反应较强；反之，则较弱。但应注意面积越大，机体的耐受性就越差。因此，在实施全身用热时，护士应特别注意观察患者的反应。

（5）环境温度　环境温度直接影响着治疗效果。当室温过低时，热散发过快，热效应减低；同时用热的温度与体表的温度相差越大，机体对热的刺激反应也越强烈。

（6）个体差异　由于不同的机体、精神状态、年龄、性别以及神经系统对温热刺激的调节功能、局部皮肤对热的耐受力有所差异，所以，用同一强度的温度刺激，会产生不同的效应。老年人的感觉功能减退，对热刺激的反应比较迟钝；婴幼儿的体温调节中枢发育不完善，对温热刺激的反应较为强烈。因此，对老年人、婴幼儿应用热疗法时应慎重。

## 三、禁忌证

（1）急性腹痛未明确诊断前　热疗法虽能缓解疼痛，但容易掩盖病情真相，影响疾病的诊断与治疗。

（2）面部危险三角区的感染　因此处血管丰富，面部血管无瓣膜，且与颅内海绵窦相通，应用热疗可使血管扩张，血流增多，导致细菌及毒素进入血循环，促进炎症扩散，造成颅内感染引起败血症。

（3）各种脏器的内出血时　热疗法使局部血管扩张，增加脏器的血流量和血管的通透性而加重出血。

（4）软组织损伤或扭伤早期（48 小时以内）　如局部用热，可促进血液循环，加重皮下出血、肿胀和疼痛。

（5）其他　患者恶性肿瘤的部位、对热过敏者、开放性伤口、睾丸处、孕妇的腹部禁用；心脏病、末梢血管疾病、糖尿病、局部麻痹、感觉异常者慎用。

## 四、热疗的方法

### （一）热水袋的应用

用于保暖、舒适、解除痉挛、镇痛。

（1）操作前准备

① 用物准备　热水袋、布套、量杯、水温计、纱布、热水（一般患者 60 ～ 70℃；老年、小儿、昏迷、末梢循环不良、麻醉未清醒者不超过 50℃）。

② 患者准备　评估患者对热疗的心理反应与合作程度；了解使用热水袋目的、作用、方法和注意事项。

③ 环境准备　酌情调节室温，如需暴露患者身体，应用屏风遮挡。

（2）操作步骤及要点

① 洗手，备齐用物，检查热水袋有无破损与漏水。

② 测量、调节水温至 60 ～ 70℃，对老年人、小儿、昏迷、局部感觉麻痹、麻醉未清醒者，水温不超过 50℃。

③ 一手持热水袋口的边缘，另一只手将热水灌入热水袋1/2 ～ 2/3 满，以免压力过大，压迫热敷部位，影响舒适。

④ 手提热水袋的开口端并逐渐放平，排尽袋内空气，拧紧塞子，倒提抖动，检查无漏水后擦干，装入布套中，防止影响热的传导，避免热水袋直接接触患者皮肤。

⑤ 携热水袋至患者床旁，再次核对床号、姓名，做好解释，将热水袋放在所需部位，确认患者建立安全感并取得合作。对老年人、小儿、昏迷、局部感觉麻痹、麻醉未清醒的患者，应在热水袋外面再包一层大毛巾或置于两层毛毯之间，并定时检查局部皮肤情况，以防烫伤。

⑥ 治疗时间不超过 30 分钟，以防产生继发效应，如为保暖可持续使用，需要时更换热水。

⑦ 随时观察效果与反应，加强巡视，严格执行交接班制度，并叮嘱患者及家属不得自行调节热水袋温度。一旦发现皮肤潮红、疼痛等反应，应立即停止使用，并在局部涂凡士林，以保护皮肤。

⑧ 用毕，取下热水袋，倒掉热水，倒挂，晾干，向袋内吹气，拧紧塞子，存放阴凉处备用；洗净热水袋布套，防止热水袋两层粘连。

⑨ 洗手，记录使用部位、时间与效果。

（二）热坐浴

用于直肠、骨盆手术后、痔疮患者及产后妇女等，可减轻或消除局部充血、炎症、水肿和疼痛，使之清洁、舒适。

（1）操作前准备

① 用物准备　坐浴椅、坐浴盆、38 ～ 45℃温水，或遵医嘱准备药液、纱布、毛巾、水温计、屏风，必要时备换药物品。

② 患者准备　评估患者的活动能力、对热坐浴的心理反应与合作程度；了解热坐浴的目的、方法与注意事项；排空二便；清洗坐浴的局部。

③ 环境准备　调节室温，需要时用屏风遮挡。

（2）操作步骤及要点

① 备齐用物，携至坐浴处（如浴室）。若有伤口，应备无菌

坐浴盆与药液，女患者经期、妊娠后期、产后不足2周、阴道出血和盆腔器官急性炎症者不宜坐浴。

② 核对床号、姓名；做好解释，使患者建立安全感，并取得合作。

③ 坐浴椅上置坐浴盆，调节水温。若为高锰酸钾溶液其浓度为1∶5000。

④ 协助患者将裤子脱至膝部，慢慢坐入浴盆中，患者臀部需全部浸泡在水中，如开始不适应，可用纱布蘸水清洗外阴，待适应后，再坐入盆中。

⑤ 用大浴巾为患者大腿部保暖，防止患者着凉。

⑥ 根据需要，调节水温至38～45℃，调节水温时，患者臀部需偏离浴盆以防烫伤。

⑦ 随时询问患者感受，观察其面色、脉搏与呼吸。因热坐浴，使机体受热面积增大，血管扩张，血液重新分布，加上坐姿的重力作用，使回心血量减少，容易引起头晕、眼花、乏力、心悸等症状，一旦出现上述症状，应立即停止坐浴，扶患者上床休息，并与医生取得联系。

⑧ 坐浴时间为15～20分钟，防止时间过长，引起继发反应。

⑨ 坐浴毕，擦干臀部，协助穿好衣服，扶患者卧床休息。若有伤口，坐浴后应行伤口换药。

⑩ 清理用物，洗手，记录坐浴时间、所用药液、伤口情况及患者反应。

（三）热湿敷

用于消炎、消肿、解除痉挛和镇痛。

1.操作前准备

（1）用物准备　治疗碗或小水盆、50～60℃热水、水温计、纱布、敷布、热敷钳子2把、凡士林、棉签、塑料布、橡胶单、治疗巾、热水袋、大棉垫，必要时备热源与换药物品。

（2）患者准备　评估患者对热湿敷的心理反应与合作程度；了解热湿敷的目的、方法。

（3）环境准备　调节室温，需要时用屏风遮挡。

2. 操作步骤及要点

① 备齐用物，携至床旁。

② 核对床号、姓名并解释。

③ 将油布治疗巾垫于热敷部位下面，保护床单位。

④ 局部皮肤涂一薄层凡士林，覆盖单层纱布。凡士林可减缓热传导，以保护皮肤，防止烫伤。

⑤ 热敷布完全浸入50～60℃热水中，双手各持1把热敷钳，将热敷布提起、拧水至饱和状态，抖开敷布，护士用前臂掌侧试温，如无烫感，叠好敷布盖在患处。

⑥ 敷布上依次盖塑料布、热水袋、大棉垫，维持热敷温度（热水袋应在局部不忌压时使用）。患者如感到烫热，可揭开热敷布的一角散热。

⑦ 每3～5分钟更换敷布1次，保湿、保温、保证治疗效果，并随时观察局部皮肤颜色。

⑧ 持续热湿敷时间为15～20分钟，有伤口、创面或结痂，按无菌技术操作行热湿敷。

⑨ 热敷毕，揭开纱布，擦去凡士林，协助患者躺卧舒适，嘱患者不要立即外出。热敷使局部血管扩张，不注意保暖，易受凉感冒。

⑩ 整理床单位，清理用物，洗手，记录热敷部位、时间、效果、反应。

（四）温水浸泡

用于消炎、镇痛、清洁和消毒伤口。

1. 操作前准备

（1）用物准备　水盆、40～45℃热水（根据医嘱添加药物）、水温计、纱布、镊子等。

（2）患者准备　评估患者对温水浸泡的心理反应与合作程度；了解温水浸泡的目的、方法，并同意采用温水浸泡。

（3）环境准备　调节室温，需要时用屏风遮挡。

2.操作步骤及要点

① 备齐用物，携至床旁，肢体有伤口者应用无菌浸泡盆。

② 核对床号、姓名并解释。

③ 测试水温后，嘱患者将肢体慢慢放入盆内的浸泡液中。水温可根据患者习惯调节，但应防止烫伤。

④ 用镊子夹纱布反复擦洗创面，镊子尖端勿触碰创面，以免引起疼痛。

⑤ 浸泡 15 ～ 30 分钟，浸泡毕，擦干肢体，协助患者躺卧舒适，清理用物。需要者行伤口换药。

⑥ 洗手，记录浸泡部位、时间、效果、反应。

## 冷疗法

冷疗法是应用低于人体温度的物质，作用于机体的局部或全身，以达到止血、止痛、消炎与退热等目的的治疗方法。

### 一、目的与适应证

（1）控制炎症扩散　局部用冷可使毛细血管收缩，血流减慢，细菌的活力和细胞代谢率降低，在炎症早期应用冷疗法可控制炎症的扩散与化脓。如临床上，冷疗法用于鼻部软组织炎症早期，以控制炎症扩散。

（2）减轻局部充血和出血　冷疗法使毛细血管收缩，降低血管的通透性，从而减轻局部充血；冷疗法还可以使血液黏度增加，促进血液凝固而控制出血。临床上多用于鼻部出血、扁桃体术后和软组织损伤早期的止血。

（3）减轻疼痛　冷疗法可抑制细胞活性，使神经末梢的敏感性降低而减轻疼痛；同时，用冷后血管收缩，渗出减少，从而减轻局部组织内的张力，减轻对神经末梢的压迫而减轻疼痛。如临床用于减轻牙痛、烫伤的疼痛和软组织损伤早期所致的疼痛。

（4）降低体温　冷直接和皮肤接触，通过传导作用散热，降低体温。如果头部用冷，可降低脑细胞代谢，减少脑细胞的需氧量，提高脑细胞对缺氧的耐受性，减少脑细胞的损害，利于脑细胞的恢复。临床用于高热患者降温和脑外伤、脑缺氧等患者防治脑水肿。

## 二、影响冷效应的因素

（1）用冷的方法　水是良好的导体，其传导性与渗透力比空气强，因此应用湿冷的效果优于干冷，使用时的温度也应高于干冷。

（2）用冷的部位　在人的皮肤表面，冷感受器成点状分布，且躯干较四肢对冷更为敏感，冷疗法效果好；血液循环情况也能影响冷疗效果，故临床上为高热患者实施物理降温时，将冰袋放置在侧颈部、腋下、腹股沟等体表大血管处，以增加散热。

（3）用冷的时间　持续用冷机体对冷的耐受性增强、敏感性降低，会导致寒战、面色苍白、冻疮等不良反应的发生。临床一般用冷时间为 30 分钟。

（4）用冷的面积　面积与效果成正比关系。全身用冷反应强，局部用冷反应弱，临床上应根据患者病情的需要选用。

（5）环境温度　环境温度直接影响着治疗效果。在干燥的冷环境中用冷，效果则增强，反之，则减弱。

（6）个体差异　老年人的感觉功能减退，对温度刺激的反应比较迟钝；婴幼儿的体温调节中枢发育不完善，对温度的适应能力有限。因此，对老年人、婴幼儿应用冷疗法时应慎重。

## 三、禁忌证

（1）血液循环障碍　休克、大面积组织受损、局部组织血液循环不良、皮肤颜色青紫者不宜用冷。以防加重微循环障碍导致组织缺血、缺氧而坏死。

（2）慢性炎症或深部有化脓病灶　用冷可使局部血流减少，阻碍炎症的吸收。

（3）组织损伤、伤口破裂　冷可致血液循环不良，增加组织损伤，影响伤口愈合。

（4）冷过敏者　冷过敏者用冷后可出现荨麻疹、关节疼痛等症状，所以禁用冷疗。

（5）机体禁忌用冷的部位

① 枕后、耳郭、阴囊处，以防冻伤。

② 心前区，以防引起反射性心率减慢、心房或心室纤颤、房室传导阻滞。

③ 腹部，以防腹泻。

④ 足底，以防反射性末梢血管收缩而影响散热或一过性冠状动脉收缩。

## 四、冷疗的方法

1.冰袋（冰囊）的应用

用于降温、止血、镇痛。

（1）操作前准备

① 用物准备　大治疗盘内盛冰袋、布套、帆布袋、木槌、冰匙、橡胶圈；面盆内盛冰块。

② 患者准备　评估患者对冷疗的心理反应与合作程度；了解使用冰袋目的、作用、方法和注意事项。

③ 环境准备　酌情关闭门窗；需要时用屏风遮挡患者躯体。

（2）操作步骤及要点

① 将大冰块装进帆布袋，用木槌敲成核桃大小后倒入盆中，冷水冲去棱角，手持冰匙将冰块放入冰袋，避免冰块棱角刺破冰袋。

② 排气，系紧袋口。倒提，检查无漏水后，擦干冰袋，装入布套中。防止袋内空气加快冰块的融化。

③ 备齐用物，携至床旁，核对床号、姓名并解释，使患者建立安全感，并取得合作。

④ 将冰袋放置于所需部位。高热患者降温，可将冰袋放在前额、头顶、侧颈、腋下、腹股沟等大血管部位；扁桃体术后放在颈前颌下；鼻部止血将冰囊悬吊在支架上与皮肤接触，但勿使局部受压。

⑤ 观察患者用冷部位血液循环情况，如出现皮肤苍白、青紫应停止使用。

⑥ 观察冰袋有无漏水、冰块融化，需要者及时更换。

⑦ 应用 15 ～ 30 分钟后撤掉冰袋，协助患者躺卧舒适，整理床单位，防止继发反应的发生。

⑧ 洗手，记录用冷的时间、效果、反应等。

⑨ 用物清理同热水袋。

2. 冰槽的应用

用于中暑患者的降温；脑外伤、脑缺氧患者防止脑水肿，减轻脑细胞的损害。

（1）操作前准备

① 用物准备　治疗车上放冰槽、小橡胶单与治疗巾、脸盆、冰块、帆布袋、木槌、冰匙、水桶、毛巾、不脱脂棉球、凡士林纱条、肛表等。

② 患者准备　评估患者对使用冰槽的心理反应、活动能力及合作程度；了解使用冰槽目的、作用、方法和注意事项。

③ 环境准备　调节室内温度，需要时用屏风遮挡。

（2）操作步骤及要点

① 备齐用物，携至床旁，核对床号、姓名并解释，使患者建立安全感，以取得合作。

② 床头垫小橡胶单和治疗巾，保护床单，避免潮湿。

③ 将核桃大小的冰块装入冰槽中，排水管放水桶内。

④ 用毛巾包裹患者的头部与颈部，耳内塞不脱脂棉球，双眼盖凡士林纱条，使患者除面部外，头部都埋于冰槽内。防止冻伤和不良反应的发生，防止水流入耳内，保护角膜。

⑤ 观察、记录。维持肛温在 33℃左右，肛温不宜低于 30℃，以防出现心室纤颤并发症。

⑥ 用物清理热水袋，记录使用时间、效果、反应等。

3. 乙醇拭浴

用于高热患者的降温。利用乙醇易挥发及具有刺激血管扩张的作用以降低体温。

（1）操作前准备

① 用物准备　治疗碗内盛 25% ～ 35% 乙醇 100 ～ 200ml，温度 27 ～ 37℃（乙醇温度应接近体温，避免过冷的刺激使大脑皮质更加兴奋，进一步促使横纹肌收缩，致使体温继续上升），擦浴用小毛巾两条、大浴巾、冰袋及套、热水袋及套、便器及屏风，酌情备更换的衣服等。

② 患者准备　评估患者对使用乙醇拭浴的心理反应及合作程度；了解乙醇拭浴的目的、作用和方法。

③ 环境准备　调节室内温度，用屏风遮挡。

（2）操作步骤及要点

① 携用物至床边，核对，向患者解释，了解有无乙醇过敏史，松开盖被，按需要给予便器，以取得合作，保证患者安全。

② 置冰袋于头部，减轻头部充血所引起的头痛，并有助于降温。

③ 热水袋放足底部，促进足底末梢血管扩张，患者舒适，防止头部充血，有助于降温。

④ 拭浴。将大毛巾垫在拭浴部位下面，将浸有乙醇的小毛巾拧至半干呈手套式缠在手上，以离心方向拍拭，两块小毛巾交替使用。不用摩擦方式，因摩擦易生热。

⑤ 顺序

两上肢：协助患者脱去上衣，松解腰带。自颈部侧面→上臂外侧→手背；自侧胸→腋窝→上臂内侧→手掌。

背部：协助患者侧卧，露出臀部，可将背部分三部分进行拍拭并更换上衣。

双下肢：协助患者脱下裤子。自髂骨→大腿外侧→足背；自腹股沟→大腿内侧→内踝；自股部→大腿后侧→腘窝→足跟。

⑥ 拭浴毕，用大毛巾轻轻拭干皮肤，每个肢体与背部各拍拭 3 分钟。在拭腋窝、腹股沟、腘窝等血管丰富处，应适当延长时间，以利于增加散热。禁忌拍拭后项、胸前区、腹部和足底等

处，以免引起不良反应。

⑦ 取下热水袋，整理用物。

⑧ 拭浴过程中，随时观察患者情况。出现寒战、面色苍白、脉搏及呼吸异常时应立即停止，并及时与医生联系。

⑨ 拭浴后 30 分钟测量体温并记录，如体温已降至 39℃以下，即取下头部冰袋。

4. 温水拭浴

（1）操作前准备　脸盆内盛 27 ～ 37℃温水 2/3 满，其余同乙醇拭浴法。

（2）操作步骤及要点　同乙醇拭浴法。